Guidebook of Thyroidologist

甲状腺専門医ガイドブック

改訂第2版

編集 日本甲状腺学会

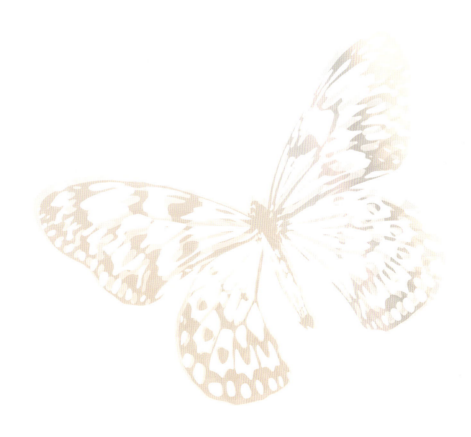

診断と治療社

カラー口絵

- 本項「カラー口絵」は，本書本文中にモノクロ掲載した写真のうち，カラーで提示すべきものを，本文出現順に並べたものである．
- 本項「カラー口絵」に示したページ（▶）は当該写真の本文掲載ページを表す．

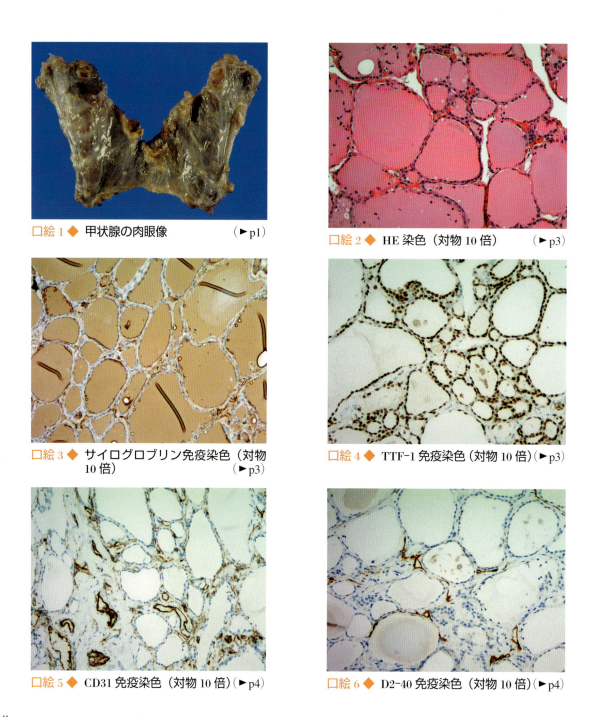

口絵 1 ◆ 甲状腺の肉眼像 （▶p1）

口絵 2 ◆ HE 染色（対物 10 倍） （▶p3）

口絵 3 ◆ サイログロブリン免疫染色（対物 10 倍） （▶p3）

口絵 4 ◆ TTF-1 免疫染色（対物 10 倍）（▶p3）

口絵 5 ◆ CD31 免疫染色（対物 10 倍）（▶p4）

口絵 6 ◆ D2-40 免疫染色（対物 10 倍）（▶p4）

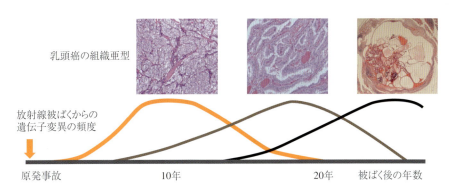

口絵 7 ◆ 小児期被ばくの甲状腺癌の形態発現；潜伏期間と発症年齢に関係
（▶p33）

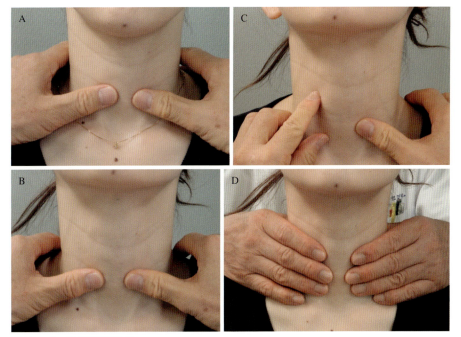

口絵 8 ◆ 甲状腺の触診
A：男性は甲状軟骨，女性は輪状軟骨を目印にして丁寧に両拇指で触診する．
B：嚥下をすると甲状腺は移動する．
C：片方の拇指で圧迫すると対側の甲状腺が触診しやすくなる．
D：被験者の背側に周り，人差し指，中指，薬指の 3 指で甲状腺を触診する．甲状腺の大きさ，輪郭とともに表面の性状，硬さ，圧痛の有無，結節，震顫（しんせん）の有無，周辺のリンパ節腫大の有無も確認する．

（▶p49）

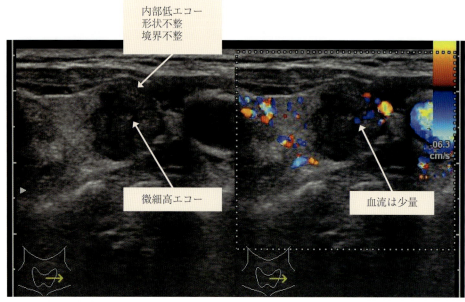

口絵 9 ◆ 甲状腺乳頭癌の超音波所見 (▶p71)

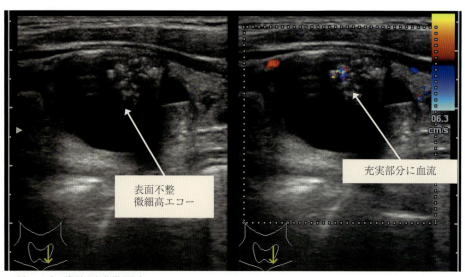

口絵 10 ◆ 囊胞形成乳頭癌 (▶p72)

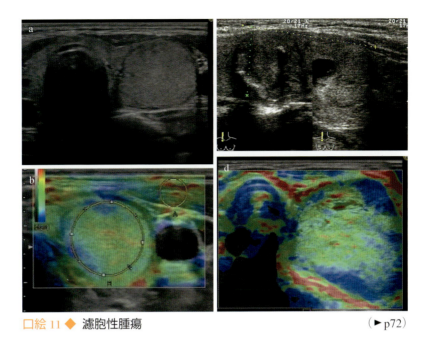

口絵 11 ◆ 濾胞性腫瘍 （▶p72）

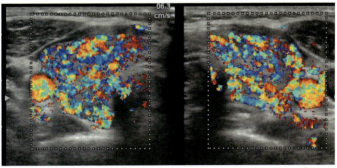

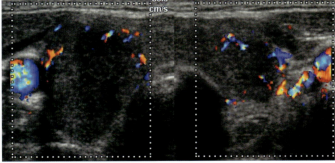

口絵 12 ◆ Basedow 病と無痛性甲状腺炎のカラードプラ像
（▶p73）

カラー口絵

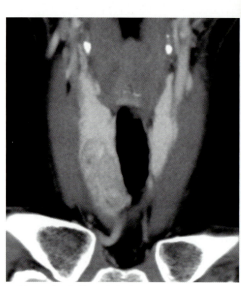
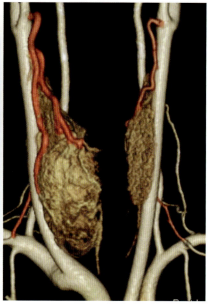

口絵 13 ◆ 右葉の濾胞腺腫．造影 CT
左：冠状断像．右：3DVR 画像．拡張した右上甲状腺動脈が栄養血管として腫瘍に注いでいる．
(▶p80)

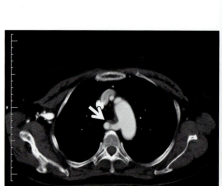
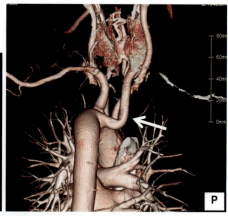

口絵 14 ◆ Basedow 病に合併した右鎖骨下動脈起始異常（20 歳代女性）
左：CT 画像（axial 像）．右：背面から見た VR 画像．
右鎖骨下動脈（⇐）は大動脈弓より右側へ分枝し，気管の背側を走行している．このような症例では反回神経は甲状腺内を走行するので注意が必要である．
(▶p83)

vi

カラー口絵

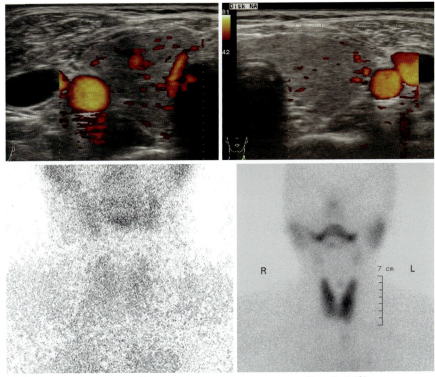

Uptake 0.3%　　　　　　　　　　　　　％uptake 1.1%

口絵 15 ◆ 30 歳代女性．超音波所見が異常を示さなかった無痛性甲状腺炎
Basedow 病（寛解中）と自己免疫性肝炎で経過観察中に甲状腺ホルモン値が急速に上昇し再発疑いで受診．
上：超音波パワードプラ像では甲状腺内のエコー，血流信号とも異常をみとめない．
左下：引き続き行った^{99m}Tc 甲状腺シンチグラフィ（受診当日，ミルキングし得た 1 mCi の^{99m}Tc を投与して撮影）では甲状腺への^{99m}Tc の集積をみとめない．その後，無治療で甲状腺機能は正常化したため，Basedow 病の再発ではなく無痛性甲状腺炎と判断して経過観察とした．
右下：3 か月後の再検時には甲状腺への^{99m}Tc の集積，摂取率ともに正常化している．

（▶p90）

vii

カラー口絵

多発性機能性結節（左葉）

(A)

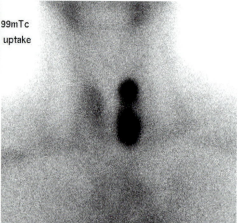

囊胞性病変だが，充実部では血流は増加　　　　　左葉 2 か所の hot nodule

(B)

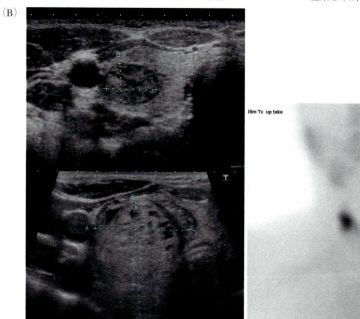

口絵 16 ◆ TSH が測定感度以下に抑制され，超音波で甲状腺内に多発結節が認められた 2 症例，いずれも 30 歳代女性

(A)
左：超音波で（長軸像）は甲状腺左葉 2 か所に囊胞を伴う結節を認める．血流信号は増加している．
右：^{99m}Tc シンチグラフィでは二つの結節はいずれもトレーサー高集積を認める．AFTN の多発と考えられる．

(B)
左：超音波（横断像）では右葉に 2 個の結節が隣接して存在する
右：^{99m}Tc シンチグラフィでは上方の小さな結節にのみ取り込み亢進が認められ，下方の結節では取り込みはみられない．AFTN と非機能性結節の合併と判明した．

(▶p91)

カラー口絵

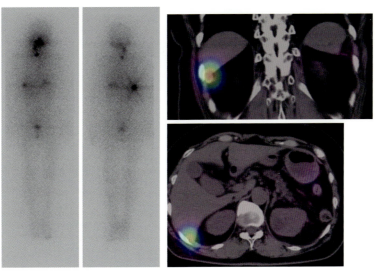

□絵 17 ◆ 60 歳代女性．甲状腺乳頭癌の肝転移
全摘術後で pT4apEx2pN0，臨床的には M0 の診断であった．転移巣の検出目的で ^{131}I シンチグラフィを実施した．
左：全身正面像と背面像．右腹部背面に局所的集積を認めるが，何に集積しているのかは判断できない．
右上：SPECT/CT 融合画像の coronal 像．
右下：axial 像．肝臓右葉下極の ^{131}I が集積であることがわかる．

(▶p93)

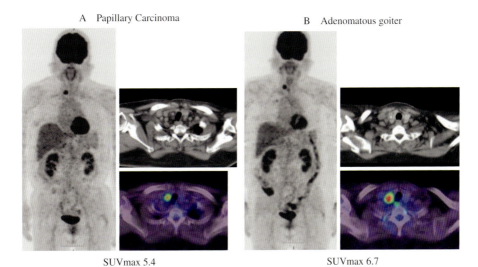

□絵 18 ◆ PET/CT で良性悪性の鑑別が困難であった症例
A 左：甲状腺右葉の乳頭癌の MIP 像，A 右：PET/CT 融合画像，SUVmax 5.4．
B 左：右葉の濾胞腫様甲状腺腫瘍の MIP 像，B 右：PET/CT 融合画像，SUVmax 6.7．

(▶p96)

ix

カラー口絵

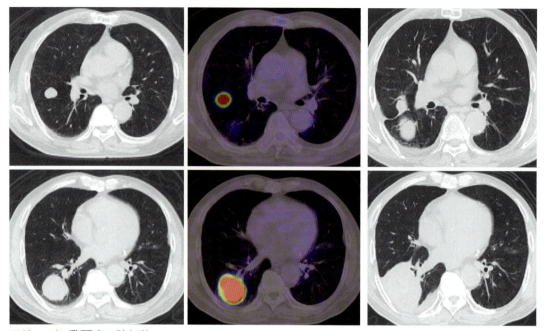

口絵 19 ◆ 乳頭癌の肺転移
70歳代，男性．甲状腺乳頭癌で3年前に全摘術が施行されている．初診時より肺転移と左頸部リンパ節転移が存在し，^{131}I 治療後のシンチグラムでは転移巣への集積は認められなかった．
左：胸部 CT と PET/CT 融合画像．肺転移への FDG 高集積が認められる．右肺下葉の腫瘍の SUVmax は 17.8．
右：2年5か月後の CT 画像．FDG 高集積を示した肺転移は全て増大し，新たな病変の出現も認められる．
(▶p101)

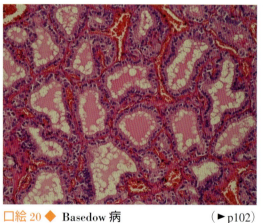

口絵 20 ◆ Basedow 病 (▶p102)

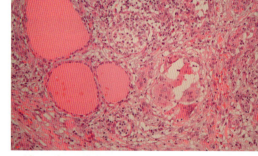

口絵 21 ◆ 亜急性甲状腺炎 (▶p102)

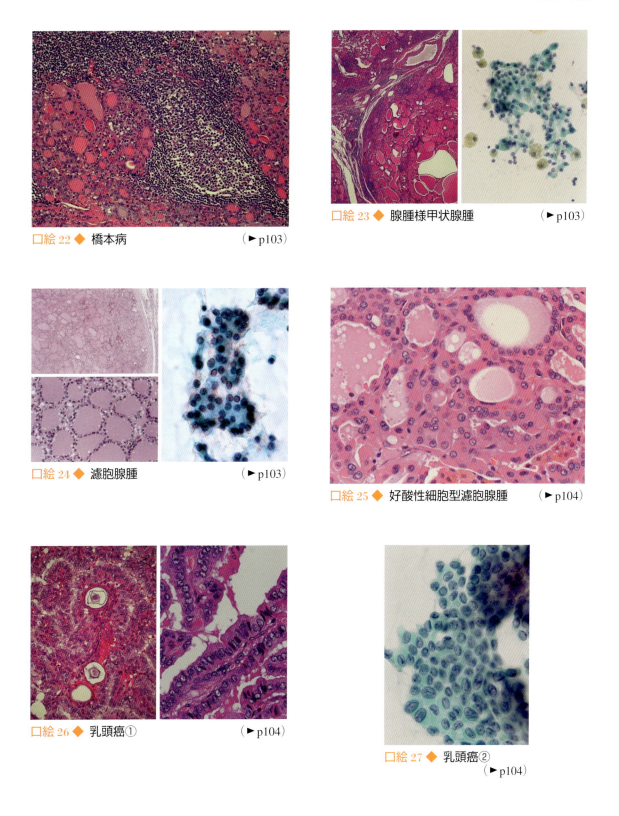

口絵 22 ◆ 橋本病 (▶p103)

口絵 23 ◆ 腺腫様甲状腺腫 (▶p103)

口絵 24 ◆ 濾胞腺腫 (▶p103)

口絵 25 ◆ 好酸性細胞型濾胞腺腫 (▶p104)

口絵 26 ◆ 乳頭癌① (▶p104)

口絵 27 ◆ 乳頭癌② (▶p104)

カラー口絵

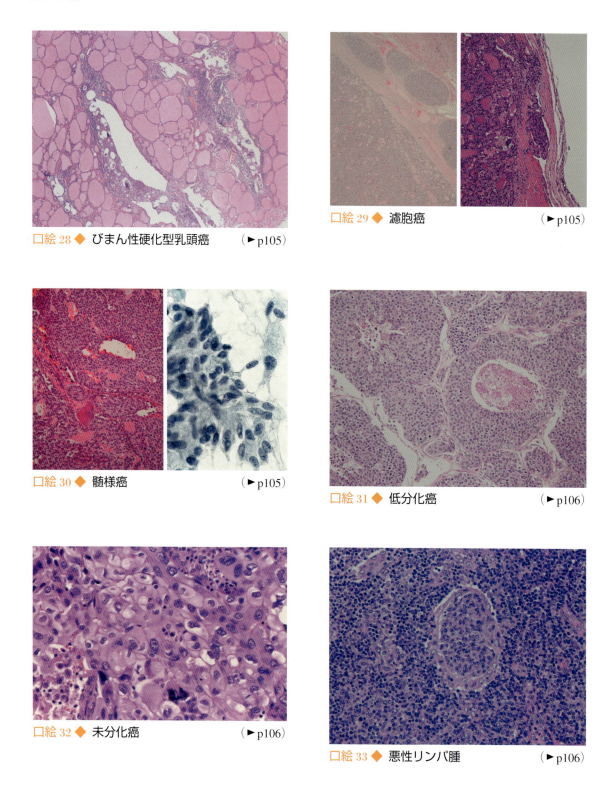

口絵 28 ◆ びまん性硬化型乳頭癌　（▶p105）

口絵 29 ◆ 濾胞癌　（▶p105）

口絵 30 ◆ 髄様癌　（▶p105）

口絵 31 ◆ 低分化癌　（▶p106）

口絵 32 ◆ 未分化癌　（▶p106）

口絵 33 ◆ 悪性リンパ腫　（▶p106）

カラー口絵

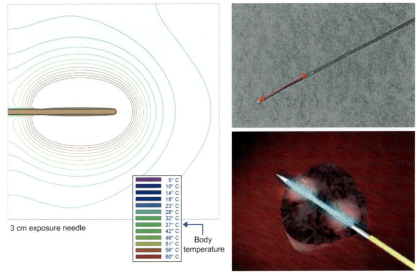

口絵 34 ◆ ラジオ波焼灼療法 　　　　　　　　　　　　　　　　　　　　　　　（▶p136）

初診時（2004/01/13）
　FT$_3$：5.3 pg/mL（基準値：2.0〜4.4）
　FT$_4$：2.24 ng/dL（0.8〜1.9）
　TSH：＜0.02 μU/mL（0.45〜4.50）
　^{99m}Tc 摂取率：0.31%（0.5〜2.0%）
　TgAb（RIA）：15.7 U/mL（＜0.3）
　TPOAb（RIA）：46.4 U/mL（＜0.3）
　TRAb 第3世代法：＜0.4 IU/L（≦2.0）

手術時（2004/02/09）
　FT$_3$：4.3 pg/mL
　FT$_4$：1.61 ng/dL
　TSH：＜0.02 μU/mL

腫瘍以外の部分の病理像（HE 染色）

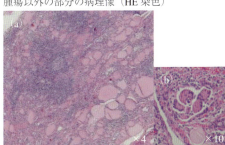

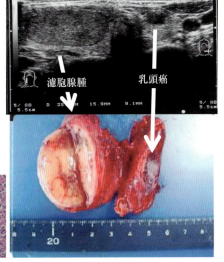

口絵 35 ◆ 無痛性甲状腺炎の潜在性甲状腺機能亢進症で乳頭癌・濾胞性腫瘍の手術実施した 33 歳女性例 　　　　　　　　　　　　　　　　　　　　　　　（▶p197）

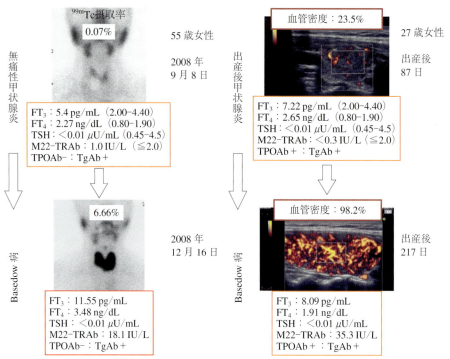

口絵 36 ◆ 散発性無痛性甲状腺炎ないし出産後甲状腺炎から引き続き Basedow 病発症例
(▶p199)

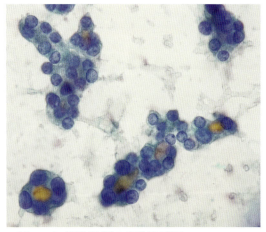

口絵 37 ◆ 濾胞腺腫の細胞診所見
腫瘍細胞は小濾胞状，索状に配列し濾胞腔内にコロイドを認める．核に異型性はなく均一である．
(▶p204)

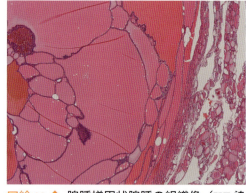

口絵 38 ◆ 腺腫様甲状腺腫の組織像（HE 染色）
(▶p215)

序文

　この甲状腺専門医ガイドブックは，日本甲状腺学会の専門医資格の基本となる知識を集大成し，専門医制度委員長の伊藤光泰先生を編集委員長として多くの先生方のご協力を得て2016年の8月に第一版を発刊することができました．これまでに約3,000部が発行され大変好評を得ております．このガイドブックは専門医受験の際のテキストとなるばかりでなく，専門医をお持ちの先生方にとっても日常臨床の「バイブル」となっていることと存じます．

　今回の改訂は初版からまだ2年しか経っておりませんが，甲状腺臨床をアップデートするべく薬剤や検査，治療等に関して最新情報に内容を更新するというものです．さらに新たに「14：甲状腺ホルモンと骨代謝」「トピックス3：福島県 県民健康管理調査における甲状腺検査後の小児・若年者甲状腺癌について」の章を追加し内容をより充実致しました．

　新たな専門医制度が2018年の4月から開始され，19基本領域に内科や外科などがあり，2階部分のサブスペシャリティとして「内分泌学会」があります．「内分泌学会」の専門医には「内分泌代謝専門医」がありますが，内分泌代謝疾患全般の専門医であり，「内科」「小児科」「産婦人科」「脳神経外科」「泌尿器科」に分かれています．甲状腺学会は内分泌学会の分科会として活動していますが，1,000万人とも言われる甲状腺疾患にはより専門的な診療が可能な「甲状腺専門医」が必要とされています．

　例えば，レボチロキシンNa（チラーヂンS®など）は世界でも最も処方数の多い薬剤のひとつですが，患者様からは，「甲状腺専門医でない先生が処方している」という不安の声が実際に聞こえてくるくらいです．

　このガイドブックを1人でも多くの先生方が手にとって，甲状腺疾患に興味を持っていただき，甲状腺専門医を取得していただければ幸甚です．

2018年10月

日本甲状腺学会 理事長

山田正信

序文（初版）

　日本甲状腺学会専門医認定制度は，甲状腺学の進歩に即する優れた甲状腺診療の専門医の認定とその継続的な教育をはかり，疾病の克服に貢献するために2004年に開始された．その創設には，当時の学会理事長であった森　昌朋先生と，今回の甲状腺専門医ガイドブックの編集委員長である伊藤光泰先生を中心とした専門医制度委員会の多大なご尽力があった．当初154名が専門医として認定されたが，2015年7月現在，専門医581人，認定施設200を数えるに至り順調に発展を遂げている．

　専門医認定規程として，以下の資格条件を全て満たすものとすることが定められている．

（1）本学会の会員歴が5年以上であり，かつ甲状腺臨床に関する十分な業績のある，日本国医師免許証を有する者．

（2）専門医認定の申請時に，甲状腺を専門とする医師として学会に登録する者．

（3）甲状腺に関する充分な症例の診療を行っている者．

（4）本学会認定の生涯教育・専門医教育を過去5年間に4回以上受講している者（この内，1回はバーチャル甲状腺カレッジ修了証での代用可）．

（5）審査料と受験料を本学会に払い込みの者．

　さらに，専門医として認定されるには本学会が施行する専門医試験に合格することが必要であり，毎年秋に専門医試験を行ってきた．専門医試験の運営は，専門医制度委員会と試験検討委員会によって作成および運営されているが，専門医試験を受けるためのガイドブックの必要性が指摘されていた．このような状況下で，専門医制度委員会によって甲状腺専門医ガイドブックの企画が起案されて今回の書籍発刊となった．

　同ガイドブック作成に関する具体的な内容は，現専門医制度委員長である伊藤光泰先生を中心とする専門医制度委員会と試験検討委員会によって立案されている．執筆に当たっては甲状腺学会員の総力を挙げて行われ，編集委員や学会評議員の査読も経ている．何事においても基本が重要であるが，本書では基礎知識を重視し必須レベルに到達できるように考慮されている．また，倫理的事項，安全管理・リスクマネージメントが含まれており，専門医制度に対応した包括的な構成になっている．さらに，トピックスの項も設けられて最新の内容を提供することが意図されており，今後定期的に改訂を重ねて行くことになると考えられる．

　2015年卒業の医学生を対象とした新専門医制度が開始されるが，それを見据えた対応が甲状腺専門医制度にも必要と考えられる．甲状腺専門医を目指す医師にとって，本書が文字通り有用なガイドになることを願っている．また，すでに専門医資格を有する医師にとっても専門医更新や日常診療における知識のアップデートに必ずや役立つと考えられる．ひいては，甲状腺専門医制度の拡充・発展がもたらされ，甲状腺疾患臨床への貢献につながることを祈念している．

2016年7月

日本甲状腺学会 理事長

赤水尚史

『甲状腺専門医ガイドブック　改訂第 2 版』の活用について

　　甲状腺疾患は頻度の高い機能異常症や甲状腺腫など日常臨床でよくみられる疾患から稀な疾患まで多彩であり，その臨床現場では幅広い知識が求められます．また食事に含まれる必須の微量元素であるヨウ素や放射線被ばくの影響など一般の人が抱く様々な疑問にも専門医は適切に答える必要があります．健診・人間ドックでの超音波検査や PET/CT の検査の広がりは無自覚の甲状腺の形態異常を以前より頻繁に検出することになり，その結果専門外来への紹介が増加しています．日本甲状腺学会の専門医認定制度は 2004 年から開始され当初の 154 名から 2018 年 9 月現在 661 名まで増加し，当初の目的であった各都道府県に甲状腺臨床に携わる専門医がいることで地域の医療ニーズに応える状態をほぼ達成するにいたっています．専門医として認定されるには日本甲状腺学会が主宰する専門医試験に合格する必要があり，またその資格の更新には甲状腺学会開催時に行われる生涯教育・専門医教育セミナーを受講する必要があります．これらに加えバーチャルカレッジも利用し甲状腺専門医の研修，受験ならびに更新に役立ててきました．しかしながら，これまでの経験症例やこれらのセミナーで得られる知識では甲状腺専門医に求められる基準の達成には十分ではないと考えます．専門医教育および生涯教育が今まで以上に充実して行われるように 2016 年に甲状腺専門医ガイドブックを発刊し，制度の充実および研修目標の設定を行いました．今回の第 2 版では初版の内容を見直し，その後の甲状腺学の進歩にもあわせてさらなる充実を図りました．また用語の統一をはかることで用語集としての役割を果たせるよう目指しました．専門医の取得を目指す方もすでに専門医をお持ちの方も，来春刊行予定で準備中の専門医問題集と合わせて専門医の知識の向上と生涯学習の一助として役立てていただきたいと編集委員一同で願っています．

2018 年 10 月

日本甲状腺学会専門医制度委員長

伊藤光泰

編集委員会・執筆者一覧

甲状腺専門医ガイドブック編集委員会（五十音順）

編集委員長

伊藤光泰　　藤田医科大学（名誉教授）／誠厚会 名駅前診療所 保健医療センター（センター長）
　　　　　　※専門医制度委員長

編集委員（*…専門医制度委員）

磯崎　収　　甲状腺のクリニック若松河田（学術顧問）
岩谷良則*　大阪大学大学院 医学系研究科 保健学専攻生体情報科学
岡村律子*　日本医科大学武蔵小杉病院 救急・総合診療センター 総合診療科
佐々木 茂和　浜松医科大学 第二内科
清水一雄　　日本医科大学（名誉教授）／金地病院（名誉院長）
杉谷　巌　　日本医科大学 内分泌外科
田上哲也　　国立病院機構 京都医療センター 内分泌・代謝内科
田中祐司*　防衛医科大学校 総合臨床部
谷山松雄*　東京都予防医学協会
坪井 久美子　東邦大学医学部 糖尿病・代謝・内分泌
中島康代　　群馬大学大学院 医学系研究科 病態制御内科学
橋本貢士　　東京医科歯科大学大学院 医歯学総合研究科メタボ先制医療講座
福成信博　　昭和大学 横浜市北部病院 外科
宮川 めぐみ*　誠医会 宮川病院 内科
吉村　弘　　伊藤病院 内科

執筆者

赤水尚史　　和歌山県立医科大学 内科学第一講座
網野信行　　網野甲状腺研究所
荒田尚子　　国立成育医療研究センター 周産期・母性診療センター 母性内科
磯崎　収　　甲状腺のクリニック若松河田（学術顧問）
伊藤光泰　　誠厚会 名駅前診療所 保健医療センター
伊藤　充　　隈病院 内科
今泉美彩　　長崎大学病院 内分泌代謝内科（第一内科）／放射線影響研究所臨床研究部
岩谷良則　　大阪大学大学院 医学系研究科 保健学専攻生体情報科学
内野眞也　　野口記念会 野口病院 外科
岡村　建　　九州大学医学部 第二内科
小澤厚志　　群馬大学大学院 医学系研究科 病態制御内科学
覚道健一　　近畿大学 医学部病理学（客員教授）／奈良病院中央検査部病理
上條桂一　　上條甲状腺クリニック 内科
亀山香織　　慶應義塾大学病院 病理診断科
幸喜　毅　　名嘉村クリニック 糖尿病・甲状腺センター
櫻井晃洋　　札幌医科大学 医学部 遺伝医学

佐々木 茂和	浜松医科大学 第二内科
佐藤哲郎	城南医院／群馬大学大学院 医学系研究科 内分泌代謝内科学
紫芝良昌	ゆうてんじ内科
清水一雄	日本医科大学（名誉教授）／金地病院（名誉院長）
志村浩己	福島県立医科大学 臨床検査医学
新保卓郎	太田西ノ内病院
杉谷 巌	日本医科大学 内分泌外科
杉原茂孝	東京女子医科大学 東医療センター 小児科
鈴木 悟	福島県立医科大学 放射線医学県民健康管理センター
鈴木眞一	福島県立医科大学 甲状腺内分泌学講座
田上哲也	国立病院機構 京都医療センター 内分泌・代謝内科
武田京子	聖路加国際病院 臨床検査科
田中祐司	防衛医科大学校 総合臨床部
谷山松雄	東京都予防医学協会
坪井 久美子	東邦大学 医学部 糖尿病・代謝・内分泌
豊田 長興	関西医科大学 内科学第二講座
長崎啓祐	新潟大学医学部 小児科
中島康代	群馬大学大学院 医学系研究科 病態制御内科学
中駄邦博	北光記念病院 放射線科
故 長瀧重信	長崎大学（名誉教授）／伊藤病院（学術顧問）
西川光重	隈病院（学術顧問）／関西医科大学（名誉教授）
野津雅和	島根大学医学部 内科学第一
橋本貢士	東京医科歯科大学大学院 医歯学総合研究科 メタボ先制医療講座
廣井直樹	東邦大学 医学部 医学教育センター
廣松雄治	久留米大学 医療センター 内分泌代謝内科
福成信博	昭和大学 横浜市北部病院 外科
松下明生	浜松医科大学 第二内科
御前 隆	天理よろづ相談所病院 放射線部
光武範吏	長崎大学 原爆後障害医療研究所
宮内 昭	隈病院 外科
宮川 めぐみ	誠医会 宮川病院 内科
村上 司	野口病院 内科
村上正巳	群馬大学大学院 医学系研究科 臨床検査医学
森 昌朋	群馬大学（名誉教授）／上武呼吸器科内科病院／代謝肥満研究所
安岡弘直	大阪警察病院 病理診断科
山内美香	島根大学医学部内科学講座内科学第一
山下俊一	福島県立医科大学／長崎大学
山田正信	群馬大学大学院 医学系研究科 病態制御内科学
吉村 弘	伊藤病院 内科
渡邊 奈津子	伊藤病院 内科

目　次

目　次

カラー口絵 ……………………………………………………… ii

序文 ……………………………………………………………… xv

序文（初版） …………………………………………………… xvi

『甲状腺専門医ガイドブック　改訂第 2 版』の活用について ………… xvii

編集委員会・執筆者一覧 …………………………………… xviii

各項目研修目標一覧 …………………………………………… xxiii

略語一覧 ………………………………………………………… xxiv

Ⅰ　甲状腺の基礎

1. 解剖，組織学 ……………………………………………………… 1

2. 甲状腺ホルモンの合成 ………………………………………… 5

3. 甲状腺ホルモンの分泌調節 …………………………………… 10

4. 甲状腺ホルモンの代謝 ………………………………………… 15

5. 甲状腺ホルモンの作用 ………………………………………… 21

6. 甲状腺と自己免疫 ……………………………………………… 26

7. 甲状腺と放射線 ………………………………………………… 31

8. 甲状腺とヨウ素代謝 …………………………………………… 36

Ⅱ　甲状腺の臨床

《総論》

1. 疫学 ………………………………………………………………… 43

2. 甲状腺疾患の診かた：病歴の聴取と理学的所見
（身体所見・甲状腺所見の取り方） ………………………… 47

3. 甲状腺疾患の分類と重症度 …………………………………… 51

4. 甲状腺疾患の診断
　①甲状腺機能検査 ……………………………………………… 56
　②甲状腺ホルモン輸送蛋白 …………………………………… 61
　③甲状腺自己抗体，サイログロブリン ……………………… 63
　④画像診断

1）超音波 ·· 68
　　　2）甲状腺腫瘍と紛らわしい超音波所見 ··············· 75
　　　3）CT，MRI ··· 79
　　　4）シンチグラフィ ··· 87
　　　5）FDG-PET/CT ··· 95
　　⑤組織診・細胞診 ·· 102
　　⑥遺伝子診断 ·· 107

5. 甲状腺疾患の治療
　　①薬物療法（甲状腺クリーゼと粘液水腫性昏睡は除く）··· 112
　　②放射線治療 ·· 120
　　③手術療法 ·· 125
　　④インターベンション（PEIT，ラジオ波など）··········· 132

《各論》

1. 甲状腺中毒症と甲状腺機能亢進症
　　① Basedow 病 ··· 139
　　②破壊性甲状腺中毒症 ·· 144
　　③亜急性甲状腺炎 ·· 149
　　④無痛性甲状腺炎 ·· 154
　　⑤機能性甲状腺結節 ·· 158
　　⑥その他の甲状腺中毒症 ·· 163

2. 甲状腺機能低下症
　　①原発性甲状腺機能低下症 ·· 168
　　②中枢性甲状腺機能低下症 ·· 171
　　③その他の甲状腺機能低下症 ·· 178

3. 甲状腺炎
　　①慢性甲状腺炎（橋本病）·· 181
　　②急性化膿性甲状腺炎 ·· 187
　　③亜急性甲状腺炎 ·· 191
　　④無痛性甲状腺炎 ·· 195

4. 甲状腺腫瘍および腫瘍性病変
　　①良性腫瘍（濾胞性腫瘍）·· 201
　　②甲状腺悪性腫瘍 ·· 208
　　③腺腫様甲状腺腫 ·· 214
　　④甲状腺悪性リンパ腫 ·· 218

5. 小児甲状腺疾患
　　①先天性甲状腺疾患 ·· 223
　　②後天性甲状腺疾患 ·· 231
　　③小児甲状腺腫瘍（囊胞，結節を含む）······························ 238

6. 甲状腺疾患と妊娠 ·· 241

目　次

7.　出産後の甲状腺機能異常 ……………………………………… 247

8.　薬剤性甲状腺機能異常 …………………………………………… 251

9.　甲状腺眼症（Basedow 病眼症）………………………………… 258

10.　加齢と甲状腺疾患 ………………………………………………… 264

11.　甲状腺疾患と心臓 ………………………………………………… 271

12.　甲状腺疾患と糖・脂質代謝 ……………………………………… 277

13.　甲状腺疾患の救急医療
　　　①甲状腺クリーゼ ……………………………………………… 281
　　　②粘液水腫性昏睡 ……………………………………………… 286

14.　甲状腺ホルモンと骨代謝 ………………………………………… 293

15.　潜在性甲状腺機能異常症とそのリスク ………………………… 299

16.　多発性内分泌腫瘍症 2 型 ………………………………………… 305

17.　自己免疫性内分泌腺症候群 ……………………………………… 311

18.　甲状腺ホルモン受容体異常症 …………………………………… 316

19.　甲状腺疾患の遺伝医療 …………………………………………… 323

20.　非甲状腺疾患（non-thyroidal illness：NTI），低 T$_3$症候群 …… 328

Ⅲ　臨床研究に関する倫理

1.　臨床研究に関する倫理 …………………………………………… 333

Ⅳ　安全管理・リスクマネージメント

1.　安全管理 …………………………………………………………… 339

Ⅴ　トピックス

1.　IgG4 関連甲状腺疾患 ……………………………………………… 343

2.　甲状腺癌の分子標的治療 ………………………………………… 347

3.　福島県 県民健康調査における甲状腺検査後の小児・若年者甲状腺癌について … 351

索引 ……………………………………………………… 358

各項目研修目標一覧

研修レベル
A：主治医として症例を経験する.
B：症例検討会や回診を通して症例を経験する.
C：知識として習得する.

目次内容	研修レベル
I 甲状腺の基礎	
1. 解剖, 組織学	C
2. 甲状腺ホルモンの合成	C
3. 甲状腺ホルモンの分泌調節	C
4. 甲状腺ホルモンの代謝	C
5. 甲状腺ホルモンの作用	C
6. 甲状腺と自己免疫	C
7. 甲状腺と放射線	C
8. 甲状腺とヨウ素代謝	C
II 甲状腺の臨床	
A 総論 1. 疫学	C
2. 甲状腺疾患の診かた：病歴の聴取と理学的所見（身体所見・甲状腺所見の取り方）	A
3. 甲状腺疾患の分類と重症度	C
4. 甲状腺疾患の診断	
①甲状腺機能検査	A
②甲状腺ホルモン輸送蛋白	C
③甲状腺自己抗体, サイログロブリン	A
④画像診断	
1）超音波	A
2）甲状腺腫瘍と紛らわしい超音波所見	B
3）CT, MRI	A
4）シンチグラフィ	A
5）FDG-PET/CT	A
⑤組織診・細胞診	A
⑥遺伝子診断	B
5. 甲状腺疾患の治療	
①薬物療法（甲状腺クリーゼと粘液水腫性昏睡は除く）	A
②放射線治療	A
③手術療法	A
④インターベンション（PEIT, ラジオ波など）	B
B 各論 1. 甲状腺中毒症と甲状腺機能亢進症	
①Basedow 病	A
②破壊性甲状腺中毒症	A
③亜急性甲状腺炎	A
④無痛性甲状腺炎	A
⑤機能性甲状腺結節	A
⑥その他の甲状腺中毒症	A

目次内容	研修レベル
B 各論 2. 甲状腺機能低下症	
①原発性甲状腺機能低下症	A
②中枢性甲状腺機能低下症	A
③その他の甲状腺機能低下症	A
3. 甲状腺炎	
①慢性甲状腺炎（橋本病）	A
②急性化膿性甲状腺炎	A
③亜急性甲状腺炎	A
④無痛性甲状腺炎	A
4. 甲状腺腫瘍および腫瘍性病変	
①良性腫瘍（濾胞性腫瘍）	A
②甲状腺悪性腫瘍	A
③腺腫様甲状腺腫	A
④甲状腺悪性リンパ腫	A
5. 小児甲状腺疾患	
①先天性甲状腺疾患	A
②後天性甲状腺疾患	A
③小児甲状腺腫瘍（嚢胞, 結節を含む）	A
6. 甲状腺疾患と妊娠	A
7. 出産後の甲状腺機能異常	A
8. 薬剤性甲状腺機能異常	A
9. 甲状腺眼症（Basedow 病眼症）	A
10. 加齢と甲状腺疾患	A
11. 甲状腺疾患と心臓	A
12. 甲状腺疾患と糖・脂質代謝	A
13. 甲状腺疾患の救急医療	
①甲状腺クリーゼ	A
②粘液水腫性昏睡	C
14. 甲状腺ホルモンと骨代謝	C
15. 潜在性甲状腺機能異常症とそのリスク	A
16. 多発性内分泌腫瘍症 2 型	B
17. 自己免疫性内分泌腺症候群	B
18. 甲状腺ホルモン受容体異常症	B
19. 甲状腺疾患の遺伝医療	B
20. 非甲状腺疾患（non-thyroidal illness：NTI）, 低 T_3 症候群	A
III 臨床研究に関する倫理	
1. 臨床研究に関する倫理	C
IV 安全管理・リスクマネージメント	
1. 安全管理	C
V トピックス	
1. IgG4 関連甲状腺疾患	B
2. 甲状腺癌の分子標的治療	C
3. 福島県 県民健康調査における甲状腺検査後の小児・若年者甲状腺癌について	C

略語一覧

^{131}I	iodine 131	放射性ヨウ素 131
^{201}Tl	thallium 201	タリウム 201
^{99m}Tc	technetium 99m	テクネシウム 99 エム
AFTN	autonomously functioning thyroid nodules	自律性機能性甲状腺結節
ALT	alanine aminotransferase	アラニンアミノトランスフェラーゼ
APS	autoimmune polyglandular syndrome	多腺性自己免疫症候群
AST	aspartic aminotransferase	アスパラギン酸アミノトランスフェラーゼ
AVP	arginine vasopressin	アルギニンバソプレシン
CH	congenital hypothyroidism	先天性甲状.腺機能低下症
CK	creatine kinase	クレアチンキナーゼ
DIO	deiodinase	脱ヨウ素酵素
FDH	familial dysalbuminemic hyperthyroxinemia	家族性異常アルブミン性高サイロキシン血症
FSH	follicle stimulating hormone	卵胞刺激ホルモン
FT3	free triiodothyronine	遊離トリヨードサイロニン
FT4	free thyroxine	遊離サイロキシン
hCG	human chorionic gonadotropin	ヒト絨毛性ゴナドトロピン
LDH	lactate dehydrogenase	乳酸脱水素酵素
LH	luteinizing hormone	黄体形成ホルモン
LT$_4$	levothyroxine	レボチロキシン Na
MEN2	multiple endocrine neoplasia type 2	多発性内分泌腫瘍症 2 型
MMI	thiamazole	チアマゾール
NIS	Na + /I-symporter	ナトリウム-ヨウ素シンポータ
PTU	propylthiouracil	プロピルチオウラシル
SH	subclinical hypothyrodism	潜在性甲状腺機能低下症
SITSH	syndrome of inappropriate secrertion of TSH	不適切 TSH 分泌症候群
T$_3$	triiodothyronine	トリヨードサイロニン
T$_4$	thyroxine	サイロキシン
TBG	thyroxine binding globulin	サイロキシン結合グロブリン
Tg	thyroglobulin	サイログロブリン
TgAb	anti thyroglobulin antibody	(抗) サイログロブリン抗体
TPO	thyroid peroxidase	甲状腺ペルオキシダーゼ
TPOAb	thyroid peroxidase antibody	(抗) 甲状腺ペルオキシダーゼ抗体
TR	thyroid hormone receptor	甲状腺ホルモン受容体
TRAb	TSH receptor antibody	(抗) 甲状腺刺激ホルモン受容体抗体
TRH	TSH releasing hormone	甲状腺刺激ホルモン放出ホルモン
TSAb	thyroid stimulating antibody	(抗) 甲状腺刺激抗体
TSBAb	thyroid stimulating blocking antibody	(抗) 甲状腺刺激阻害抗体
TSHR	thyroid-stimulating hormone receptor	甲状腺刺激ホルモン受容体
TTR	transthyretin	トランスサイレチン (プレアルブミン)

I 甲状腺の基礎

1. 解剖，組織学

〔研修レベル C〕

POINT

① 甲状腺は頸部の前面下部にある内分泌臓器であり，左葉，右葉，峡部よりなる．
② 甲状腺は主として濾胞より構成され，濾胞上皮で囲まれる濾胞腔はコロイドで満たされる．
③ 濾胞間には濾胞傍細胞（C 細胞）が存在し，また甲状腺内では豊富な血管の走行がみられる．

1. 甲状腺の基礎

1 甲状腺の解剖[1,2]

1）甲状腺とは（図1，図2）

甲状腺は，頸部の前面下部にある内分泌腺である．前方からみるとH状（蝶が羽根を広げた形）ないしU状の形態を有しており，右葉，左葉，および左右両葉を結ぶ峡部よりなる．成人の正常重量は約15〜20gである．左葉と右葉は長さ約3〜5cmであり，のどの部分で甲状軟骨のやや下方に位置し（甲状軟骨の中央から第5〜6気管軟骨の高さにわたる），気管を前面から囲むように存在する．峡部は気管上部（第2〜4気管軟骨の高さ）の前にあり，峡部は上方に向かって長く伸び，錐体葉を形成することがある．

甲状腺は，外側では総頸動脈に接し，後方では食道に接し，前方では頸筋膜の気管前葉（甲状腺・喉頭・気管・咽頭・食道など，頸部の諸臓器を被う筋膜で，上方は舌骨に付き，下方は鎖骨・胸骨後面に付着する）に被われる．この気管前葉で被われることにより，甲状腺は喉頭・気管と結合されており，甲状腺は嚥下に伴って上下に動く．

2）甲状腺の支持組織

ベリー靱帯により気管に固定されている．

3）甲状腺の動脈（図3）

甲状腺は非常に血流豊富な臓器であり，上甲状腺動脈，下甲状腺動脈，最下甲状腺動脈が分布する．これらの動脈の終枝は甲状腺表面で互いに吻合し，豊富な血管網を形成する．

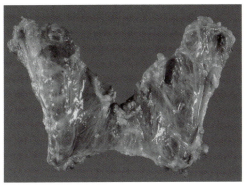

図1 甲状腺の肉眼像 〔口絵1〕

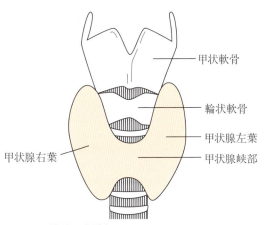

図2 甲状腺の解剖
〔伊藤 隆：解剖学講義．第3版，南山堂，2012：607-624〕

I　甲状腺の基礎

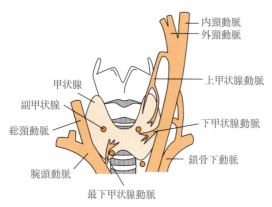

図3　甲状腺の動脈
〔伊藤　隆：解剖学講義．第3版，南山堂 2012；607-624．〕

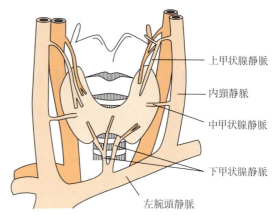

図4　甲状腺の静脈
〔伊藤　隆：解剖学講義．第3版，南山堂，2012；607-624．〕

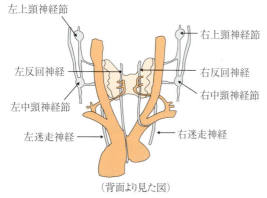

図5　甲状腺の神経

　上甲状腺動脈は外頸動脈からの枝として生じ，下行して甲状腺両葉の上端（上極）に達する．
　下甲状腺動脈は鎖骨下動脈から分枝した甲状頸動脈の枝として生じ，総頸動脈の後側を走行し，甲状腺の下極に達する．
　最下甲状腺動脈は不定に（約10％）存在し，腕頭動脈，あるいは大動脈弓から直接分枝することが多い．この動脈は気管前面を上行して甲状腺峡部に達する．
　甲状腺は血流が増加すると腫大することがあり，例えば月経や妊娠の際に，甲状腺の腫大が起こることもある．

4）甲状腺の静脈（図4）

　上甲状腺静脈，中甲状腺静脈，下甲状腺静脈がある．
　上甲状腺静脈は，甲状腺右・左両葉の上部の静脈を集め，内頸静脈に直接流入する．

　中甲状腺静脈は，甲状腺右・左両葉の中部の静脈を集め，内頸静脈に直接流入する．
　下甲状腺静脈は甲状腺の下方部分および峡部からの静脈血を集め，左右の下甲状腺静脈は気管前面を下行しながら互いに吻合し左腕頭静脈に流入する．

5）甲状腺のリンパ系

　甲状腺から出るリンパ管は，甲状腺被膜のリンパ管網と交通し，主として上行して深頸リンパ節に流入する．一部は下行して気管リンパ節に流入する．

6）甲状腺の神経（図5）

　副交感神経の一つである迷走神経，交感神経節である上・中頸神経節の線維を受ける．反回神経は甲状腺には分布しないが，甲状腺のすぐ後ろを走行するため，甲状腺手術時に反回神経が損傷すると，声帯麻痺（嗄声や会話時の息切れなど）を引き起こす．

2 甲状腺の組織学[3]

　甲状腺表面は線維性結合織よりなる被膜で包まれ，被膜から内部に向かって結合組織性中隔が甲状腺内に進入し，実質を多くの小葉に分ける．
　小葉は主として濾胞で構成されており，濾胞間にはわずかに疎線維性結合組織があり，ここには豊富な毛細血管が認められる．

1）濾胞（図6，図7）

　濾胞は，形態的にも機能的にも甲状腺の最小の

1. 解剖, 組織学

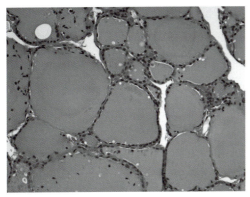

図6　HE 染色（対物 10 倍）　〔口絵 2〕

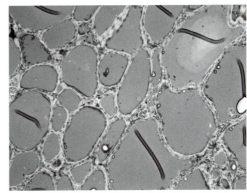

図7　サイログロブリン免疫染色（対物 10 倍）　〔口絵 3〕

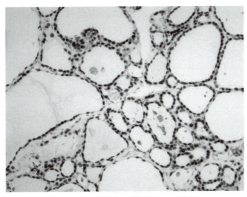

図8　TTF-1 免疫染色（対物 10 倍）　〔口絵 4〕

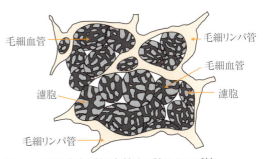

図9　甲状腺内毛細血管と毛細リンパ管

基本的単位とみなされる，50～900 μm の不整球形～卵円形のふくろで，単層の濾胞上皮細胞で囲まれており，内腔すなわち濾胞腔はコロイドと呼ばれる甲状腺ホルモンを大量に含むゲル状物質で満たされる．濾胞上皮細胞で甲状腺ホルモンが産生され，正常甲状腺組織では，濾胞上皮細胞とコロイドにサイログロブリン免疫染色陽性像が認められる．甲状腺は甲状腺ホルモンを貯蔵できる唯一の内分泌臓器であるため，濾胞が炎症で破壊されることにより甲状腺ホルモンが血中に流出し，破壊性甲状腺中毒症（亜急性甲状腺炎，無痛性甲状腺炎）という甲状腺のみにみられる病態を呈する．

2）濾胞上皮細胞（図8）

単層の低立方状～円柱状の腺細胞（導管のない腺腔を形成する腺上皮の一種）である．濾胞は扁平～低立方状の濾胞上皮細胞で構成される場合が多いが，細胞の高さは細胞の機能状態により異なり，活動型の濾胞上皮（機能活性が高い場合）は立方状～円柱状である．核は球形で，細胞の中央部～やや基底側に認められる．濾胞上皮細胞の核では，甲状腺転写因子である TTF-1（Thyroid Transcription Factor-1）免疫染色陽性像が認められる．

3）コロイド

濾胞の内容は，HE 染色上，濃淡はあるがエオジン好性を示すタンパク性の物質で，コロイドと呼ばれる．非活動型濾胞ではコロイドがエオジンに濃染し，活動型濾胞ではエオジンに淡染する傾向がある．

4）傍濾胞上皮細胞（C 細胞）

濾胞上皮の基底側に接して，濾胞傍細胞と呼ばれる細胞が存在する．濾胞細胞よりも大きく，明調（clear）な多角形細胞（明調でクリアな細胞質を有するため，またカルシトニンを産生するため C 細胞と呼ばれる）であるが，通常の HE 染色標

I　甲状腺の基礎

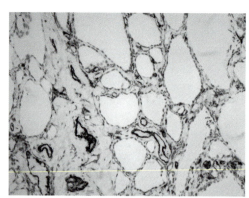

図10　CD31免疫染色（対物10倍）
〔口絵5〕

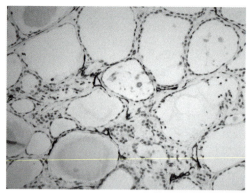

図11　D2-40免疫染色（対物10倍）
〔口絵6〕

本では同定することが困難である．正常人甲状腺組織内では，多数の切片を用いて免疫染色を行い，少数のカルシトニン免疫染色陽性の傍濾胞上皮細胞を同定することができる．病的に増加した場合C細胞過形成と呼ばれる．

5）甲状腺の脈管（図9〜図11）

甲状腺は内分泌腺の中でも特に豊富な血管分布を受けている臓器であり，他の内分泌腺と同じく有窓性の毛細血管が個々の濾胞を囲み，バスケット状に密な濾胞周囲毛細血管網を形成する．毛細血管の小さな窓は，甲状腺の機能亢進状態で増加し，機能低下では減少する．血管内皮細胞では，CD31，CD34や第Ⅷ因子等の免疫染色陽性像が認められる．毛細リンパ管は，毛細血管よりも外周に位置し，濾胞とはやや離れ，毛細血管よりも太く径が大小不同で，粗大な網工を形成し，1〜7個の濾胞構造を囲む像を呈する．リンパ管内皮細胞では，D2-40やLYVE-1等の免疫染色陽性像が認められる．

◆文　献◆

1) Netter FH：ネッター解剖学アトラス．第5版，南江堂 2011：68-76.
2) 伊藤　隆：解剖学講義．第3版，南山堂 2012：607-624.
3) 伊藤　隆：組織学．19版，2005：204-207.

◆ 一般目標

甲状腺専門医として必要な解剖，組織像を理解する．

◆ 到達目標

1) 甲状腺の位置，形状，構造と，周囲臓器との関係について説明できる．
2) 甲状腺の脈管構造，神経について説明できる．
3) 甲状腺の組織像，構成細胞について説明できる．

I 甲状腺の基礎

2. 甲状腺ホルモンの合成

[研修レベル C]

> **POINT**
> ① 甲状腺ホルモンの合成・貯蔵は甲状腺濾胞細胞と濾胞がユニットとなって行われる．
> ② 合成過程には，ヨウ素の取り込みと濾胞腔への排出，Tg の合成，ヨウ素の有機化，甲状腺ホルモン生成・分泌，などがある．
> ③ 合成・分泌過程はすべて，TSH で刺激される．
> ④ 先天性甲状腺ホルモン合成障害は甲状腺ホルモン合成過程に関与する遺伝子に異常の認められることが多い．
> ⑤ *NIS*，*Tg*，*TPO*，*DUOX2*，*SLC26A4/PDS* 異常症などについて臨床像を知っておくことが重要である．

1. 甲状腺濾胞と甲状腺ホルモン

甲状腺には甲状腺濾胞（thyroid follicle）と呼ばれる直径約 300 μm の数多くの球状の袋が詰まっている．濾胞の壁は 1 層の細胞からなり，細胞の血管側と濾胞腔側には，それぞれ，側底膜（basolateral membrane）（血管側）と刷子縁（頂側）膜（apical membrane）（管腔側）いう，構造・特性の異なった細胞膜がある．それぞれの細胞膜には機能特性の異なるトランスポーターが局在し，物質輸送の方向性（吸収・分泌）の決定に重要な役割を果たしている．濾胞内にはコロイドと呼ばれるゼラチン状の物質があり，主成分はサイログロブリン（thyroglobline：Tg）という蛋白質である．この甲状腺濾胞細胞と濾胞がユニットとなって甲状腺ホルモンの産生と貯蔵が行われる．

甲状腺ホルモンはヨウ素化アミノ酸である（図1）．甲状腺内には種々のヨウ素化アミノ酸が存在するが，ホルモン作用を有するのは 3,5,3',5'-L テトラヨードサイロニン（tetraiodothyronine，別名サイロキシン，thyroxine：T_4）と 3,5,3'-トリヨードサイロニン（triiodothyronine：T_3）である．これらの構造の骨格はサイロニンで，その分子へヨウ素がつく位置と数によって物理化学的および生物学的性質が異なる．

これらのホルモンの生合成は以下のステップで行われる[1,2]（図2）．

2. ヨウ素の取り込みと濾胞腔への排出

ヨウ素は甲状腺ホルモン合成の rate-limiting substrate であり，ヨウ素が充足するまではホルモン産生量はヨウ素量に依存している．ヨウ素は血管側・側底膜上に存在するナトリウム/ヨウ化物シンポーター（sodium-iodide symporter：NIS）という輸送体によって細胞内に能動的に取り込まれる．NIS は 13 回膜貫通型の糖蛋白で 643 個のアミノ酸からなる．この能動輸送は Na^+，K^+-ATPase によって産生された電気勾配に依存する．これによって甲状腺細胞では血清の約 20〜100 倍のヨウ素濃縮が行われる．NIS は甲状腺以外にも唾液腺や乳腺，脈絡膜，胃粘膜などにも発現している．NIS はヨウ素以外に pertechnetate（TcO_4^-），perchlorate（ClO_4^-），thiocyanate（$SCN-$）も輸送する．NIS 遺伝子発現は甲状腺刺激ホルモン TSH により亢進され，TSH は NIS 蛋白の半減期も延長させる．

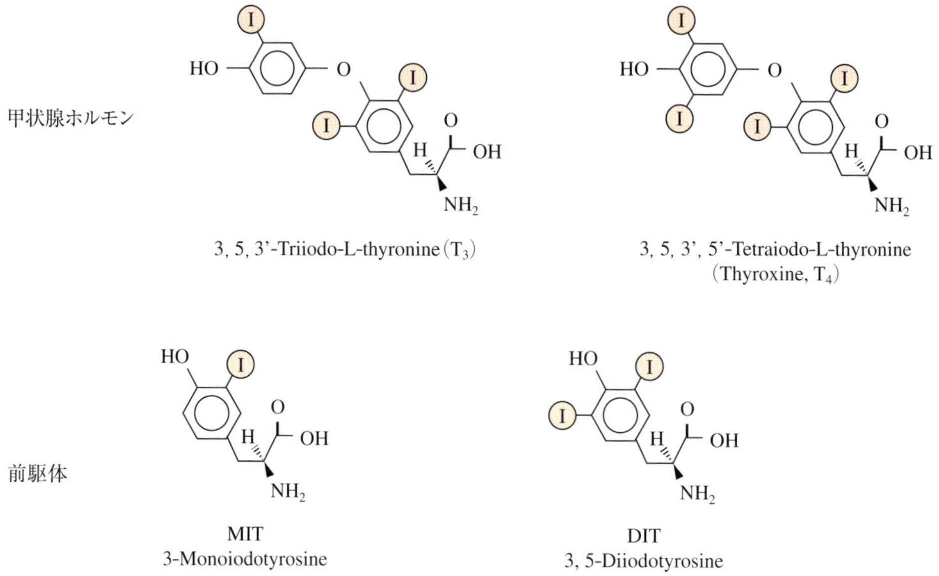

I 甲状腺の基礎

甲状腺ホルモン

3, 5, 3'-Triiodo-L-thyronine (T₃)

3, 5, 3', 5'-Tetraiodo-L-thyronine (Thyroxine, T₄)

前駆体

MIT
3-Monoiodotyrosine

DIT
3, 5-Diiodotyrosine

図1　甲状腺ホルモンとその前駆体の分子構造式
サイロキシン（T₄）：$C_{15}H_{11}I_4NO_4$，分子量777.
トリヨードサイロニン（T₃）：$C_{15}H_{12}I_3NO_4$，分子量651.

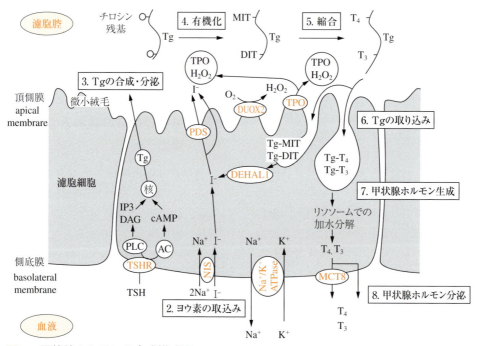

図2　甲状腺ホルモンの合成模式図
図中の四角で囲んだ所の数字は本文中の項目数字に合致する．
TSHR：甲状腺刺激ホルモン受容体（thyroid stimulating hormone receptor），PLC：ホスホリパーゼC（phospholipase C），AC：アデニル酸シクラーゼ（adenylate cyclase），DAG：ジアシルグリセロール（diacylglycerol），IP3：イノシトールトリスリン酸（inositol trisphosphate），Tg：サイログロブリン（thyroglubulin），NIS：ナトリウム/ヨウ化物共輸送体（sodium/iodide symporter，PDS：ペンドリン（pendrin），TPO：甲状腺ペルオキシダーゼ（thyroid peroxidase），MIT：モノヨードチロシン（monoiodotyrosine），DIT：ジョードチロシン（diiodotyrosine），DUOX2：dual oxidase 2，MCT8：monocarboxylate transporter 8，DEHAL1：iodotyrosine dehalogenase 1.
〔The Thyroid 10th ed. 2013：49. より一部改変〕

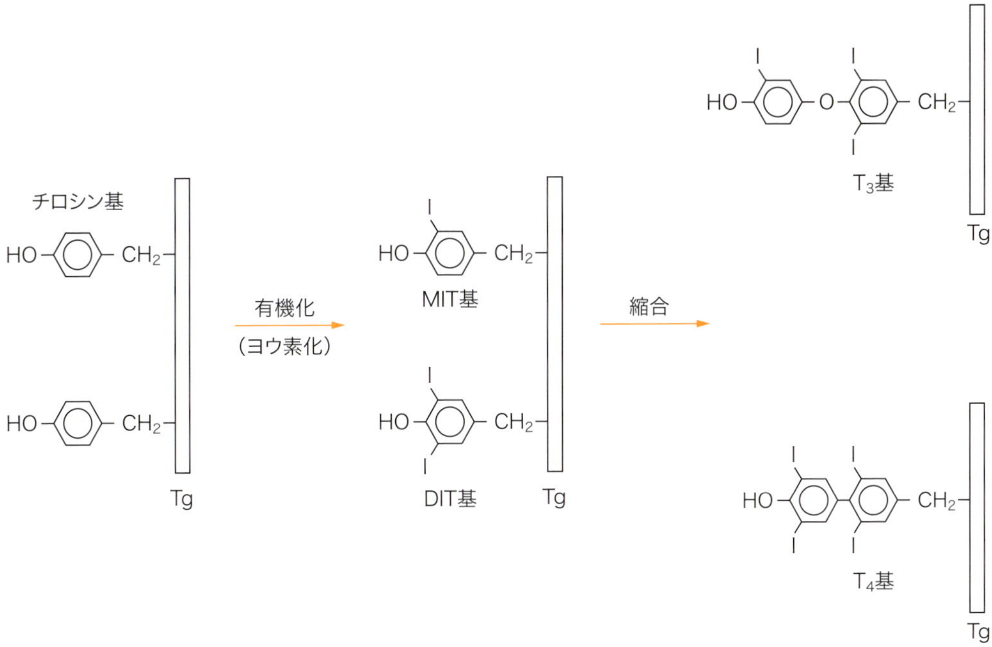

図3 ヨウ素の有機化と縮合反応
Tg 分子上で，MIT 基と DIT 基から T_3 基が合成され，DIT 基 2 つから T_4 基が合成される．

多くの NIS 遺伝子変異によるヨウ素輸送障害に起因する先天性甲状腺機能低下症が報告されている．

一方，甲状腺細胞内に取り込まれたヨウ素は管腔側・刷子縁（頂側）膜に存在するペンドリンpendrin（PDS）という陰イオン輸送蛋白によって甲状腺濾胞内へ排出される．この排出にはペンドリン以外の他の蛋白も関与している．ペンドリン蛋白は溶質輸送体ファミリー SLC26 に属し，その遺伝子は *PDS* または *SLC26A4/PDS* と表記される．ペンドリンは腎臓や内耳にも発現している（ペンドリン遺伝子異常である Pendred 症候群では難聴をきたす：後述）．

3. サイログロブリンの合成と分泌

サイログロブリン（Tg）は分子量約 66 万の大きな糖蛋白であり，ヒトでは 2,748 個のアミノ酸からなる．濾胞細胞で合成された後，エクソサイトーシスにより濾胞腔内に分泌される．濾胞腔内では 2 量体を形成している．Tg は濾胞腔内で，甲状腺ホルモンである T_4，T_3 合成の母体となるとともに，甲状腺ホルモンとヨウ素の貯蔵部位として働いている．

4. ヨウ素の有機化（organification）またはヨウ素化（iodination）

濾胞内に輸送されたヨウ素は甲状腺ペルオキシダーゼ（thyroid peroxidase：TPO）の触媒作用によって Tg 分子内のチロシン残基に結合する．即ち，チロシン残基の 3 位または，3 位と 5 位の炭素がヨウ素化されることでそれぞれ，モノヨードチロシン（monoiodotyrosine：MIT）基あるいはジヨードチロシン（diiodotyrosine：DIT）基が合成される（図3）．この反応には H_2O_2 が必要不可欠である．H_2O_2 の合成は NADPH 依存性蛋白である甲状腺酸化酵素 2（dual oxidase 2：DUOX2）によって行われる．Tg には 134 個のチロシン残基が存在するが，そのうちの 25 から 30 か所のみがヨウ素化され，そのうちの数か所のみから，後述するように T_4，T_3 が生成される．

この反応（チロシン残基のヨウ素化）をヨウ素の有機化（organification）と呼ぶ．ヨウ素の有機

化は TSH によって促進され，抗甲状腺薬，スルホンアミド，大量ヨウ素などで阻害される．ヨウ素過剰による，急性のヨウ素有機化の一過性抑制を Wolff-Chaikoff 効果という．

ヨウ素の有機化に障害があると甲状腺に取り込まれたヨウ素は無機のまま残り，過塩素酸塩（パークロレート）を投与すると再び，甲状腺外へ放出される．これがパークロレート放出試験であり，先天性甲状腺機能低下症の鑑別診断などに用いられる．

5. 縮合 coupling

MIT と DIT は T_4，T_3 の前駆体である．Tg に結合したままの MIT 基および DIT 基が酸化されてアラニン基を失って縮合する．2 個の DIT 基の縮合によって T_4 基が産生され，DIT 基と MIT 基の縮合によって T_3 基が産生される（図3）．有機化と縮合反応はいずれも TPO によって触媒される．これらは連続的な反応であり，Tg 分子上で同時におこる．この反応も抗甲状腺薬，スルホンアミド，大量ヨウ素などで抑制される．生合成された T_3 基や T_4 基を含む Tg はコロイドとして甲状腺濾胞内に貯蔵される．

6. Tg の濾胞上皮細胞への取り込み

甲状腺ホルモンとして血中に分泌するには Tg から T_4，T_3 を遊離しなければならない．それにはまず，濾胞腔内の Tg-甲状腺ホルモン複合体は，飲作用（pinocytosis）により濾胞細胞に再吸収顆粒として取り込まれる．

7. 甲状腺ホルモン生成

次に，再吸収顆粒はリソソームと融合する．リソソーム中のタンパク質融解酵素により Tg が加水分解され，甲状腺ホルモン（T_4，T_3）が生成される．縮合しなかった MIT や DIT は iodotyrosine

dehalogenase（DEHAL）1 で脱ヨウ素化され，できてきた I^- は再利用される．

8. 甲状腺ホルモンの分泌

産生された T_4，T_3 は血液に分泌される．分泌機構は完全には明らかではないが，この一部はモノカルボン酸トランスポーター 8（MCT8）による．

甲状腺からのホルモン分泌はヨウ素やリチウムで阻害される．

甲状腺は濾胞内に大量の貯蔵ホルモンを有しているので，亜急性甲状腺炎や無痛性甲状腺炎などで濾胞が破壊されれば，甲状腺ホルモンが血中に漏出して甲状腺中毒症をきたす（破壊性甲状腺中毒症とよばれる）．

9. TSH の作用

甲状腺ホルモンの合成と分泌のすべてのステップは TSH によって刺激される．

この作用の詳細と主な機序を表1にまとめる．

10. 臨床との関連

先天性甲状腺ホルモン合成障害は甲状腺ホルモン合成過程に関与する遺伝子に異常の認められることが多い．NIS，Tg，TPO，DUOX2，SLC26A4/PDS 異常が主なものである．わが国ではヨウ素摂取量が豊富で，ホルモン合成障害を補てんしているため，軽症例が多い．甲状腺ホルモン合成障害例では原則的に甲状腺腫大を認める[3]．

Tg 遺伝子異常症[4]では異常 Tg 分子が ER にとどまってしまうものが多い[1]．幼児～小児期から存在する，マシュマロ様の軟らかい甲状腺腫を有するのが特徴である．成人では 100 g を超える大きな甲状腺腫が多いが，まれに甲状腺腫大がなかったり，石灰化のために硬く触れる症例もある．甲状腺機能は正常であることが多い．大きな甲状腺腫があるにもかかわらず，血清 Tg 値が低いこと

2. 甲状腺ホルモンの合成

表1　甲状腺機能に及ぼす TSH の作用

	作用	主な機序
ヨウ素代謝	濾胞腔内のヨウ素上昇	PLC
	NIS 発現増加	cAMP
	甲状腺の血流増加	NO 合成亢進
	濾胞細胞からのヨウ素排出増加	？
甲状腺ホルモン合成	過酸化水素増加	PLC
	Tg，TPO 合成亢進	cAMP
	NADPH 増加	？
甲状腺ホルモン分泌	Tg の濾胞細胞への取り込み（飲作用 pinocytosis）亢進	cAMP
	Tg の血中への放出亢進	cAMP（？）
	細胞分裂促進	cAMP，PLC など

NADPH：reduced nicotinamide adenosine dinucleotide phosphatase.
PLC：phosphplipase C.
NO：nitric oxide.
〔Williams Textbook of Endocrinology 13th ed, 2016：339 より引用，改変〕

も特徴である．Tg 異常症には甲状腺癌の合併が多いので注意する．

　ペンドレッド症候群[5]は，先天性感音性難聴とヨウ素の有機化障害を合併する遺伝子疾患である．SLC26A4/PDS の変異によって起こる．難聴は幼少期より始まり，増悪と寛解を繰り返して進行し，最終的に全聾となる例が多い．甲状腺腫は思春期前後に発現して徐々に大きくなっていくのが普通である．血中 Tg は高値で，甲状腺癌を合併することもある．甲状腺機能は正常か，潜在性甲状腺機能低下症がほとんどで，補充療法を要するような機能低下症はまれである．パークロレート放出試験は通常陽性となる．

◆文　献◆

1) Kopp P：Thyroid hormone synthesis. Werner & Ingbar's The Thyroid 10th ed. 2013：48.
2) Salvatore D, et al.：Williams Textbook of Endoxrinology 13th ed. 2016：334.
3) 菱沼　昭：甲状腺ホルモン合成障害．甲状腺疾患診療マニュアル改訂第 2 版，2014：98.
4) 深田修司：サイログロブリン遺伝子異常．甲状腺疾患診療マニュアル改訂第 2 版，2014：170.
5) 谷山松雄：よくわかる甲状腺疾患のすべて改訂第 2 版．2009：404.

◆ 一般目標

甲状腺ホルモンの産生と分泌過程を理解する．甲状腺ホルモン合成異常の原因を分子レベルで理解する．

◆ 到達目標

1) 甲状腺ホルモンの分子構造と甲状腺濾胞の解剖・生理を説明できる．
2) 甲状腺ホルモン合成過程を説明できる．
3) 甲状腺ホルモン合成における濾胞の役割とそれぞれのステップで必要な分子を説明できる．
4) 甲状腺ホルモン合成障害による先天性甲状腺機能低下症の原因遺伝子と発症機序，ならびにその臨床像を説明できる．

I 甲状腺の基礎

3. 甲状腺ホルモンの分泌調節

〔研修レベルC〕

POINT

① 甲状腺ホルモンの主要分泌調節因子は TSH である．
② 視床下部-下垂体-甲状腺系のネガティブフィードバック機構で甲状腺機能の恒常性が保たれている．
③ TSH の正の調節因子に TRH，AVP などがあり，負の調節因子に甲状腺ホルモン，ドパミン，ソマトスタチンなどがある．
④ TSH 受容体遺伝子異常で種々の甲状腺機能異常症が発症する．

　甲状腺ホルモンの合成・分泌の主要な調節因子は甲状腺刺激ホルモン（thyroid-stimulating hormone：TSH）である．血中甲状腺ホルモン濃度の恒常性維持のために，視床下部-下垂体-甲状腺系の典型的なネガティブフィードバック機構が存在する[1,2]．

1. 視床下部-下垂体-甲状腺系

■ 甲状腺ホルモン分泌のネガティブフィードバック機構（図1）[1,2]

　TSH 放出ホルモン（TRH）は視床下部の傍室核（paraventricular nucleus）内のニューロンで合成される．TRH は視床下部―下垂体門脈に分泌されて下垂体に運ばれる．TRH は下垂体の TSH 産生細胞の TRH-1 受容体を活性化して TSH 分泌を促す．TSH は甲状腺細胞の TSH 受容体に作用して T_4，T_3 産生を亢進させる．T_4 と T_3 は TRH と TSH 分泌を抑制して，フィードバックループが閉じる．
　血中 T_4 は肝臓，腎臓などに存在する1型脱ヨウ素酵素（D1）とヒト甲状腺，骨格筋などに存在する2型脱ヨウ素酵素（D2）によって T_3 に転換されて作用を発揮する．D2は視床下部，下垂体にも存在し，血中 T_3 に加えて，これらの細胞局所でD2によって T_4 から産生された T_3 も TRH，TSH 分泌の抑制に関与する．

■ TSH

　TSHは下垂体前葉のTSH産生細胞で合成・分泌される糖タンパクホルモンである．α鎖とβ鎖の2量体であり，α鎖のアミノ酸配列は黄体形成ホルモン（LH），卵胞刺激ホルモン（FSH），ヒト絨毛性ゴナドトロピン（hCG）と共通である．β鎖がTSHに特異的な構造をしていて，TSH受容体への結合や甲状腺刺激活性に重要である．ただし，β鎖のみでは生物活性がなく，生物活性を発揮するにはα鎖との結合が必要である．

■ TSH 分泌調節因子（表1）

　成人のヒトではTSH分泌はパルス状（拍動性）に変動し，1日の間で6回から18回のパルスがみられる[1]．日中のパルス頻度と振幅はほぼ一定であるが，午後遅くと早朝（午後10時から早朝2～4時）ではパルスの頻度，振幅ともに大きくなる．その結果，この時間帯ではTSH濃度は他の時間帯の約2倍高い．この夜間のTSH分泌亢進は出生直後からみられる．パルス性と夜間亢進の詳細な機序は明らかではないが，飢餓や非甲状腺疾患で

3. 甲状腺ホルモンの分泌調節

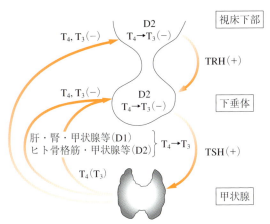

図1　TRHとTSH分泌のフィードバック機構におけるT₄とT₃の役割

甲状腺から主にT₄が分泌され、T₄はT₃に転換されてその作用を発揮する。この転換は肝臓、腎臓、甲状腺などに発現するD1と、ヒト甲状腺や骨格筋などに発現するD2で触媒される。D2は下垂体と視床下部にも存在する。
D1：1型脱ヨウ素酵素、D2：2型脱ヨウ素酵素、T₄→T₃：T₄からT₃への転換（脱ヨウ素反応）、(−)：分泌抑制、(+)：分泌刺激。
〔Salvatore D, et al：Williams Textbook of Endocrinology 13ᵗʰ ed. Melmed S et al, Ed. Elsevier 2016：348 より引用改変〕

は、夜間のTSH分泌のパルス性は減少する。

1）負の調節

TSH生合成の主要な負の調節因子は甲状腺ホルモンであり、視床下部―下垂体系にネガティブフィードバックをかける。この作用はT₃の甲状腺ホルモン受容体（TR）への結合によって発揮されるが、T₃によるTSH遺伝子の負の調節に関する分子機構の詳細はまだ十分解明されていない。甲状腺ホルモンは下垂体レベルでTSHの合成・分泌を抑制すると同時に、TRH分泌を抑制して視床下部レベルでもTSHを間接的に抑制する。

ドパミンはヒトでTSH分泌を低下させる。ラット下垂体の実験ではドパミンはTSHサブユニット遺伝子の転写を15分でほぼ半減させ、その抑制は30分で最大（75％の抑制）となる。ソマトスタチンもTSH合成、分泌を抑制する。活動性の先端肥大症でTSH基礎値やパルス状分泌が抑制されるのはこのソマトスタチン信号増強が一因であると思われる。

ヒトで高用量のグルココルチコイドは血清TSH濃度を低下させる。また、グルココルチコイ

表1　ヒトTSH分泌に影響する因子

刺激するもの	抑制するもの
TSH放出ホルモン（TRH）	甲状腺ホルモン
アルギニンバゾプレシン（arginine vasopressin：AVP）	ドパミン（dopamine）
グルカゴン様ペプチド（glucagon-like peptide：GLP）1	ソマトスタチン（somatostatin）
レプチン（leptin）	グルココルチコイド（glucocorticoid）（in vivo, 大量）
ガラニン（galanin）	ガストリン（gastrin）
	セロトニン（serotonin）
	コレシストキニン（cholecystokinin）
	ガストリン放出ペプチド（gastrin-releasing peptide：GRP）
	ニューロペプチドY（neuropeptide Y）
	インターロイキン（interleukin：IL）1β, IL-6, 腫瘍壊死因子（tumor necrosis factor：TNF）α

〔Salvatore D, et al：Williams Textbook of Endocrinology 13ᵗʰ ed. Melmed S et al, Ed. Elsevier 2016：350 より引用改変〕

ドは TSH 産生下垂体腺腫やクッシング症候群患者の TSH 分泌を減少させる. しかし, 一般的には, グルココルチコイドの高用量, 長期の投与でも甲状腺機能低下症は起こらない. これは低 T_4, T_3 濃度による TSH 分泌刺激の方がグルココルチコイドの TSH 分泌抑制作用よりも強いからと考えられている.

2) 正の調節

ヒトでの TSH 分泌の最も主要な調節因子は TRH であり, TRH は TSH の α および β サブユニット両方の mRNA レベルを上昇させる. TRH は G 蛋白, ホスホリパーゼ C を活性化し, プロテインキナーゼ C 活性化を介して TSH サブユニット遺伝子発現を亢進させる. また, 細胞内 cAMP の増加も TSH 遺伝子発現を増強する. アルギニンバゾプレシン (AVP) は cAMP 上昇を介してプロテインキナーゼ A を活性化させて TSH 遺伝子発現を亢進させる. TRH やサイクリック AMP 反応は, 最終的に cAMP 反応部位結合蛋白 (CBP) を介して下垂体特異的転写因子である Pit-1 蛋白の状態を変化させることで TSH 遺伝子発現を調整している.

3) 翻訳後のプロセッシング

TSH は翻訳後に複合オリゴ糖で糖化される. TSH の糖鎖構造は, TRH を含めた様々な因子で変化しうる. この構造変化が TSH の生物活性や代謝クリアランスの変化と相関している. 特に, α サブニットのオリゴ糖が生物活性に重要と考えられている. TRH が低下する中枢性甲状腺機能低下症患者で TSH の生物活性／免疫活性比が低下することがあり, TSH 分泌下垂体腺腫, 甲状腺ホルモン不応症でこの比の上昇がみられる[3].

4 TSH 受容体[4]

ヒト TSH 受容体をコードしている遺伝子は 14 番染色体の長腕に存在し, 10 個のエクソンで構成されている. TSH 受容体はロドプシン様 G 蛋白共役型受容体ファミリーに属している. 選択的に TSH と結合する大きな細胞外ドメイン (約 400 アミノ酸残基) と, 7 つの膜貫通部位を含む蛇行ドメイン, および, 小さな細胞内ドメインに分けられる[4] (図 2).

通常は細胞外ドメインが蛇行ドメインに対して負の調節作用を有していて受容体活性を抑制している. 細胞外ドメインに TSH が結合すると抑制がはずれて $Gs\alpha$ とカップルしてアデニル酸シクラーゼ (adenylyl cyclase) を活性化する (図 2). cAMP 産生から PKA リン酸化を介して細胞質・核内標的の活性化をきたす. この TSH 依存性 cAMP カスケードは甲状腺細胞の成長, 分化, ホルモン分泌の主要な調節因子である. また, より高濃度な TSH は Gq/11 と PLC 依存性イノシトールリン酸 $Ca+$／ジアシルグリセロール (diacylglycerol) 経路を活性化しても作用する.

TSH 受容体遺伝子異常には機能獲得型変異と機能喪失型変異がある. 機能喪失型では TSH 不応症となる.

一方, 機能獲得型では甲状腺機能亢進症となり, TSH の結合によらずに TSH 受容体が活性化される. そのうち, 体細胞変異では自律性中毒性甲状腺腺腫 (Plummer 病, AFTN) となる. 欧米での機能性甲状腺腺腫における TSH 受容体遺伝子変異は G 蛋白と結合する細胞内ループ付近に変異箇所が密集している. 他方, 胚細胞変異では散発性または家族性非自己免疫性甲状腺機能亢進症となる. 家族性では常染色体優性遺伝形式をとる. この変異では Basedow 病と間違われて治療を受けている患者もあるので, 家族性の甲状腺機能亢進症で TRAb が陰性である例では TSH 受容体遺伝子変異を念頭に置いて遺伝子検査を行うことが勧められる.

2. TRH

TRH は視床下部で大分子ホルモン前駆体からのプロセッシングによって生産されるトリペプチド (pyroGlu-His-ProNH2) である[1] (図 3).

T_3 は甲状腺ホルモン受容体 (TR) を介して, 転写レベルで TRH 遺伝子発現を調整している. 即ち, TRH 遺伝子の転写開始位置上流には Site 4 と呼ばれる甲状腺ホルモン受容体結合部位が存在する. T_3 は $TR\beta2$ と結合し, これが Site 4 へ結合することによって TRH 遺伝子発現を低下させる. 一

3. 甲状腺ホルモンの分泌調節

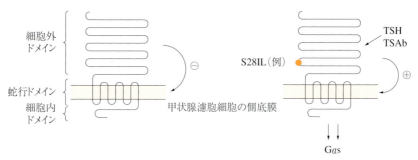

図2　TSH受容体の構造と種々因子による活性化模式図
TSH受容体は甲状腺濾胞細胞側底膜に組み込まれている．通常は細胞外ドメインが抑制的に働いている．TSH，TSAbが細胞外ドメインに結合したり，あるいは，細胞外ドメイン（例：S281L）に変異があると，抑制がはずれてTSHによらずにGαsが刺激される．
〔Vassart G：Werner & Ingbar's The Thyroid 10th ed. Braverman LE, et al, Ed. Wolters Kluwer/Lippincott Williams & Wilkins 2013：166 より引用改変〕

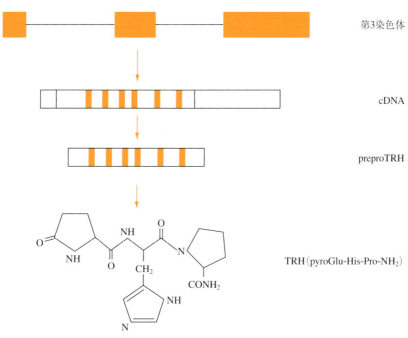

図3　TRH遺伝子，cDNA，TRHの構造
〔Hollenberg AN：Werner & Ingbar's The Thyroid 10th ed. Braverman LE, et al, Ed. Wolters Kluwer/Lippincott Williams & Wilkins 2013：170．より引用改変〕

方，レプチンは，その受容体と結合してヤヌスキナーゼ2（Janus-kinase 2：JAK2）を活性化させて，自身と signal transducer of activated transcription 3（STAT3，シグナル伝達兼転写活性化因子3）のリン酸化を起こす．リン酸化されたSTAT3はTRH遺伝子プロモータに結合して，TRH遺伝子発現を亢進させる．また pro-opiomelanocortin（POMC）由来ペプチドや αMSH は PKA を介して TRH 遺伝子発現を上昇させる．

第3脳室を囲む特殊なグリア細胞であるタニサイト tanycyte がTRH調節に重要な役割を担っている．即ち，タニサイト内のD2による，T_4からの細胞内 T_3 産生がTRH遺伝子発現を抑制している．飢餓時にはレプチンが低下し，TRHニューロンへの直接作用とともに弓状核を介しての間接作用でTRH遺伝子発現が低下する．これらは非甲状腺疾患での血中甲状腺ホルモン変動に関与している．

Ⅰ 甲状腺の基礎

3. その他

　甲状腺機能は，重症疾患や飢餓状態などのいわゆる非甲状腺疾患時や，過剰ヨウ素，種々の薬剤服用時にも変化する．これらに関しては別項（p251）で詳述される．

◆文　献◆

1）Hollenberg AN：Regulation of TSH secretion. In Werner & Ingbar's The Thyroid 10th ed. Braverman LE, et al, Ed. Wolters Kluwer/Lippincott Williams & Wilkins 2013：169.
2）Salvatore D, et al：Thyroid physiology and diagnostic evaluation of patients with thyroid disorders. In Williams Textbook of Endocrinology 13th ed. Melmed S et al, Ed. Elsevier 2016：334.
3）Cohen RN, et al：Chemistry and biosynthesis of thyrotropin. In Werner & Ingbar's The Thyroid 10th ed. Braverman LE, et al, Ed. Wolters Kluwer/Lippincott Williams & Wilkins 2013：149.
4）Vassart G：The thyrotropin receptor. In Werner & Ingbar's The Thyroid 10th ed. Braverman LE, et al, Ed. Wolters Kluwer/Lippincott Williams & Wilkins 2013：162.

◆ 一般目標

甲状腺ホルモンの生理的分泌調節機構を理解し，その分泌に影響しうる物質と病態を知る．

◆ 到達目標

1）甲状腺ホルモン分泌とネガティブフィードバック機構を説明できる．
2）TSH 分子の特徴と，分子構造と生物活性との関係を説明することができる．
3）TSH 分泌の正と負の調節因子をあげることができる．
4）TRH の分泌調節因子をあげることができる．
5）TSH 受容体遺伝子異常で起こる臨床的像を説明できる．

I 甲状腺の基礎

4. 甲状腺ホルモンの代謝

〔研修レベルC〕

POINT

① T_4 は前駆ホルモン，T_3 は活性型ホルモン，reverseT_3 は非活性型ホルモンである．
② 細胞内の T_3 濃度は，① 血中より細胞内に輸送される T_3 の量，② 2型ヨードサイロニン脱ヨウ素酵素により細胞内で T_4 より転換される T_3 の量，③ 3型ヨードサイロニン脱ヨウ素酵素により T_3 から T_2 へ転換される量などにより調節される．
③ 3型ヨードサイロニン脱ヨウ素酵素を過剰に産生する血管腫や消化管間質腫瘍では，甲状腺機能低下症を惹起することがある．

甲状腺より分泌されるサイロキシン（thyroxine：T_4）は，2つのベンゼン環がエーテル結合でつながり，アラニン側鎖がついた構造をしている．アラニン側鎖から離れた外側のベンゼン環の3'と5'の位置と，内側のベンゼン環の3と5の位置の計4か所にヨウ素がついている（図1）．外側のベンゼン環の5'の位置にあるヨウ素を取り除く反応（5'脱ヨウ素反応）により T_4 は，活性型ホルモンである3,5,3'-トリヨードサイロニン（triiodothyronine：T_3）に，内側のベンゼン環の5の位置のヨウ素を取り除く反応（5脱ヨウ素反応）により非活性型ホルモンである3,3',5'-triiodothyronine（reverse T_3：rT_3）に変換される（図1）[1]．甲状腺ホルモン作用の多くは，核内 T_3 受容体を介する作用であるため，T_4 は前駆ホルモンと考えられ，5'脱ヨウ素反応による T_4 から T_3 への変換は，甲状腺ホルモン作用発現の第一段階である．この5'脱ヨウ素反応を触媒する酵素には，1型および2型ヨードサイロニン脱ヨウ素酵素（type 1 および type 2 iodothyronine deiodinase：D1 および D2）がある（表1）．一方，5脱ヨウ素反応は，3型ヨードサイロニン脱ヨウ素酵素（type 3 iodothyronine deiodinase：D3）により触媒される（表1）．D1, D2, D3 は全て，まれなアミノ酸である selenocysteine（Sec）を活性中心に有する酵素である[1]．

1. 1型ヨードサイロニン脱ヨウ素酵素（D1）

1 生化学的特徴・発現臓器

D1（type 1 iodothyronine deiodinase）は，形質膜に発現する膜蛋白であり，主に5'脱ヨウ素反応を触媒し，T_4 を T_3 に，rT_3 を 3,3'-T_2 に転換する（図1, 2，表1）．T_4 に比し rT_3 への親和性が高い．抗甲状腺剤である 6-n-propyl-2-thiouracil（PTU）により活性が阻害される．肝臓・腎臓・甲状腺など種々の臓器に発現する[1]．

2 発現調節

D1 活性は，甲状腺ホルモン，グルココルチコイド，cyclic AMP，サイトカイン，栄養状態など多くの因子により調節される．T_3 は，ラットおよびヒトにおいて，D1 mRNA レベルおよび活性を増加させる．ヒト D1 遺伝子のプロモーター領域に甲状腺ホルモン応答領域が存在する[1]．

Basedow 病患者甲状腺組織では，刺激性 TSH 受容体抗体により甲状腺細胞内 cyclic AMP 濃度が上昇し，D1 発現が増加する．

3 生理的意義

D1 遺伝子を欠失したマウスの血中 T_3 濃度は野

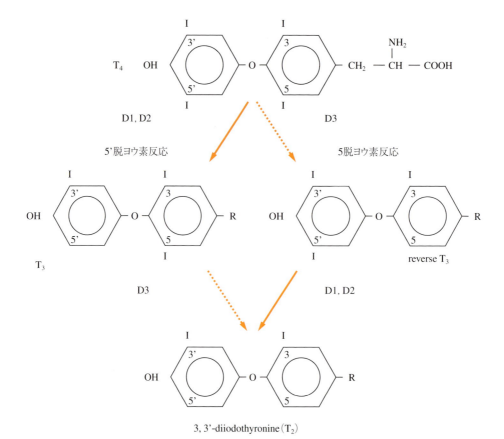

図1 甲状腺ホルモン代謝

表1 ヒトにおけるヨードサイロニン脱ヨウ素酵素の種類と生理的・病的意義

脱ヨウ素酵素	D1	D2	D3
触媒する反応	$T_4 \to T_3$, $T_4 \to rT_3$, $rT_3 \to T_2$	$T_4 \to T_3$, $rT_3 \to T_2$	$T_4 \to rT_3$, $T_3 \to T_2$
発現臓器	肝臓・腎臓 甲状腺など	下垂体・脳 褐色脂肪 甲状腺・心筋 骨格筋など	胎児期には肝臓・皮膚・骨格筋など種々の臓器に発現する．出生後は胎盤・脳・皮膚など
生理的役割	rT_3のクリアランス	細胞内T_3濃度を増加 血中T_3濃度を増加	細胞内T_3濃度を低下
疾患における役割	Basedow病などの甲状腺中毒症においてD1活性の増加が血中T_3濃度を増加	甲状腺がD2を過剰発現する疾患では血中T_3濃度を増加	血管腫・消化管間質腫瘍などがD3を過剰発現すると血中T_4, T_3濃度を低下
欠損マウスの血中ホルモン値	T_4増加 T_3正常 TSH正常	T_4増加 T_3正常 TSH増加	T_4低下 T_3低下 TSH軽度増加

4. 甲状腺ホルモンの代謝

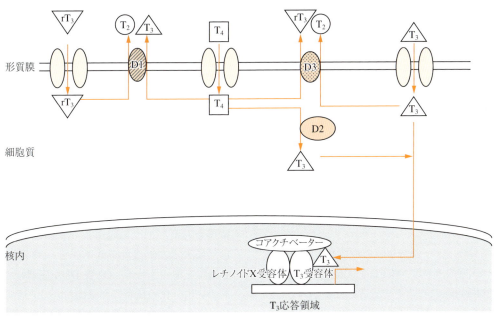

図2 甲状腺ホルモン代謝酵素

生型と同等であった．少なくともマウスにおいてD1は，血中T_3濃度の維持に必要不可欠ではないと考えられる（表1）．ヒトにおいて，甲状腺機能が正常な状態におけるヒトD1の役割は，十分には解明されていない．

4 病的意義

Basedow病などの甲状腺中毒症では，D1活性は増加し，血中T_3濃度増加に関与すると考えられる．

2. 2型ヨードサイロニン脱ヨウ素酵素（D2）

1 生化学的特徴・発現臓器

D2（type 2 iodothyronine deiodinase）は，小胞体に発現する膜蛋白であり，5'脱ヨウ素反応を触媒し，T_4をT_3に，rT_3を$3,3'-T_2$に転換する（図1, 2，表1）．rT_3に比しT_4への親和性が高い．ラットでは，主に脳・下垂体・褐色脂肪など限られた臓器に発現する．D2 mRNAは，脳では，視床下部（特に正中隆起や第3脳室下部の周囲）に強く発現し，グリア細胞に主に発現する．D2の発現臓器には種差が存在し，ヒトでは，甲状腺・骨格筋・心筋などラットでは発現が報告されていない臓器にも発現する（表1）[1]．

2 発現調節

D2活性は，主に甲状腺ホルモン，cyclic AMPにより調節される．甲状腺ホルモンのD2に及ぼす作用には，mRNAレベルでの作用と，蛋白翻訳後の作用がある．T_3は，脳，下垂体のD2 mRNAの発現を抑制する．一方，D2蛋白は，ubiquitin-proteasome系を介し分解される[1]．D2の基質であるT_4は，この酵素分解の過程を加速し，D2活性を低下させる．D2遺伝子のプロモーター上には，cyclic AMP応答領域が存在する[1]．

寒冷刺激は，カテコールアミンによる褐色脂肪内のcyclic AMP濃度の上昇を介し，褐色脂肪のD2発現を増加する．Basedow病患者甲状腺組織では，刺激性TSH受容体抗体により甲状腺細胞内cyclic AMP濃度が上昇し，D2発現が増加する．

3 生理的意義

D2は，局所でのT_3濃度を調節する．全身のD2遺伝子を欠失したマウス（D2KO）では，末梢血中T_4およびTSH濃度は高値を示したが，血中T_3濃度は野生型と同等であり，TSH不適切分泌症候群に類似したものであった（表1）．下垂体に発現

する D2 により局所で T_4 より転換された T_3 は，TSH の発現調節に関与する．褐色脂肪に発現する D2 は，寒冷刺激や胆汁酸によりその発現が増加し，熱産生を惹起する．蝸牛に発現する D2 は，聴覚の発達に関与する．鳥類の視床下部の内側基底領域に発現する D2 は，光刺激による性腺の機能調節に関与する．鶏の脛骨骨端軟骨板に発現する D2 は，軟骨細胞の増殖を調節する．胆汁酸は，G 蛋白-coupled 受容体である TGR5 を介して褐色脂肪の D2 活性を増加させ，熱産生を惹起する．

4 病的意義

ヒトにおいて，一部の甲状腺濾胞癌[2)]，サイログロブリン遺伝子異常，McCune-Albright 症候群，T_3 優位型 Basedow 病[3)] などの患者の血中 T_3/T_4 濃度比が高値となる．これらの症例では，甲状腺組織に発現する D2 活性が増加しており，甲状腺組織に発現する D2 活性が，血中 T_3 濃度の増加に関与すると考えられる．

3. 3 型ヨードサイロニン脱ヨウ素酵素（D3）

1 生化学的特徴・発現臓器

D3（type 3 iodothyronine deiodinase）は，形質膜に発現する膜蛋白であり，5 脱ヨウ素反応を触媒し，T_4 を rT_3 に，T_3 を 3,3'-T_2 に転換する（図 1, 2，表 1）．D3 は，胎児期には肝臓・皮膚・骨格筋など多くの臓器に発現するが，生後，その発現は中枢神経系，皮膚，胎盤，妊娠期の子宮などに限定される[1)]．中枢神経系においては主に神経細胞に発現する．

2 発現調節

D3 活性の発現は，発達段階における甲状腺ホルモンの作用と協調し，臓器特異的に調節されている．ラットおよびマウス視床下部において，D3 活性は，生後 1 週間は高値を示し，その後低下する．D3 の mRNA レベルは，T_3 により positive に調節されている．Epidermal growth factor（EGF），fibroblast growth factor（FGF），transforming growth factor（TGF）-β などの成長因子は，protein kinase

C の活性化を介し D3 mRNA および活性を増加する．低酸素状態は，hypoxia inducible factor 依存性に D3 発現を増加する．

D3 遺伝子はインプリンティング遺伝子である．D3 をコードするマウスの遺伝子は，父由来コピーだけが発現し，母由来コピーは発現しないようにインプリントされている．

3 生理的意義

母親の胎盤に発現する D3 は，胎児の血中 T_3 濃度を母親の血中 T_3 濃度よりも低く調整し，胎児の臓器を過剰な T_3 への曝露より保護している．D3 は，局所での T_3 濃度を低下させ，D2 は局所での T_3 濃度を増加させる．D2 と D3 が協調して，胎児期の発生分化の種々の部位において，適切な時期に，適切な T_3 濃度に調整している．中枢神経系では，グリア細胞に発現する D2 により T_4 から転換された T_3 が，神経細胞内に輸送される．神経細胞内に輸送された T_3 は，D3 により一部 3,3'-T_2 に転換され，神経細胞内の T_3 濃度が調整される．

D3 遺伝子を欠失したマウス（D3KO）では，出生率の低下，生殖機能の低下，成長遅延を認める．D3KO 成熟マウスでは，血中 T_4 および T_3 濃度が低値であり，TSH 濃度は僅かな高値を示す（表 1）．この甲状腺ホルモンの状態は，中枢性甲状腺機能低下症に一致するものである．胎生期から出生後のある期間において，D3 により中枢神経系を不適切に過剰な T_3 の曝露から守ることが，視床下部-下垂体-甲状腺系の正常な調節機構の構築のために重要である．

4 病的意義

D3 活性が著明に発現した巨大な血管腫が原因で，血中 T_4，T_3 が低値，rT_3 が著明な高値，TSH が高値を示した乳児の症例が報告された[4)]．T_4 は，体重 70 kg の成人で 1 日に約 100 μg（130 nmol）甲状腺から産生・分泌される．一方，T_3 は 1 日に約 32 μg（50 nmol）産生される．巨大な血管腫を合併したこの乳児（体重 6.5 kg）において，L-T_3（96 μg）投与後，TSH は低下し，rT_3 濃度も低下した（図 3）．TSH が低下したことで，甲状腺より分泌される T_4 が減少し，D3 の基質である T_4 が減少し

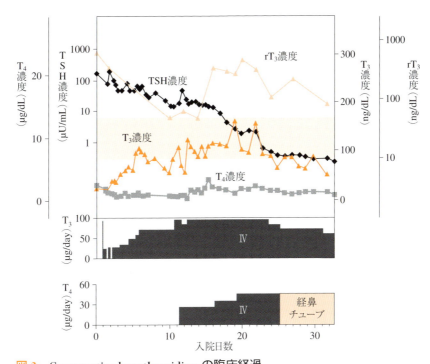

図3 Consumptive hypothyroidism の臨床経過
〔Huang SA, Tu HM, Harney JW, et al：Severe hypothyroidism caused by type 3 iodothyronine deiodinase in infantile hemangiomas. N Engl J Med 2000；343：187 より改変〕

rT₃濃度が低下したと考えられる．その後，L-T₃（96μg）投与に加え，L-T₄（30〜50μg）が静脈内投与されると，rT₃は再上昇したが血中 T₄濃度は低値のままで上昇しなかった（図3）．投与されたL-T₄が，D3 の基質となり全て rT₃に転換されたためと考えられた[4]．D3 活性が著明に発現した消化管間質腫瘍を合併した成人においても，同様な甲状腺機能低下症を呈した症例が報告された[5]．ヒトが1日に産生する量の T₄および T₃を投与しても，過剰な D3 活性により T₄から rT₃，T₃から 3,3'-T₂に転換されるために低 T₄および低 T₃血症をきたす病態を consumptive hypothyroidism と呼ぶ．

4. ヒト血中 T₃濃度の調節に及ぼすヨードサイロニン脱ヨウ素酵素の関与

D1 および D2 を欠失し，5'脱ヨウ素反応ができないマウスにおいて，血中 T₃濃度は野生型と差異を認めなかった．この結果より，少なくともマウスにおいては，血中 T₃濃度の維持に 5'脱ヨウ素反応は必要不可欠ではないという結論に至る．一方，ヒトにおいては，血管腫および消化管間質腫瘍に過剰に発現した D3 活性は甲状腺機能低下症を惹起し，甲状腺に過剰に発現した D1 および D2 活性は血中 T₃/T₄比を増加させると考えられる．これらのことより，ヒトにおいて，D1, D2 および D3 は，血中 T₃濃度の調節に少なからず関与していると考えられる．

◆文 献◆

1) Gereben B, Zavacki AM, Ribich S, et al：Cellular and molecular basis of deiodinase-regulated thyroid hormone signaling. Endocrine Reviews 2008；29：898-938.
2) Miyauchi A, Takamura Y, Ito Y, et al：3,5,3'-triiodothyronine thyrotoxicosis due to increased conversion of administered levothyroxine in patients with massive metastatic follicular thyroid carcinoma. J Clin Endocrinol Metab 2008；93：2239-2242.
3) Ito M, Toyoda N, Nomura E, et al：Type 1 and type 2 iodothyronine deiodinases in the thyroid gland of patients with 3,5,3'-triiodothyronine-predominant Graves' disease.：Eur J Endocrinol 2012；167：373-378.
4) Huang SA, Tu HM, Harney JW, et al：Severe hypothyroidism caused by type 3 iodothyronine deiodinase in

I 甲状腺の基礎

infantile hemangiomas. N Engl J Med 2000；343：185-189.

5）Maynard MA, Marino-Enriquez A, Fletcher JA, et al：

Thyroid hormone inactivation in gastrointestinal stromal tumors. N Engl J Med 2014；370：1327-1334.

◆ 一般目標

甲状腺から分泌される主なホルモンである T_4 は，5'および5脱ヨウ素反応により T_3，reverse T_3，3,3'-T_2 に転換されることを理解する．甲状腺ホルモンの代謝酵素には，1型，2型および3型ヨードサイロニン脱ヨウ素酵素（D1，D2，D3）がある．それぞれ違った生理的意義・病的意義を有していることを理解する．

◆ 到達目標

1）5'および5脱ヨウ素反応による，T_4 から T_3，reverse T_3，3,3'-T_2 への代謝経路を説明できる．

2）甲状腺ホルモンの代謝酵素である D1，D2 および D3 の生理的意義・病的意義を説明できる．

I 甲状腺の基礎

5. 甲状腺ホルモンの作用

〔研修レベルC〕

POINT

① 甲状腺ホルモンは生体の正常な成長や発達，代謝に必須のホルモンである．
② 真の甲状腺ホルモンはT_3であり，核受容体である甲状腺ホルモン受容体（T_3 receptor：TR）を介して作用する．
③ T_3のホルモン作用は主として標的遺伝子の転写を制御することにより発揮される．
④ 一部で転写調整を介さず，T_3，T_4が細胞膜や細胞内のシグナル伝達に働くnon-genomic作用が存在する．

はじめに

19世紀後半，アルプスではヨウ素欠乏によるgoiterが蔓延していた．当時は甲状腺の生理的意義が認識されておらず，全摘後に出現する甲状腺機能低下症は重篤な合併症の1つであった．しかし，この事が逆に甲状腺研究の糸口となった．まず多量のヨウ素（I）含有が報告され，1914年に精製されたT_4は予想通りI化合物であった．動物に放射性Iを投与し甲状腺抽出物を調べると，T_4と同様にIを有するが分子量は小さいT_3が少量発見された．意外にもT_4でなくT_3が高い親和性を，しかも細胞質よりも核に持つこと，T_3で肝細胞mRNAが増加することが判明した[1]．T_3の発見はまた脱ヨウ素酵素（deiodinase：D）の存在をも予言した．ところでグルココルチコイド受容体（GR）は1985年に同定されたが，そのDNA結合領域（DNA binding domain：DBD）はトリの癌遺伝子v-erbAに似ていた．「v-erbAの細胞内ホモログc-erbAがコードする蛋白はGRのような核受容体かもしれない」という想定で様々な化合物が検索され，その結果c-erbAはT_3受容体（T_3 receptor：TR）である事が判明した[1]．前述の様に甲状腺を全摘すると重篤な甲状腺機能低下症を引き起こすため，大部分は（特にT_4補充ができなかった時代は）部分切除であった．これを動物で行うと残存甲状腺は代償性に肥大しており，下垂体を切除するとこの現象は鈍化した．「下垂体には甲状腺を刺激する物質（今で言うTSH）があって，甲状腺機能低下に応じて分泌が増える」という仮説が提唱され，後に開発されたT_3，T_4，TSHのラジオイムノアッセイによって甲状腺と下垂体，そして視床下部とのネガティブフィードバックとして確認されるに至った．甲状腺ホルモン不応症の遺伝子解析はこの機構におけるTRβ（後述）の意義を確立した．

1. 甲状腺ホルモンの作用機構

1 甲状腺ホルモン受容体（TR）[1,2]

TRは中央部にDBD（前述），C端側にリガンド結合領域（ligand binding domain：LBD）というステロイドホルモン，ビタミンD，レチノイン酸などの受容体と共通した構造を持ち，核受容体ファミリーに属する（図1）．TRへの結合力はT_3がT_4の10～15倍強力であり，真のリガンドはT_3と考えられる．TRはTRαとTRβの2つの遺伝子でコードされ，スプライシングや転写開始点の違い

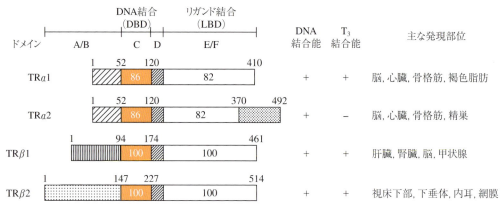

図1 甲状腺ホルモン受容体（TR）の構造と機能
TRの構造とDNAおよびT₃結合能を示す．
ボックスの上の数字はアミノ酸番号を，ボックス内の数字はアミノ酸の相同性（％）を表している．

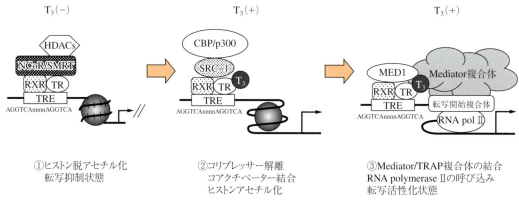

図2 甲状腺ホルモンによる転写活性化メカニズム

により複数のアイソフォームが存在する（図1）．受容体としての機能は主にTRα1，β1，β2が発揮しており，TRα2はT₃結合能を喪失している．

TRα，βの機能は in vitro の実験では大きな差はないが，発現する時期や臓器が異なる．TRα1は胎生早期より発現するがTRβは出生後に急速に発現が増える．ノックアウト（KO）マウスの解析からアイソフォームごとの役割の違いが示唆され，TRα1は心機能や体温調節に働き，肝臓では主にTRβ1が発現し脂質代謝を制御している．また，TRβ2は視床下部-下垂体-甲状腺系のネガティブフィードバック（前述）に関わる．一方，細胞内T₃の濃度維持には2型の脱ヨウ素酵素（D2）が主要な役割を果たす．その発現は組織ごとに異なる他，T₃，T₄自体によってD2は転写，蛋白レベルの調節を受ける[3]．さらにT₃が結合しているTRの割合も48％（肝）〜97％（大脳）と一定ではない．

2 T₃による転写調節機構（図2）[1,2]

臓器にもよるが，数千の遺伝子の発現がT₃による影響を受け，その5〜6割はT₃により増加，他は抑制される．直接にT₃で活性化（正の調節）される遺伝子ではTRが核受容体であるレチノイドX受容体（RXR）とヘテロダイマーを形成してプロモーター上に存在するT₃応答配列（T₃ response element：TRE）に結合する．典型的TREはAGGTCAという配列が任意の4塩基を隔てて2つ繰り返して並ぶ構造をとる．T₃の非存在下ではTR/RXRにはコリプレッサー（CoR）蛋白である

5. 甲状腺ホルモンの作用

表1 標的臓器における甲状腺ホルモンの主要な作用

標的臓器	主要な作用	主な作用点
中枢神経	脳の成熟，神経細胞の分化・遊走・シナプス形成を促進	$TR\alpha1 > TR\beta1$（胎生期） $TR\alpha1 < TR\beta1$（出生後）
視床下部・下垂体	$TSH\alpha$鎖，$TSH\beta$鎖，preproTRH 遺伝子の転写を抑制	$TR\beta2$
心臓・循環系	心臓の収縮力を向上，心拍数を増加，心拍出量を増加 血管を拡張・血管抵抗を減少させる	$TR\alpha1 \gg TR\beta1$ non-genomic 作用
脂肪細胞	脂肪細胞の分化・増殖，脂肪の蓄積，脂肪の分解	$TR\alpha1$，$TR\beta1$
脂質代謝	血中コレステロールを低下	肝臓の $TR\beta1$
消化管	消化管の蠕動運動を亢進させる	$TR\alpha1$
骨格筋	筋肉の発達・分化，筋肉線維の収縮性を高める	$TR\alpha1 > TR\beta1$
骨	骨の成長・発達を促進，骨回転を高める	$TR\alpha1 > TR\beta1$

I
甲状腺の基礎

nuclear receptor corepressor（NCoR），silencing mediator of retinoid and thyroid hormone receptor（SMRT）が結合し，ヒストン脱アセチル化酵素（histone deacetylase：HDAC）を含む複合体を形成してクロマチンを閉じた構造とし，転写を抑制する（silencing）．T_3 が結合すると TR から CoR が解離し，コアクチベーター（CoA）蛋白が結合する．CoA には steroid hormone receptor CoA（SRC）-1 などの p160 ファミリーや cAMP response element binding protein binding protein（CBP）/p300 があり複合体を形成している．CoA はヒストンをアセチル化してクロマチン構造を緩める．さらに T3 結合 TR は Mediator/TR-associated protein（TRAP）複合体のサブユニットである MED1 に結合し，RNA ポリメラーゼ II を呼びこむ．一方，T_3 で抑制を受ける遺伝子には下垂体で発現する TSH の α 鎖と β 鎖，視床下部の preproTRH，心筋のミオシン重鎖（myosin heavy chain：MHC）β アイソフォーム，種々の臓器で発現する D2 などがある．それらの負の調節にも TR が関わるが，果たして「負の TRE」が存在するか否かは未だ明らかでない．

3 T_3，T_4の non-genomic 作用[2]

甲状腺ホルモン作用の大部分は TR を介する遺伝子の制御による．しかし，一部で T_3，T_4 が転写とは無関係に細胞の機能を極めて短時間で変化させる反応が存在し，non-genomic 作用と呼ぶ．代表として細胞膜蛋白であるインテグリン $\alpha v\beta3$ を介する作用があり，T_3，T_4 が $\alpha v\beta3$ に結合すると mitogen-activated protein kinase（MAPK）系を活性

化させる．また，TR は細胞質内にも存在し T_3 と結合すると phosphatidylinositol 3 kinase（PI3K）の構成蛋白である p85 と相互作用し，糖代謝に関わる因子の発現や癌細胞での血管新生に関与するほか，endothelial nitric oxide synthase（eNOS）の活性化を介して血管を拡張させ，全身の血管抵抗を減らす．

2. T_3の主要な標的臓器における作用（表1）

1 中枢神経への作用[1]

T_3 は中枢神経細胞の遊走，分化，シナプス形成に必須であり，先天性甲状腺機能低下症あるいは T_3 のトランスポーター（MCT8）遺伝子の異常である Allan-Herndon-Dudley 症候群では精神発達や運動神経系の障害を引き起こす．胎生期の脳では $TR\alpha1$ が早期より発現している．$TR\beta1$ は胎生期には蝸牛や小脳など限られた領域に局在するが，出生直後に脳全体で急速に発現量を増す（約40倍）．$TR\beta1$ の急激な増加は新生児の血清 T_3 増加と一致している．

2 視床下部・下垂体への作用[1]

TSH は α 鎖と β 鎖から成り，どちらも転写レベルで T_3 による負の調節を受ける．さらに視床下部での preproTRH 遺伝子も T_3 で負に調節される．前述したように視床下部，下垂体の主な TR は $TR\beta2$ であり甲状腺ホルモンの恒常性維持に働いている．ラットでは T_3 により成長ホルモンの転写が亢

23

進するが，ヒトでは認められない.

③ 心臓，循環系への作用[1,3]

T_3は心臓の主要なTRであるTRα1に結合して収縮力を高め心拍数を増加させるとともに，全身の血管抵抗を減らし心拍出量を増加させるため，甲状腺機能亢進症患者では高心拍出量状態となる. 心筋を形成する蛋白であるmyosin heavy chain（MHC）はαとβの2つのアイソフォームがあり，MHCαはATPase活性が高く素早い収縮性を持つ一方，MHCβはATPase活性が低く，エネルギー変換効率が高い. T_3はMHCαの転写を活性化し（正の調節），MHCβの発現を抑制する（負の調節）ことで心筋収縮力を高める. またT_3は心筋小胞体Ca^{2+}-ATPase（SERCA）2の発現を増加させる. SERCA2は拡張期に心筋細胞内のCa^{2+}を速やかに筋小胞体内に取り込んで心筋を弛緩させ，収縮期のCa^{2+}流入を高める. さらにT_3は脈拍を担うhyperpolarization-activated cation（HCN）2, 4の発現に影響を与える. 従来，T_3はβアドレナリン受容体（βAR）の発現を増やしてカテコラミン感受性を高めるとされてきた. しかし近年，βARサブタイプの全てをKOしてもT_3による脈拍や心筋収縮力の増加が維持される事が報告されている[4].

④ 脂肪細胞，脂質代謝，肝への作用[1~3]

T_3は白色脂肪組織において前駆脂肪細胞からの分化に作用し，脂肪細胞の増殖，脂肪蓄積などに働く. T_3は脂肪合成酵素の発現を増加させるとともに，脂肪分解も促進するが，甲状腺機能亢進状態では全体として分解が優位となり，脂肪は減少する. げっ歯類では褐色脂肪組織が体温保持に重要であり，D2によって産生された細胞内T_3はノルアドレナリンと相乗的に作用してミトコンドリアの脱共役蛋白質（uncoupling protein：UCP）を増加させ，熱産生に働く.

T_3は主として肝臓に発現するTRβ1を介して脂質代謝に働くことが知られ，TRβ1特異的T_3アナログが脂質異常症治療薬として注目されている. かつてT_3は肝臓でのLDL受容体（LDL-R）を増加させてコレステロールの取り込みを促進するとされて来た. ところが意外な事にT_3によるコレス

テロール低下はLDL-RのKOマウスでも維持される事が近年報告された[5]. 肝臓内でのコレステロールから胆汁酸への変換における律速酵素cholesterol 7-hydroxylase（CYP7a1）の発現にはTRβ1に加えて複数の核受容体が関与する. ただしヒトとげっ歯類では脂質代謝プロファイルが大きく異なり，解釈には留意する必要がある.

T_3はまた肝臓における1型脱ヨウ素酵素（D1），malic enzyme，glucose-6-phosphate dehydrogenase，Spot14など代謝に関わる酵素や蛋白の発現を制御する.

⑤ 消化管への作用

T_3は消化管の蠕動運動を刺激し，ヒトのTRα1の変異においては便秘を来たす症例が報告されている. オタマジャクシの変態における腸管や尾の短縮もT_3の作用による.

⑥ 骨格筋への作用[1]

T_3は筋細胞の分化因子であるMYOD1，myogenin等の発現を増加させる. T_3は骨格筋細胞で発現するミオシン重鎖やSERCAのアイソフォームを変化させることで，より素早く収縮・弛緩する筋線維へと変換する. またT_3は筋細胞でのグルコーストランスポーター（GLUT）4の発現を高めエネルギー代謝にも関与する. 骨格筋に発現するD2が筋肉の発達や修復過程，インスリン抵抗性に関わる可能性が報告され，T_3の重要性が示唆されている.

⑦ 骨への作用[1]

T_3は正常な骨の成長・発達に必須であり骨形成マーカー（骨型アルカリフォスファターゼ，オステオカルシンなど）を増加させるとともに，骨吸収マーカー（尿中ヒドロキシプロリン，ピリジノリンなど）も増やすことから，骨芽細胞も破骨細胞も活性化すると考えられる. 小児期における甲状腺機能低下症やヒトのTRα1の変異においては低身長を来たす. 一方，甲状腺機能亢進症では骨回転が亢進し，吸収が形成を上回るため高回転型の骨粗鬆症を生じる.

◆文　献◆

1）Yen PM：Physiological and molecular basis of thyroid hormone action. Physiol Rev 2001；81：1097-1142.

2）Cheng SY, Leonard JL, Davis PJ：Molecular Aspects of Thyroid Hormone Actions. Endocr Rev 2010；31：139-170.

3）Bianco AC, Salvatore D, Gereben B, et al：Biochemistry, cellular and molecular biology, and physiological roles of the iodothyronine selenodeiodinases. Endocr Rev 2002；23：38-89.

4）Bachman ES, Hampton TG, Dhillon H, et al：The metabolic and cardiovascular effects of hyperthyroidism are largely independent of beta-adrenergic stimulation. Endocrinology 2004；145：2767-2774.

5）Lin JZ, Martagón AJ, Hsueh WA, et al：Thyroid hormone receptor agonists reduce serumcholesterol independent of the LDL receptor. Endocrinology 2012；153：6136-6144.

◆ 一般目標

甲状腺ホルモンが生体の正常な成長や発達・分化，代謝に必須なホルモンであることを理解し，その作用機構に関する基礎知識を習得する．

◆ 到達目標

1）T_3が甲状腺ホルモン受容体（TR）を介して遺伝子の転写を制御し，ホルモン作用を発揮することを説明できる．

2）T_3，T_4が一部で転写調節とは無関係の non-genomic 作用を持つことを説明できる．

3）主要な標的臓器における甲状腺ホルモンの作用について説明できる．

I 甲状腺の基礎

6. 甲状腺と自己免疫

〔研修レベル C〕

① 自己免疫疾患は中枢性または末梢性免疫学的自己寛容の破綻によって生じる.
② 中枢性では，autoimmune regulator（AIRE）が胸腺に全身の組織特異的自己抗原を発現させて自己反応性 T 細胞のほとんどを除去し，末梢性では，制御性 T 細胞（Treg）が末梢へ逃避した自己反応性 T 細胞にアポトーシス・アナジーを誘導して，自己寛容を誘導・維持する.
③ 免疫応答はヘルパー T 細胞（Th1/Th2/Th17）バランスと Treg 細胞の抑制によって調節されている.
④ 自己免疫性甲状腺疾患の発症は，主に甲状腺特異抗原と主要組織適合性抗原によって規定され，重症度などの病態は，主に免疫応答調節因子によって規定されている.
⑤ 橋本病は Th1 優位，Treg 劣位で甲状腺機能低下症になりやすく，Basedow 病は Th17 優位，Treg 劣位で難治（寛解導入困難）になりやすい.

1. 自己免疫とは

免疫システムは，病原微生物などの非自己を様々な細胞傷害機序を駆使して排除し自己の組織を防御している．同時に，自己の組織は自己の免疫システムから攻撃を受けないよう，免疫学的自己寛容誘導機構によって守られている（図 1）．しかし，その自己寛容（immunological self-tolerance）が破綻すると自己免疫（autoimmunity）が生じる．Tg，TPO，TSH 受容体（TSHR）などの甲状腺特異抗原に対する自己寛容が破綻するとこれらの甲状腺特異抗原に対する免疫応答が惹起されて自己免疫性甲状腺疾患を発症する．TSHR 以外の甲状腺特異抗原（Tg，TPO など）に対する自己寛容の破綻により橋本病が発症し，TSHR に対する自己寛容の破綻により Basedow 病が発症する．

2. 免疫システムと細胞傷害機序

骨髄（bone marrow）でリンパ球は pro-T 細胞と immature B 細胞まで分化し，pro-T 細胞は NK 細胞に分化するものと胸腺（thymus）に入って preT 細胞に分化するものに分かれる．胸腺で preT 細胞は T$\alpha\beta$ 細胞と T$\gamma\delta$ 細胞に分化し，T$\alpha\beta$ 細胞はさらに CD4$^+$T 細胞と CD8$^+$T 細胞に分化成熟して末梢へ出ていく．末梢で CD4$^+$ ヘルパー T（Th）細胞は，抗原提示細胞（antigen-presenting cell : APC）の主要組織適合性抗原（MHC）クラス II 分子の溝にはまった抗原ペプチドを T 細胞受容体（TCR）で認識して抗原提示を受け，活性化され，サイトカインを産生して CD8$^+$ 細胞傷害性 T（Tc）細胞などを活性化する．一方，immature B 細胞は末梢の 2 次リンパ組織で成熟し，APC から抗原提示を受けて活性化した Th 細胞からのサイトカイン刺激と抗原刺激を受けて，抗体遺伝子のクラススイッチと体細胞超変異を経て抗体産生細胞へと分化する．

非自己の抗原（病原体などの異物）が体内に侵入すると免疫応答が惹起され，様々な免疫学的細胞傷害機序によって細菌やウイルス感染細胞などの標的が傷害される．最初に働くのが好中球や単球・マクロファージなどの食細胞による殺菌作用と自然免疫として異物除去の役割を担うナチュラルキラー（NK）細胞による NK 活性である．T$\gamma\delta$

6. 甲状腺と自己免疫

●骨髄でのTリンパ球産生（自己抗原を認識する自己反応性Tリンパ球も生成される．）

↓

●胸腺での中枢性免疫学的自己寛容の誘導 ・ほとんどの自己反応性Tリンパ球は胸腺で除去される． ・AIRE（autoimmune regulator）が胸腺に末梢の組織特異的自己抗原を発現・提示させ，それらに反応する自己反応性Tリンパ球にアポトーシスを誘導する．

↓

●一部の自己反応性Tリンパ球の末梢への逃避

↓

●末梢での末梢性免疫学的自己寛容の誘導 ・Ignorance （免疫システムから隔離された自己抗原には存在しても反応できない．） ・Anergy（アナジー） （副刺激分子（CD80，86など）がない状態でMHCクラスⅡ分子が自己抗原を自己反応性Tリンパ球に提示すると，自己反応性Tリンパ球は無反応になる．） ・Regulatory T cell（制御性T細胞：Treg細胞） （Treg細胞によって自己反応性T細胞にアポトーシスやアナジーが誘導される．）

↓

●免疫学的自己寛容の破綻による自己免疫疾患の発症・増悪 ・中枢性・末梢性の免疫学的自己寛容の誘導および免疫応答の調節に関連する分子の遺伝子多型により自己免疫疾患が発症・増悪しやすい遺伝的素因が形成される． ・自己免疫の遺伝的素因のある人に，自己免疫応答を誘導・増強する環境因子が加わることにより，自己免疫疾患が発症・増悪する．

図1　免疫学的自己寛容の誘導機序と自己免疫疾患の発症・増悪機序

細胞も自然免疫の一つで熱ショック蛋白（hsp）などを認識して細胞を傷害する．マクロファージや樹状細胞などのAPCが抗原ペプチドを提示することによって惹起される獲得免疫では，$CD8^+Tc$細胞は，標的細胞のMHCクラスⅠ分子の溝にはまった抗原ペプチドをTCRで認識しperforinとgranzymeを放出して標的細胞の膜に穴をあけアポトーシスを誘導し傷害する．Tc細胞には標的細胞にFas-Fasリガンド（FasL）経路を介してアポトーシスを誘導する活性もある．また抗原提示を受けて活性化したTh細胞によって分化したB細胞（抗体産生細胞）は抗体を産生し，抗体は標的細胞に結合して補体を活性化し細胞に穴をあけて傷害する．またNK細胞が標的細胞に結合した抗体を認識し抗体依存性細胞性細胞傷害活性（antibody-dependent cell-mediated cytotoxity：ADCC）で細胞に穴をあけて傷害する．自己免疫疾患ではTc細胞と自己抗体が主な細胞傷害機序として働いている．また受容体に対する阻害活性や刺激活性をもつ自己抗体は組織の機能低下や機能亢進を引き起こす．

3. 免疫応答調節機構

　免疫システムは，Th細胞バランスと制御性T（Treg）細胞によって調節されている（図2）[1]．Th1細胞は，IL-12が分化誘導し主にIFN-γを産生する．マクロファージやTc細胞を活性化し細胞内感染微生物の排除や炎症・自己免疫疾患に関与する．Th2細胞は，IL-4が分化誘導しIL-4，IL-5，IL-13などを産生する．好酸球を活性化しIgEを介して寄生虫感染防御やアレルギー・自己免疫疾患に関与する．Th17細胞は，TGF-βとIL-6が分化誘導しIL-1β，IL-23が活性化・増殖させ，IL-17，IL-22などを産生する．好中球を活性化し細胞外感染微生物の排除や炎症・自己免疫疾患に関与する．IL-4（Th2）はTh1を抑制し，IFN-γ（Th1）はTh2を抑制し，IL-13（Th2）はTh17を抑制して互いのバランスを調整している．さらにTGF-βとIL-2が分化誘導するTreg細胞は，TGF-β，IL-10を産生しCTLA4を介してTh1，Th2，Th17細胞を抑制して免疫応答を調節し，自己反応性T細胞にアポトーシス・アナジーを誘導して免疫寛

I 甲状腺の基礎

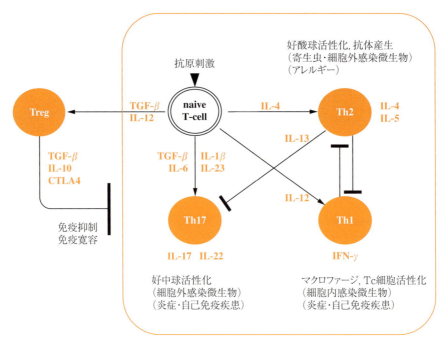

図2　免疫応答調節機構（Th1/Th2/Th17細胞バランスとTreg細胞抑制）

容を維持している．そして，主にこれらの免疫機能調節機構に関連する分子の遺伝子多型により自己免疫疾患の重症度等の病態が規定されている．

4. 免疫学的自己寛容誘導機構

われわれの体内では，自己抗原を含むあらゆる抗原に対する無数のTリンパ球が生成されている（図1）．しかし，胸腺では，転写因子AIRE（autoimmune regulator）が末梢の組織特異的自己抗原を胸腺に発現させ，MHCクラスⅡ分子を介してT細胞に提示することによって，自己反応性T細胞にアポトーシスを誘導して除去している．しかし，一部の自己反応性T細胞は末梢へ逃避する．末梢では，Ignorance, Anergy（アナジー），Regulatory T cell（Treg）の3つの機序，特にTreg細胞による自己反応性Tリンパ球のアポトーシスやアナジーの誘導により，自己寛容が維持されている．したがって，主にこれら中枢及び末梢における免疫学的自己寛容の誘導機構に関連する分子の遺伝子多型により，自己免疫疾患を発症しやすい遺伝的素因が形成され，その遺伝的素因のある人に自己免疫応答を誘導する環境因子が加わることによっ

て，自己免疫疾患が発症・増悪すると考えられる．

5. 自己免疫性甲状腺疾患

自己免疫性甲状腺疾患は，甲状腺特異的自己寛容の破綻により生じる．その発症は自己抗原の提示・認識に必須の甲状腺特異抗原（Tg, TPO, TSHRなど）とMHCに強く相関している[2]（図3）．すなわち，遺伝的にTSHR産生能が高い人（rs179247 AA genotype保有者）はBasedow病を発症・増悪しやすく，低い人（GG genotype保有者）は橋本病を発症・増悪しやすい[3]．また，HLA-DPB1＊05：01保有者はTSHRをTh細胞に抗原提示しやすくTSHR抗体が産生されやすいのでBasedow病を発症しやすく，HLA-A＊02：07保有者は甲状腺特異抗原（Tg？, TPO？）を提示しやすくTc細胞に認識されやすいので甲状腺組織破壊が生じて橋本病を発症しやすいと想定される[4]．他に自己免疫性甲状腺疾患の発症と関連する遺伝子として *CTLA-4*, *CD40*, *FRCL3* などが報告されているが，これらは免疫応答調節機構における重要な分子で，他の多くの自己免疫疾患でも疾患感受性遺伝子として報告されている．

6. 甲状腺と自己免疫

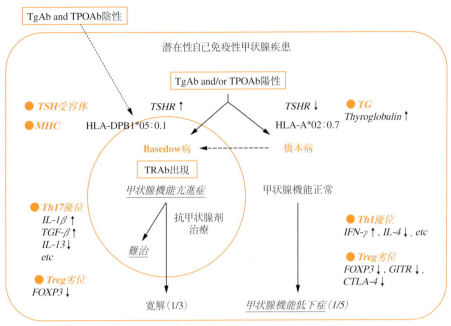

図3　自己免疫性甲状腺疾患の発症・重症度を規定する遺伝因子

一方，自己免疫性甲状腺疾患の重症度や難治度などの病態は，免疫応答調節機構であるTh1/Th2/Th17細胞やTreg細胞に関連するサイトカインや免疫制御因子の遺伝子多型と強く相関している（図3）．橋本病は，その多くは一生甲状腺機能正常であるが一部が甲状腺機能低下症を発症して治療を必要とする．甲状腺機能低下症になりやすい重症群は，遺伝子多型がTh1優位〔遺伝的IFN-γ産生能↑（$IFN-\gamma$↑），$IL-4$↓など〕またはTreg劣位（$FOXP3$↓，$GITR$↓など）の人に多かった．またBasedow病は，その1/3は抗甲状腺薬で寛解するが2/3は寛解しない．抗甲状腺薬で寛解導入できない難治群は，遺伝子多型がTh17優位[5]（$IL-1\beta$↑，$TGF-\beta$↑，$IL-13$↓など）またはTreg劣位（$FOXP3$↓，$GITR$↓など）の人に多かった．

遺伝子多型解析は，病因・病態の解明につながるとともに，将来，疾病の発症や予後の予測を可能にすると期待される．

6. 疾患感受性遺伝子

以上，われわれが解析してきたAITDの発症と重症度に関連する遺伝子について述べてきたが，今まで行われてきたケースコントロールスタディやGenome-wide association study（GWAS）で得られた主な結果を表1にまとめた[6~8]．これらの結果は，疾患群と健常群を比較した結果で，病態を詳細に分類しての結果ではない．したがって，発見された疾患感受性遺伝子の一部（$FCRL3$，$ZFAT$）には疾患の集め方に偏りがあったためか重症度を規定している遺伝子が含まれていた．また，われわれの見つけた重症度を規定する遺伝子の多くは，重症と軽症の間に有意差があり，健常人の値が重症群と軽症群の値の間にあったため，疾患全体では健常人と差がない場合が多かった．したがって，一般の疾患感受性遺伝子を調べる方法では重症度を規定する遺伝子を発見することができない．また，GWASでは疾患群，健常群とも千人，2千人を超える多くの人を対象にするため多くのグループの協力が必要になり，そのため方法等が異なることによるバラツキや問題が生じる可能性が大きく，必ずしも信頼できる研究方法とは言えないかもしれない．したがって，比較的対象数が少なくても正確に診断し病態分類を行った患者・健常人を対象に厳密に研究することの重要性が明らかになったと考えられる．

I 甲状腺の基礎

表1　自己免疫性甲状腺疾患の疾患感受性遺伝子

遺伝子	染色体座	蛋白の機能
HLA class II	6p21	主に外来抗原の CD4 ＋ Th 細胞への提示
HLA class I	6p21	主に内在抗原の CD8 ＋ Tc 細胞への提示
CTLA4	2q33	抗原提示の際の副刺激分子で T 細胞活性化を抑制
PTPN22	1p13	T 細胞活性化のシグナル伝達に関与
FCRL3	1p23	B 細胞の成熟課程で高発現し B 細胞シグナルを正負に調節
ZFAT	8q24	B 及び T 細胞の分化段階に特異的に機能する可能性
TSHR	14q31	TSH 受容体
FOXE1	9q22	Tg，TPO 遺伝子のプロモータに結合し甲状腺の形態形成に関与

7. 今後の展望

　自己免疫性甲状腺疾患の発症には，遺伝因子が75 ％，環境因子が 25 ％の割合で寄与している．遺伝因子は修正不可能であるが環境因子およびそのゲノムへの影響は修正可能であることを考えると，遺伝因子の解明に加えて環境因子およびその影響の解明が今後の重要な課題になるだろう．

◆文　献◆

1) Raphael I, Nalawade S, Eagar TN, et al：T cell subsets and their signature cytokines in autoimmune and inflammatory diseases. Cytokine 2015；74：5-17.
2) Tomer Y：Mechanisms of autoimmune thyroid diseases：from genetics to epigenetics. Annu Rev Pathol 2014；9：147-156.
3) Inoue N, Watanabe M, Katsumata Y, et al：Different genotypes of a functional polymorphism of the TSHR gene are associated with the development and severity of Graves' and Hashimoto's diseases. Tissue Antigens 2013；82：288-290.
4) Ueda S, Oryoji D, Yamamoto K, et al：Identification of Independent Susceptible and Protective HLA Alleles in Japanese autoimmune thyroid disease and their epistasis. J Clin Endocrinol Metab 2013；99：E379-E383.
5) Nanba T, Watanabe M, Inoue N, et al：Increase of the Th1/Th2 cell ratio in severe Hashimoto's disease and in the proportion of Th17 cells in intractable Graves' disease. Thyroid 2009；19：496-501.
6) Inoue N, Watanabe M, Yamada H, et al. Associations between autoimmune thyroid disease prognosis and functional polymorphisms of susceptibility genes, CTLA4, PTPN22, CD40, FCRL3, and ZFAT, previously revealed in genome-wide association studies. J Clin Immunol 2012；32：1243-1252.
7) Simmonds MJ. GWAS in autoimmune thyroid disease：redefining our understanding of pathogenesis. Nat Rev Endocrinol 2013；9：277-287.
8) Sakai K, et al. Identification of susceptibility loci for autoimmune thyroid disease to 5q31-q33 and Hashimoto's thyroiditis to 8q23-q24 by multipoint affected sib-pair linkage analysis in Japanese. Hum Mol Genet 2001；10：1379-1386.

◆ 一般目標

　自己免疫性甲状腺疾患の病因・病態を規定している免疫学的機構を理解し，臨床的な病態の理解を深める．

◆ 到達目標

1) 免疫システム・細胞傷害機序について説明できる．
2) 自己寛容誘導機構について説明できる
3) 免疫応答調節機構として Th1/Th2/Th17 細胞および Treg 細胞について説明できる．
4) 自己免疫性甲状腺疾患の発症・重症度を規定する遺伝因子を説明できる．

I 甲状腺の基礎

7. 甲状腺と放射線

〔研修レベル C〕

POINT

① 外部被ばくと放射性ヨウ素による内部被ばくでは，いずれも 100～200 mSv 以上の被ばく線量に依存して発癌リスクの増加が疫学的に検証されている．
② 放射線被ばく既往歴の聴取が不可欠であり，乳幼児・小児期から若年期の甲状腺被ばくでの発癌リスクが高く，そのリスクは生涯持続する（遺伝子損傷による確率的影響）．
③ 放射線被ばくによる晩発性甲状腺癌の併発例では，病理組織学的に乳頭癌であり，診断・治療・予後も自然発症の散発性甲状腺癌との違いはない．
④ 治療目的による頸部への大量放射線照射療法や，放射性ヨウ素内用療法による甲状腺被ばくの場合には，晩発性の甲状腺機能低下症が惹起される場合が多い（組織障害による確定的影響）．

1. 放射線誘発甲状腺癌の概念

原爆被災者の長期追跡調査や，諸外国の被ばく者集団の集約的な解析結果から，外部被ばくによる甲状腺発癌リスクの存在が報告され，一方，チェルノブイリ原発事故後に激増した小児甲状腺癌では，短半減期放射性ヨウ素類で汚染された食物連鎖（特に牛乳など）の経口摂取による内部被ばく（大凡 100～2,000 mSv での線量関係）の発癌リスクが報告されている[1]．いずれも疫学調査で，線量依存性の甲状腺発癌リスク増加から因果関係が推測されたものである（図 1a, b）[2~4]．

外部被ばくの場合では，15 歳以下とそれ以上の被ばく時年齢の区分で，発癌リスクが大きく異なっていることから，若年被ばくでのリスクに注意が必要である．一方，チェルノブイリの内部被ばくでも，放射性ヨウ素による甲状腺等価線量の被ばく線量に依存して，若年者の発癌リスクが増加している．原発事故直後の避難や屋内退避とリンクして，安定ヨウ素剤服用による甲状腺ブロックが，放射性ヨウ素吸入防護策の一つに挙げられているが，その長短への理解が不可欠である．

2. 放射線誘発甲状腺癌の病態生理

放射線誘発甲状腺癌は病理組織学的にすべて乳頭癌であり，小児期発症（比較的短い潜伏期）や大量被ばく時では DNA 二重鎖切断後の遺伝子再配列異常（ret/PTC，AKAP9-BRAF，ETV-NKR3 など）が，病態形成に深く関与していると報告されている（表 1）[5]．しかし，小児甲状腺癌一般（非被ばく例）や成人自然発症の甲状腺乳頭癌症例における網羅的遺伝子解析の結果から，他の固形癌と比較し遺伝子再配列異常の頻度が高いことが判明している[6]．これら再配列異常も自然発症例との頻度の差がないため，個々の症例では放射線誘発に特異的な刻印遺伝子の存在としては確定されない．放射線誘発ゲノム不安定性によるクロマチン再編成の異常が，放射線誘発癌の大きな要因であると考えられているが，同時に甲状腺特異的転写因子（FOXE1：TTF2）の SNPs 解析結果から，発癌の遺伝的素因の関与が報告されている[7]．

I 甲状腺の基礎

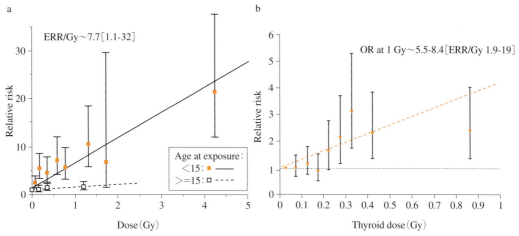

図1 放射線被ばくによる甲状腺癌の発癌リスク
放射性ヨウ素の内部被ばくによる甲状腺発癌リスクの推計（オッズ比から相対リスクへ換算）．
a：放射線外部被ばくの集団リスク評価の7つの調査の集約的な解析結果．
〔Ron E, Ionizing radiation and cancer risk：Evidence from epidemiology．：Pediatr Radiol 2002；32：232-237．/Ron E, Lubin JH, Shore RE, et al：A Pooled Analysis of Seven Studies. Radiat Res. 2012；178：AV43-60. より〕
b：チェルノブイリ原発事故当時0〜17歳の甲状腺発癌リスク．
〔Ivanov VK, Kashcheev VV, Chekin SY, et al：Radiation-epidemiological studies of thyroid cancer incidence in Russia after the Chernobyl accident（estimation of radiation risks, 1991-2008 follow-up period）.Radiat Protect Dosim 2012；151：489-499. より〕

表1 甲状腺乳頭癌における再配列遺伝子異常の種類と特徴

癌関連遺伝子	再配列の相手側遺伝子	染色体座	再配列のタイプ
RET 再配列			
RET		10q11.2	
RET/PTC1	*CCDC6*（also *H4*）	10q21	Paracentric inversion
RET/PTC2	*PRKAR1A*	17q24.2	Interchromosomal translocation
RET/PTC3	*NCOA4*（also *Ele1*）	10q11.2	Paracentric inversion
RET/PTC4	*NCOA4*（also *Ele1*）	10q11.2	Paracentric inversion
RET/PTC5	*GOLGA5*（also *RFG5*）	14q32.12	Interchromosomal translocation
RET/PTC6	*TRIM24*	7q32-q34	Interchromosomal translocation
RET/PTC7	*TRIM33*（also *RFG7*）	1p13.1	Interchromosomal translocation
RET/PTC8	*KTN1*	14q22.1	Interchromosomal translocation
RET/PTC9	*RFG9*（also *MBD1*）	18q21	
BRAF 再配列			
BRAF		7q34	
AKAP9/BRAF	*AKAP9*	7q21-q22	Paracentric inversion
AGK/BRAF	*AGK*	7q34	Paracentric inversion
NTRK 再配列			
NTRK1		1q21-q22	
NTRK3		15q25	
TPR/NTRK1	*TPR*	1q25	Paracentric inversion
ETV6/NTRK3	*ETV6*	12p13	Interchromosomal translocation
PPARγ 再配列			
PPARγ		3q25	
PAX8/PPARγ	*PAX8*	2q13	Interchromosomal translocation
CREB3L2/PPARγ	*CREB3L2*	7q34	Interchromosomal translocation

チェルノブイリ甲状腺癌組織で報告されている遺伝子再配列異常の種類は，非被ばく甲状腺癌組織由来の網羅的遺伝子解析の結果と同様な異常プロファイルである．

遺伝子変異	ret/PTC3	ret/PTC1 と他の再配列	BRAF
組織型	乳頭癌	乳頭癌	微小癌
形態変化	充実性	乳頭状	被包化
臨床像	浸潤性	定型的	定型的
潜伏期（開始―頂点）	4～10 年	7～17 年	15～20 年以上

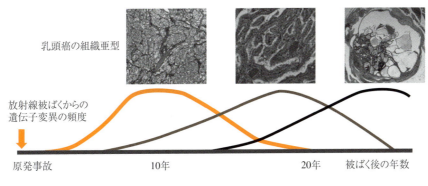

図 2　小児期被ばくの甲状腺癌の形態発現；潜伏期間と発症年齢に関係〔口絵 7〕

3. 病理組織学的特徴

成人発症の放射線誘発甲状腺乳頭癌に特徴的な病理所見はない．しかし，乳幼児～小児期被ばくの場合，特に小児甲状腺乳頭癌では年齢依存性，かつ被ばく後の潜伏期の長短の違いにより，乳頭癌亜型の発現頻度に差があることが報告されている[8)]．特に，被ばく時年齢が若く，潜伏期が短い場合は充実型の乳頭癌が多く，青年期で経過が長くなるにつれて濾胞型乳頭癌，さらに自然発症の成人期と鑑別ができない典型的な乳頭型乳頭癌が優勢を占め，病理組織亜型と遺伝子異常の発現頻度のパターンにおける相関も示唆されている（図 2）．いずれも若年発症の特徴と類似しているが，小児発症の放射線誘発甲状腺癌の特徴とも考察されている[9)]．思春期以降に増加する甲状腺癌の原因と，その自然史が不明であるため，放射線被ばくと非被ばくにおける鑑別は，病理組織像からも困難な状況にある．

4. 症状・症候

一般に無症状であり，頸部異常の症状は他の甲状腺結節と同様である．無症候性であるため，偶発的甲状腺結節の発見（健診その他）が大半を占める．

5. 通常診断・検査

一般に異常はない．内分泌検査でも一般にホルモン検査に異常所見は無く，甲状腺自己抗体も陰性である．血中サイログロブリン濃度の上昇を認める場合がある．超音波診断での偶発的な甲状腺結節の発見が多いが，自然発症との鑑別は困難である．

6. 最終診断・鑑別診断

甲状腺超音波診断所見と吸引穿刺針細胞診により術前診断されるが，通常の甲状腺癌，特に乳頭癌の画像所見と細胞診所見と同じである．ただ

Ⅰ　甲状腺の基礎

し，小児甲状腺癌の場合には，頸部リンパ節転移を高率に認める．放射線誘発甲状腺癌か否かの鑑別は，唯一被ばくの病歴と同時に，被ばく線量の評価が最も重要であり，放射線医療科学の専門家への相談が望まれる．相対リスクや寄与リスクの考え方で，因果関係が推論されるが，いずれも集団リスクの考え方であり，個々の症例を放射線誘発癌と確定することはできない．遺伝子診断での鑑別診断も困難であるが，家族性遺伝性甲状腺癌と診断された場合は，放射線による起因性は除外される．乳頭癌に高率に認められるBraf点突然変異は，放射線の直接作用とは考えられていない．

　留意事項として，2011年3月の東日本大震災に引続き発災した，東京電力（株）福島第一原発事故直後の放射性ヨウ素内部被ばくによる，甲状腺への影響が懸念されている．福島県では，事故当時18歳以下，約38万人の乳幼児・小児から思春期後までを対象とした，初期3年間の甲状腺超音波検査のベースライン（スクリーニング）調査結果が報告され，その後2018年9月までで，約150例近い甲状腺癌が病理診断されている．放射線の影響を示唆するものではないが，引続き注視していく必要がある[10]．

7. 治療

　自然発症で散発例の甲状腺乳頭癌の治療方針と同じである．小児甲状腺癌の全摘手術後の治療成績（アイソトープ内照射療法）は良好であり，転移病巣における放射性ヨウ素治療も奏効するものが大半である[11]．

8. 予後

　術後予後は良好である．微小癌の取扱いが議論

されているが，自然発症と放射線誘発での違いはないと考えられている[12]．

◆文　献◆

1) Yamashita S：Tenth Warren L. Keynote address-The Fukushima nuclear power plant accident and comprehensive health risk managemnet. Health Phys 2014；106：166-180.
2) Ron E, Ionizing radiation and cancer risk：Evidence from epidemiology.：Pediatr Radiol 2002；32：232-237.
3) Ron E, Lubin JH, Shore RE, et al：A Pooled Analysis of Seven Studies. Radiat Res. 2012；178：AV43-60
4) Ivanov VK, Kashcheev VV, Chekin SY, et al：Radiation-epidemiological studies of thyroid cancer incidence in Russia after the Chernobyl accident（estimation of radiation risks, 1991-2008 follow-up period）. Radiat Protect Dosim 2012；151：489-499.
5) Suzuki K, Mitsutake N, Saenko V, et al：Radiation signatures in childhood thyroid cancers after the Chernobyl accident：possible roles of radiation in carcinogenesis. Cancer Sci 2015；106：127-133.
6) The Cancer Genome Atlas Research Network：Integrated genomic characterization of papillary thyroid carcinoma. Cell 2014；159：676-690.
7) Takahashi M, Saenko VA, Rognounovitch TI, et al：The FOXE1 locus is a major genetic determinant for radiation-related thyroid carcinoma in Chernobyl. Hum Mol Genet 2010；19：2516-2523.
8) Willams ED, Abrosimov A, Bogdanova T, et al：Thyroid carcioma after Chernobyl latent period, morphology and aggressiveness. Brt J Cancer 2004；90：2219-2224.
9) Livolsi VA, Aborosimov AA, Bogdanova T, et al：The Chernobyl thyroid cancer experience：pathology. Clin Oncol 2011；23：261-267.
10) Yamashita S, Suzuki S, Suzuki S, et al：Lessons from Fukushima：Latest findings of thyroid cancer after the Fukushima Nuclear Power Plant accident. Thyroid 2018：28：11-22
11) Demidchik YE, Demidchik EP, Reiners C, et al：Comprehensive clincial assessment of 740 cases of surgically treated thyroid cancers in children of Belarus. Ann Surg 2006；243：525-532
12) Rumyantsev PO, Saenko VA, Ilyn AA, et al：Radiation exposure dose not significantly contribute to the recurrence of Chernobyl thyroid cancer. J Clin Endocrinol Metab 2011；96：385-393

7．甲状腺と放射線

◆ 一般目標

放射線の健康リスクについて，過去の疫学調査から線量依存性の発癌リスクを理解し，その上で，放射線誘発甲状腺癌についてもリスク論の観点から理解を深め，病理組織学的特徴ならびに遺伝子異常のプロファイルの特徴を習得する．

◆ 到達目標

1) 放射線誘発甲状腺癌の疫学調査の結果を説明できる．
2) 放射線誘発甲状腺癌の病態生理を説明できる．
3) 放射線誘発甲状腺癌の病理学的特徴を説明できる．
4) 自然発症と放射線誘発の違いによる甲状腺癌の診断，治療について説明できる．

I 甲状腺の基礎

8. 甲状腺とヨウ素代謝

〔研修レベル C〕

POINT

① 日常生活におけるヨウ素摂取量（不足と過剰とくに日本の場合）．
② 急性あるいは慢性のヨウ素摂取量の大きな変化（必要量の数百倍）に対応して甲状腺ホルモン産生・分泌を一定に保つ機序の存在（適応, adaptation）．
③ ヨウ素の過剰摂取による疾患（沿岸性甲状腺腫（costal goiter）など）．
④ 甲状腺疾患における過剰ヨウ素摂取の影響（機能亢進症から低下症まで）．
⑤ 甲状腺の放射性ヨウ素摂取率（RIU）と安定ヨウ素摂取量との関係（甲状腺機能検査から原発事故まで）．

1. 日常生活におけるヨウ素摂取量，不足と過剰とくに日本の場合

1 ヨウ素不足の地域

飲食物からのヨウ素摂取量がホルモン産生に必要なヨウ素量より少なければ低ヨウ素摂取地域（iodine deficient area）と呼ばれ，ヨウ素不足による疾患は iodine deficient disorder（IDD）と呼ばれる．ホルモン産生に必要なヨウ素量は一日で約「100 μg」とされているが，一日の摂取量が低く IDD に悩む人口は，世界で少なくとも億の単位で存在する．この地域ではヨウ素を（おもに食塩と混合して）補給することが必要で，その際一日「300 μg」以上は過剰として扱われている．

2 ヨウ素不足ではない地域

一方，ヨウ素が十分に摂取されている地域は，iodine sufficient area と呼ばれている．国として調査された米国では一日「500 μg」を過剰摂取としているが，1971～1974 年には中央値一日 321 μg で，500 μg 以上の過剰摂取は住民の 27.8％だったものが，1988～1994 年には中央値は 145 μg で，500 μg 以上は 5.3％に減少した．しかし，同時に 50 μg 以下のヨウ素不足は 11.7％に及んでいる．

3 日本のヨウ素摂取量

世界のヨウ素摂取量，すなわち必要量は 100 μg，摂取量はその数倍までを念頭にして海藻類のヨウ素含有量，およびわが国のヨウ素摂取量を考える．

一番含有量の多いのは昆布で，乾燥重量でわかめは昆布の 10 分の 1，海苔は昆布の 100 分の 1 と考えてよい．普通の乾燥昆布では，0.2～0.3％がヨウ素含有量で，調理をするとヨウ素はすべて "だし" に出てしまう．昆布だしのスープを一杯飲めば 10～15 mg，根昆布などを一晩水につけて健康食品として飲用すると 1 回で 30 mg 以上，昆布のダシを毎日使っていた北海道の沿岸性甲状腺腫（coast goiter）のあった地域では，毎日 30 mg の摂取と報告されている．この 30 mg は必要量 100 μg の 300 倍である．少なくとも誰でも昆布だしの料理を食べているが，その時は一度に一日必要量の 100 倍程度を摂取することになる．しかし，正常人が昆布を一回食べたから病気になったという話は全くない．これがわれわれを取り巻く環境で，日本の甲状腺専門医として認識しておかなければならないことである．

しかしながら，日本人のヨウ素摂取量はどのくらいかという重要な質問に正確に答える資料は現

8. 甲状腺とヨウ素代謝

表1 ヨウ素を多く含む食品，薬品

	濃度	常用量	常用量ヨウ素量
海藻類			
昆布（乾燥）		5 cm 角（5 g）1 回	10〜15 mg
ところてん		1 人前（100 g）	0.24 mg
わかめ（水戻し）		1 人前（10 g）	0.2 mg
海苔（乾燥）		大 1 枚（1 g）	0.02 mg
薬品			
安定ヨウ素製剤（原発事故）	100 mg/tablet		
アミオダロン	75 mg/tablet		
ヨウ化カリウム錠	38.2 mg/tablet		
飽和ヨウ素液（SSKI）	38 mg/drop		
ルゴール液	6.3 mg/drop		
イソジン® 嗽薬	7 mg/mL	1 日 3 回嗽	4 mg/day
造影剤	300〜400 mg/mL		

在まだ十分ではない．昆布の摂取量に関しては国としての所帯を単位にした統計があり，昆布の消費量から計算すると日本人のヨウ素摂取量は平均一日「1,200 μg」と計算されている．最近の小学生を対象とした尿中ヨウ素濃度からの計算では，中央値として 200〜400 μg/日が多いが，中央値が1,000 μg/日以上の地域も複数存在する．昆布を食べると尿中ヨウ素量は急激に上がり，急激に下がる．昆布を食べて24時間以上たつと尿中ヨウ素に対する昆布の影響はほとんど認められなくなる．測定のための採尿が昆布を食べてからの時間で大きく変動することを認識しなければならない．

　日本人のヨウ素摂取量，およびヨウ素摂取の甲状腺に対する影響の疫学的調査が不十分であるとしても，日本では全国平均でも，地域の小学生対象でも一日「1,000 μg」という結果のあることは記憶すべきである．

4 昆布以外のヨウ素を多く含む食品，薬品

　昆布も含めてヨウ素を多く含む食品，薬品を表1に示す．海藻類では昆布が圧倒的に多い．その他，ヨウ素の薬品，ヨウ素を含む薬品が色々とあり，嗽用の薬は 1 日 3 回嗽をすると，一日で 4 mgの摂取となる．診断用の造影剤は，非常に高い濃度のヨウ素を含む．数日で排泄されてしまうものから，体内に長期間残存し，継続してヨウ素を放出するものもある．影響については後述する．

2. 急激あるいは慢性のヨウ素摂取量の大きな変化（必要量の数百倍）に対応して甲状腺ホルモンを一定に保つ機序

　わが国では，全国的な調査はないとしても，甲状腺放射性ヨウ素の摂取率検査（Radioactive Iodine Uptake：RIU）が始まった 1950 年代から東大，京大をはじめとする多くの大学，また専門病院単位で海藻類によるヨウ素摂取が調査され，当時も大人では 1,000〜3,000 μg を平均とする報告が多い．1970 年以降は世界中で研究を目的として正常人に放射性ヨウ素を投与することが不可能になっているので，この大量のヨウ素を摂取した時のヨウ素代謝の人を対象とした研究は，当時の文献に頼らざるを得ないことをお断わりしたい．

　まず，日本人のヨウ素摂取量は繰り返し述べているように，他の国とは大きく異なるが，日常の食事をしている健康人から採取されている血中のTSH 濃度，甲状腺ホルモン濃度の標準値が他の国と異なることはない．少なくともホルモン分泌という面からは甲状腺機能は正常である．急激あるいは慢性のヨウ素摂取量の大きな変化（必要量の数百倍）に対応して甲状腺ホルモン分泌を一定に保つ機序が存在しているに違いない．

　この機序を詳細に説明することは本書の範囲ではないが，大量のヨウ素を摂取しながらホルモン産生を正常に保っている日本の甲状腺の特徴は記憶すべきである．

　一部だけ重要な機序について触れる．放射性ヨ

Ⅰ 甲状腺の基礎

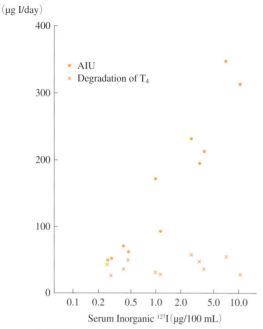

図1 甲状腺の Absolute Iodine Uptake（AIU）と Degradation of thyroxine の比較
横軸の血中無機ヨウ素濃度（メモリは対数）が上がるほどAIUは増加する．しかし甲状腺ホルモン分泌量を示す Degradation of T_4 は常に一定である．食事制限のない状態の11名の日本人について測定され，比較のため単位は両者とも $\mu g/day$ で示してある．
〔Nagataki S, Shizume K, Nakao K：Thyroid Function in Chronic Excess Iodide Ingestion：Comparison of Thyroidal Absolute Iodine Uptake and Degradation of Thyroxine in Euthyroid Japanese Subjects. J Clin Endocr 1967；27：638-647. より〕

ウ素とともに投与するヨウ素の量を増加させると，放射性ヨウ素の摂取率（RIU）は減少するが，一緒に投与された大量ヨウ素の甲状腺への摂取（AIU）はある範囲までは増加する．しかし，その範囲を超えて投与するヨウ素量を増加させるとAIUが減少をはじめる．そしてこのAIUの減少がacute iodide blocking effect，Wolff-Chaikoff effect と定義されている．

このAIUを日常の食事をしたままの日本人で，測定した結果を図1[1]に示す．横軸は血中の無機ヨウ素濃度で，縦軸はAIUの値と甲状腺ホルモン崩壊量を示している．血中濃度は $10\,\mu g/100\,mL$（この期間の尿中排泄は $500\,\mu g/2$ 時間）であってもAIUは減少せず増加しており，ホルモン分泌量の5倍以上になっている．acute iodide blocking effect は認められない．したがってホルモン分泌

を一定に保つ機序は，AIU以降のホルモン産生の調節で，しかもその調節は血中濃度が下がってからも継続しているという事実だけを記載しておく．

3. ヨウ素の過剰摂取による疾患，沿岸性甲状腺腫（coast goiter）など（表2）

1 沿岸性甲状腺腫

北海道の日高，礼文，利尻地域はいずれも昆布の生産地として知られ，住民は日常生活でも常に昆布のだしを使用し，毎日 $30\,mg$ 程度のヨウ素を摂取していた．この地域で1960年の前半に6～17歳の子ども8,000人を対象に調査が行われ，それぞれ6.6％，9.0％，2.6％の子どもに甲状腺腫が発見され，対象地区の札幌の1.3％よりも有意に高かった．当時の甲状腺ホルモン測定法では甲状腺腫のある患者でも異常値は示さなかったと記載されている．当時はTSHの測定はない．典型的な症例を図2[2]に示す．昆布の摂取を中止しただけで甲状腺腫は縮小し，甲状腺ホルモンの投与でさらに縮小した．昆布以外の甲状腺腫の原因になる物質は見つかっていない．この調査を終了したころから，生活習慣にも大きな変化があり，昆布の摂取量も減少して，現在は甲状腺腫の患者も激減している．

2 沿岸性甲状腺腫以外の疾患

上記以外にも明らかな甲状腺の基礎疾患のない過剰ヨウ素による甲状腺腫，甲状腺機能低下症の報告がある（表2）．胎児が巨大な甲状腺腫のため生後窒息した原因が母親の咳止めに使用したヨウ素飽和溶液（SSKI，$38\,mg/drop$）とされた症例，新生児で母親の飲料水からの過剰摂取による機能低下の報告もある．成人では，慢性の透析患者で摂取したヨウ素の排泄に障害のある場合等，極端に血中の濃度が長期間高く保たれることが特徴である．

しかし，このように基礎疾患がなく過剰の無機ヨウ素だけで甲状腺腫，甲状腺機能低下症が認められるのは，同じ過剰ヨウ素を摂取している人たちの一部にしか起こらない．例えば coast goiter は10％位の住民だけに起り，残りの90％は影響がないのは，intrinsic factor のためと表現されてきた

8. 甲状腺とヨウ素代謝

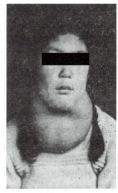
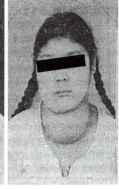
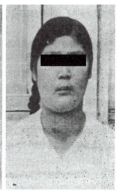

A. befor treatment　　B. after only restriction of　　C. after treatment with
　　　　　　　　　　　alimentary iodide dur-　　　desiccated thyroid
　　　　　　　　　　　ing 35 days

図2　沿岸性甲状腺腫（coast goiter）の甲状腺腫
A：治療前．B：昆布中止後35日目．C：甲状腺ホルモン（乾燥甲状腺末）服用後．
〔Suzuki H, Higuchi T, Sawa K, et al："Endemic coast goiter"in Hokkaido, Japan. Acta Endocrinol（Copenh）1965；50：161-176. より引用〕

表2　過剰ヨウ素摂取によって引き起こされる甲状腺機能異常，甲状腺腫

基礎疾患のない場合
胎児　母親の過剰ヨウ素摂取　例えばヨウ素飽和溶液（SSKI，38 mg/drop）を咳止めとして服用，甲状腺腫のため出産後窒息死
新生児　母親の過剰ヨウ素摂取による機能低下症
成人　沿岸性甲状腺腫　Coast Goiter
慢性の透析患者　機能低下症
基礎疾患のある場合
甲状腺機能亢進症
自律性機能性甲状腺結節
特に iodine deficient area のヨウ素補給，iodide-induced thyrotoxicosis
Graves 病，特に治療後の remission 中
甲状腺機能低下症
自己免疫性甲状腺疾患で有機化障害の認められる患者
橋本病
バセドウ病　抗甲状腺薬，放射性治療，手術治療の治療後
潜在性甲状腺機能低下症
出産後甲状腺機能異常
亜急性甲状腺の後
甲状腺片葉摘出後
アミオダロンによって引き起こされた機能亢進症
Type 1 ならびに Type 2

が，機序はいまだに明らかにされていない．

4. 甲状腺疾患に対する過剰ヨウ素摂取の影響：機能亢進症から低下症まで（表2）

1 過剰ヨウ素投与による甲状腺機能亢進症

Iodine deficiency area にヨウ素を供給した時に起こる甲状腺機能亢進症は有名である．特徴は長く機能性甲状腺腫，それも multiple の結節を持っていた老人に多い．過剰の材料が入っても，今までと同じ調子で自律的にホルモンを作ったので亢進症になっていると説明されている．また，Basedow 病の薬物療法は甲状腺内のヨウ素化合物を減少させることにある．したがって過剰ヨウ素の供給は治療後の患者を悪化させることもある．

Iodine sufficient area でも，頻度は少ないが，同じく機能性結節性甲状腺腫，治療後のバセドウ病を再発されることの報告がある．造影剤投与後にも亢進症の報告がある．

② アミオダロン服薬による甲状腺機能亢進症

二つのタイプがあり，type 1 は，過剰のヨウ素（毎日 10 mg 程度）を放出するため上記と同じタイプの亢進症，もう一つの type 2 は破壊性甲状腺炎による亢進症である．

③ 過剰ヨウ素投与による甲状腺機能低下症

Iodine deficient area におけるヨウ素の補給の経験から，ヨウ素の過剰摂取が甲状腺の自己免疫異常を引き起こすというのではないかという可能性が示唆され，動物実験にもそのような結果があるが，日本で自己免疫異常が多いかどうか，疫学的な調査で確証されるには至っていない．しかし，既存の疾患があり，特に甲状腺の自己免疫疾患で，ヨウ素の有機化に障害ある場合，最近は行われていないが，perchlorate discharge test が陽性の場合には過剰ヨウ素の摂取が機能低下症を引き起こすという共通の認識がある．ただし，機能低下症になってもヨウ素を中止すれば機能が回復する例が多く，subclinical hypothyroidism として TSH の上昇のみに留まる例もある．

一般的な知識としては，甲状腺疾患があるときには，過剰のヨウ素投与は慎重にすることが必要であるが，連日の服用は禁止するとしても，極端に制限するとヨウ素不足の可能性も出てくる．

5. 甲状腺の放射性ヨウ素摂取率とヨウ素摂取量との関係：甲状腺機能検査から原発事故まで

① 放射性ヨウ素摂取率（RIU）

わが国で放射性ヨウ素が甲状腺の機能検査として利用され始めたのは 1950 年代で，その初期から^{131}I は甲状腺疾患の診断また治療にも使われていた．当時は海藻類が甲状腺^{131}I 摂取率測定（RIU）に影響を与えることが問題となり，海藻類制限食などという言葉も出現した．いろいろな量を摂取していても 2 週間海藻類制限食を続ければ機能検査に使えることとなり，24 時間摂取率（24 hr-RIU）の基準値は 10～40％と決められた．この 2 週間の制限食は，甲状腺の機能を回復するということではなく，RIU が標準値になるようにとの目的で作られたのである．甲状腺ホルモン値測定のためには海藻類制限食は行わない．

② 原発事故

最近の原発事故に関しては，大量の放射性ヨウ素から甲状腺を防護するために安定ヨウ素剤の服用が勧められている．目的は甲状腺の放射性ヨウ素の摂取率（24 hr-RIU）を 1％以下に抑えることである．そのため成人では一回に 100 mg，小児は年齢に応じた量を服用することになっている．

問題の一つは，100 mg の安定ヨウ素を服用しても，服用したヨウ素はただちに尿中に排泄されはじめ，甲状腺を防護できる時間が限られているため，事故による放射性ヨウ素に遭遇する時間を予想し，その数時間前に服用しなければ意味がないことである．また 100 mg の安定ヨウ素剤は，前項で述べたように甲状腺疾患の患者では副作用として甲状腺機能低下症，あるいは亢進症になる危険のあることである．そのため一回だけ服用して後は避難するということが原則になっていた．この今までの条件では，福島の原発事故のように，放射性ヨウ素が長期間大気中に放出されているときに，1 回だけの服用で放射性ヨウ素のないところまで避難することは不可能である．また副作用を考慮すれば，どのくらいの量を，どのくらいの間隔で，どのくらいの期間服用させなければならないかを指示しなければならない．このような質問を受けたときにも医療従事者は正確に説明できることが要求される．

過剰ヨウ素摂取の正常人また甲状腺疾患患者が身近に存在している日本の甲状腺学者が，長期間存在し移動する事故後の放射性プルームから甲状腺を守るため，根拠のある適切な安定ヨウ素剤の投与法を世界に先駆けて研究し世界に発信することを願っている．

8. 甲状腺とヨウ素代謝

◆参考文献◆

・ Roti E, Vagenakis AG：Effect of excess iodide：Clinical aspects. In：Braverman LE, Cooper DS, ed. Werner & Ingbar's The Thyroid. Lippincott Williams & Wilkins, 2013, 242-256.

・ Nagataki S, Imaizumi M, Takamura N：Disorders of iodine excess. In：Wass J, Stewart P ed. Oxford Textbook of Endocrinology and Diabetes, 2nd ed. Oxford University Press, 2011, 403-408.

◆引用文献◆

1）Nagataki S, Shizume K, Nakao K：Thyroid Function in Chronic Excess Iodide Ingestion：Comparison of Thyroidal Absolute Iodine Uptake and Degradation of Thyroxine in Euthyroid Japanese Subjects. J Clin Endocr 1967；27：638-647.

2）Suzuki H, Higuchi T, Sawa K, et al："Endemic coast goiter" in Hokkaido, Japan. Acta Endocrinol（Copenh）1965；50：161-176.

◆ 一般目標

甲状腺ホルモンの材料であるヨウ素摂取量を世界的な視野から日本の現状を把握し，ヨウ素摂取量の違いによる甲状腺ホルモン産生調節の機序，ならびに甲状腺疾患との関連を習得する．

◆ 到達目標

1）日常生活によるヨウ素摂取量：世界の現状と日本の現状を説明できる．

2）過剰ヨウ素摂取に対応する甲状腺ホルモン産生調節の機序の存在することを説明できる．

3）ヨウ素を多量に含む食品，薬品を説明できる．

4）ヨウ素過剰摂取の甲状腺に対する影響を説明できる．

5）原発事故時の安定ヨウ素剤配布について説明できる．

1. 疫学

II 甲状腺の臨床

総論

1. 疫学

〔研修レベル C〕

◆POINT

① 甲状腺疾患の頻度は，調査した年代，地域，また調査対象の年齢，性別や人種，検査の方法や機器，診断基準，カットオフ値，スクリーニングの有無などによって異なる．

② 甲状腺中毒症の有病率は女性で高く，日本では Basedow 病によるものが多い．

③ 甲状腺機能低下症の有病率は女性で高く，年齢と共に上昇する．

④ 甲状腺癌の罹患率は女性で高く，年齢とともに上昇する．世界的に見て罹患率は年々上昇傾向である．

1. 甲状腺疾患の疫学について

　医療や診断技術は進歩を続けており，血中甲状腺ホルモンや各種甲状腺自己抗体の測定，また超音波検査などの画像診断が高感度かつ簡便になってきている．さらに生活習慣病予防健診や癌検診の機会が増え，無症状の甲状腺疾患が検出されるようになり，近年甲状腺疾患の頻度が増加している．甲状腺疾患は一般的に女性に多く，年齢が高くなるにつれて頻度が高くなるものが多い．ヨウ素摂取状況によっても疾患頻度は異なる．従って甲状腺疾患の疫学データを見る際は，調査した年代，地域，また調査対象の年齢，性別や人種，検査の方法や機器，診断基準，カットオフ値，スクリーニングの有無などによって疾患頻度が異なることを念頭に置いておくことが大切である．

2. 甲状腺中毒症

　甲状腺中毒症は女性に多く，ヨウ素充足地域における女性の甲状腺中毒症の有病率は 0.5〜2.0%とされる[1]．甲状腺中毒症には，血中甲状腺ホルモンの増加にて診断される顕性甲状腺中毒症と，

TSH が抑制されているにもかかわらず甲状腺ホルモン値が正常の潜在性甲状腺中毒症がある．米国の調査（NHANES III，1988-1994）において，顕性甲状腺中毒症の有病率は 0.5%であった．英国の Wickham サーベイにおける 20 年間の前向き調査で，顕性甲状腺中毒症の罹患率は年間 1,000人当たり男性で 0.1 未満，女性で 0.8 人と報告されている．日本では，日本甲状腺学会により行われた 2008 年度の実態調査で，人間ドックや検診結果による顕性甲状腺中毒症の頻度は 0.4〜0.8%と報告されている．

　潜在性甲状腺中毒症の有病率は，欧米の報告では 0.7〜9%，日本では前述の日本甲状腺学会の実態調査で 0.8〜2.3%と報告されている．NHANES III においては TSH<0.1 mU/L とした場合の潜在性甲状腺中毒症の有病率は 0.7%であった．また同調査で TSH 低値（<0.4 mU/L）の頻度は男性 1.8%，女性 4.4%で女性に多く，年齢上昇に従ってその頻度は増加し 30 歳代で一度ピークを迎え，その後 60 歳代以降さらに年齢とともに増加する二峰性を示した．

　甲状腺中毒症はその原因疾患により，Basedow 病や機能性多結節性甲状腺腫などによる甲状腺機能亢進症と，無痛性甲状腺炎や亜急性甲状腺炎などによる破壊性甲状腺中毒症に大別される．最も

43

Ⅱ　甲状腺の臨床／総論

多いのが Basedow 病で，全体の約 60〜90％を占め，日本では一般住民における有病率は人口1,000 人当たり 0.2〜3.2 人，男女比は 1 対 3〜5 である[2]．残りの大部分が無痛性甲状腺炎や亜急性甲状腺炎などの破壊性甲状腺炎である．その他の原因はまれで，機能性結節，機能性多結節性甲状腺腫は，ヨウ素欠乏地域では甲状腺中毒症の 60％程度と高頻度であるが，日本での頻度は低く，甲状腺中毒症の 0.3％であったとの報告がある[2]．

3. 甲状腺機能低下症

　甲状腺機能低下症は，年齢が上がるに従い有病率が上昇し，女性に多い．甲状腺機能低下症には，血中甲状腺ホルモンの低下にて診断される顕性甲状腺機能低下症と，TSH が上昇しているにもかかわらず甲状腺ホルモン値が正常の潜在性甲状腺機能低下症がある．

　NHANESⅢにおいて，顕性甲状腺機能低下症の有病率は 0.3％であった．Wickham サーベイでは，20 年間の前向き調査で，顕性甲状腺機能低下症は年間 1,000 人当たり男性で 0.6 人，女性で 3.5 人と報告されている．日本では前述の日本甲状腺学会の実態調査において，顕性甲状腺機能低下症の頻度は 0.5〜0.69％と報告されている．

　潜在性甲状腺機能低下症の有病率は 4〜20％と幅広く，年齢，性，人種，ヨウ素摂取量，TSH のカットオフ値によって異なる．NHANESⅢにおいて，TSH＞4.5 mU/L とした場合の潜在性甲状腺機能低下症は 4.3％であった．また同調査で TSH＞4.5 mU/L の頻度は男性 3.4％，女性 5.8％で女性に多く，加齢に伴ってその頻度は増加していた．Wickham サーベイでは，潜在性甲状腺機能低下症の有病率は男性 2.8％，女性 7.5％で，75 歳以上の女性では 17.4％に達していた．日本では前述の日本甲状腺学会の実態調査において，潜在性甲状腺機能低下症は 3.3〜6.1％と報告されている．

　甲状腺機能低下症の原因として，世界的にはヨウ素欠乏によるものが最も多く，ヨウ素充足地域では慢性甲状腺炎が多い．潜在性甲状腺機能低下症においても甲状腺自己抗体の陽性率が高く，欧米では抗 TPO 抗体陽性率が 40〜70％と報告されている．しかしながら日本甲状腺学会の実態調査では，潜在性甲状腺機能低下症における抗甲状腺自己抗体の陽性率は 30％程度しか認めておらず，慢性甲状腺炎以外の原因，例えばヨウ素過剰摂取や薬剤などの関与が考えられる．

　一般人口における抗甲状腺自己抗体の陽性率は，NHANESⅢでは，抗 TPO 抗体の陽性率は男性 8.7％，女性 17.0％，抗サイログロブリン抗体は男性 7.6％，女性 15.2％であり，女性に多い．加齢に伴って陽性率が高くなり，50 歳以上の女性では抗 TPO 抗体陽性率は 20〜30％に達する．日本の検診での陽性率は，抗 TPO 抗体は 7〜10％，抗サイログロブリン抗体は 15％程度で，年齢が上がるに従い陽性率は上昇する．

4. 甲状腺癌

　日本の高精度地域癌登録データによると[3]，2012 年における甲状腺癌全国推定年齢調整罹患率は，人口 10 万人当り男性 4.7 人，女性 13.0 人（1985 年モデル人口を基準人口とした場合）で，女性は男性の 2.8 倍であった．女性の甲状腺癌の約 20％は癌検診や生活習慣病予防健診で発見された症例であった．また 2000 年以降のデータでは，限局性の甲状腺癌症例は約 30〜50％，所属リンパ節転移または浸潤症例は約 40〜60％，遠隔転移症例は約＜5〜10％であった．

　甲状腺癌の罹患率は，多くの国で 1980 年代以降増加している[4]．5 大陸 19 地域の一般住民の解析によると，1973-1977 年と 1998-2002 年を比較すると，ほとんどの地域は甲状腺癌発生率の増加が見られ，平均増加率は女性 66.7％，男性 48.0％であった．中でも特に 1 cm 未満の微小乳頭癌の増加率が高い．図 1 に日本の年齢調整罹患率の年次推移を示す．男女とも，近年罹患率は有意に増加している．女性は 1991 年から 2001 年の間横ばいであるが，その前後で有意な増加となっており，男性は 1985 年から単調に増加している．

　甲状腺癌は他の癌に比べ，比較的若年者にも発症し，米国の報告によると，全癌の診断時年齢の

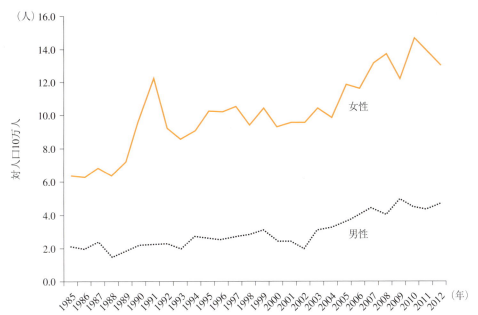

図1 年齢調整罹患率の年次推移（高精度地域がん登録のがん罹患データに基づき，1985年モデル人口を基準人口とした場合）
〔国立がん研究センターがん情報サービス「がん登録・統計」(http://ganjoho.jp/reg_stat/statistics/dl/index.html#incidence) のデータより作成〕

中央値は66歳であるのに対し，甲状腺癌は49歳と若い[5]．また日本の罹患率は年齢と共に増加し，女性では65～69歳がピークでその後減少，男性では70～74歳がピークでその後減少しており，全年齢で女性の罹患率が男性よりも高い[3]．

甲状腺癌の組織型は，2004年の日本甲状腺外科学会による甲状腺悪性腫瘍登録集計では，乳頭癌が92.5％，濾胞癌が4.8％，髄様癌が1.3％，未分化癌が1.4％であった．日本の高精度の地域癌登録における各組織型の年齢分布は，乳頭癌は年齢上昇と共に罹患率は増加し，女性では60～64歳がピークでその後減少，男性では70歳代がピークでその後平坦となる．濾胞癌は男女とも年齢と共に70歳代まで増加，未分化癌症例は40歳代から認められ，60歳以降年齢と共に増加する．

日本の2016年の甲状腺癌の年齢調整死亡率[3]は，人口10万人当り男性0.4人，女性0.5人（1985年モデル人口を基準人口とした場合）であった．年次推移を見てみると，死亡率は，男性は1958年から1996年まで増加し，その後減少し，女性では1977年まで増加し，その後減少している（図2）．

甲状腺結節や癌の有病率は，その調査法により大きく異なる[6]．わが国の検診における甲状腺結節および甲状腺癌の有病率は，触診ではそれぞれ0.8～5.3％および0.08～0.9％，超音波検査ではそれぞれ6.9～31.6％および0.1～1.5％で，当然のことながら超音波検査で多い．また触診は検者の熟練度によって結果が異なることはもちろんのこと，超音波検査も検者，機器の精度や条件，診断基準などで結果が異なることを念頭に置く必要がある．剖検によって初めて発見される潜在癌（ラテント癌）の頻度は11.3～28.4％と高く，その多くは1cm未満の微小乳頭癌であると報告されている．甲状腺癌罹患率の世界的な上昇の一因として，1980年代初期の超音波検査の導入，1990年代にCTやMRIが普及したことにより，微小乳頭癌の発見が増加したことがあげられる．

◆文　献◆

1) Vanderpump MPJ, Tunbridge WMG：The Epidemiology of Thyroid Diseases. In：Braverman LE, Utiger RD, ed. Werner and Ingbar's The Thyroid. Philadelphia：Lippincott Williams & Wilkins, 2000, 467-473.
2) 芦澤潔人：甲状腺疾患の疫学．新しい診断と治療のABC（25）―甲状腺疾患（最新医学別冊）．最新医

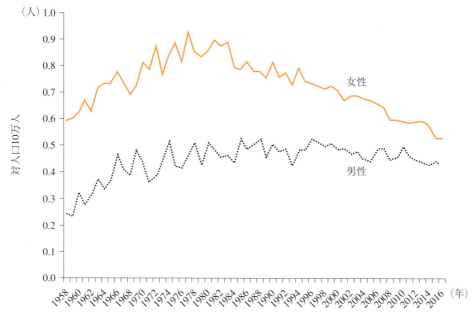

図2 甲状腺癌全国年齢調整死亡率の年次推移（人口動態統計によるがん死亡データに基づき、1985年モデル人口を基準人口とした場合）
〔国立がん研究センターがん情報サービス「がん登録・統計」（http://ganjoho.jp/reg_stat/statistics/dl/index.html#incidence）のデータより作成〕

学社, 2004, 39-47.
3) 国立がん研究センターがん情報サービス「がん登録・統計」
4) Kilfoy BA, Zheng T, Holford TR, et al：International patterns and trends in thyroid cancer incidence, 1973-2002. Cancer Causes Control 2009；20：525-531.
5) Schneider A, Brenner A：Carcinomas of follicular epithelium：Epidemiology and pathogenesis. In：Braverman LE, Cooper DS, ed. Werner & Ingbar's The Thyroid. Philadelphia：Lippincott Williams & Wilkins, 2013, 665-681.
6) 志村浩己：甲状腺疾患の疫学. 日本臨床 2012；70：1851-1856.

◆ **一般目標**

代表的な甲状腺疾患である甲状腺中毒症、甲状腺機能低下症、甲状腺癌について、基本的な疫学的知識（罹患率、有病率、死亡率、性差、年齢分布、年次推移）を得る.

◆ **到達目標**

1) 甲状腺機能中毒症の有病率、性差、年齢分布を説明できる.
2) 甲状腺機能低下症の有病率、性差、年齢分布を説明できる.
3) 甲状腺癌の罹患率、罹患率の年次推移、性差、年齢分布、および死亡率の年次推移を説明できる.

2. 甲状腺疾患の診かた：病歴の聴取と理学的所見（身体所見・甲状腺所見の取り方）

II 甲状腺の臨床

総論

2. 甲状腺疾患の診かた：病歴の聴取と理学的所見（身体所見・甲状腺所見の取り方）

〔研修レベル A〕

POINT

① 甲状腺疾患には特異的な病歴と非特異的な症状がみられるので初診時は詳細に問診する.
② 甲状腺はまず被験者と正対して視診と触診を行う. 少し後屈することで認められることがある.
③ 甲状腺腫は嚥下運動により移動する.
④ 被験者の背側から触診すると上下縁および性状をみやすい.
⑤ 甲状腺腫は大きさ（七條氏分類あるいは計測）, 性状, 硬さ, 自発痛・圧痛の有無を診療録に記載する.

1. 甲状腺疾患の特徴

　甲状腺疾患は頻度の高い疾患であるが, 自覚症状に乏しい, あるいは一般診察での頸部の触診が丁寧に行われないときに見逃されやすい. 一方, 甲状腺の位置する部位は, 体表の皮膚との間には薄い筋肉と比較的少ない皮下脂肪が存在するのみであり, さらに背面に比較的硬く固定された気管が存在することから, 腫大した場合には触知しやすい臓器である. したがって, 患者自身が甲状腺腫や甲状腺結節に気づくことも多い. また, 家族や周囲の人に指摘されることもあり, 一般検診でも発見されることも多い. しかし, 甲状腺腫と間違われる周囲組織もあるので丁寧な診察が求められる. さらに甲状腺腫の存在が直ちに治療を必要とする疾患の存在を意味するわけではない. 甲状腺を理学的所見で正しく評価できるかどうかが, 治療すべきかどうかの次のステップへのチェックポイントとなるので, 確信がもてないときは熟練者や専門医にコンサルトするか, 超音波検査で甲状腺腫の状態を確認して経験を積むことが重要である.

　甲状腺機能の異常は全身に様々な代謝の異常をきたすことから頸部所見のみならず全身所見にも注意することが重要である. 甲状腺ホルモンが過剰な病態と減少した病態とはそれぞれが正反対な症状・所見となるが, 時に同じような訴えを呈することもある. 甲状腺の臨床は五感を研ぎ澄ませることが重要であることを強調したい.

2. 問診

　まず詳細な病歴の聴取が重要であり, 現病歴のみでおおよその診断がついてしまう場合もある. 但し, 教科書的な病歴がとれたときにも, その症状・所見が例外的なものであることもあり, 落とし穴に嵌らないようにする. 甲状腺疾患の初発症状は多様であるが, 経過中に他の特徴的な症状が出現してくることもある. 主訴として多いのは甲状腺腫であるが, ほかに動悸, 頻脈・徐脈, 高血圧, 不整脈, 心不全などの循環器症状, 発汗の異常, 耐寒性・耐暑性の低下, 体重の変化, 食欲・便通など消化器症状, 肝機能障害, イライラ, 不安症状, 認知機能, 記銘力障害など精神神経症状, 月経異常, 不妊などの婦人科症状, 眼球突出, 複視, 眼球乾燥などの眼科症状, 脱毛, 皮膚の色素異常, 粘液水腫など皮膚科症状などすべての科を受診する可能性のある疾患であることを認識す

47

Ⅱ　甲状腺の臨床／総論

る．甲状腺腫を自・他覚的に認めないと過剰な検査や不適切な治療が行われる可能性もある．特に高齢者や男性で甲状腺腫が小さいときや鎖骨の陰に隠れていると気づかれないことがある．甲状腺疾患が長期間放置されると病状が進行する可能性がある．病歴を詳細に聞くことで，その疾患が大凡いつごろ発症したかも推定することができる．長期に放置されていた場合には治療方法にも工夫が必要となることがある．

3. 家族歴・既往歴・治療歴・生活習慣

　甲状腺疾患は家族内発症もみられる．遺伝子異常による疾患のみならず自己免疫性甲状腺疾患は家系内にみられることが多い．環境因子の関与が家系内での発症に寄与する可能性もある．

　既往歴では小児期ばかりでなく胎児期の母体の状態，周産期の状態も参考になる．小児期の放射線被ばく，頸部の手術歴，放射線照射歴[1]，他疾患の治療歴，特に薬剤の服用歴を聞くことが大切である．造影剤を使用した検査を最近行っていないかについても尋ねる．Basedow 病の増悪因子となりやすい花粉症やアトピー性皮膚炎などのアレルギー疾患の有無についても尋ねる．

　生活習慣では甲状腺疾患の病態に深く関わるヨウ素の摂取について聞く．日本ではヨウ素欠乏はほとんどみられず，むしろ過剰なヨウ素の摂取がないかについて，食餌歴，サプリメント，健康食品，咳嗽薬，消毒薬の使用の有無から調べる．

4. 全身所見

　バイタルサインでは血圧，脈拍，呼吸数，意識レベル，皮膚の状態を確認する．皮膚の湿潤度，色素沈着，白斑，浮腫などに注意する．機能亢進症では落ち着きがなく，震えをみとめ，反対に，低下症では言葉が緩徐であり低声である．記銘力，記憶力の低下など認知機能障害を疑わせることがある．顔貌は Basedow 病でみられる眼症状，甲状腺機能低下症でみられる粘液水腫様顔貌に注意する．頸部は次項に記載するように甲状腺を触診するほかに頸部リンパ節にも注意する．胸部ではラ音や僧帽弁などの心雑音に注意する．心房細動を呈しているときには，心拍数と脈拍の差にも注意する．腹部では肝腫大や腹水の有無にも注意する．下肢では浮腫の有無を調べ，甲状腺機能亢進症では前脛骨部粘液水腫も確認する．神経学的所見では震顫（しんせん）に注意する．機能亢進症では細かく規則的な手指の震えを認める．重症では躯幹の震顫も生じる．深部腱反射で特に甲状腺機能の影響を受けるアキレス腱反射の弛緩相について調べる．亢進症では迅速であり低下症では緩徐である．機能低下症では筋肉痛や打腱により筋の収縮を触知することがある．

5. 甲状腺の診察

　甲状腺の診察にあたっては，まず被験者と正対し視診することから始める．この状態で甲状腺腫を認めた場合には七條氏分類[2] Ⅲ度以上である．少し後屈すると甲状腺腫を認めやすい．次に両手指を使って触診する（図1）．その際強く抑えないことが大切である．母指で甲状腺を触診しながら，圧痛の有無や震顫の有無もみる．甲状腺かどうかは嚥下をしてもらうことで可動性を確認できる．嚥下運動により鎖骨下に甲状腺腫が隠れている場合でも触知することが可能となる．次に，被験者の背後に立ち，後ろから両手指を用いて甲状腺を触診する．上縁と下縁を確認し，指腹で甲状腺の性状を確認する．その際，震顫を触知することがある．少し後屈してもらうことや嚥下をしてもらうことで甲状腺と確認しやすくなる．この際も圧迫しすぎないことが重要である．典型例では甲状腺辺縁の明瞭さや表面の硬さ・柔らかさから未治療 Basedow 病や橋本病の特徴を捉えることもできる．さらに，周囲のリンパ節の有無を確認し，正面から膜型聴診器を甲状腺部にあて血管雑音の有無を確認する．

　甲状腺腫の大きさはわが国では七條氏分類（表1）[2] が便宜的に用いられているが，超音波検査で容積を算出してもよい．

2. 甲状腺疾患の診かた：病歴の聴取と理学的所見（身体所見・甲状腺所見の取り方）

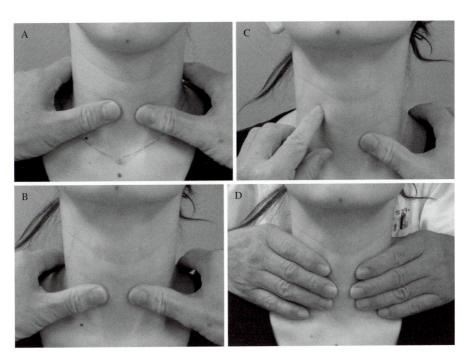

図1　甲状腺の触診
A：男性は甲状軟骨，女性は輪状軟骨を目印にして丁寧に両拇指で触診する．
B：嚥下をすると甲状腺は移動する．
C：片方の拇指で圧迫すると対側の甲状腺が触診しやすくなる．
D：被験者の背側に周り，人差し指，中指，薬指の3指で甲状腺を触診する．甲状腺の大きさ，輪郭とともに表面の性状，硬さ，圧痛の有無，結節，震顫（しんせん）の有無，周辺のリンパ節腫大の有無も確認する．

〔口絵8〕

表1　七條氏分類による甲状腺腫の大きさ

Ⅰ度	頭部を後屈させて甲状軟骨を前方に突出させたときに触知はするが視診できない
Ⅱ度	頭部を後屈させて甲状軟骨を前方に突出させたときに触知し明らかに視診できる
Ⅱ度半	頭部を正常位に保ち僅かに視診できる
Ⅲ度	頭部を正常位に保つときに明らかに視診できる
Ⅳ度	頭部を正常位に保つときに甲状腺腫が著しく前方に突出している
Ⅴ度	甲状腺腫が甚だしく大きい

〔七條小次郎：日本内分泌学会雑誌 1953；29：155-188.〕

表2　甲状腺腫の表現とその記載

大きさ	計測（長径×短径），七条氏分類
形態	対称的か　びまん性か　結節性か
硬度	ゴム様軟，軟，弾性軟，弾性硬，硬，石様硬
表面性状	平滑・凹凸
癒着	有・無
自発痛・圧痛	有・無
震顫（しんせん）	有・無
血管雑音	聴取する・しない
周辺リンパ節腫大	有・無

〔伊藤光泰：甲状腺腫の表現．甲状腺専門医ガイドブック．診断と治療社：49, 2016.〕

以上の所見（表2）[3]をカルテに記載する．

病歴および理学的所見から甲状腺疾患の機能が推定されたら次に必要な機能検査や超音波検査などの検査計画を立てる．甲状腺疾患を診断するきっかけは甲状腺腫を認めることか，甲状腺腫を認めないときには甲状腺機能異常を疑わせる症状・所見からであることを強調したい．

◆文　献◆

1) 伊藤光泰，伊藤久子，峯田周幸，他：術後の甲状腺・上皮小体ホルモン異常．JOHNS 1996；12：561-

Ⅱ　甲状腺の臨床／総論

568.
2）七條小次郎：地方性甲状腺腫. 日本内分泌学会雑誌. 1953；29（7,8）：155-188.

3）伊藤光泰：甲状腺腫の表現. 甲状腺専門医ガイドブック. 診断と治療社：49, 2016.

◆ **一般目標**

甲状腺疾患患者から適切で十分な病歴と理学的所見の取り方を習得する. 詳細な病歴聴取と理学的所見から甲状腺疾患の正しい診断および鑑別診断ができるようにする.

◆ **到達目標**

1）甲状腺疾患の現病歴をとることができる.
2）甲状腺疾患の既往歴・家族歴・薬物治療歴・生活習慣を聴取できる.
3）甲状腺疾患の全身所見をとることができる.
4）甲状腺腫の理学的所見をとることができる.
5）甲状腺腫を正しく記載できる.

3. 甲状腺疾患の分類と重症度

Ⅱ 甲状腺の臨床

総論

3. 甲状腺疾患の分類と重症度

〔研修レベル C〕

POINT

① 甲状腺疾患は甲状腺の機能から機能亢進症，機能正常，機能低下症に分類できる．

② 甲状腺疾患は臨床症状から甲状腺中毒症，甲状腺機能正常，甲状腺機能低下症に分類できる．

③ 甲状腺腫はびまん性と結節性に分類できる．

④ 甲状腺疾患は遺伝性，発生学的異常，自己免疫性，炎症性，自律性増殖（腫瘍，過形成），後天性（外傷性など）など病因により分類できる．

⑤ 甲状腺疾患の重症度は甲状腺機能に加えて，障害される部位，特に中枢神経系や心血管系の障害の程度に影響される．

1. 甲状腺疾患の特徴と成因

　甲状腺疾患は解剖学的な位置関係から病変部の視診や触診が可能という特徴をもち，内分泌器官としての機能的な特徴が臨床症状を形成する病態と組み合わせて分類することができる．甲状腺機能亢進症，甲状腺機能低下症，甲状腺腫瘍は一般人口における罹患率の高いコモンディジーズであり，最も代表的な内分泌疾患であるにもかかわらず診断されていない頻度も高い[1]．これらの疾患は，甲状腺ホルモン値から分類されることが多いが，病因から分類すると，遺伝子異常や腫瘍性病変の一部は比較的頻度が少ない疾患である．甲状腺疾患は病因に従って分類することができるほか，先天性か後天性か，原発性か続発性かによっても分類が可能である．集積性からみると，世界的に最も頻度の高い甲状腺疾患はヨウ素欠乏による地方性甲状腺腫（endemic goiter）であり，そのほかは散在性（sporadic goiter）である．ヨウ素摂取量の比較的過剰なわが国ではヨウ素欠乏をみることはほとんどない．近年ヨウ素欠乏地域におけるヨウ素付加が甲状腺疾患の頻度にどのような変化をもたらしたか報告されている[2]．

　甲状腺は内分泌器官であり，その主たる働きは取り込んだ無機のヨウ素をサイログロブリンのチロシン残基に付加して有機化したヨウ素化合物を生成し，加水分解の後，甲状腺ホルモンとして分泌することにある．体内に分泌された甲状腺ホルモンの生理活性作用により基礎代謝が制御され，その多寡により病態が形成される．甲状腺から分泌される T_4 は末梢組織において T_3 に脱ヨウ素化され活性型ホルモンとなり，T_3 受容体と結合し，さらに retinoid X receptor（RXR）とヘテロ受容体を形成し T_3 応答領域（T_3 responsive element：TRE）に結合して様々な生理作用を発揮する．したがって T_4 の分泌のみならず T_3 の生成，あるいは組織における脱ヨウ素酵素の働き，T_3 受容体の働きもまた甲状腺ホルモン作用に影響し甲状腺機能異常を生じる．甲状腺ホルモンの生成に関与するサイログロブリン，甲状腺ペルオキシダーゼ（TPO），Na/I シンポーター（NIS），ペンドリン（PDS），脱ヨウ素酵素（DIO），甲状腺酸化酵素（DUOX）などは遺伝子異常により先天性の機能低下症や甲状腺腫の原因となるばかりでなく，後天性に自己免疫性甲状腺疾患にみられる自己抗体の抗原となりうる．

　甲状腺腫は，臨床的にはびまん性と結節性の甲

51

表1 甲状腺機能と甲状腺腫の性状による分類

	甲状腺機能			甲状腺腫		
	FT$_4$	TSH	抗 TSH 受容体抗体	びまん性	結節性	なし
甲状腺中毒症	↑↑	↓↓	+	・Basedow 病		
	↑	↓	—	・無痛性甲状腺炎（中毒期） ・妊娠甲状腺中毒症 ・胞状奇胎，悪性上皮腫 ・薬剤性（アミオダロンなど） ・非自己免疫性甲状腺機能亢進症	・亜急性甲状腺炎（中毒期） ・橋本病の急性増悪 ・機能性腺腫（Plummer 病） ・中毒性多結節性甲状腺腫（AFTN）	・甲状腺ホルモン過剰摂取 ・卵巣甲状腺腫
	↑	↑	—	・TSH 産生腫瘍		
甲状腺機能正常	→	→	—	・慢性甲状腺炎（橋本病） ・腺腫様甲状腺腫 ・地方病性甲状腺腫 ・ヨウ素欠乏性甲状腺腫 ・単純性甲状腺腫	・腺腫様甲状腺腫 ・甲状腺腫瘍（良性・悪性） ・甲状腺嚢胞 ・急性甲状腺炎	・甲状腺嚢胞
甲状腺機能低下症	↓	↑	—	・原発性甲状腺機能低下症 ・慢性甲状腺炎（橋本病） ・先天性甲状腺ホルモン合成障害 ・ヨウ素欠乏 ・破壊性甲状腺炎（機能低下症期） ・薬剤性（リチウムなど）		・特発性粘液水腫（萎縮性甲状腺炎） ・異所性甲状腺腫 ・続発性甲状腺機能低下症（手術後，放射線治療後）
	↓	↑	+	・阻害型 TSH 受容体抗体による甲状腺機能低下症 ・特発性粘液水腫（萎縮性甲状腺炎） ・続発性甲状腺機能低下症（Basedow 病治療後）		・阻害型 TSH 受容体抗体による甲状腺機能低下症 ・特発性粘液水腫（萎縮性甲状腺炎） ・続発性甲状腺機能低下症（Basedow 病治療後）
	↓	↓	—			・下垂体性甲状腺機能低下症 ・視床下部性甲状腺機能低下症*

*：TSH→または↑のことあり．

状腺腫に二分される．甲状腺腫の成因には，発生学的異常，炎症，自己免疫，自律性増殖（腫瘍，過形成）などが病因的に挙げられるが，甲状腺の形成不全，無形成，異所性甲状腺腫，萎縮では頸部に甲状腺腫を認めない．甲状腺腫の形成には TSH 以外にも IGF-1，EGF，抗 TSH 受容体抗体，サイトカインなど多くの因子が関与している．

2. 甲状腺機能と甲状腺腫の性状による分類（表1）

機能からの分類では甲状腺ホルモンの生理学的

3. 甲状腺疾患の分類と重症度

表2 成因による分類

```
1．ヨウ素の不足・過剰
2．自己免疫性
    Basedow病，慢性甲状腺炎（橋本病），特発性粘液水腫
3．炎症性
    急性化膿性甲状腺炎，亜急性甲状腺炎，無痛性甲状腺炎，IgG4関連甲状腺炎
4．腫瘍性（良性・悪性）
    腺腫，乳頭癌，濾胞癌，髄様癌，未分化癌
    悪性リンパ腫，転移性
5．腫瘍性病変
    腺腫様甲状腺腫，中毒性多結節性甲状腺腫（toxic multi-nodular goiter：TMNG）
6．系統的疾患に伴う病変
    アミロイドーシス，サルコイドーシス
7．甲状腺の発生異常
    無形成，低形成，異所性，遺伝子異常（TTF1，TTF2，PAX8）
8．甲状腺ホルモンの産生障害
    a．先天性甲状腺機能低下症
        甲状腺ホルモンの合成障害：甲状腺ペルオキシダーゼ（TPO），サイログロブリン，Na/
        Iシンポーター（NIS），ペンドリン（PDS），甲状腺酸化酵素（dual oxidase 2：DUOX2）
        酵素欠損：ヨードリサイクリング（dehalogenase）欠損
    b．中枢性甲状腺機能低下症
        下垂体性，視床下部性
    c．母体からの影響
        ヨウ素過剰，抗甲状腺薬，TRAb，母体からの甲状腺中毒症など
9．受容体異常症
    甲状腺ホルモン受容体異常症（Refetoff症候群），甲状腺ホルモン受容体αの異常
    非自己免疫性甲状腺機能亢進症（TSH受容体異常症）
10．甲状腺ホルモン感受性低下症候群
    Monocarboxylate transporter 8（MCT8）異常
    脱ヨウ素酵素（DIO）異常
11．治療後（続発性）
    a．手術後
    b．放射線治療後
    c．薬剤性（ヨウ素，抗甲状腺薬，リチウム，アミオダロン，インターフェロン，リバビリ
       ン，イマチニブ，ニボルマブなど）
```

〔伊藤光泰：甲状腺疾患の分類と頻度．**Modern Physician** 2011；31：414-417．より一部改変〕

作用が正常に発揮されているかどうかにより，広義の甲状腺機能亢進症（甲状腺中毒症），甲状腺機能正常，甲状腺機能低下症に分類される．甲状腺機能亢進症は狭義では甲状腺組織が刺激型の抗TSH受容体抗体やTSHなど何らかの原因で刺激（活性化）されるか刺激性甲状腺ホルモンが過剰に産生されている状態を指す．したがって，ヨウ素の取り込み，サイログロブリンのヨウ素の有機化，甲状腺ホルモンの産生過剰，血中甲状腺ホルモンの高値，甲状腺ホルモンの生理作用の亢進がみられる．甲状腺機能亢進症を便宜的に甲状腺中毒症と同義で用いられることがあるが，前述のような甲状腺の機能亢進がみられない場合は甲状腺中毒症と定義される．破壊性甲状腺炎による甲状腺からの甲状腺ホルモンの漏出や外因性に甲状腺ホルモンが過剰に投与された場合など血中の甲状

腺ホルモン値が高値で，甲状腺ホルモンの生理作用が過剰にみられる状態を甲状腺中毒症とする．狭義の甲状腺機能亢進症もこの中に含まれる．

対照的に甲状腺機能低下症は何らかの原因により，甲状腺ホルモンの産生は低下し，血中甲状腺ホルモンの低下，甲状腺ホルモンの生理作用の低下がみられる．甲状腺機能には問題がなく，甲状腺ホルモン作用の低下をきたす場合もあるが，この場合には甲状腺ホルモン不応症あるいは薬剤による甲状腺ホルモン作用の低下が相当する．しかし，この場合には甲状腺以外の部位に甲状腺ホルモンの作用不足の原因があるため甲状腺機能低下症とは明らかに区別される．

頻度の高い甲状腺疾患を形態と機能から分類すると，びまん性か結節性か，甲状腺ホルモンが高値，正常，低下に分類される（**表1**）．びまん性甲

状腺腫があり甲状腺ホルモンが高値（中毒症）には Basedow 病，無痛性甲状腺炎，TSH 産生腫瘍（不適切 TSH 分泌症候群〈SITSH〉を呈する），非自己免疫性甲状腺機能亢進症（抗 TSH 受容体抗体（TRAb）が陰性）が代表的な疾患である．びまん性甲状腺腫があり甲状腺ホルモン値が正常なものには，橋本病，腺腫様甲状腺腫，単純性甲状腺腫がある．びまん性甲状腺腫があり，甲状腺機能が正常な時は橋本病あるいは単純性甲状腺腫を考えやすいが，超音波検査では腺腫様甲状腺腫や甲状腺囊胞がみつかることがある．びまん性甲状腺腫で甲状腺ホルモンが低下しているのは，橋本病，甲状腺ホルモン合成障害がある．次に，結節性甲状腺腫があり，甲状腺ホルモン値が高値なものには，Plummer 病，中毒性多結節性甲状腺腫，移動性亜急性甲状腺炎（中毒症期）がある．甲状腺機能と血中ホルモン値が正常なのは，良性および悪性腫瘍，腺腫様甲状腺腫，囊胞があげられる．

3. 成因による分類 （表 2[3]）

甲状腺疾患の成因として発生学的異常，遺伝子異常，自己免疫，腫瘍，薬剤などの外因的障害などがある（表 2）．甲状腺の形成の障害，あるいは甲状腺機能に重要な働きをする酵素などの遺伝子異常は甲状腺腫や甲状腺機能低下症を生じる．通常 3,000〜4,000 の分娩に 1 回の頻度で先天性甲状腺機能低下症が生じるとされ，新生児マススクリーニングにより診断されて治療されている．この中には甲状腺ホルモンの生成にかかわる遺伝子異常ばかりでなく，発生学的異常，異所性甲状腺腫，母体からの影響なども含まれる．甲状腺ホルモンの生成にかかわる Na/I シンポーター（NIS），サイログロブリン，ペンドリン，甲状腺ペルオキシダーゼ，脱ヨウ素酵素などの遺伝子異常が報告されている．最近臨床的に使用頻度が増加しているアミオダロンやニボルマブは甲状腺機能異常の頻度が高く要注意である．

自己免疫疾患を複数生じてくる IPEX 症候群（immune dysregulation, polyendocrinopathy, enteropathy, X-linked syndrome）も甲状腺機能低下症を併発することがあるが，病因は調節性 T 細胞（Treg）に発現している foxp3（forkhead box3）の遺伝子異常が同定されている．免疫応答に関与する autoimmune regulator（AIRE）遺伝子の異常による自己免疫性内分泌腺症候群（APS）1 型には甲状腺機能異常症がみられることは少ない．甲状腺疾患の病因として自己免疫の関与は大きく，中でも橋本病と Basedow 病は頻度の高い疾患であり，さらに特発性粘液水腫がある．橋本病は甲状腺ペルオキシダーゼ（TPO），サイログロブリン（Tg）特異的な HLA class 1 拘束性の傷害性 T 細胞がみられ，自己抗体として抗 Tg 抗体や抗 TPO 抗体がみられる．Basedow 病では刺激型の抗 TSH 受容体抗体がみられ，萎縮性の甲状腺機能低下症の一部では阻害型の抗 TSH 受容体抗体がみられる．

甲状腺腫瘍の原因は不明であるが，甲状腺癌の一部には遺伝子変異がみられ，特に ret/PTC 遺伝子と Braf 遺伝子，ras 遺伝子の変異が多い．家族性大腸ポリポーシスの家系で乳頭癌がみられる時は APC 遺伝子の異常がみられる．濾胞癌では Pax8 遺伝子と PPARγ 遺伝子の再配列が，未分化癌では TP53 遺伝子の変異がみられる．MEN2 型では Ret 遺伝子の変異が病因に関連している．放射線と甲状腺癌の関連性もよく知られている．

臨床的に同じような症状・所見であっても病因により治療法が異なることがあり，たとえば中毒性びまん性甲状腺腫を呈する Basedow 病と無痛性甲状腺炎の鑑別にみられるように，病因による分類が最も重要である．

4. 甲状腺疾患の重症度

甲状腺機能異常症の臨床的な重症度は甲状腺ホルモンの多寡と関連するが，障害される臓器，特に中枢神経系あるいは心血管系の障害が特に重症度に影響する．血中甲状腺ホルモン値が必ずしも重症度と相関しない場合もあり，典型的な場合が甲状腺クリーゼや粘液水腫昏睡であり致死率が高い．甲状腺癌の場合には病理学的診断により予後が決定される．乳頭癌や濾胞癌の予後は比較的良好であり，未分化癌の予後は最も悪い．乳頭癌や

濾胞癌の一部は低分化癌であり高分化癌よりも予後は不良である.

甲状腺機能低下症の予後は補充療法により一般に良好とされるが,最近,先天性甲状腺機能低下症の生命予後がやや悪いとする海外からの報告[4]もある.潜在性甲状腺機能低下症の心血管系のリスク評価については議論がある.

◆文　献◆

1) Madariaga AG, Palacios SS, Guillén-Grima F, et al：The incidence and prevalence of thyroid dysfunction in Europe：A meta-analysis. J Clin Endocrinol Metal 2014；99：923-931.

2) Garcia-Garcia E, Vazquwz-Lpez MA, Garcia-Fuentes E, et al：Iodine intake and prevalence of thyroid autoimmunity and autoimmune thyroiditis in children and adolescents aged between 1 and 16 years. Eur J Endocrinol 2012；167：387-392.

3) 伊藤光泰：甲状腺疾患の分類と頻度. Modern Physician 2011；31：414-417.

4) Azar-Kolakez A, Ecosse E, Dos Santos S, et al：All-cause and disease-specific mortality and morbidity in patients with congenital hypothyroidism treated since the neonatal period：A national population-based study. J Clin Endocrinol Metab 2013；98：785-793.

◆ 一般目標

甲状腺疾患を臨床的な兆候・所見から分類しそれぞれの特徴を理解する.甲状腺疾患を病因から分類するとともに,それぞれの重症度について理解する.

◆ 到達目標

1) 甲状腺疾患を機能と形状から分類できる.
2) 甲状腺疾患を病因に基づいて分類できる.
3) 甲状腺中毒症と甲状腺機能亢進症の異同について説明できる.
4) 主な甲状腺疾患の重症度について説明できる.

II 甲状腺の臨床／総論

4. 甲状腺疾患の診断
①甲状腺機能検査

〔研修レベル A〕

POINT

① 視床下部-下垂体-甲状腺系のネガティブフィードバック機構を理解する．
② 甲状腺機能異常症の可能性を疑い，甲状腺機能検査を行うことが診断に重要である．
③ 甲状腺機能を評価するためには，甲状腺ホルモンと TSH を併せて測定する．
④ 甲状腺ホルモン検査では，FT_4 がよく甲状腺機能を反映するが，FT_3 の測定が必要な場合も少なくない．
⑤ 測定キットや，年齢，妊娠により，測定値や基準範囲が異なることに注意する．
⑥ 特殊な病態が疑われる場合には，専門施設への紹介が必要となる．

1. 甲状腺機能の調節機構

甲状腺ホルモンの合成と分泌は，下垂体から分泌される甲状腺刺激ホルモン（TSH）により調節されており，視床下部-下垂体-甲状腺系にはネガティブフィードバック機構が存在する（図1）．すなわち，一般に TSH の上昇は原発性甲状腺機能低下症を，TSH の低下は甲状腺中毒症を示すと考えられる．甲状腺から分泌される主な甲状腺ホルモンはサイロキシン（T_4）であり，甲状腺機能低下症の治療に用いられるのは主に T_4 製剤であるが，生理活性は 3,5,3'-トリヨードサイロニン（T_3）が強い．ヨードサイロニン脱ヨウ素酵素のはたらきにより T_4 は脱ヨウ素を受けて T_3 に変換され，生理作用を発揮する．

血中のヨードサイロニンの大部分は甲状腺ホルモン結合蛋白（TBP）と結合し，結合していない甲状腺ホルモンは遊離型の free T_4（FT_4）ならびに free T_3（FT_3）として存在し，作用を発揮する．健常人では T_4 の約 0.03％ が FT_4，T_3 の約 0.3％ が FT_3 として存在する．甲状腺機能検査としては，一般に TBP の変化の影響を受けない遊離甲状腺ホルモンである FT_4，FT_3 が測定される．

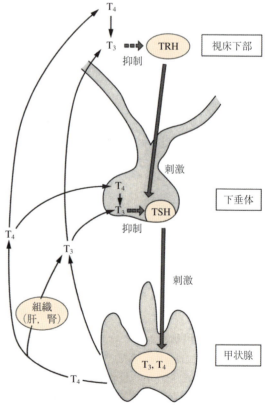

図1 視床下部-下垂体-甲状腺系のフィードバック機構

4. 甲状腺疾患の診断

表1　甲状腺機能低下症と甲状腺中毒症の症状

	甲状腺機能低下症	甲状腺中毒症
主な自覚症状	寒がり	暑がり，動悸
精神神経系	無気力，易疲労感，嗜眠	神経過敏，不眠
皮膚，毛髪	乾燥，発汗減少，毛髪脱落	湿潤，発汗増加
循環器系	徐脈，心電図低電位	頻脈，心房細動
消化器系	便秘	食欲亢進，軟便，下痢
体重	体重増加	体重減少
体温	体温低下	体温上昇
四肢	浮腫，アキレス腱反射弛緩相遅延	手指振戦

表2　甲状腺機能異常でみられる血液化学検査値の異常

検査項目	甲状腺機能低下症	甲状腺中毒症
コレステロール	上昇	低下
クレアチニン	上昇	低下
シスタチンC	低下	上昇
CK	上昇	低下
AST，ALT，LDH	上昇	上昇（ときに）
ALP（骨型）	不変	上昇

2. どのような時に甲状腺機能検査を行うか

　甲状腺腫や眼球突出がある場合，暑がり，動悸，神経過敏，不眠，発汗，食欲亢進，軟便，体重減少，体温上昇，手指振戦などの甲状腺中毒症が疑われる症状がある場合，寒がり，易疲労感，嗜眠，皮膚乾燥，脱毛，便秘，体重増加，体温低下，浮腫などの甲状腺機能低下症が疑われる症状がある場合（表1）や，コレステロール，クレアチンキナーゼ（CK），アルカリフォスファターゼ（ALP）やクレアチニンなどの臨床化学検査の変化から甲状腺機能異常が疑われる場合（表2）や妊婦で甲状腺機能検査が行われる．また，新生児ではマススクリーニング検査が行われている．

　視床下部-下垂体-甲状腺系にはネガティブフィードバック機構が存在するため，甲状腺の病的状態により甲状腺ホルモン分泌に破綻をきたすと血中TSH濃度に変化が現れる．現在行われている高感度のTSH測定は，甲状腺機能を知る上で最も鋭敏な検査として必要不可欠の検査となっている．したがって，甲状腺機能異常のスクリーニングにおいては甲状腺ホルモンと併せてTSHを測定することが重要である[1]．

　前述のように，甲状腺から分泌される主な甲状腺ホルモンはT_4であり，甲状腺機能の評価においては一般にFT_4の測定が優れている．甲状腺機能低下症では，甲状腺機能を反映してFT_4が低値を示しているもののFT_3は基準範囲に保たれていることがあり，また，FT_4は基準範囲であるがFT_3のみ高値を示す甲状腺機能亢進症の病態があることなどから，日本甲状腺学会の甲状腺疾患診断ガイドライン[2]に示されている通り，少なくとも，甲状腺機能低下症の診断にはFT_4とTSH，甲状腺機能亢進症の診断にはFT_4，TSHに加えてFT_3の測定が望ましいと考えられる．

3. 甲状腺機能検査の測定方法

　現在，FT_4，FT_3，TSHは，酵素免疫測定法（enzyme immunoassay：EIA），化学発光免疫測定法（chemiluminescence immunoassay：CLIA）や電気化学発光免疫法（electrochemiluminescence immunoassay：ECLIA）などにより測定されており，以前行われていた放射性免疫測定法（radioimmunoassay：RIA）による測定はほとんど行われていない．FT₄，FT₃，TSHの測定は，外来迅速検体検査加算の対象となっており，診察前検査として広く実施されている．しかしながら，測定キットや年齢，妊娠により，測定値ならびに基準範囲が異なるので注意が必要である[3]．表3に参考基準範囲の1例を示す．

血中TSH濃度は食事の影響をほとんど受けない．TSHには基準範囲内での若干の日内変動があり，夜間のTSHレベルは日中に比較して高値となる傾向がある．また，TSHは新生児期に高値を示し，乳児期にかけて低下し，1歳以後は大きな変化を示さない．血中FT₄，FT₃濃度は，食事や日内変動の影響はほとんどないとされている．また，加齢によりFT₃が若干低下すると報告されている．

4. 甲状腺機能検査の結果の解釈

図2にFT₄，FT₃とTSHの検査結果から想定される代表的な甲状腺疾患を示す．視床下部-下垂体-甲状腺系のネガティブフィードバック機構が存在することから，FT₄，FT₃とTSHの測定値は，典型例では網掛けで示した部分の結果となる．

FT₄，FT₃が高値，TSHが低値の場合，Basedow病や自律性機能性甲状腺結節（Plummer病）などの狭義の原発性甲状腺機能亢進症，無痛性甲状腺炎や亜急性甲状腺炎などの破壊性甲状腺炎による甲状腺中毒症などが考えられる．また，妊娠初期，絨毛性疾患や甲状腺ホルモンの過剰摂取などでも同様の所見を示すことがある．一般にBasedow病やPlummer病などの甲状腺機能亢進症では，破壊性甲状腺炎による甲状腺中毒症に比較してFT₃（pg/mL）/FT₄（ng/dL）比が高い傾向にあり，甲状腺機能亢進症の一部の症例ではFT₃のみが高値を示すことがある．また，破壊性甲状腺炎では，病初期は甲状腺中毒症の検査所見を示すが，その後一過性の甲状腺機能低下を経て元の状態に復するため，測定する時期によって異なった検査所見を示す．FT₄，FT₃が低値，TSHが高値の場合，原発性甲状腺機能低下症が考えられるが，前述のようにFT₄が低下しているもののFT₃の低下が明らかでない場合もある．

FT₄，FT₃は基準範囲にあるものの，TSHが低下している場合を潜在性甲状腺機能亢進状態，TSHが高値を示している場合を潜在性甲状腺機能低下状態と呼ぶ．潜在性甲状腺機能低下状態を示す病態として，TSH受容体の変異によるTSH不応症があり，遺伝子解析が必要となることがある[4]．FT₄，FT₃が高値，TSHが高値ないし基準範囲のときは，TSH産生下垂体腫瘍の可能性があり，αサブユニットの測定，TSH放出ホルモン（TRH）負荷試験や下垂体の画像所見が診断の参考となる．また，甲状腺ホルモン受容体の変異による甲状腺ホルモン不応症においても同様の所見を示し，遺

表3 甲状腺機能検査の参考基準範囲例（CLIA法）

	参考基準範囲
TSH	0.35～4.94 μU/mL
FT₃	1.88～3.18 pg/mL
FT₄	0.7～1.48 ng/dL
T₃	0.64～1.52 ng/mL
T₄	4.87～11.72 μg/dL

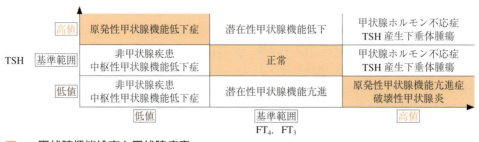

図2 甲状腺機能検査と甲状腺疾患

4. 甲状腺疾患の診断

表4　甲状腺疾患診断ガイドラインにおける甲状腺機能検査

疾患	甲状腺機能検査
原発性甲状腺機能低下症	検査所見：FT_4低値および TSH 高値
中枢性甲状腺機能低下症	検査所見：FT_4低値で TSH が低値～正常 付記：視床下部性甲状腺機能低下症の一部では TSH 値が $10\,\mu U/mL$ 位まで逆に高値を示すことがある．
Basedow 病	検査所見：FT_4, FT_3のいずれか一方または両方高値および TSH 低値（$0.1\,\mu U/mL$ 以下） 付記：FT_4正常でFT_3のみが高値の場合が稀にある．FT_3(pg/mL)/FT_4（ng/dL）比は無痛性甲状腺炎の除外に参考となる．
無痛性甲状腺炎	検査所見：FT_4高値，TSH 低値（$0.1\,\mu U/mL$ 以下） 付記：病初期の甲状腺中毒症が見逃され，その後一過性の甲状腺機能低下症で気付かれることがある．
亜急性甲状腺炎（急性期）	検査所見：FT_4高値，TSH 低値（$0.1\,\mu U/mL$ 以下）

伝子解析が必要となることがある．FT_4，FT_3が低値，TSH が低値のときは，比較的まれであるが，視床下部あるいは下垂体病変による中枢性甲状腺機能低下症の可能性が考えられる．下垂体性甲状腺機能低下症の場合，TSH は低値で TRH 負荷に対する反応も低下しているが，視床下部性甲状腺機能低下症では TSH は基準範囲か若干高値の場合があり注意を要する．悪性腫瘍や感染症などの消耗性疾患である非甲状腺疾患では，TSH は基準範囲ないし若干低下するものの，FT_3が低下する low T_3症候群の状態となることや，病態が進行するとFT_4の低下もみられる．

甲状腺機能異常症の診断においては，前述の甲状腺疾患診断ガイドライン[2)]が参考になる．表4に甲状腺疾患診断ガイドラインにおける各疾患の甲状腺機能検査に関する記述をまとめた．

5. 甲状腺機能検査のピットフォールと注意点

甲状腺機能の評価を行うには，前述の疾患と各ホルモン値の関係を考慮しながら，検査値を総合的に判断することが重要である．

血中 TSH 濃度は甲状腺ホルモンによるフィードバック機構により調節されており，血中FT_4濃度が高値となった場合には血中 TSH 濃度が低くなり，血中FT_4濃度が低値となった場合には，血中 TSH 濃度が高くなるのが一般的であり，この関係を理解しておくことが重要である．血中FT_4濃度が基準値よりも高値であるにも関わらず，血中 TSH 濃度が抑制されていない場合や血中FT_4濃度が低値であるにも関わらず血中 TSH 濃度が高値を示さない場合，前述のような特殊な病態を反映している可能性もあるが，測定法に問題がないか確認する必要がある．また，抗甲状腺ホルモン抗体，抗 TSH 抗体や HAMA（human anti-mouse antibody）などが存在すると，測定法によりFT_4, FT_3, TSH の測定値に影響を及ぼすことがあるので注意が必要である．測定法に起因する問題が想定された場合，測定原理の異なる他のキットを用いて測定することが原因の究明に役立つことも少なくない．

T_4, T_3, FT_4, FT_3に乖離がみられるときは，TBP の異常が考えられる．TBP のうちサイロキシン結合グロブリン（thyroxine binding globulin：TBG）は甲状腺ホルモンとの親和性が高く，TBG の変動はFT_4, FT_3の測定値には影響を与えないものの，T_4, T_3濃度には大きな影響がある．妊娠などによりエストロゲンが増加した状態や慢性肝炎では TBG は増加しT_4, T_3の測定値は上昇する．一方，遺伝性 TBG 欠損（減少）症，肝硬変，ネフローゼ症候群などでは TBG は低下し，T_4, T_3の測定値は低下する．

TSH の値を評価する場合に注意しなければならない点として，TSH は甲状腺機能の変化を鋭敏に反映して変化するが，甲状腺機能異常の自然経過ならびに抗甲状腺薬や甲状腺ホルモン剤による治療経過においては，FT_4，FT_3が基準範囲に入る

のに比較して TSH が基準範囲に復するのが遅れる傾向にあることがあげられる．以前測定を行った際の検査結果との比較を行い，検査成績の経過を観察することも重要である．

前述のように，TSH の測定値は測定キットにより差があることが報告されているものの，各施設で設定した基準範囲を使うことにより，従来診療に支障をきたすことは少なかった．しかし，近年，妊娠初期には TSH を 2.5 μU/mL 未満にすべきである等診療ガイドライン[4]に具体的な数値が記載されたことなどを踏まえ，TSH 測定値の差を是正する必要が生じてきている．国際臨床化学・検査医学連合（International Federation of Clinical Chemistry and Laboratory Medicine：IFCC）の甲状腺機能検査標準化委員会において TSH 測定値をすべての測定法の平均値（all-procedure trimmed mean：APTM）にハーモナイゼーションする取り組みが行われており[5]，わが国における TSH 測定値の標準化が期待される．

◆文　献◆

1) 村上正巳：日常診療のための検査値のみかた．野村文夫，村上正巳，和田隆志，ほか（編），中外医学社 2015；49-52.

2) 日本甲状腺学会：甲状腺疾患診断ガイドライン 2013 http://www.japanthyroid.jp/doctor/guideline/japanese.html（2018 年 4 月確認）

3) 古田島伸雄，中嶋清美，町田哲男，ほか：甲状腺関連ホルモン測定における測定機種間差の検討．日本臨床検査自動化学会会誌 2014；39：667-672.

4) De Groot L, Abalovich M, Alexander EK, et al：Management of thyroid dysfunction during pregnancy and postpartum：An Endocrine Society Clinical Practice Guideline. J Clin Endocrinol Metab 2012；97：2543-2565.

5) Thienpont LM, Van Uytfanghe K, De Grande LAC, et al：Harmonization of serum thyroid-stimulating hormone measurements paves the way for the adoption of a more uniform reference interval. Clin Chem 2017；63：1248-1260.

◆ 一般目標

甲状腺機能の調節機構を理解する．必要に応じて甲状腺機能検査を実施し，結果を適切に解釈して甲状腺機能異常をきたす疾患を診断できる．

◆ 到達目標

1) 甲状腺機能の調節機構を説明できる．
2) 症状や一般的な検査値の異常から甲状腺機能異常を疑い，適切に甲状腺機能検査を実施できる．
3) 甲状腺機能検査の結果を適切に解釈できる．
4) 特殊な病態や測定法に起因する問題が疑われる場合に適切に対処できる．

4. 甲状腺疾患の診断

II 甲状腺の臨床

総論

4. 甲状腺疾患の診断
②甲状腺ホルモン輸送蛋白

〔研修レベル C〕

POINT

① 血中では，甲状腺ホルモンは甲状腺ホルモン輸送蛋白（thyroid hormone binding protein：TBP）に結合している．

② 主な TBP には，thyroxine binding globulin（TBG），transthyretin（TTR）およびアルブミンがある．

③ TBG は T_4 との結合能が最強で，先天性および後天性 TBG 異常症では総 T_4 および T_3 値に影響を与えるが，FT_4 および FT_3 値には影響なく，euthyroid を示す．

④ アルブミンは血中に大量に存在するが，その変動は甲状腺ホルモン値にほとんど影響しない．

⑤ 家族性異常アルブミン性高サイロキシン血症では，測定方法によっては FT_4，FT_3 が偽高値を示すことがあり，甲状腺ホルモン不応症の鑑別疾患の一つになっている．

1. 甲状腺ホルモン輸送蛋白の種類

主な TBP には，TBG, TTR およびアルブミンがある．T_4 および T_3 は，各々 TBG に 68%，80%，TTR に 11%，9%，アルブミンに 20%，11% 結合している．その他，リポプロテインにも 3〜6% 結合している[1]．

2. TBG

TBG は肝臓で合成される分子量約 54 Kd の糖蛋白質で，血中濃度はおおよそ 27 μg/mL で血中半減期は約 5 日である．T_4 との結合能は TTR の約 50 倍，アルブミンの約 7,000 倍と TBP の中でもっとも強い．TBG 遺伝子は X 染色体上に局在し，先天性 TBG 異常症[2]は，約 5,000 人に 1 人に見られる頻度の多い異常で，TBG 完全欠損症，TBG 部分欠損症，TBG 増加症などがある[2]．TBG 異常は男性 hemizygous に現れ，heterozygous 女性では罹患男性と非罹患男性との中間の値を示す[2]．TBG 遺

伝子変異による TBG 分子の細胞内停留や分解が血中 TBG 低下を起こすと考えられている．後天性 TBG 増加症の一般的な原因は，エストロゲン過剰に伴う TBG 半減期の延長である．

3. TTR

TTR は 4 つのポリペプチド鎖からなる分子量約 55 Kd の蛋白で，Retinol（vitamin A）-binding protein と複合体を形成している．アミロイド原性変異 TTR は家族性アミロイドポリニューロパチーと関係する．非アミロイド原性変異 TTR には T_4 結合能が強弱に変化するものが存在する．

4. アルブミン

血中に豊富に存在するアルブミンの甲状腺ホルモンとの結合能は低く，血中アルブミン濃度の大きな変動でも甲状腺ホルモン値にほとんど影響しない．ただし，常染色体性優性遺伝形式を示す家

Ⅱ　甲状腺の臨床／総論

族性異常アルブミン性高サイロキシン血症（familiar dysalbuminemic hyperthyroxinemia：FDH）ではヨードサイロニン濃度が上昇しているが，T_4, T_3, rT_3 の相対的（各々の）上昇度は変異によって異なる．変異アルブミンの干渉により FT_4 偽高値となる変異（R218H）もある[2]．IEF 法や免疫沈降法による T_4 結合能の増大や遺伝子解析により確定診断が導かれる．

5. 臨床における注意

　測定値への影響の有無を知っておく必要がある．TBP 異常があっても患者は euthyroid である．

近年，総 T_4, T_3 よりも FT_4, FT_3 を測定することが多いため TBG 異常症に気付く機会は減った．TBG 異常症や FDH ではホルモンの測定方法を正しく選択し，甲状腺機能異常と診断を誤らないように注意する必要がある．

◆文　献◆

1) Davies TF, Shlumberger MJ, Hay ID, et al：Thyroid hormones in peripheral tissues. In Williams Textbook of Endocrinology, 13ed. Melmed S, Polonsky KS, Laesen PR, et al（eds）. Elsevier：340-342, 2016.

2) Pappa T, et al：Inherited defects of throxine-binding proteins. Best Pract Res Clin Endocrinol Metab 2015；29：735-747.

◆ **一般目標**

血中甲状腺ホルモンは甲状腺ホルモン結合蛋白に結合していることを理解し，3 つの主な結合蛋白の種類を述べることができる．

◆ **到達目標**

1) TBG 異常症には先天性と後天性があり，総 T_4, T_3 値には影響を与えるが，FT_4, FT_3 値には影響がないことを理解し説明できる．
2) TBP の異常では，治療の必要性がないことを理解する．
3) 家族性異常アルブミン性高サイロキシン血症を理解し，ホルモン測定異常値から間違った診断を下さないように注意する．

4. 甲状腺疾患の診断

Ⅱ 甲状腺の臨床

4. 甲状腺疾患の診断
③甲状腺自己抗体，サイログロブリン

総論

〔研修レベル A〕

POINT

① 第二世代と第三世代の TRAb は未治療 Basedow 病のほとんどの例で陽性となる．

② TSAb は測定法の改良により測定感度が向上した．

③ 第三世代の TRAb，TgAb，TPOAb は全自動測定による診察前検査が可能となった．

④ Tg は甲状腺全摘術後の病勢判断の腫瘍マーカーとして有用である．

日常診療で経験することの多い甲状腺疾患には，Basedow 病や橋本病などの代表的な臓器特異的自己免疫疾患のほか，結節性甲状腺腫をきたす甲状腺腫瘍がある．これらの疾患の診断と治療経過の観察において，甲状腺に発現する 3 つの主要な蛋白である TSH 受容体，サイログロブリンおよび甲状腺ペルオキシダーゼ（TPO）を抗原とする自己抗体の測定，ならびに甲状腺から血中に漏出するサイログロブリンの測定が行われる．

1. 甲状腺自己抗体

1 抗 TSH 受容体抗体

TSH が結合して作用する TSH 受容体は，甲状腺濾胞細胞に発現する G 蛋白共役型受容体である．TSH 受容体に対する自己抗体は，甲状腺を刺激する場合には Basedow 病による甲状線機能亢進症，抑制する場合には甲状腺機能低下症の原因となる．

1）抗 TSH 受容体抗体測定法

抗 TSH 受容体抗体の測定法には，TSH 受容体への自己抗体の結合活性を検出するレセプターアッセイと，抗体による甲状腺細胞の刺激活性あるいは抑制活性を指標として測定するバイオアッセイがある．前者には標識された TSH あるいは TSH 受容体に対するモノクローナル抗体の TSH 受容体への結合阻害作用を指標として検出される

TBII（TSH-binding inhibitor immunoglobulins），いわゆる TRAb があり，後者には甲状腺細胞の cAMP 産生能を指標として検出される刺激型の抗体をみる TSAb ならびに TSH 作用を阻害する抑制型の抗体をみる TSBAb がある．

（1）TRAb（TBII）測定法

TRAb（TBII）の測定には，開発順に第一世代法，第二世代法，第三世代法がある（**図 1**）．第一世代法は可溶化ブタ TSH 受容体に対する ^{125}I 標識 TSH と患者血清中の TRAb の競合反応を測定原理とする 1 ステップの液相法である．第二世代法は固相化した TSH 受容体に対する標識 TSH と血清中の TRAb の競合反応による 2 ステップの固相法で，抗 TSH 抗体や HAMA 等の干渉物質の影響が回避されて測定感度が向上した．その後，Basedow 病患者末梢血リンパ球から甲状腺刺激活性と TSH の TSH 受容体への結合を阻害する活性の両方を有する抗 TSH 受容体ヒトモノクローナル抗体（M22）が作製され，標識 TSH の代わりに M22 を用いて，TSH 受容体に対する血清中の TRAb と M22 の競合反応を測定原理とする第三世代の TRAb 測定法が開発された[1]．結合親和性の高い M22 を用いた第 3 世代の TRAb 測定法では，全自動測定が可能となり，ECLIA 法，FEIA 法または CLEIA 法を測定原理とし，およそ 30 分以内で検査を実施できる．自動化された TRAb 測定により同日に TRAb の測定結果の報告ができ，診察前検

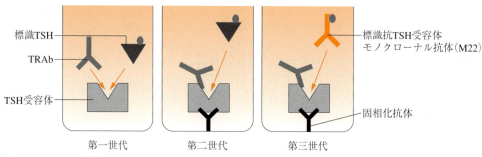

図1 TRAb の測定

表1 参考基準範囲と検体検査実施料（2018 年度診療報酬改定）

検査項目		測定法	参考基準範囲	保険点数
TRAb	第一世代	RRA 液相法	10（15）％以下	232 点
	第二世代	RRA 固相法	1.0 IU/L 未満	
	第三世代	ECLIA 法	2.0 IU/L 未満	
TSAb		バイオアッセイ＋EIA	120％以下	340 点
TSBAb		バイオアッセイ＋EIA	31.7％以下	―
サイロイドテスト		間接凝集反応法	100 倍未満	37 点
マイクロゾームテスト		間接凝集反応法	100 倍未満	37 点
TgAb		RIA 法	0.3 U/mL 未満	144 点
		ECLIA 法	28 IU/mL 未満	
TPOAb		RIA 法	0.3 U/mL 未満	146 点
		ECLIA 法	16 IU/mL 未満	
サイログロブリン		ECLIA 法	33.7 ng/mL 以下	137 点

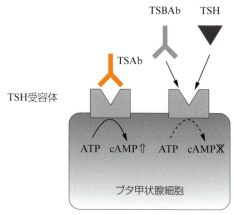

図2 TSAb および TSBAb の測定

査として用いることも可能となった．TRAb 測定の検体検査実施料は全て同じである（表1）．

(2) TSAb 測定法

TSAb はブタの甲状腺細胞を用いて患者血清中の抗 TSH 受容体抗体によって刺激されて増加する cAMP 産生を測定するものである（図2）．従来ブタ甲状腺細胞にポリエチレングリコール（PEG）で抽出した被検血清粗 IgG 分画を反応させ，刺激を受けた甲状腺細胞から放出される cAMP を RIA 法で測定していたが，近年 TSAb 測定法に改良が加えられた[2]．改良法では，血清を PEG 処理せずにそのまま用いるが，デキストランチャコール処理により内因性の cAMP を除去し，抗 TSH 抗体を添加することにより血清中に存在する TSH の影響を回避している．また，細胞クラスターを均一化し，界面活性剤によって細胞を破壊して細胞内と細胞外の cAMP の総和を EIA 法で測定するものである．これらの改良により，測定に要する時間が短縮され，測定感度が向上し，未治療 Basedow 病患者における TSAb の陽性率が 94.5％ から 99.1％ に上昇した[2]．また，血清 TSH 濃度が 300 μIU/mL 程度まで TSAb 値に影響を与えない．検体検査実施料は TRAb に比較して高く設定されている（表1）．

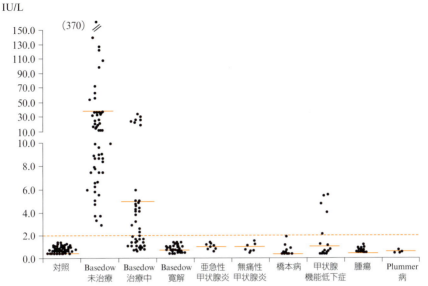

図3 各種甲状腺疾患におけるECLIA法（第三世代法）によるTRAbの測定結果

(3) TSBAb測定法

TSBAb検査は，抗TSH抗体を含まないTSAb測定系で，患者IgGあるいはコントロールIgG存在下で，TSHによるcAMP産生を測定し，TSHによるcAMP産生の阻害率として計算される（図2）．現在のところ保険適用はない（表1）．

2) 結果の解釈

第二世代法と第三世代法によるTRAbは未治療Basedow病のほとんどの例で陽性となる．図3にECLIA法による全自動TRAb測定の自験例[3]を示すが，亜急性甲状腺炎，無痛性甲状腺炎や自律性機能性甲状腺結節（Plummer病）などBasedow病以外で甲状腺中毒症を来す疾患では，一般にTRAbは陰性であり，鑑別に有用である．また，一部の甲状腺機能低下症例でTRAbが陽性となるが，甲状腺が萎縮している例が多く，TSH作用阻害型の抗体であるTSBAbの測定が有用である．

測定法が改良され，TSAbも未治療Basedow病患者において高率に陽性となる．TSAbは，特にBasedow病眼症の程度と相関することが知られている．TSAbは，TRAbと必ずしも良い相関を示さず，両者に乖離もみられることから，TRAbの陰性例や弱陽性例などで多く測定され，Basedow病の診断や病態把握に用いられる．TSAbは，測定時間が短縮されたものの全経過約5時間を要し，

同日の報告は行われない．

甲状腺疾患診断ガイドライン[4]に述べられているように，Basedow病の臨床所見を認め，迅速検査によりFT$_4$，FT$_3$のいずれか一方または両方高値およびTSH低値で，TRAb陽性を確認できれば，初診日から確からしいBasedow病として抗甲状腺薬による治療を開始することが可能であるが，無痛性甲状腺炎を除外することが重要である．一般に無痛性甲状腺炎では抗TSH受容体抗体が陰性であるが，その経過中に抗TSH受容体抗体が弱陽性を示すことがある[4]など，Basedow病との鑑別が困難な場合がある．そのような例では，超音波検査による血流測定や尿中ヨウ素の測定が参考となるが，甲状腺[123]I摂取率の測定が必要となることもある．

抗TSH受容体抗体の測定は，Basedow病の診断に加えて，治療効果判定，寛解や再発の指標として用いられる．Basedow病では，抗甲状腺薬による治療によってTRAbやTSAbが低下することが多く（図3），抗甲状腺薬の中止時期の決定に抗TSH受容体抗体の陰性化は一定の目安となる．しかしながら，中止時に抗TSH受容体抗体が陰性であっても再発がみられることもあり，他の寛解の指標を加えても寛解や再発の予測は容易ではない．また，Basedow病寛解中の抗TSH受容体抗体の上昇はBasedow病再発の指標となる．

Ⅱ 甲状腺の臨床／総論

Basedow 病の患者が妊娠した場合，抗 TSH 受容体抗体が胎盤を通過して胎児に移行し，胎児甲状腺機能亢進症や新生児甲状腺機能亢進症を引き起こすことがあるため，Basedow 病合併妊娠においては抗 TSH 受容体抗体の経過をみる必要がある．また，TSBAb による甲状腺機能低下症の患者が妊娠した場合，TSH 作用阻害型の抗体により新生児甲状腺機能低下症を引き起こすことがあるため，注意が必要である．

❷ 抗サイログロブリン抗体と抗甲状腺ペルオキシダーゼ抗体

サイログロブリン（Tg）は分子量約 66 万の糖蛋白であり，甲状腺濾胞細胞で合成され，甲状腺濾胞腔にコロイドの主成分として蓄えられている．サイロイドテストおよび抗 Tg 抗体（TgAb）の対応抗原である．一方，甲状腺ペルオキシダーゼ（TPO）は甲状腺ホルモンの生合成反応を触媒する酵素で，Tg のチロシン残基のヨウ素化およびヨードチロシンのカップリングを行う．マイクロゾームテストおよび抗 TPO 抗体（TPOAb）の対応抗原である．

1）サイロイドテスト，マイクロゾームテスト，TgAb，TPOAb 測定法

（1）間接凝集反応法（サイロイドテスト，マイクロゾームテスト）

サイロイドテストおよびマイクロゾームテストは，以前はタンニン酸処理赤血球凝集反応による thyroglobulin hemagglutination（TGHA）と microsomal hemagglutination（MCHA）が汎用されていたが，非特異的凝集を避ける目的で，ゼラチン粒子を微粒子化した人工担体にヒト甲状腺組織から抽出精製した Tg 抗原またはマイクロゾーム抗原を感作したものを間接凝集させる PA 法により広く測定されている．

（2）高感度定量法（TgAb，TPOAb）

TgAb と TPOAb は，RIA 法による測定が広く行われていたが，近年 ECLIA 法，CLIA 法，FEIA 法や CLEIA 法による全自動免疫測定法が用いられるようになっている．注意すべき点として，測定キットによって基準値が異なることや，測定値が若干乖離する例があることがあげられる．TgAb

と TPOAb の自動化測定では，およそ 30 分以内で測定され，診察前検査の実施も可能であり，迅速な診断に有用である．間接凝集反応法に比較して検体検査実施料は高く設定されている（表1）．

2）結果の解釈

甲状腺疾患診断ガイドライン[4]によれば，Basedow 病などのほかの原因が認められないびまん性甲状腺腫大があり，サイロイドテスト，マイクロゾームテスト，TgAb あるいは TPOAb が陽性であれば橋本病と診断され，甲状腺機能異常も甲状腺腫大も認めないが，これらの抗体が陽性の場合，橋本病の疑いとされる．

これらの抗体は，橋本病だけでなく Basedow 病においても高率に陽性となる．自験例におけるサイロイドテスト，マイクロゾームテスト，RIA 法による TgAb ならびに TPOAb の陽性率は，橋本病でそれぞれ 54％，88％，96％，90％，Basedow 病でそれぞれ 41％，75％，72％，81％であり[3]，マイクロゾームテストの感度は TPOAb に比較して若干低い程度であるが，サイロイドテストの感度は TgAb に比較して明らかに低いことに注意が必要である．また，マイクロゾーム分画にはサイログロブリンの混入もあり，マイクロゾームテストの特異性が低いことも指摘されている．

一般に TgAb あるいは TPOAb と甲状腺機能との間に良好な相関はないと言われているが，これらの抗体が高値の例は，将来的に永続的な甲状腺機能低下症に陥ることが多いとされる．また，妊娠中に TgAb や TPOAb が高値の妊婦では，出産後甲状腺機能異常をきたす頻度が高い．

橋本病や Basedow 病を基礎として起こることの多い無痛性甲状腺炎においても高率に TgAb や TPOAb が陽性となる．亜急性甲状腺炎においては，これらの抗体は原則的に陰性であるものの経過中に弱陽性を示すことがあるとされている[4]．

2. サイログロブリン

サイログロブリン（Tg）は甲状腺以外では産生されない甲状腺特異的な蛋白である．甲状腺ホルモンが血中に分泌されるのに対し，Tg はほとんど

血中に分泌されない．甲状腺腫瘍における Tg の発現は正常濾胞細胞に比較して高くはないが，腫瘍組織においては産生された後ただちに漏出することから血中濃度が上昇する．Tg は，甲状腺腫瘍以外でも亜急性甲状腺炎や無痛性甲状腺炎などの破壊性甲状腺炎ならびに Basedow 病などでも上昇し，臓器特異性は高いものの，疾患特異性に乏しい．

◼ 測定法

血中の Tg は，RIA（IRMA），ECLIA，CLEIA などの免疫測定法により測定される．基準範囲はキットにより若干異なるので注意が必要である．甲状腺の穿刺吸引細胞診によって Tg が上昇することがあるので，Tg 測定のための採血は甲状腺の穿刺前に行うことが望ましい．抗 Tg 抗体が存在すると偽低値を示すことがあるので，抗 Tg 抗体も測定し，併せて評価することが望ましい．

◼ 結果の解釈

Tg が上昇するのは，①甲状腺が TSH，hCG や抗 TSH 受容体抗体などの甲状腺刺激物質により刺激されている状態，②甲状腺が炎症などにより破壊されている状態，③甲状腺に腫瘍病変が存在する場合などである．すなわち，Basedow 病，橋本病，妊娠，絨毛性疾患，亜急性甲状腺炎，無痛性甲状腺炎，甲状腺濾胞腺腫，腺腫様甲状腺腫，自律性機能性甲状腺結節（Plummer 病），甲状腺嚢胞，甲状腺乳頭癌，甲状腺濾胞癌など様々な疾患や病態で Tg は高値を示す．甲状腺嚢胞の急激な増大により Tg が高値を示した場合には，嚢胞内容の穿刺吸引によって低下することが多い．ま

た，甲状腺結節の経過観察中に急激な Tg の上昇をみた場合には，甲状腺濾胞癌の転移による上昇の可能性もあるので注意が必要である．一方，甲状腺結節が急に増大したにもかかわらず Tg の上昇がみられない場合には，甲状腺悪性リンパ腫などの可能性も考慮する．Tg の低値を示す病態として，甲状腺全摘術後，甲状腺低形成，Tg 異常症や甲状腺ホルモン過剰内服などがある．

Tg が著しい高値（1,000 ng/mL 以上等）を示す例は甲状腺分化癌の可能性を高めるとされており，注意が必要である．しかしながら，良性腫瘍でも Tg の高値を示すことから，一般に Tg による良悪性の鑑別は困難である[5]．一方，甲状腺全摘術後の病勢判断のための腫瘍マーカーとしての Tg 測定の有用性は確立されている．Tg を産生するのは甲状腺のみであるので，甲状腺全摘術後の症例で Tg が測定感度以下にならない場合は癌組織の残存が考えられ，また経過観察中の Tg の上昇は癌の再発を示唆する[5]．

◆文　献◆

1) Smith BR, Bolton J, Young S, et al：A new assay for thyrotropin receptor autoantibodies. Thyroid 2004；14：830-835.
2) 上條桂一，村山　寛，富樫和美：ブタ甲状腺細胞を用いた TSAb バイオアッセイ改良法の基礎的・臨床的研究．医学と薬学 2014；71：903-911.
3) 村上正巳：自己免疫性甲状腺疾患と自己抗体．医療と検査機器・試薬 35：335-340，2012.
4) 日本甲状腺学会：甲状腺疾患診断ガイドライン 2013（http://www.japanthyroid.jp/doctor/guideline/japanese.html）（2018 年 4 月確認）
5) 日本内分泌外科学会・日本甲状腺外科学会：甲状腺腫瘍診療ガイドライン．金原出版，2010.

◆ 一般目標

甲状腺自己抗体ならびにサイログロブリン測定の臨床的意義を説明できる．甲状腺自己抗体検査を実施し，結果を適切に解釈して自己免疫性甲状腺疾患を診断できる．

◆ 到達目標

1) 抗 TSH 受容体抗体の測定方法を説明できる．
2) 抗 TSH 受容体抗体の結果を解釈し Basedow 病を診断できる．
3) TgAb，TPOAb を実施し，その結果を解釈して橋本病を診断できる．
4) サイログロブリンが高値を示す病態を理解し，適切に結果を解釈できる．

II　甲状腺の臨床／総論

II 甲状腺の臨床
総論

4. 甲状腺疾患の診断
④画像診断　1）超音波

〔研修レベル A〕

POINT

① 甲状腺超音波検査は 10 MHz 以上の高周波数リニアプローブを用い，頸部を伸展させ，圧迫を与えないように検査を行う.

② 結節性病変が認められた場合，超音波診断基準の観察項目ごとに所見を評価・記録する. 必ず，結節内血流の評価を加え，可能な場合は組織弾性イメージングを追加する.

③ 甲状腺乳頭癌は，形状不整，境界粗雑，内部低エコー・不均質，多発点状高エコーを呈する.

④ 濾胞癌と濾胞腺腫の鑑別には，境界，辺縁部のエコーレベル，血流，組織弾性が特に重要であるが，豊富な腫瘍内血流を認めた場合，機能性結節も考慮する.

⑤ コメットサイン，後方エコー増強を認めた場合，嚢胞と診断できるが，一部に充実性組織を認めた場合，嚢胞形成乳頭癌に注意する.

⑥ びまん性甲状腺疾患の超音波診断においては，腫大のみではなく，甲状腺内エコーの性状と血流も評価する.

1. 甲状腺疾患の診断における超音波検査の役割

　甲状腺は内分泌臓器のなかで唯一表在性の臓器であるため，結節性甲状腺疾患の診断には視診，触診などの身体的所見が非常に重要な役割を果たしている. しかし，甲状腺超音波検査は，身体所見では得られない甲状腺深部まで明瞭な画像情報が得られるとともに，甲状腺組織の血流情報や組織弾性所見も得られるため，甲状腺病変の存在診断のみならず，質的診断にもきわめて有効である. また，びまん性甲状腺疾患の診断においては，身体的所見に加え甲状腺機能検査および自己抗体検査が非常に重要な位置を占めているが，超音波検査は組織学的な変化を反映した所見を得られるため，甲状腺機能異常症の鑑別診断において不可欠な診断手段となっている. その反面，超音波診断は検査者の技量・経験に負う部分が大きく，診断方法やアーチファクトへの理解を高めていくことが非常に重要である.

2. 甲状腺超音波検査の実施方法

　超音波プローブは 10 MHz 以上の高周波数リニアプローブを用いる. 被験者を仰臥位にし，枕などを頸背部に当て，頸部を伸展させる. 背もたれを傾けた椅子を用いることもある. 甲状腺の観察は，基本的には横断走査と長軸断走査を行い，甲状腺の観察を行う（図 1）. プローブの向きは，横断像では被験者の右側が画像の左側になるように，また縦断像では被験者の頭側が画像の左側になるように超音波プローブを向ける. 特に縦断像では頸動脈超音波検査時のプローブの向きと異なる場合があり，注意を要する. また，過度の圧迫を与えないことにも注意を払う.

　甲状腺超音波検査においては，通常以下の項目について観察を行う.

（1）甲状腺のサイズ

（2）甲状腺の内部性状（エコーレベル，均質性）

（3）嚢胞・結節の有無とその性状

（4）甲状腺全体，結節の血流評価（速度モードあ

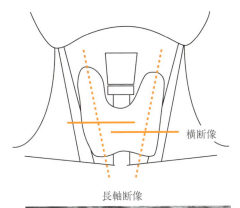
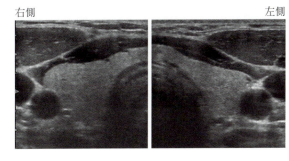
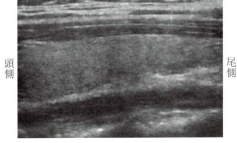

図1　甲状腺断面像の表示方法

　るいはパワーモードにて観察）
（5）結節の組織弾性評価（可能な場合のみ）
（6）甲状腺近傍の観察（リンパ節，副甲状腺，頸動脈）

　明瞭な画像を得るためには，観察領域かその直下にフォーカスを合わせることが重要であり，画面上に表示されるフォーカスの位置を確認しながら検査を行う．また，特に重要な点としては，甲状腺内に未観察領域がないように，漏らさず観察することであり，特に上極や下極および峡部は観察不足による見逃しの危険性が高い領域のため，特に注意してプローブ走査を行う．

　甲状腺疾患の超音波診断に，組織の硬さを評価できるエラストグラフィ法が普及しつつある．本法は加振方法による分類と画像化方法により分類されている．加振（圧迫）方法ではmanual compression法とacoustic radiation force impulse excitation法（ARFI法）に分類される．Manual compression法には検査者の手による振動や圧迫による方法および血管拍動や被験者の呼吸による振動など体内の振動を利用する方法があり，いずれも組織の歪みの程度をリアルタイムに表示させるstrain imagingにより画像化している．ARFI法は収束超音波を探触子から発生させ，組織内にわずかな変位を発生させる方法である．これにはARFIによる組織のわずかな変位を画像化するstrain imagingに加え，ARFIによる組織の振動により発生した超音波より遅い水平方向の剪断波（shear wave）の伝搬が，硬い組織ほど速度が早くなる性質を利用しその速度を画像化するshear wave imagingの2種類がある．エラストグラフィには組織弾性の画像による定性的判定の他に，組織弾性の定量的判定も行われている．

3. 結節性病変の超音波診断

　超音波検査において結節性病変が認められた場合，Bモード像にて結節のサイズ（少なくとも最大径）を測定するとともに，嚢胞性結節か充実性結節かを判定する．充実性結節の場合，さらにその詳細な所見を日本超音波学会甲状腺結節（腫瘤）超音波診断基準（表1）に従い評価する[1]．
（1）形状：円形あるいは楕円形を整と判定し，

Ⅱ　甲状腺の臨床／総論

表1　甲状腺結節（腫瘤）超音波診断基準

		＜主＞			＜副＞	
	形状	境界の明瞭性・性状	内部エコー		微細多発 高エコー	境界部 低エコー帯
			エコーレベル	均質性		
良性所見	整	明瞭・平滑	高〜低	均質	（−）	整
悪性所見	不整	不明瞭・粗雑	低	不均質	多発	不整／なし

＜付記＞
1. 超音波所見として客観的評価の中から有用性が高い（明らかなもの）を「主」とした．また悪性腫瘍の90％を占める乳頭癌において特徴的であるが，主所見に比べ有所見率の統計学的差異が低い所見を「副」とした．
2. 内部エコーレベルが高〜等は良性所見として有用である．
3. 粗大な高エコーは良性悪性いずれにもみられる．
4. 所属リンパ節腫大は悪性所見として有用である．
5. 良性所見を呈する結節の多くは，腺腫様甲状腺腫，濾胞腺腫である．
6. 悪性所見を呈する結節の多くは，乳頭癌，濾胞癌，悪性リンパ腫，未分化癌である．
7. 良性所見を呈しうる悪性疾患は，微少浸潤型濾胞癌および10 mm以下の微小乳頭癌，髄様癌，悪性リンパ腫である．
    1) 微少浸潤型濾胞癌は，良性所見を示すことが多い．
    2) 10 mm以下の微小乳頭癌は，境界平滑で高エコーを伴わないことがある．
    3) 髄様癌は，甲状腺上極1/3に多く，良性所見を呈することがある．
    4) 悪性リンパ腫は，橋本病を基礎疾患とすることが多く，境界明瞭，内部エコー低，後方エコー増強が特徴的である．
8. 悪性所見を呈しうる良性疾患は，亜急性甲状腺炎，腺腫様甲状腺腫である．
    1) 亜急性甲状腺炎は，炎症部位である低エコー域が悪性所見を呈することがある．
    2) 腺腫様甲状腺腫では，境界部エコー帯を認めない場合や境界不明瞭なことがある．

〔貴田岡正史，宮本幸夫，福成信博，ほか：甲状腺結節（腫瘤）超音波診断基準．超音波医学，38：667-670，2011〕

それ以外の形状を不整とする

（2）境界の性状：結節の境界が平滑であるか粗ぞう（粗雑）であるかを判定する．さらに境界の明瞭性も評価する（明瞭・不明瞭）．

（3）結節内部の性状：結節内部のエコーレベルを同深度の正常組織との比較により評価する（高・等・低レベル）．また，結節内部のエコーの均質性も判定する（均質・不均質）．

（4）高エコー：微細多発高エコー，粗大高エコーの有無と性状を評価する．

（5）境界部低エコー帯：結節境界部の低エコー帯の有無およびその性状（整・不整）を評価する．

囊胞内結節の場合，上記項目に加え，囊胞内腔に面する充実部分の表面の性状も合わせて評価する．さらに，カラードプラ法（速度モードあるいはパワーモード）にて結節の血流を評価し，ドプラ画像を記録する．甲状腺癌が疑われた場合，リンパ節転移の有無を確認するため，頸部リンパ節の観察を追加する．可能な場合はエラストグラフィを追加し，結節の硬さを評価する．甲状腺癌では，strain imagingにおいて組織弾性の低い（硬い）結節として描出されることが多く，share wave

elastographyでは腫瘍内のshare waveの速度が速く（m/sで表記），あるいはヤング率（kPaで表記）が高くなる傾向にある．以下に日常臨床にて遭遇することが多い結節性疾患の診断方法を記す．

◼ 乳頭癌の超音波診断

甲状腺悪性腫瘍の90％以上を占める甲状腺乳頭癌については，超音波診断によりきわめて高い正診率をもって診断しうる．典型的な乳頭癌は，形状不整，境界は明瞭〜不明瞭で，粗雑，境界部低エコー帯を認めず，内部エコーは低が多い．微細多発高エコーが特徴的であるが，高エコーを認めない場合や，粗大石灰化を呈する場合も多い（図2）[2]．腫瘍内血流は認められることが多いが，少ない例も多い．また，エラストグラフィでは組織弾性が低い（硬い）結節として描出される．一方，乳頭癌亜型として濾胞性腫瘍と同様の超音波像を示す濾胞型・被包型・大濾胞型・モルラ型乳頭癌や，明確な結節を形成しないびまん性硬化型乳頭癌などがあるため，診断に当たっては念頭に置く必要がある[3]．

4. 甲状腺疾患の診断

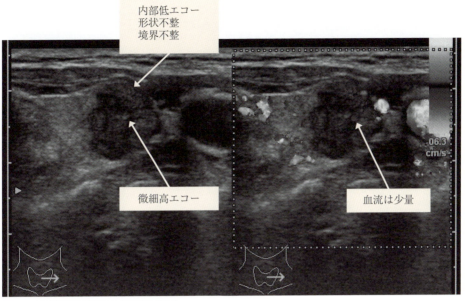

図2 甲状腺乳頭癌の超音波所見

〔口絵9〕

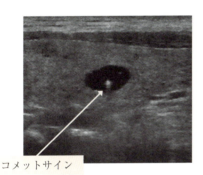

図3 コロイド囊胞の超音波所見

2 腺腫様結節の超音波診断

　腺腫様結節は過形成結節であり，真の腫瘍ではない．多彩な超音波像を示し，薄い境界部低エコー帯が認められる場合とない場合がある．嚢胞形成を伴うことが多く，小嚢胞が数多く形成される spongiform (honeycomb) pattern が認められる場合は，腺腫様結節であることがほとんどである．粗大高エコーが認められる場合もあるが，血流は境界部に認められることが多く，エラストグラフィでは軟らかい結節として描出されることが多い．

3 嚢胞性結節の鑑別

　甲状腺超音波検査においては，嚢胞あるいは嚢胞性結節を観察することが非常に多い．甲状腺嚢胞の多くは内部にコロイドを貯留し，コレステリン結晶などによる点状の高エコーを伴い，多重反射によるアーチファクトによりコメットサインを呈するコロイド嚢胞である（図3）．さらに，アーチファクトの一つである後方エコー増強の観察も嚢胞の診断に重要である．充実成分を有する嚢胞性結節においては，腺腫様結節と嚢胞形成乳頭癌の鑑別を要する．嚢胞形成乳頭癌においては，腫瘍組織の表面は凹凸不整であり，腫瘍内には微細高エコーや豊富な血流を認めることが多い（図4）．嚢胞の診断において注意すべき点としては，嚢胞を疑う無エコー結節の中に乳頭癌などの悪性腫瘍が散見されることである．無エコー領域の境界が不明瞭・不整な場合は，カラードプラ法にて血流の有無を確認することが重要である．

4 濾胞性腫瘍の超音波診断

　濾胞性腫瘍は濾胞腺腫と濾胞癌からなり，細胞診では両者の鑑別は困難であるため，超音波診断の果たす役割は大きいが，容易には鑑別できない

Ⅱ 甲状腺の臨床／総論

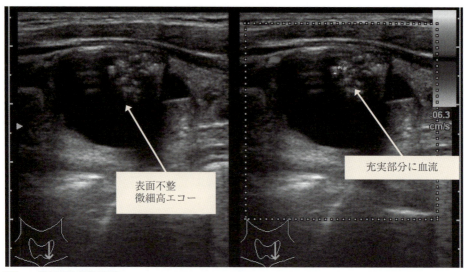

図4 囊胞形成乳頭癌
〔口絵10〕

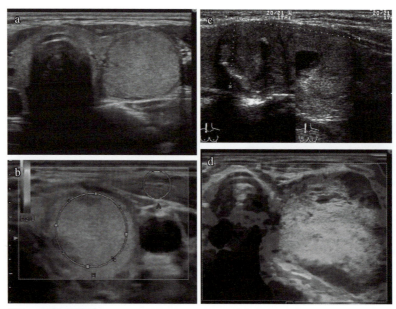

図5 濾胞性腫瘍
〔口絵11〕

場合も多く，注意深い観察が必要である．濾胞腺腫は一般的に，形状整で，境界部低エコー帯を伴い，内部エコーレベルは正常組織とほぼ等レベル，囊胞性変化は少ないことが多く[4]，内部は均質である（図5a, b）．濾胞癌では，濾胞腺腫と比較して腫瘍辺縁部の低エコーや，境界部低エコー帯の一部不整などの所見が認められることが多く，ドプラ法において腫瘍内部の血流に富み，エラストグラフィにおいてやや組織弾性が低く，特に辺縁組織が硬く描出されることが多い[4]（図5c, d）．一方，Bモードにおいて濾胞腺腫が疑われるのにもかかわらず，腫瘍内血流が豊富の場合は，機能性結節（Autonomously functioning thyroid nodule：AFTN）を考慮する．

5 髄様癌の超音波診断

甲状腺髄様癌は，一般的に内部低エコーを示す充実性結節に乳頭癌の微細高エコーよりは粗大な牡丹雪状の高エコーの散在が認められる．しかし，高エコーを伴わない場合も多く，超音波所見上悪性所見を呈さない場合もあるため注意が必要である．髄様癌の発生母地であるC細胞は甲状腺上極1/3の領域に多く分布するため，髄様癌もその領域に多い．

6 未分化癌の超音波診断

超音波検査では周囲組織への浸潤が明らかな内部エコーレベルが低く不均質な結節として描出され，腫瘍内に粗大な石灰化をしばしば認める．

4. びまん性病変の超音波診断

Basedow病や橋本病などのびまん性甲状腺疾患の場合，甲状腺のびまん性腫大のみではなく，濾胞構造の破壊，リンパ球の浸潤，線維化などの組織学的変化を反映した超音波所見が観察される．びまん性変化を判定する際には，峡部厚の測定を行い（可能な場合は各葉の横径，厚み，縦径を測定する），甲状腺のサイズを評価し，腫大・萎縮の有無を判定するとともに，甲状腺表面の性状，内部エコーレベルとその不均質性についても評価をする．

Basedow病におけるTSH受容体抗体あるいは原発性甲状腺機能低下症時の高TSH血症により血管新生が刺激され，ドプラ法により甲状腺内血流亢進が観察される．血流評価を行う場合，甲状腺片葉全体が入るようにROI（region of interest）を広げてドプラ画像を記録し，甲状腺内血流分布とその程度を観察する．以下に日常臨床にて遭遇することが多いびまん性疾患の診断方法を記す．

1 Basedow病と無痛性甲状腺炎の超音波診断

甲状腺中毒症を呈する場合は，その原因疾患の鑑別が非常に重要である．特に頻度が高い疾患はBasedow病と無痛性甲状腺炎であり，その鑑別方法としては放射性ヨウ素摂取率がgolden standard

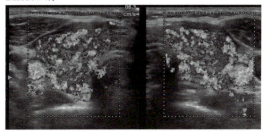

Basedow病

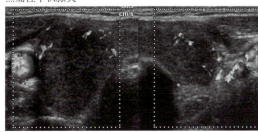

無痛性甲状腺炎

図6 Basedow病と無痛性甲状腺炎のカラードプラ像
〔口絵12〕

であるが，超音波診断も非常に有用である[5]．Bモードでは，無痛性甲状腺炎はBasedow病に比較し甲状腺内全体あるいは一部が低エコーとなるが，Basedow病でも同様の所見を呈することも多い．注目すべきはカラードプラ所見であり，Basedow病ではびまん性に血流増加が観察されるが，無痛性甲状腺炎では血流は亢進せず，特にBモードにて低エコーを呈する炎症巣では血流はほとんど観察されない（図6）．しかし，1～数か月後の甲状腺機能低下期には血流はびまん性に亢進することがあり，検査時のTSH値の確認が重要である．

2 橋本病の超音波診断

橋本病では，組織学的変化を反映し，びまん性甲状腺腫大，甲状腺表面凹凸不整，甲状腺内部エコーレベルの低下，不均質が認められる．また，甲状腺周囲のリンパ節腫大も観察されることが多い．カラードプラ法では，血流増加は通常観察されないが，原発性甲状腺機能低下症を呈する症例では，軽度のびまん性血流増加が観察されることがあり，TSH値を確認しておくことが重要である．橋本病が進行し，甲状腺組織が著しく荒廃したり，甲状腺ホルモン補充療法が長期にわたる

と，びまん性に萎縮を呈する．一方，急速な甲状腺腫の増大を呈し，内部に境界明瞭で粗雑な極めて低エコーな領域が広がる場合は，橋本病を母地として発症する甲状腺原発悪性リンパ腫を疑う．

❸ 亜急性甲状腺炎の超音波診断

Bモードでは，圧痛を伴う硬結部に一致して境界不明瞭で内部不均質な低エコー領域を認め，数週間の経過とともに低エコー域の移動が観察されることもある（Creeping）．低エコー領域では血流はほとんど観察されないが，その周辺では血流が観察されることもある．有痛性の甲状腺硬結としては，急性化膿性甲状腺炎，橋本病急性増悪，甲状腺のう胞の緊満，未分化甲状腺癌があり，超音波診断等にて鑑別診断を行う事が重要である．

❹ 急性化膿性甲状腺炎の超音波診断

下咽頭梨状窩瘻を感染経路とした急性化膿性甲状腺炎は，ほとんどが甲状腺左葉に発生し，甲状腺周囲を含んだ広範囲に境界不明瞭な低エコー領域を呈する．時に空気による音響陰影が認められる．

◆文　献◆

1）貴田岡正史，宮本幸夫，福成信博，他：甲状腺結節（腫瘤）超音波診断基準．超音波医学 2011；38：667-670.
2）Shimura H, Haraguchi K, Hiejima Y, et al：Distinct diagnostic criteria for ultrasonographic examination of papillary thyroid carcinoma：a multicenter study. Thyroid, 15：251-258, 2005.
3）小林　薫：乳頭癌，甲状腺の悪性疾患．In：日本乳腺甲状腺超音波診断会議甲状腺用語診断基準委員会（編）．甲状腺超音波診断ガイドブック改訂第2版．南江堂，2012.
4）福成信博．濾胞癌（濾胞腺腫），甲状腺の悪性疾患．In：日本乳腺甲状腺超音波診断会議甲状腺用語診断基準委員会（編）．甲状腺超音波診断ガイドブック改訂第2版．南江堂，73-78，2012.
5）Miyakawa M, Tsushima T, Onoda N, et al：Thyroid ultrasonography related to clinical and laboratory findings in patients with silent thyroiditis. J Endocrinol Invest 1992；15：289-295.

◆ 一般目標

甲状腺超音波検査の役割と画像診断方法を理解し，甲状腺疾患の診断や経過観察に利用できる．また，自ら甲状腺超音波検査の適応を決定し，実施できる知識および技術を習得する．

◆ 到達目標

1）甲状腺超音波検査の甲状腺疾患診療における役割を説明できる．
2）甲状腺超音波検査の検査方法と画像評価方法を説明できる．
3）各結節性甲状腺疾患の超音波所見が説明できる．
4）各びまん性甲状腺疾患の超音波所見が説明できる．

II 甲状腺の臨床 総論

4. 甲状腺疾患の診断
④画像診断　2）甲状腺腫瘍と紛らわしい超音波所見

〔研修レベル B〕

POINT
① 食道憩室を甲状腺左葉の乳頭癌と誤らない．
② 神経鞘腫を甲状腺癌リンパ節転移と誤らない．
③ 異所性胸腺を甲状腺乳頭癌と誤らない．
④ Basedow 病では成人でも胸腺腫大がみられる．
⑤ 甲状腺結節と副甲状腺結節を識別する．

1. 概念

甲状腺に隣接あるいは埋没しているため甲状腺結節と紛らわしい臓器として副甲状腺，食道，動脈瘤，胸腺，神経鞘腫などがある．神経鞘腫はリンパ節転移と紛らわしい部位にあることがあり，甲状腺結節の治療選択に影響するため慎重に判定する．

2. 超音波画像

1 気管と頸動脈

気管から頸動脈までの距離の左右差から気管偏位を診断する．甲状腺超音波検査では甲状腺に隣接する臓器との位置関係を明確にし，位置関係が判定できる画像を保存することが求められる．

2 食道

食道は気管の左側，甲状腺の背側に描出される（図1, 2）．右側に描出されるのは右胸心や大きな結節等で圧迫された場合などである．食道憩室はまれな中高齢者の疾患とされているが，これは有症状で医療の対象になった症例である．頸動脈エコー検査で甲状腺嚢胞や腺腫様甲状腺腫が高頻度に認められるように，今後は無症候性の食道憩室がしばしば発見される可能性がある．診断に迷う時は嚥下，飲水によるリアルタイム画像が有用で

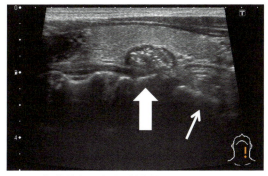

図1 食道憩室　超音波縦断面
甲状腺左葉下背面の食道（細矢印）と甲状腺内腫瘤のように描出される食道憩室（太矢印）．

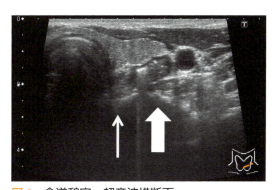

図2 食道憩室　超音波横断面
甲状腺左葉背面の食道（細矢印）と甲状腺を押し上げるように描出される食道憩室（太矢印）．

II 甲状腺の臨床／総論

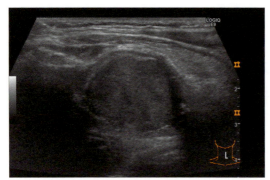

図3 甲状腺を圧排するように腫大した食道腫瘍

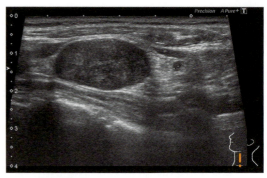

図4 神経鞘腫

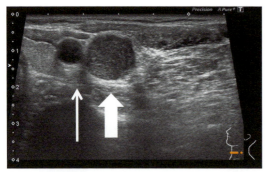

図5 神経鞘腫
左頸動脈（細矢印）と外側の神経鞘腫（太矢印）．

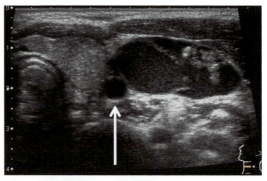

図6 甲状腺癌リンパ節転移
左頸動脈（細矢印）の外側に囊胞変性を呈したリンパ節転移を認める．

あり，危険な穿刺吸引細胞診を避けるためにも食道と食道憩室の画像に習熟していることが求められる．図3に食道腫瘍を示す．

3 神経鞘腫，Schwan 鞘腫

Schwannoma の 25〜45％は頭頸部の神経領域にあり，頸部には交感神経幹，迷走神経，副神経，舌下神経，舌咽神経，頸神経叢，腕神経叢がある．悪性化はまれで神経脱落症状回避のため外科手術をせず経過観察することが多い．神経鞘腫は境界明瞭で辺縁整，内部不均一な低エコー腫瘤として描出され，血流は豊富である．腫瘤の両端に神経との連続性を示す線状の管腔構造を示す神経が描出されるといわれているが，描出されない腫瘤のほうが多い．図4，5は腫瘤周辺に横走する線状高エコーを慎重に探したが描出されない Schwann 鞘腫の画像である．部位によっては甲状腺分化癌のリ

ンパ節転移（図6）と紛らわしい．図7は囊胞変性した神経鞘腫．神経鞘腫は甲状腺癌の術式選択に必須でなければ，神経への侵襲性を考え穿刺細胞診はしない．図8にリンパ増殖性疾患の腫瘤を示す．

4 胸腺

小児の異所性胸腺に関しては小児甲状腺腫瘍の項目で説明があり，ここでは画像のみ呈示する（図9）．よく似た画像は甲状腺乳頭癌と甲状腺 PEIT 後（図10）である．小児の正常胸腺は甲状腺下極から縦隔方向に描出され（図11），乳幼児では甲状腺の高さにあることが多い．未治療の Basedow 病では成人でも胸腺は腫大し治療により縮小する[1, 2]．胸腺腫大で手術前提に精査したところ Basedow 病が判明する症例もあり，無用な胸部手術にならないよう注意が必要である．図12に小児 Basedow 病の胸腺画像を示す．

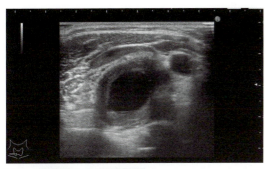

図7　囊胞化した神経鞘腫

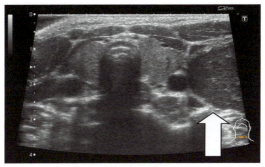

図8　リンパ増殖性疾患 Castleman（太矢印）

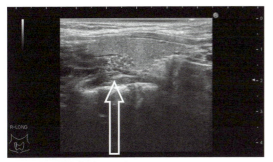

図9　異所性胸腺，4歳

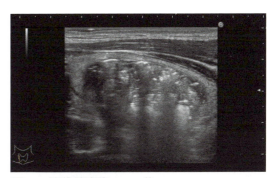

図10　甲状腺囊胞 PEIT 後

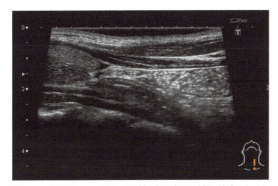

図11　胸腺，10歳．甲状腺下極の縦隔側に認める

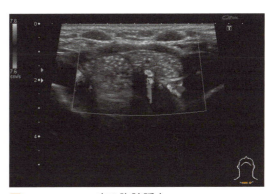

図12　Basedow 病の胸腺腫大

5 上皮小体とリンパ節

　上皮小体上腺は甲状腺の中程の背側にあり，上皮小体下腺は甲状腺下極のさらに縦隔側にあることが多い（図13）．上皮小体は甲状腺と明瞭な被膜で乖離しているものの，甲状腺内に埋没するように存在する大きな上皮小体腫瘍（図14）はしばしば甲状腺腫瘤と鑑別困難である．甲状腺下極の腫瘤は上皮小体下腺やリンパ節のほか，まれに異所性甲状腺（accessory thyroid）との鑑別が必要である．

　上皮小体囊胞は甲状腺を外側から圧迫しており推定しやすいが，甲状腺内に埋没するように存在する場合は甲状腺囊胞との鑑別困難なものがある（図15, 16）．穿刺吸引で得られた囊胞液が無色透明であれば上皮小体囊胞の可能性が大である．囊胞液中 PTH と Tg を測定し，血中濃度より遥かに高値である場合に診断できる．図16の囊胞液中

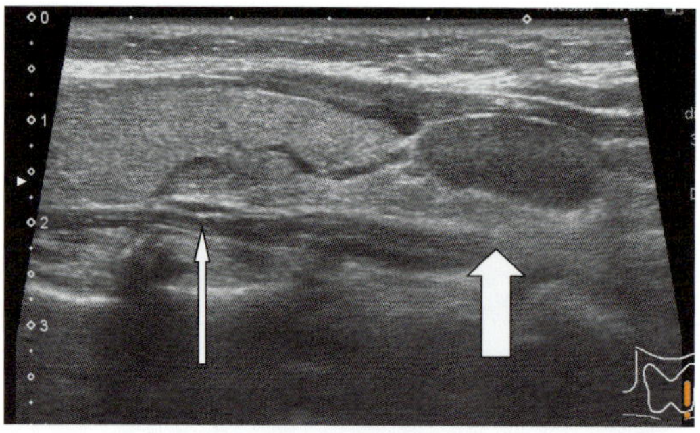

図13 上皮小体上腺（細矢印）と下腺（太矢印）

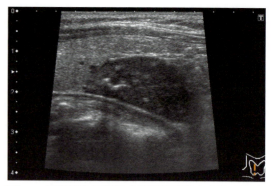
図14 甲状腺内に埋没する副甲状腺右上腺の腫瘍

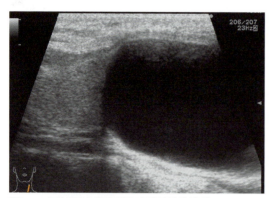
図15 甲状腺左葉下極の副甲状腺囊胞

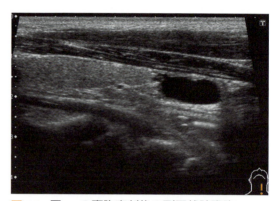
図16 図15の囊胞穿刺後の副甲状腺囊胞

PTHは127600 pg/mL，Tgは1.96 ng/mL．なお上皮小体腫瘍の穿刺吸引細胞診は腫瘍を播種するため禁忌である．血液透析中の慢性腎不全では甲状腺囊胞が多発している上，小さな上皮小体腫瘤が複数認められる．慢性甲状腺炎や未治療Basedow病では傍気管リンパ節が腫大していることが多く，超音波縦断面では甲状腺の背側，下極に認めるためリンパ節か上皮小体か判定困難な場合もある．内科的介入で縮小・減少することから不利益になるような介入はしない．

◆文　献◆

1) Murakami M, Hisoi Y, Negishi T, et al：Thymic hyperplasia in Patients with Graves' Disease. J Clin Invest 1996；98：2228-2234.
2) Huang W, Molitch ME：Enlarged thymus in a patient with Dyspnea and weight loss. JAMA 2015；313：2174-2175.

◆一般目標

甲状腺に隣接あるいは埋没しているため甲状腺結節と紛らわしい所見があることを理解する．

◆到達目標

1) 甲状腺に埋没している副甲状腺，食道憩室を鑑別診断にあげられる．
2) 甲状腺内異所性胸腺を識別できる．
3) 甲状腺に隣接した食道，胸膜，神経鞘腫，副甲状腺，リンパ節を識別できる．

4. 甲状腺疾患の診断

II 甲状腺の臨床

総論

4. 甲状腺疾患の診断
④画像診断　3）CT，MRI

〔研修レベル A〕

POINT

① CT と MRI は甲状腺結節の質的診断において超音波検査に勝る有用性はないが，付加的な情報が得られる．

② 甲状腺悪性腫瘍の病期診断に有用である．

③ 術後甲状腺癌の再発や転移の診断にも有用である．特に CT は肺転移，MRI は脳転移の診断に有用である．

④ 画像には特有のアーチファクトがある．造影剤はコントラストを向上させ情報量を増加させるが，ぜん息やアレルギー歴，推定 GFR，ビグアナイド系糖尿病薬の服用に関して，事前確認する．使用に際して学会のガイドラインを尊重する．

⑤ 体内デバイスの有無に注意する．最近，MRI 対応のペースメーカーが普及してきているが，メーカーや機種によって対応が異なる．

1. 用語

(1) CT（computed tomography）：コンピューター断層撮法またはそれにより得られる断層画像．組織の X 線吸収の程度を画像化する．頸部を撮影するときは非造影および造影検査を行ってスライス厚 1〜3 mm の MPR 画像を作成する．ワークステーションを利用して血管系を抽出した VR 画像も作成できる（図 1）．

(2) MDCT（multi detector-row CT）：多列検出器 CT．

(3) MPR（multi-planar reconstruction, multi planar reconstruction）多断面再構成像：CT で再構成される任意の断面．軸断面（axial），矢状断面（sagittal），冠状断面（coronal）に加えて，傾斜断面（oblique）や彎曲した MPR（curved MPR）も得ることができる．

(4) VR（Volume rendering）：CT のボリュームデータに CT 値の閾値を与えて処理した 3D 画像（図 1 右）．

(5) MRI（magnetic resonance imaging）：核磁気共鳴法またはそれによって得られる画像．組織中の水素原子核の緩和を画像化．

(6) テスラ（T）：MRI 装置の磁力の大きさ．現行の MRI 検査機器は，0.2 テスラから 3.0 テスラまで存在する．

なお，T1 強調画像（T1-weighed image：T1WI），T2 強調画像（T2-weighed image：T2WI）の T1 と T2 は，それぞれ，縦緩和，横緩和の時定数である．T2 強調画像はスピンエコー法（SE）で撮影されたもので，グラディエントエコー法（GRE）で得られたものは T2＊強調画像と呼ぶ．非造影血管像（MRA）も GRE 法で撮影される．

2. MRI 画像

頸部を撮影する際は T1WI，T2WI（脂肪抑制 T2WI），脂肪抑制造影 T1WI の axial と coronal を撮影する．

T1WI は，短い TR（repetition time）と TE（echo

Ⅱ 甲状腺の臨床／総論

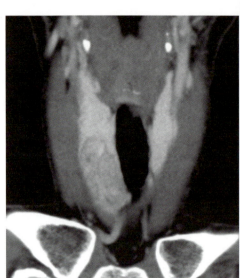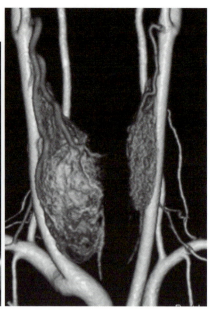

図1　右葉の濾胞腺腫．造影 CT
左：冠状断像．右：3DVR 画像．拡張した右上甲状腺動脈が栄養血管として腫瘍に注いでいる．
〔口絵 13〕

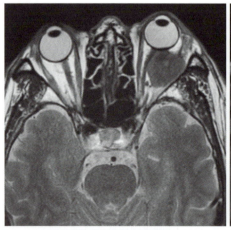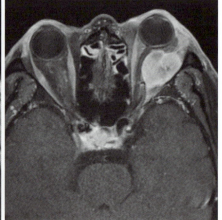

図2　甲状腺濾胞癌 左眼窩転移
左：T2 強調画像．皮下脂肪，眼窩脂肪，水晶体，脳脊髄液，副鼻腔の粘膜が高信号を呈する．
　　腫瘍は淡い高信号を呈している．
右：脂肪抑制造影 T1 強調画像．眼窩脂肪，水晶体，脳脊髄液，副鼻腔の粘膜は低信号となり，
　　腫瘍は強い高信号を示している．

time）で撮影され，体内の脂肪分が強調され解剖学的構造を観察しやすい．T1WI で高信号を示すものは，脂肪，亜急性期の出血，高濃度の蛋白，鉄の沈着，メラニンなどに限られる．水，血液，骨は低信号を呈する．T2WI は長い TR と TE で撮影され，水分が強調され，病巣を観察するのに適する．水，血液，脂肪などが高信号を示し，線維化や石灰化は低信号を呈する（図2）．

一般的に炎症や腫瘍は T1WI で低信号，T2WI で高信号を呈す．

脂肪は水と共鳴周波数が近い．脂肪抑制 T2WI は脂肪を抑制することで脂肪からの信号と重なっている高信号病変が検出されやすくなる．STIIR，CHESS，WFS などの名称がある．

3. 解説

1 甲状腺腫瘍の検出と評価（表1, 図2〜7）

躯幹部のCTや頸髄のMRI検査の際に甲状腺腫瘍が発見される事は珍しくない[1〜2]が、甲状腺腫瘍の検出と質的診断におけるCTとMRIの有用性は限られていて第一選択は超音波検査である。しかし、CTやMRIは超音波検査に付加的所見を示すことがある[3〜6]．

具体的には次に述べる．

(1) 舌根部異所性甲状腺や甲状舌管嚢胞を評価する場合．
(2) 結節内にリング状、板状、敷石状の粗大な石灰化がみられ、その内部や背側の組織の性状の評価が超音波検査で困難な場合．
(3) 多発結節を伴う甲状腺腫、巨大甲状腺腫、縦隔内甲状腺腫など超音波検査で全体の観察が困難な場合．
(4) 気管切開後、喉頭全摘出術後、広範な頸部郭清術後、あるいは皮弁による再検術後など既存の解剖学的構造が変化し、超音波の操作に制約がある場合．
(5) 右鎖骨下動脈の起始異常に伴う反回神経の走行異常の術前評価．
(6) 甲状腺近傍に存在する頸部腫瘤の鑑別診断．
(7) 下咽頭梨状窩瘻の感染とそれに伴う頸部膿瘍

表1　甲状腺疾患における画像診断の役割

	CT	MRI	NM*
舌根部異所性甲状腺	○	○	○
甲状舌管嚢胞	○	○	
Graves 病			○
橋本病	△		△
巨大甲状腺腫の体積測定	○	○	△
縦隔内甲状腺種			
急性化膿性甲状腺炎	△	△	
破壊性甲状腺			○
多発結節を伴う甲状腺腫	△	△	△
機能性結節	△	△	○
充実性腫瘍と嚢胞性腫瘍の鑑別	○	○	
乳頭癌，濾胞癌，低分化癌，髄様癌：			
被膜浸潤，周囲組織への進展	○	○	
リンパ節転移	○	○	△
遠隔転移	○	○	△
未分化癌：			
甲状腺外の病巣の診断	○	○	△
悪性リンパ腫：			
病期診断	○	△	△
非反回反回神経の診断	○		
副甲状腺や他の頸部腫との鑑別	○	○	

*：^{99m}Tc, ^{123}I 甲状腺シンチグラフィ，^{201}Tl シンチグラフィ，骨シンチグラフィ．
○：その画像診断の良い適応．△：画像診断による評価が可能．

〔Hasso AN：Diagnostic Imaging of the Head and Neck：MRI with CT & PET Correlations. LIPPINCOTT WILLIAMS & WILKINS. Philadelphia, PA. 2012 より，一部改変〕

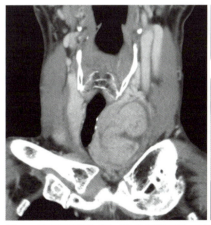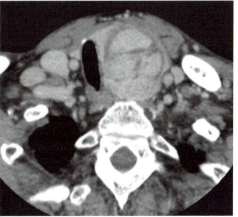

図3　甲状腺濾胞癌（微小浸潤型）の造影CT像
図1に示した濾胞腺腫と比べると腫瘍径が大きく、気管を右方へ圧排し増強効果が不均一であるが、画像のみでは濾胞腺腫と鑑別困難である．病理組織像で被膜浸潤が認められた．

Ⅱ　甲状腺の臨床／総論

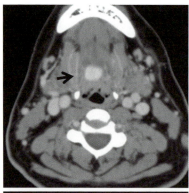
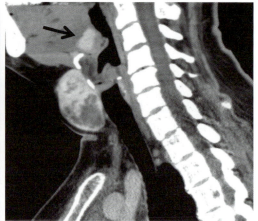
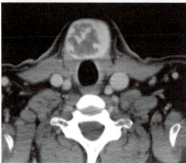

図4　舌根部の異所性甲状腺，造影CT
左上：横断像．右：矢状断層像．舌根部（→）に甲状腺組織が認められる．気管前面に腫大した甲状舌管がみられる．
左下：本来の位置には甲状腺は存在しない．

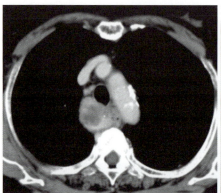
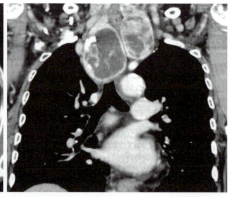

図5　縦隔内甲状腺腫
甲状腺右葉の腫瘍は縦隔内で気管の背側を走行して大動脈弓の遠位に達しており，摘出には開胸が必要となる．

の評価．

2 甲状腺癌の病期診断（図8）

　腫瘍の被膜浸潤，気管，食道，総頸動脈，内頸静脈，椎体など，周囲の臓器への進展の評価や腫瘍の浸潤に伴う周囲臓器の変化の評価に有用である．

3 甲状腺癌の遠隔転移を評価（図9，10）

　CTは肺転移，造影MRIは脳転移や脊椎骨への転移の評価に有用である．ただし，甲状腺癌の肺転移が孤立性結節として認められた場合は，画像所見からは原発性肺癌との鑑別は困難である．

4 術後の経過観察（図11）

　全摘術後サイログロブリン（Tg）値が陽性であ

4. 甲状腺疾患の診断

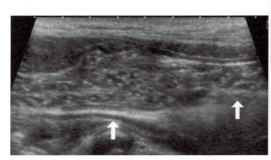
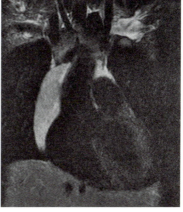

図6 Basedow病に合併した巨大胸腺腫
頸部超音波（左）では胸腺の一部しか観察できないので，それほど腫大が強い印象は受けないが，造影MRI（右）では心臓の後面まで到達する巨大な胸腺腫であることがわかる．

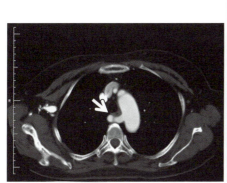
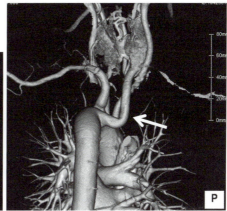

図7 Basedow病に合併した右鎖骨下動脈起始異常（20歳代女性）
左：CT画像（axial像）．右：背面から見たVR画像．
右鎖骨下動脈（⇐）は大動脈弓より右側へ分枝し，気管の背側を走行している．このような症例では反回神経は甲状腺内を走行するので注意が必要である．
〔口絵14〕

るにもかかわらず[131]I陰性で，超音波で頸部には病巣を認めない場合や糖尿病でPET/CTの適応にならない場合などに極めて有用である．未分化癌では転移巣の早期発見が長期予後へのカギとなるので，臨床的に治癒していると考えられる場合でも，一定の間隔で検査実施すべきである．逆に，低リスクの甲状腺分化癌では頸部の評価は超音波を第一選択とするべきで，頻回の検査は慎むべきでる．

CTは全身検索が容易に行えPET/CTと比べてコストが安い．MRIは全身拡散強調画像（WBDWI）で全身検索が可能である．体表面の脂肪抑制が適切か，画像のクオリティが安定しているか，息止めせずに良いデータが得られるか，といった技術的問題が十分解決されていないが，被曝がなく，造影が不要なので，将来の進歩が期待される．

5 アーチファクト

CTは金属によるアーチファクトのほか，鎖骨からのビームハードニングアーチファクトがしばしば甲状腺部に重なって画質を低下させ，ときに診断が困難となる．このアーチファクトは撮影時のポジショニングの工夫，逐次近似法による画像

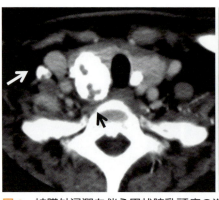
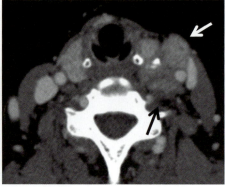

図8　被膜外浸潤を伴う甲状腺乳頭癌の造影 CT 横断像
左：左葉に円形の石灰化，右葉には卵殻様の粗大石灰化を伴う結節を認め，背側へ突出して咽頭後間隙は不明瞭化している（黒矢印）．右内頸静脈の背側に石灰化を伴う腫大リンパ節が認められる（白矢印）．手術時に右反回神経浸潤が認められ，石灰化リンパ節には転移は認められず，pT4a pEx2pN1a であった．
右：左葉に非結節部よりも弱い造影効果を示す不整形の結節が認められる．左咽頭後間隙は不整である（黒矢印）．また，増強効果を示す左上内深頸リンパ節の腫大も認められる（白矢印）．左総頸動脈と内頸静脈は外側へ圧排されている．手術標本では脂肪組織への浸潤が認められたが反回神経浸潤はなく pT3pEx1N1b であった．

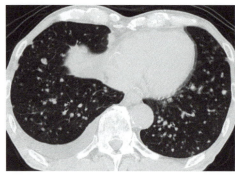
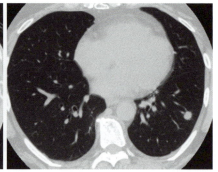

図9　甲状腺癌乳頭癌の肺転移の CT
左：両側下肺野に多数の小結節を認める．甲状腺分化癌の肺転移の典型像である．
右：左肺下葉の孤立性結節で辺縁の不整も認められ，肺腺癌との鑑別が問題となったが，病理組織は乳頭癌の転移であった．

再構成，Dual-energy CT の利用などで軽減できる．最近は金属アーチファクトを除去するアプリを搭載した機種も発売されている．MRI では折り返しアーチファクト，打ち切りアーチファクト，化学シフトアーチファクト，磁化率アーチファクトといった撮影技術に関わるアーチファクトのほか呼吸や血管拍動も画質に影響をする．

6 造影剤

CT も MRI も造影検査を行うと得られる情報量は増える．造影検査を行う前にアレルギーや気管支ぜん息の有無，以前の造影検査における副作用発現の有無，腎機能を確認する．CKD（eGFR＜60 mL/min/1.73 m）の存在は，ヨード造影剤による造影剤腎症（contrast induced nephropathy：CIN）のリスクを増加させる[7]．また，長期透析が行われている患者や eGFR 30 mL/min 以下ではガドリニウム造影剤による腎性全身性線維症（nephrogenic systemic fibrosis：NSF）のリスクが非常に高くなる[8]ので，非造影検査で代用する．

コントロール不安定（甲状腺機能亢進状態）の Basedow 病や機能性結節の患者にヨード造影剤を用いると，甲状腺機能亢進症が急激に，造影剤は重篤になって生命に関わるリスクがあるので，で

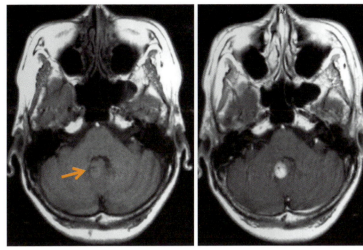

図10 濾胞癌の脳転移の MRI
左：T1強調像.第四脳室に低信号の腫瘍を認める（矢印）.
右：造影 T1 強調像.腫瘍は均一な増強効果を示す.

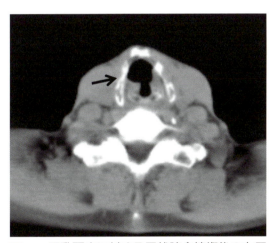

図11 甲乳頭癌に対する甲状腺全摘術後の右反回神経麻痺
右声門筋の萎縮による喉頭室の拡大（矢印）がみられる.

きるだけ甲状腺機能を正常化させてから検査を行う．また，卵管の通過性を確認するための子宮卵管造影において，油性造影剤を用いると，造影剤は6か月以上体内に留まって甲状腺機能低下症を生じる事があり，その後の妊娠に際してはTSH値の注意深いモニターが重要である．最近は水溶性造影剤を用いて検査を行う施設も増加している．

◆文　献◆

1) Shetty SK1, Maher MM, Hahn PF, et al：Significance of Incidental Thyroid Lesions Detected on CT：Correlation Among CT, Sonography, and Pathology. American Journal of Roentgenology 2006；187：1349-1356.
2) Kim K, Emoto N, N Mishima, M, et al：Incidental Detection of Thyroid Nodules at Magnetic Resonance Imaging of the Cervical SpineNeurol Med Chir（Tokyo）2013；53：77-81, 2013.
3) 日本甲状腺学会：甲状腺結節診療ガイドライン．2013，南江堂．
4) Harnsberger HR, Christine M. Glastonbury CM, et al：Diagnostic Imaging：Head and Neck. 2nd edition. Amirsys Inc, 2011.
5) 多田信平，尾尻博也：頸部のCT・MRI．メディカルサイエンスインターナショナル，2011．
6) Park SW, Han MH, Sung MH, et al：uNeck Infection Associated with Pyriform Sinus Fistula：Imaging Findings. AJNR Am J Neuroradiol 2000；21：817-822.
7) 日本腎臓学会，日本医学放射線学会，日本循環器学会：腎障害患者におけるヨード造影剤使用におけるガイドライン，東京医学社，2012．
8) 社団法人日本腎臓学会，社団法人日本医学放射線学会NSFとガドリニウム造影剤使用に関する合同委員会：腎障害患者におけるガドリニウム造影剤使用に関するガイドライン．dn.jsn.or.jp/jsn_new/news/guideline.pdf（2018/5/14）
9) Kanda T, Ishii K, Kawaguchi H, et al：High signal intensity in the dentate nucleus and globus pallidus on unenhanced T1-weighted MR images：relationship with increasing cumulative dose of a gadolinium-based contrast material. Radiology 2014；270：834-841.

Ⅱ　甲状腺の臨床／総論

◆ 一般目標

CT/MRI を用いた画像診断に親しみ，臨床の場で画像を有効に利用できるようにする．

◆ 到達目標

1）各画像診断の特徴と活用方法を理解する．

2）基本的な用語を理解する．

3）正常像，normal variant，典型的画像について理解する．

4. 甲状腺疾患の診断

II 甲状腺の臨床

総論

4. 甲状腺疾患の診断
④画像診断　4）シンチグラフィ

〔研修レベル A〕

POINT

① テクネシウム（^{99m}Tc）と放射性ヨウ素^{123}I を用いたシンチグラムは甲状腺の機能を反映した画像である.

② 甲状腺機能亢進症の鑑別診断，特に Basedow 病と破壊性甲状腺炎の鑑別診断や甲状腺結節を有する甲状腺機能亢進症の鑑別診断に有用である.

③ 放射性ヨウ素^{131}I は甲状腺分化癌の全摘術後の全身検索やアブレーションの効果判定に用いられる.

④ SPECT/CT 融合画像を作成することで，解剖学的情報を得ることができる.

1. 用語

（1）シンチグラフィは放射性同位元素の体内分布を γ カメラを用いて検出する検査のこと. シンチグラムは得られた画像である.

（2）SPECT は single photon emission computed tomography の略であり，SPECT/CT 融合画像は SPECT と X 線 CT の重ね合わせ画像で，専用機またはワークステーションを使って作成できる.

（3）放射線の単位は Bq（ベクレル）で，3.7×10^7 Bq（37 MBq）は 1 mCi（ミリキュリー）に相当する.

（4）^{99m}Tc，^{123}I，^{131}I の特徴を**表1**に示す.

^{99m}Tc は甲状腺濾胞細胞に取り込まれた後，有機化はされないので厳密には甲状腺機能を反映しない. しかし，ヨウ素制限が不要で静注後 15～20 分で画像が得られるので使いやすく，Basedow 病と破壊性甲状腺炎の鑑別を目的とするのであれば投与量は 37 MBq（1 mCi）でも十分に検査可能である. ^{99}Mo-^{99m}Tc ジェネレーターのある施設では至急の検査にも対応できる. 小児の至適投与量ガイドラインを参照されたい[1].

2. 甲状腺シンチグラフィの画像の解釈[2,3]

■1 生理的集積について

^{99m}Tc は涙腺，唾液腺（唾液中に排泄され，唾液腺シンチグラフィにも用いられる），口腔，鼻粘膜に生理的集積がみられ，大血管のプール像も認められる. 食道内の唾液の排泄像が甲状腺の近傍に描画されることがあり，このような場合は患者に水を飲んでもらってから追加撮影すると良い（**図1**）. 正常の甲状腺は唾液腺と同等か，それ以上の集積を示す.

^{123}I シンチグラムでは甲状腺以外の臓器は通常描出されない. 摂取率が甲状腺への集積性への目安になるが，摂取率を測定しない場合は各施設の通常の撮影条件で得られたシンチグラムで，甲状腺周囲のバックグラウンド組織の描出が認められる場合は甲状腺への集積は低下していると考える. 甲状腺以外の部位に^{123}I の集積を認めたときは異所性甲状腺か，放射性ヨウ素摂取能を有する他の組織の存在が示唆される（**図2**）.

■2 典型像について

Basedow 病では腫大した甲状腺へびまん性に集

87

表1 甲状腺シンチグラフィに用いられる放射性医薬品

	^{99m}Tc	^{123}I	^{131}I
半減期	6時間	13時間	8日
γ線のエネルギー (KeV)	140	159	364
β−線の放出	なし	なし	あり
摂取率（%）*	0.5〜3.5	10〜40**	
投与方法	静脈注射	経口	経口
投与量（MBq）	111〜185	7.4〜11.1	37〜185***
ヨウ素制限	不要	必要	必要
授乳禁止期間	12時間	48時間****	3週間以上

*：数値は一応の目安であり，施設ごとに設定するのが望ましい
**：24時間値（3時間値は5〜15%）
***：全身シンチグラム撮影時の投与量
****：ICRP128では2週間以上とされているが日本国内で製造製剤に長半減期の不純物がないのでより短い期間の禁止で十分とされる

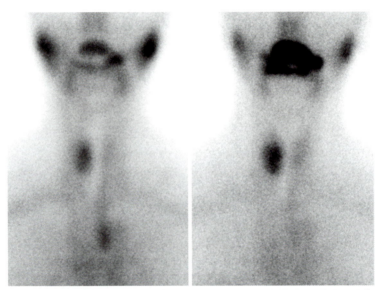

図1 40歳代女性，右葉の機能性結節と胸部上部食道内の唾液の貯留による排泄像
^{99m}Tc，甲状腺シンチグラフィ．
左：右葉の結節への集積亢進が認められるほか，縦隔部に^{99m}Tcの集積を認める．
右：水を飲んでもらった後の追加撮影で食道の集積は消失しており，食道内の唾液の貯留を見ていることがわかる．口腔のactivityが増加しているが，唾液中の^{99m}Tcによるものである．

積亢進が認められる．

破壊性甲状腺炎の典型的なシンチグラムは甲状腺への取り込みのびまん性の低下であるが（図3），早い時期に検査がされると片葉の欠損やまだらな集積像として認められることもある．

Basedow病や機能性結節の症例に，破壊性甲状腺炎が生じることがある（図4）．

機能性結節（AFTN）は結節部に一致した局所的集積が認められるが，非結節部の集積は抑制されるので，甲状腺全体の摂取率は正常範囲にとどまることが多い．

TSHが抑制されている患者で，触診や超音波で甲状腺内に多発性結節がみられる場合はすべての結節がAFTNかどうか超音波では評価できないのでシンチグラフィは有用である（図5）．囊胞形成を伴うAFTNやBasedow病に合併したAFTNの評

4. 甲状腺疾患の診断

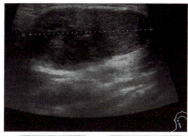
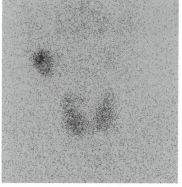
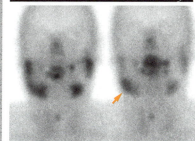

Uptake 7.3（％）　　　　　　15～20 min　　25～30 min

図2 60歳代男性，（甲状腺機能亢進症）顎下腺のワルチン腫瘍への集積

^{123}I シンチグラム撮影時 FT$_3$ 3.3（pg/mL），FT$_4$ 2.05（ng/dL），TSH 0.08（μU/mL）．
左：甲状腺への集積はやや低下し，24時間摂取率が7.3％であった．右顎下部にも^{123}I の集積を認める．
右上：超音波では右顎下腺内に低エコーの腫瘤を認める．
右下：唾液腺シンチグラフィの負荷前（左）と負荷後（右）の頸部正面像．右顎下腺に集積亢進がみられ（➡），ワルチン腫瘍と考えられる．

価はSPECT/CT融合画像が有用である（図6）．

3. 甲状腺分化癌の術後の^{131}I全身シンチグラフィ[4,5]

37～370 MBq（1～5 mCi）の^{131}I投与後3～4日目に全身および頸部，胸部のスポット像と，可能であればSPECT/CTを撮影する．

前処置として1～2週間の厳密なヨウ素制限[6]と^{131}I投与日のTSHを十分に上昇させることが重要である．TSHを上昇させるために甲状腺ホルモン剤の休薬が必要となる．休薬期間はチラーヂンSは3～4週間，事前にチロナミンに変更した場合は2週間とする．ヒト遺伝子組み換え甲状腺刺激ホルモン（rhTSH）の2日間筋注法も用いられる．

ヨウ素制限はできるだけ事前に栄養指導を行う．ヨウ素制限が的確に実施されているかどうかを確認する指標として，尿中ヨウ素濃度測定があるが，この目的では保険適応とはなっていない．

甲状腺全摘術後の患者における^{131}I の生理的分布は涙腺，鼻腔，唾液腺，口腔，消化管，尿路，膀胱にみられる．肝臓のびまん性集積を認めることがあるが，これは投与された^{131}I から合成されたT$_4$の肝臓における脱ヨウ素をみていると考えられており，肝転移を意味するものではない．これ以外にも囊胞，炎症，感染症，外傷，他臓器の悪性腫瘍や良性腫瘍で偽陽性が認められるので，ピットフォールに関する理解が大切である[7]．SPECT/CT融合画像では^{131}I の集積の局在や集積した組織の性状が正確に判断できる（図7）．

アブレーションあるいは大量療法の実施前にトレーサー量の^{131}I を投与してシンチグラムを撮影することは必須ではないが，1 mCiの^{131}I を投与してpreablation scanを撮影し，SPECT/CT融合画像を作成すると，治療前に適切なリスク評価と治療量の決定ができる[8]という考えが受け入れられつつある．

アブレーション後6～12か月後に^{131}I シンチグラフィを撮影して，頸部の集積が消失し，TSH上昇下で測定したTg値が2.0（ng/mL）未満であれ

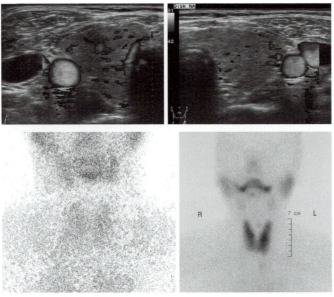

Uptake 0.3%　　　　　　　　　　%uptake 1.1%

図3　30歳代女性，超音波所見が異常を示さなかった無痛性甲状腺炎

Basedow病（寛解中）と自己免疫性肝炎で経過観察中に甲状腺ホルモン値が急速に上昇し再発疑いで受診．
上：超音波パワードプラ像では甲状腺内のエコー，血流信号とも異常をみとめない．
左下：引き続き行った^{99m}Tc甲状腺シンチグラフィ（受診当日，ミルキングし得た1mCiの^{99m}Tcを投与して撮影）では甲状腺への^{99m}Tcの集積をみとめない．その後，無治療で甲状腺機能は正常化したため，Basedow病の再発ではなく無痛性甲状腺炎と判断した．
右下：3か月後の再検時には甲状腺への^{99m}Tcの集積，摂取率ともに正常化している．　　　　　　　　　　　　　　　　　　　　〔口絵15〕

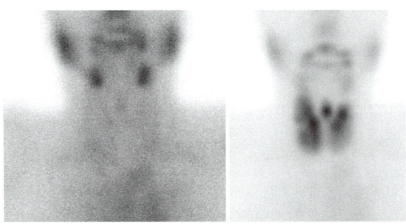

図4　Basedow病の治療中にした破壊性甲状腺炎

前医ではPTUとKIで加療されていたが，急速に甲状腺ホルモン値が上昇し，薬剤を増量しても改善せず，治療抵抗性と判断されていた．TSH＜0.01（μU/mL），FT$_3$ 8.9（pg/mL），FT$_4$ 6.87（ng/dL），TRAb 11.3（IU/L）．
左：^{99m}Tcシンチグラフィでは甲状腺の集積をまったく認めない．Uptakeは0.3％と低下している．無痛性甲状腺炎と診断し，PTUとKIを休薬し，症状緩和のためにPSLとβ遮断薬を投与した．
右：7週間後のシンチグラフィの再検で甲状腺内のトレーサーの分布はやや不均一であるが取り込みが回復し，甲状腺以外の臓器の描出は抑制され，Uptakeは5.1％と亢進している．峡部の頭側の集積は錐体葉と考えられる．TSH＜0.01（μU/mL），FT$_3$ 3.8（pg/mL），FT$_4$ 2.72（ng/dL），TRAb 5.3（IU/L）この2週間後にアイソトープ治療を行った．

多発性機能性結節' 左葉

(A)
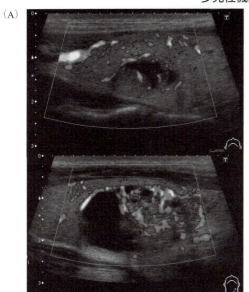
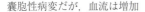
囊胞性病変だが，血流は増加

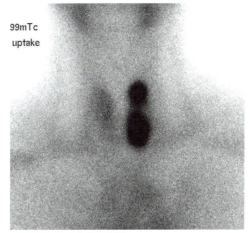
左葉 2 か所の hot nodule

(B)
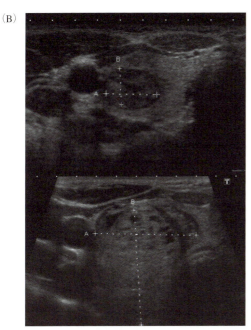

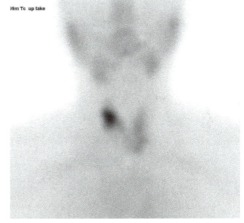

図 5 TSH が測定感度以下に抑制され，超音波で甲状腺内に多発結節が認められた 2 症例（いずれも 30 歳代女性）

(A)
左：超音波で（長軸像）は甲状腺左葉 2 か所に囊胞を伴う結節を認める．血流信号は増加している．
右：99mTc シンチグラフィでは二つの結節はいずれもトレーサー高集積を認める．AFTN の多発と考えられる．

(B)
左：超音波（横断像）では右葉に 2 個の結節が隣接して存在する
右：99mTc シンチグラフィでは上方の小さな結節にのみ取り込み亢進が認められ，下方の結節では取り込みはみられない．AFTN と非機能性結節の合併と判明した．

〔口絵 16〕

Ⅱ 甲状腺の臨床／総論

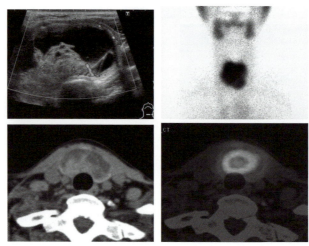

図6A　50歳代女性，血液検査でTSHが0.01 μU/mL未満に抑制
左上：甲状腺エコーでは峡部の嚢胞性腫瘤がみられる．血流信号の増加はない．
右上：^{99m}Tc甲状腺シンチグラフィでは甲状腺への集積の取り込みの亢進があるがどこに集積しているのかが不明瞭である．
下：SPECT/CT融合像では嚢胞性腫瘤の充実性の部分に^{99m}Tcが集積しているのがわかる．

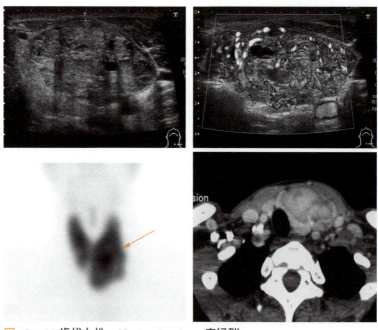

図6B　30歳代女性，Marine-Lenhart症候群
Basedow病に合併した左葉の腺腫様甲状腺腫として受診．チアマゾール10 mg服用中．Tg 66.5（ng/mL），TgAb 36.5（IU/L），第3世代TRAbに2.8（U/L）と陽性であった．
上：超音波Bモードとパワードプラでは甲状腺左葉の充実性の結節に血流亢進を認める．
左下：^{99m}Tc甲状腺シンチグラフィ．
右下：SPECT/CT融合画像で，左葉結節部にも非結節部と同等以上の^{99m}Tcの集積を認め（←），Marine-Lenhart症候群と判明した．

4. 甲状腺疾患の診断

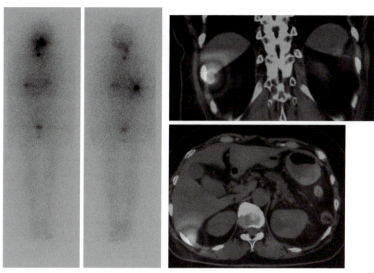

図7 60歳代女性，甲状腺乳頭癌の肝転移
全摘術後でpT4apEx2pNO，臨床的にはM0の診断であった．転移巣の検出目的で^{131}Iシンチグラフィを実施した．
左：全身正面像と背面像．右腹部背面に局所的集積を認めるが，何に集積しているのかは判断できない．
右上：SPECT/CT融合画像のcoronal像．
右下：axial像．肝臓右葉下極への^{131}Iの集積であることがわかる．
〔口絵17〕

ば，アブレーション成功と判定してよい（図8）．
^{123}Iないし^{131}Iを用いてシンチグラフィを予定している患者にイソジン®やヨード造影剤が事前に投与されている場合の検査までの待機期間は，甲状腺シンチグラフィや摂取率検査は2週間，甲状腺全摘後の患者に^{131}Iシンチグラフィを行う場合は1～2か月必要とされている[4,8]．油性造影剤のリピオドールや抗不整脈薬アミオダロンは3～6か月間影響が残る．

^{201}TIは甲状腺分化癌，^{67}Gaが未分化癌や悪性リンパ腫の診断や経過観察に利用されていたが，現在その役はFDG-PET/CTに置き換わっている．しかし，糖尿病などでFDG-PET/CTの適応とならない患者では今でも利用価値があり，SPECT/CT融合画像を作成すると情報量も増加する．海外では^{99m}Tc-MIBIが甲状腺シンチグラフィにも用いられているが，日本では保険適応になっていない．^{123}I-MIBGは髄様癌の診断に利用される．

◆文　献◆

1) 日本核医学会小児核医学検査適正施行検討委員会：小児核医学検査適正施行のコンセンサスガイドライン http://www.jsnm.org/files/pdf/guideline/2013/PediatricNuclMedGuideline1-2-3.pdf（2016年7月確認）
2) 久田欽一，監：最新臨床核医学，改訂第3版．金原出版，1999．
3) Balon HR, Silberstein EB, Meier DA, et al：Society of Nuclear Medicine Procedure Guideline for Thyroid Scintigraphy. V/3.0
4) Silberstein EB, Alavi A, Balon HR, et al：The SNM Practice Guideline for Therapy of Thyroid Disease with 131I. ucl Med 2012；53：1633-1635
5) McDougall IR：1. Whole-body scintigraphy with radio-iodine-131. A comprehensive list of false-positives with some examples. Clin Nucl Med 1995t；20：869-875.
6) Sawka AM, Ibrahim-Zada I, Galacgac P, et al：Dietary iodine restriction in preparation for radioactive iodine treatment or scanning in well-differentiated thyroid cancer：a systematic review. Thyroid 2010；20：1129-1138.
7) Oh JR, Ahn EC：False-positive uptake on radioiodine whole-body scintigraphy：physiologic and pathologic variants unrelated to thyroid cancer. Am J Nucl Med Mol Imaging 2012；2：362-385.
8) Avram AM, Fig LM, Frey KA, et al：Preablation 131-I scans with SPECT/CT in postoperative thyroid cancer patients：what is the impact on staging. J Clin Endocrinol Metab 2013；98：1163-1171.

Ⅱ 甲状腺の臨床／総論

I-131　30mCi 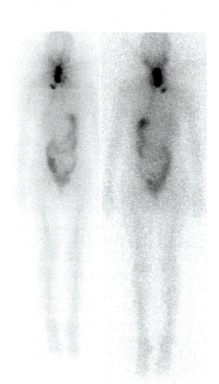 8mos. After ablation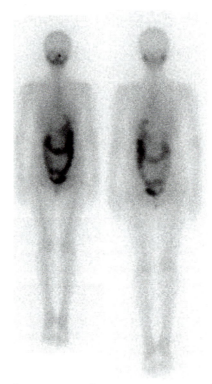

図8　20歳代，女性．甲状腺乳頭癌全摘術後（pT4apEx2pN1）
年齢も考慮してrhTSH刺激下で ^{131}I 30mCi 投与による残存組織のアブレーションを行った．
左：^{131}I 投与72時間後に撮影した全身正面及び背面像．
　　前頸部正中と右前頸部に多発性の強い集積を認める．TSH刺激下のTg値は8.5（ng/mL），TgAb 10.5（IU/mL）であった．
右：8か月後に治療効果判定のため撮影した ^{131}I シンチグラム．前頸部の集積は全て消失し，消化管と膀胱の描出が認められる．TSH刺激下のTg値は0.9（ng/mL），TgAb 15.4（IU/mL）で，アブレーション成功と判断した．その後，5年間再発を認めていない．

◆ **一般目標**

シンチグラフィに用いられる放射性同位元素の特徴と画像の成り立ちについて理解し，臨床の場で有効に利用することができる．

◆ **到達目標**

1) ^{123}I，^{99m}Tc，^{121}I の利用方法や前処置について理解する．
2) Normal variantや典型的な画像について理解する．
3) 他の画像との組み合わせやSPECT/CT融合画像の活用法に関する知識を得る．

4. 甲状腺疾患の診断

II 甲状腺の臨床

4. 甲状腺疾患の診断
④画像診断　5）FDG-PET/CT

総論

〔研修レベル A〕

POINT

① FDG の集積は腫瘍の糖代謝，悪性度や増殖能などを反映するが癌に特異的なものではない．

② 視覚的評価では縦隔よりも強い集積を示す場合を陽性と判定する．FDG の集積程度や形状からの良悪性の鑑別は困難である．

③ PET 偶発腫は超音波検査や細胞診などによる精査の対象となる

④ PET/CT は甲状腺癌の術後の転移や再発の評価，特に^{131}I シンチグラフィが陰性で T_g が陽性の症例，自己抗体が陽性で T_g 値がマーカーとして利用できない場合に有用である．

⑤ FDG 集積が偽陽性や偽陰性のことがあるので，悪性腫瘍の転移，再発が疑われる場合は必ず CT 画像所見も参考にし，必要に応じて病理診断の確認を行う．

1. 用語

（1）FDG：F-18 feuorodeoxyglucose（F-18 標識フルオロデオキシグルコース）．

（2）PET：ポシントロン断層撮影法（Positron Emission Tomography）．陽電子を放出する放射性同位体を含む薬剤を投与して体内分布を画像化する方法．

（3）PET/CT：PET と X 線 CT が一体化したハイブリッド装置，またはそれを用いて得られた画像

（4）SUV：Standard uptake value．画像で計測される FDG の放射能濃度を投与量と体重で補正して数値化したもので，体の比重を 1 とみなし，投薬した薬剤がすべて均一に体内に分布したと考えた場合に SUV は 1 となる．病変の重量あたりの FDG の集積がその何倍に相当するかを示す．ある関心領域の中で 1 ピクセルあたりの最も大きな SUV 値を SUVmax と呼ぶ．SUV が FDG の集積の半定量評価に用いられるが，色々な因子の影響を受ける．また，同一の装置と検査法で得られたもの同士でなければ直接の比較はできない．腫瘍への

FDG 集積を体積として評価する metabolic volume（MTV）も利用されるようになっている．

（5）PET 偶発腫（incidentaloma）：癌検診またはほかの臓器の悪性腫瘍の診断を目的として行われた PET/CT で偶然発見された甲状腺腫瘍（図1）．

（6）MIP 画像：Maximum Intensity Projection（最大値投影法）で再構成された 3 次元画像．

2. 概要

PET/CT は悪性固形腫瘍の診断や治療効果判定に広く用いられている．しかし，甲状腺腫瘍では原発腫瘍の評価よりも病期診断や術後の再発，転移の診断が主な役割となる（表1）[1~3]．PET/CT の前処置と画像の評価における注意点を表2に示す．

（1）FDG は細胞膜のグルコーストランスポーター（GLUT）によって細胞内に取り込まれた後，細胞質のリン酸化酵素のヘキソキナーゼ（HK）によってリン酸化されるが，FDG-6P はそれ以上解糖系で代謝されない．腫瘍細胞では正常細胞よりも解糖系が亢進して

Ⅱ　甲状腺の臨床／総論

表1　検診 FDG-PET おける甲状腺集積の診断基準

FDG-PET所見が以下のいずれかの項目に該当する場合，要精査が奨められる
①集積形態が大きさ，集積度にかかわらず限局性である場合（注1，2，3）．
注1　限局性集積では集積度が高いほど悪性の可能性が高いが，軽度集積で
　　も悪性の事があり集積度を要精査の判断因子として考えるべきではな
　　い．
注2　限局性集積の場合，悪性以外は腫瘤を形成する良性腫瘍の可能性が高
　　く，限局性集積と判断した場合は超音波検査を併用して詳細な内部性
　　状の確認が必要となる．
注3　集積形態が瀰漫性であれば集積程度にかかわらず良性と考えて良く，
　　甲状腺全体に対称性に集積がみられる場合は慢性甲状腺炎の可能性が
　　高く，内科的精査を行うのが妥当と考えられる．但し，頻度は稀なが
　　ら，悪性リンパ腫も同様の所見を呈するものがあるので，臨床症状を
　　加味した判断が必要である．

〔南本亮吾，千田道雄，陣之内正史，他：集積パターンと併用検査に基づく FDG-PET がん
検診の集積評価判定方法．核医学 2009；46：73-92．より一部改変〕

表2　FDG-PETの前処置と確認事項

・インスリンやインスリン分泌促進剤の休止
・前日より運動の禁止
・注射後特定の筋肉の過剰使用（会話，腕をつく）を控える
・体内金属やペースメーカーの有無，ドレナージチューブの確認
・絶食（5時間以上），水分は可能．
SUV 値に影響を及ぼす因子
・血糖値，インスリン値
・体格（著しい肥満は過剰補正となる）
・FDG 投与後撮像までの時間，装置の空間．分解能，画像再構成法
・違う機器で撮影されている場合は SUV 値の比較はできない
・腫瘍径（小さな病変は SUV は過小評価される）
画像評価時の注意点
・専用のビューワーでコントラストや表示条件を変えながら観察する
・FDG 投与時の血糖値の確認
・生理的集積の確認
・CT 画像の所見に注意を払う
・PET/CT 融合画像の重ね合わせが適切か確認
・アーチファクトの有無を確認

GLUT と HK の活性は亢進する．一方，FDG-6P を FDG へ戻す作用のある脱リン酸化酵素のグルコース-6-ホスファターゼ（G6Pase）の活性は低下するので，FDG は腫瘍細胞内にとどまって経時的に細胞内に蓄積される．

(2) 腫瘍以外でも炎症，感染症，肉芽組織，褐色脂肪，運動中の筋組織，活動性のある動脈硬化プラーク，人工血管（図1）などでも集積が亢進する[4,5]．

(3) FDG の生理的集積は脳，唾液腺，扁桃，頸髄，心筋（絶食時間が長くなると低下），肝臓，腸管，腎臓，尿管，膀胱（排泄経路）にみられる[4,5]．男性では精巣，女性では月経期の子宮，排卵期の卵巣や子宮，乳腺にも生理的集積を示す．検査時の血糖値が高いと腫瘍の集積，脳や肝臓の生理的分布が低下し，筋肉などバックグラウンドの集積が上昇する．インスリン値が高い場合も骨格筋，心筋，脂肪組織への集積の上昇がみられ，腫瘍とのコントラストが低下する．

(4) PET/CT で甲状腺への局所的集積を認める場合は約40％が悪性である[6]．甲状腺の悪性腫瘍は良性腫瘍よりも SUV 値が高いので術前の鑑別診断に有用だとする報告がみられるが，良性腫瘍がFDG高集積を示すことは少なくない（図2）ので，PET 偶然腫は超音波検査細胞診の適応と考えるとよい[3]．

(5) 甲状腺へのびまん性集積の原因は橋本病の事

4. 甲状腺疾患の診断

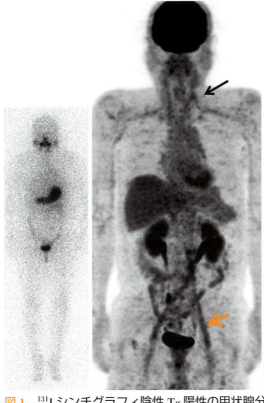

図1 ¹³¹I シンチグラフィ陰性 Tg 陽性の甲状腺分化癌における FDG-PET/CT
70歳代男性．甲状腺左葉の乳頭癌の全摘術後（pT4a pEx1pN1a M0）．
4年前に腹部大動脈瘤でグラフト置換術が行われている．
左：¹³¹I 全身シンチグラフィ正面像では異常集積を認めない．
¹³¹I 投与日の rhTSH 刺下 Tg 値は 36.7（ng/mL）であった．
中：FDG-PET MIP 像では左総頸動脈と一部重なる集積が左頸部にみとめられる（←）
骨盤内の直線的な FDG 集積（←）は人工血管へのものである．
右：超音波 B モード axial 像で内部エコーの上昇を伴う左外深頸リンパ節の腫大がみられ（⇐）
細胞診で転移と判明した．

が多いが，悪性リンパ腫もびまん性集積亢進を示すので増大傾向のある甲状腺腫では注意を要する[3]（図3）．

(6) 海外では FDG-PET/CT の陰性的中率が高いので細胞診の結果が indeterminate の場合に不要な切除を避けるのに有用との考えがある[4]．しかしながら陽性的中率は低く，検査のコスト，前処置，実施可能な施設が限られる事などを考えると将来的には超音波所見の詳細なパターン分類や細胞診の検体を用いた分子マーカー検索（米国では ThyGenX® と Thyra-MIR™ が認可されている）に置き換わると考えられる．

(7) 甲状腺癌においては GLUT と Na/I シンポーターの発現は相反するので，¹³¹I 集積性に乏しい腫瘍では FDG は集積を示すと考えられている．Tg が上昇しているにもかかわらず ¹³¹I シンチグラフィで集積を認めない症例の腫瘍の局在診断に PET/CT は有用である[1,2,4,7,8]．またこの特徴は分子標的治療薬の前提となる放射性ヨウ素治療抵抗性の判定に利用できる可能性がある．

(8) TgAb が陽性で，Tg 値が正確に評価できない症例の転移，再発病巣の検索にも有用である．

(9) rhTSH 刺激によって TSH を上昇させたり後期像を追加撮影することで PET/CT の感度が向上する可能性があるが，これらの処置は必須ではない．

Ⅱ　甲状腺の臨床／総論

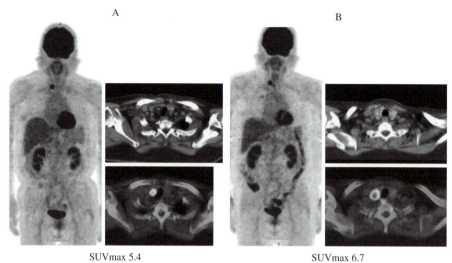

図2　PET/CTで良性悪性の鑑別が困難であった症例
A 左：甲状腺右葉の乳頭癌のMIP像，A 右：PET/CT融合画像，SUVmax 5.4.
B 左：右葉の濾胞性腫瘍甲状腺腫瘍のMIP像，B 右：PET/CT融合画像，SUVmax 6.7.

〔口絵18〕

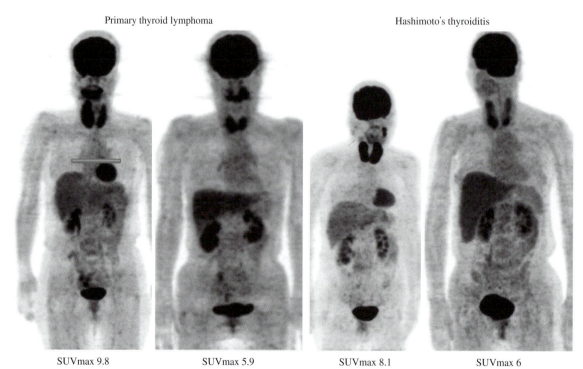

図3　腫大した甲状腺にびまん性のFDG集積を示した4症例のFDG-PET MIP像
左側の2例は甲状腺原発MALTリンパ腫，右側の2例は甲状腺機能低下症を伴う橋本病．
良性疾患と悪性腫瘍との間でSUV値にも差を認めず，FDG-PET所見のみからでは，腫瘍の鑑別は難しいことがわかる．

（10）PET/CTは頸部リンパ節転移の検出において超音波ほどの空間分解能はないが，超音波で走査の困難な部位に存在するリンパ節を検出できる．肺転移は腫瘍径が小さいためFDG集

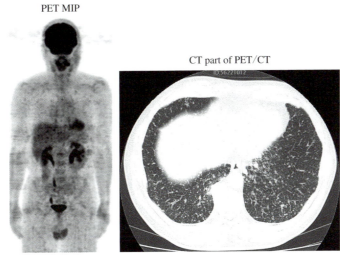

図4 甲状腺乳頭癌の肺転移
50歳代男性．これまで放射性ヨウ素が2回施行されているが，肺への集積はみられなかった．
左：FDG MIP像，右：下肺野のCT．
MIPでは両側下肺野に小さなFDG集積が点在しているが，CTでは両側下肺野に多数の微小結節が認められる．転移巣腫瘍径が小さいため，FDG集積が亢進しなかったと考えられる．

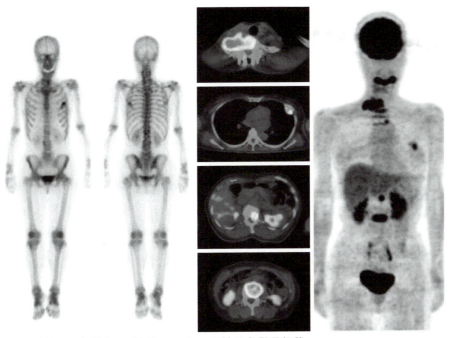

図5 骨シンチグラフィ陰性PET/CT陽性の多発骨転移
50歳代女性．甲状腺濾胞癌で全摘術後．
左：骨シンチグラフィでは左第4肋骨にのみ集積がみられる．
右：PET/CT融合画像およびMIP像ではC7-Th1，L2，L4椎体にもFDG集積が認められる．

積程度が低いことが少なくないので，CT所見の観察が重要である（図4）．骨転移では骨シンチグラフィで陰性の病変を検出できる（図5）．脳転移はFDGの生理的高集積のため

Ⅱ 甲状腺の臨床／総論

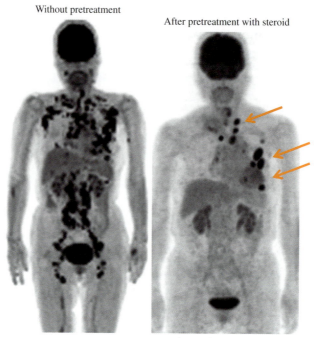

図6 70歳，乳頭癌とサルコイドーシス合併例
頸部リンパ節と縦隔リンパ節からの生検で，サルコイドーシスの合併が判明している．
左：FDG MIP 像で頸部，胸部，腹部，骨盤に広範囲に異常集積多発していて，分布からはサルコイドーシスの肉芽種のように思われるが，乳頭癌の転移と区別できない
右：メチルプレドニゾロン 125 mg を3日間投与してから PET/CT を再検査したところ，集積の大半が消失した．頸部，縦隔，左肺，左肋骨（←）に集積が残存し，これらが乳頭癌の転移と考えられた．

に FDG-PET/CT では周囲組織とのコントラストが付きにくく，脳 MRI，またはアミノ酸製剤の C-11 メチオニンが優れている．

(11) FDG 集積には偽陽性と偽陰性がある．Tg 陽性の術後分化癌症例において，FDG の集積が良性病変への集積であったり，多発性の FDG 異常集積がみられる際に甲状腺癌の転移と他疾患が混在する場合が経験される（図6）．甲状腺癌の術後症例において PET/CT で陽性所見を示した病変はできるだけ次のステップに進む前に細胞診，生検などで病理診断を確認するように努めるべきである．

(12) PET/CT と甲状腺癌の予後の関連性が示唆されている[9]（図7）が，エビデンスが十分蓄積されてはおらず，今後の検討課題である．

◆文 献◆

1) 中駄邦博：甲状腺腫瘍，特に分化癌の FDG-PET ないし PET/CT による診断．甲状腺学会雑誌 2011；2：85-93.
2) 日本甲状腺学会，編：甲状腺結節取扱い診療ガイドライン〈2013〉．南江堂，2013：103-109.
3) 南本亮吾，千田道雄，陣之内正史，他：集積パターンと併用検査に基づく FDG-PET がん検診の集積評価判定方法．核医学 2009；46：73-92.
4) Blodgett TM, Fukui MB, Snyderman CH, et al：Combined PET-CT in the head and neck：part 1. Physiologic, altered physiologic, and artifactual FDG uptake. Radiographics. 2005；25：897-912.
5) Metser U, Miller E, Lerman H, et al：Benign nonphysiologic lesions with increased 18F-FDG uptake on PET/CT：characterization and incidence. AJR Am J Roentgenol. 2007；189：1203-1210.
6) Haugen BR, Alexander EK, Bible KC, et al：2015 American Thyroid Association Management Guidelines for

4. 甲状腺疾患の診断

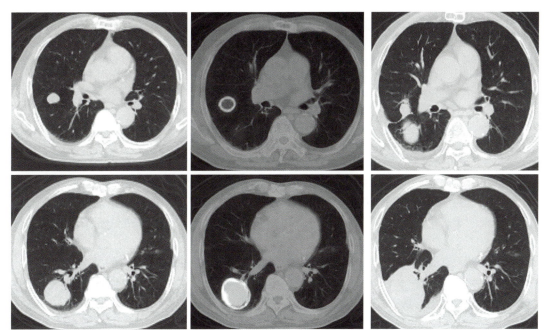

図7　乳頭癌の肺転移
70歳代，男性．甲状腺乳頭癌で3年前に全摘術が施行されている．初診時より肺転移と左頸部リンパ節転移が存在し，^{131}I治療後のシンチグラムでは転移巣への集積は認められなかった．
左：胸部CTとPET/CT融合画像．肺転移へのFDG高集積が認められる．右肺下葉の腫瘍のSUVmaxは17.8．
右：2年5か月後のCT画像．FDG高集積を示した肺転移は全て増大し，新たな病変の出現も認められる．

〔口絵19〕

Adult Patients with Thyroid Nodules and Differentiated Thyroid Cancer：The American Thyroid Association Guidelines Task Force on Thyroid Nodules and Differentiated Thyroid Cancer. Thyroid 2016 Jan；26：1-133.
7) Joensuu H, Ahonen A：Imaging of metastases of thyroid carcinoma with F-18 J Nucl Med 1987；28：910-914.
8) Lee JW, Min HS, Lee SM, et al：Relations Between Pathological Markers and Radioiodine Scan and (18) F-FDG PET/CT Findings in Papillary Thyroid Cancer Patients With Recurrent Cervical Nodal Metastases. Nucl Med Mol Imaging 2015；49：127-134.
9) Caetano R, Bastos CR, de Oliveira IA, et al：Accuracy of positron emission tomography and positron emission tomography-CT in the detection of differentiated thyroid cancer recurrence with negative (131) I whole-body scan results：A meta-analysis. Head Neck. 2016；38：316-327.

◆ **一般目標**
FDG-PET/CTの画像の特徴を理解し，臨床の場で有効に利用できるようになる．

◆ **到達目標**
1) FDGの集積機序，前処置，画像の評価法，ピットフォールについて理解する．
2) 典型的な画像を理解する．

II 甲状腺の臨床

4. 甲状腺疾患の診断
⑤組織診・細胞診

〔研修レベル A〕

POINT

① 腺腫様甲状腺腫では大小の濾胞が密に増殖し，様々な二次的な変性をきたす．
② 濾胞癌は組織学的に被膜浸潤あるいは脈管侵襲が認められることで濾胞腺腫と区別される．
③ 乳頭癌では微細顆粒状クロマチン，核溝，核内細胞質封入体といった特徴的な核所見が認められる．
④ 髄様癌は様々な形態をしめすが，粗顆粒状のクロマチンを確認することで診断ができる．

この項では，代表的な甲状腺疾患の組織所見，および知っておくべき細胞診所見につき概説する．

1. Basedow 病（図1）

機能亢進が著明な場合は濾胞上皮の丈が高く，内腔に向かい乳頭状に増殖する．濾胞上皮と接する面ではコロイドに吸収空胞が形成される．間質の血管は豊富で，炎症細胞浸潤や線維化を伴う．しかし，通常は機能を正常化した後に切除するため，Basedow 病として切除した例の多くは正常あるいは腺腫様甲状腺腫と同様の所見を示す．

2. 亜急性甲状腺炎（図2）

甲状腺濾胞が破壊され，異物型巨細胞を伴う肉芽腫が形成される．上皮が消失し，残存するコロイドを囲む形で肉芽腫をみることもある．巨細胞は多数の核を有し，時に数十個に及ぶ．病変部には主にリンパ球が浸潤するが，形質細胞，好中球，好酸球も様々な程度で混在する．修復期になると線維化が生じる．

細胞診では，炎症背景に多核巨細胞や類上皮細胞を確認することで推定可能となる．

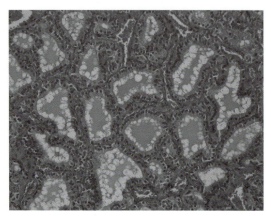

図1　Basedow 病　〔口絵 20〕

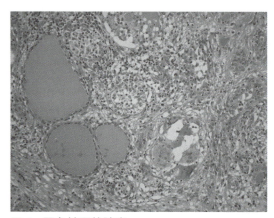

図2　亜急性甲状腺炎　〔口絵 21〕

4. 甲状腺疾患の診断

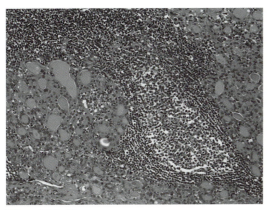

図3　橋本病　　　　　　　　　〔口絵 22〕

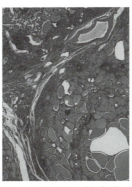 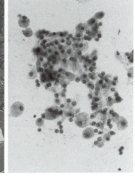

図4　腺腫様甲状腺腫　　　　　　〔口絵 23〕

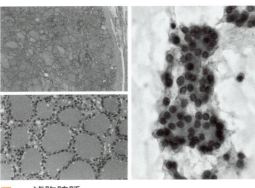

図5　濾胞腺腫　　　　　　　　〔口絵 24〕

3. 橋本病（図3）

　リンパ球や形質細胞の浸潤が認められ、様々な程度のリンパ濾胞形成や線維化を伴う。濾胞のサイズは小型で、コロイドは少ない。濾胞上皮は膨化し好酸性を示すが、これは多量のミトコンドリアの蓄積によるものである。核は濃染し大小不同があり、異型的にみえる。遷延化した場合、広範に線維化を生じ濾胞が不明瞭となることがある。

4. 腺腫様甲状腺腫（図4）

　濾胞上皮の過形成性の病変であり、大小の濾胞が密に増殖する。大きな濾胞では濾胞上皮細胞の丈が低く、小濾胞では丈が高い傾向にある。嚢胞変性、線維化、石灰化、骨化、出血とヘモジデリン沈着といった二次的な変化が生じる。上皮が濾胞内腔に向け偽乳頭状に増殖する（Sanderson polster）ことがある。

　細胞診では、コロイドを背景に異型の乏しい濾胞上皮細胞がシート状の集塊を形成する像が基本となる。小濾胞状集塊がみられる場合もあるが、多彩な集塊がみられるとともに泡沫細胞や炎症細胞、変性上皮などの二次的変化が観察されることが特徴である。

5. 濾胞腺腫（図5）

　被膜に囲まれた腫瘤を形成し、比較的サイズのそろった濾胞の増殖がみられる。症例により濾胞のサイズは様々である。索状配列を示す例も少なくない。核異型は乏しいが、非腫瘍部の濾胞上皮細胞より腫大している。被膜浸潤や脈管侵襲を欠く。なお、構造異型や細胞異型が顕著であるにもかかわらず被膜浸潤や脈管侵襲像のない濾胞性腫瘍を異型腺腫とよび、濾胞腺腫の亜型に含める。

　細胞診では、出血性背景で、出現細胞が一様である。重積傾向を示す細胞集塊が採取され、濾胞構造が窺われる。濾胞内にコロイドが確認できることもある。

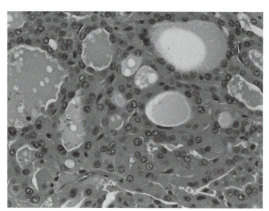

図6　好酸性細胞型濾胞腺腫　〔口絵25〕

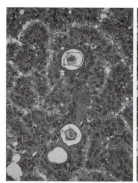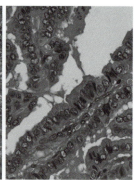

図7　乳頭癌①　〔口絵26〕

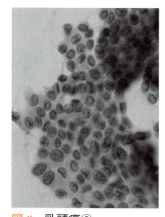

図8　乳頭癌②　〔口絵27〕

6. 好酸性細胞型濾胞腺腫（図6）

ミトコンドリアを多量に含む好酸性顆粒状の豊富な胞体を有する濾胞上皮細胞で構成される腺腫である．核は大型で濃染している．核小体が目立ち，異型が目立つ例も多いが，好酸性細胞型濾胞癌との鑑別は通常の濾胞腺腫と同様に浸潤性の有無で行う．濾胞のサイズは症例により様々で，索状配列を示すものも多い．

7. 乳頭癌（図7, 8）

乳頭状増殖を基本とするが，多くの場合濾胞構造を示す部分と混在する．腫瘍細胞は立方形あるいは円柱状で，淡好酸性を呈する．核は類円形から長円形である．スリガラス状と称される微細顆粒状クロマチンを有し，コーヒー豆のような核の溝や，細胞質が核内に陥入した核内細胞質封入体といった特徴的な形態を示す．三日月型に凹んだ形状のものも認められる．砂粒小体（psammoma body）と呼ばれる同心円状の小石灰化物も乳頭癌に特徴的である．しばしば囊胞変性をきたすほか，ときには扁平上皮化生が認められる．

細胞診では，束状の結合組織を伴う腫瘍細胞の乳頭状あるいはシート状集塊として認められる．腫瘍細胞は立方あるいは円柱状で，微細顆粒状の"薄い"クロマチン所見を示す．核溝と呼ばれる核の線状のくぼみや細胞質が核内に陥入した封入体が推定診断において重要である．

8. びまん性硬化型乳頭癌（図9）

腫瘍は甲状腺全体に広がり，結節の形成が不鮮明である例も多い．著明な線維化とリンパ球浸潤がみられる．乳頭癌の特徴を示す細胞が乳頭状，濾胞状，あるいは充実性に増殖する．多数の砂粒小体が観察される．しばしば顕著な扁平上皮化生が認められる．拡張したリンパ管内に腫瘍塞栓がみられる．

9. 濾胞癌（図10）

腫瘍内部の基本構造は濾胞腺腫と同様である

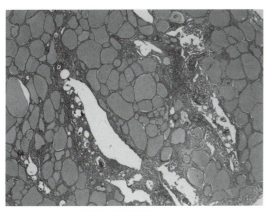

図9　びまん性硬化型乳頭癌　〔口絵 28〕

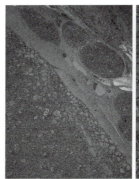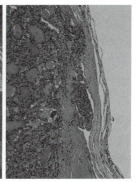

図10　濾胞癌　〔口絵 29〕

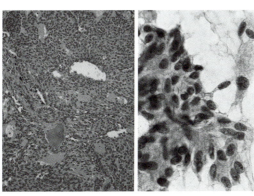

図11　髄様癌　〔口絵 30〕

が，被膜浸潤（腫瘍細胞が被膜を完全に貫通したもの），脈管侵襲（被膜内あるいは外の脈管につき，脈管内に入っている腫瘍細胞集塊を，内皮細胞が覆っているもの）を確認することで濾胞癌と診断される．細胞異型は良悪の判断に関与しない．浸潤の程度により微少浸潤型（肉眼的に浸潤が明らかでないが，組織上浸潤が確認されたもの）と広汎浸潤型（肉眼的に浸潤が明らかである，あるいは組織上広く浸潤が認められるもの）に分類される．

濾胞腺腫と微少浸潤型濾胞癌を細胞診のみで鑑別することは現状では難しい．しかし，広汎浸潤型濾胞癌は核の異型・腫大・濃染，採取量の多さなどの病理総論的な"高悪性度"の所見により推定可能である．

10. 髄様癌（図11）

C細胞由来の腫瘍であり，腫瘍細胞は免疫染色でカルシトニンが陽性となる．構造，細胞形態とも症例により様々である．構造は索状，束状，充実性，濾胞状，乳頭状など，細胞形態は紡錘形，円形，多角形，巨細胞などが知られている．これらの共通点として，粗顆粒状のクロマチン，核形不整が目立たないことが挙げられる．間質にはアミロイドの沈着をみることがあり，同部では粗大な石灰化をきたす．

細胞診では，腫瘍細胞の結合性が弱く，粗い顆粒状のクロマチンを有する．好酸性細胞型濾胞性腫瘍，乳頭癌，未分化癌，悪性リンパ腫といった様々な腫瘍と類似した細胞が出現するため，核所見の把握が重要となる．アミロイドの存在も推定診断に役立つ．

11. 低分化癌（図12）

島状，索状，充実性構造が腫瘍の大部分を占め，浸潤性増殖，壊死，明白な脈管侵襲を伴う．島状構造とは，薄い線維血管性の隔壁で囲まれた胞巣の増殖をいう．その構造より，乳頭癌の特徴を示す腫瘍，濾胞癌の特徴を示す腫瘍があるが，どちらとも判別できない症例も少なくない．

Ⅱ 甲状腺の臨床／総論

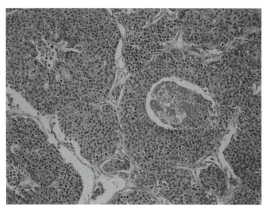

図12　低分化癌
〔口絵31〕

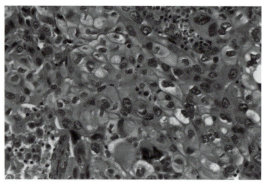

図13　未分化癌
〔口絵32〕

境界は不明瞭で，壊死傾向が顕著である．背景に好中球浸潤の目立つ例が多い．核異型が顕著でクロマチンが濃染し，異常核分裂像が多数観察される．細胞質は好酸性で厚みがある．壊死の周辺では核の柵状配列や核濃縮を示す細胞が認められる．

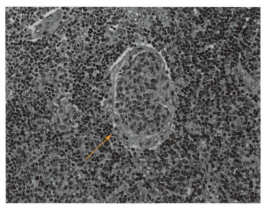

図14　悪性リンパ腫（packing）
〔口絵33〕

13. 悪性リンパ腫（図14）

　甲状腺に発生する悪性リンパ腫のほとんど全てはB細胞性であり，低悪性度のMALT（mucosa-associated lymphoid tissue）リンパ腫と，高悪性度のびまん性大細胞型B細胞リンパ腫に大別される．MALTリンパ腫では，胚中心細胞に類似した細胞，単球様細胞，あるいは類形質細胞の増殖よりなり，濾胞上皮の破壊（lymphoepithelial lesion）や濾胞腔に腫瘍細胞が充満する像（packing）（図14）が観察されることで橋本病と区別される．

12. 未分化癌（図13）

　紡錘形細胞が目立つタイプ，巨細胞の目立つタイプ，扁平上皮への分化が目立つタイプがある．

◆ 一般目標

代表的な甲状腺疾患につき，その組織所見と細胞所見の特徴を理解する．

◆ 到達目標

1）腺腫様甲状腺腫の組織所見につき説明できる．
2）濾胞腺腫と濾胞癌の組織所見の相違につき説明できる．
3）乳頭癌の組織所見，細胞所見につき説明できる．
4）髄様癌の組織所見，細胞所見につき説明できる．

II 甲状腺の臨床 総論

4. 甲状腺疾患の診断
⑥遺伝子診断

〔研修レベル B〕

POINT

① 遺伝子変異には，全身の細胞に存在し遺伝する胚細胞変異と，病変部の細胞のみに存在し遺伝しない体細胞変異がある．
② 変異の種類としては，一塩基置換によるナンセンス変異，ミスセンス変異が重要である．遺伝子単位の欠失や融合遺伝子を作る染色体逆位や転座も病因となる．
③ 遺伝性疾患では，機能喪失型変異による常染色体劣性（潜性）遺伝，機能獲得型変異による常染色体優性（顕性）遺伝が基本であるが，機能喪失型変異でもドミナントネガティブ作用や遺伝性腫瘍などで優性遺伝するものがある．
④ 主な検査法としては，変異を持つ細胞の DNA を用いたダイレクトシークエンシングを行う．
⑤ 正しく遺伝子診断を行うには，それぞれの疾患の病因，発症機序を正確に理解しておく必要がある．

1. 遺伝子診断とは

　遺伝子診断とは，疾患の原因や性質を規定する遺伝子異常を検出することによって，その結果を診断に用いることである．また遺伝子異常によっては，予後の予測，治療法の選択，遺伝カウンセリングを含めた生活指導，他の血縁者への対応などによる QOL の向上にもつながることがあり，そのような場合は積極的に遺伝子診断を行う．甲状腺領域における遺伝子診断は，先天性甲状腺機能低下症を対象とすることが多いが，癌の分野でも導入が行われつつある．

2. 胚細胞変異と体細胞変異

　大きく分けて胚細胞変異（germline mutation）を調べる方法と，体細胞変異（somatic mutation）を調べる方法に分かれる．胚細胞変異とは，ほとんどの場合親から遺伝したもので，全身の細胞がその変異を持っているものである．つまり通常は家族性，遺伝性疾患が疑われる場合にこの胚細胞変異を調べる．たとえ甲状腺にのみ異常があったとしても，全身どこの細胞を検査しても良いので，通常は血液細胞，頬粘膜細胞などから DNA を抽出して調べることが多い．一方，体細胞変異とは病変の異常細胞のみに遺伝子変異が見られるものである．癌細胞に見られる癌遺伝子などがその例で，身体の他の細胞にはその変異は見られない．もちろん検査には病変部の細胞を用いることが必須であり，甲状腺疾患の場合，穿刺吸引細胞診との併用や手術によって摘出された標本を用いる必要がある．

　胚細胞変異でもまれに *de novo* 変異といって，変異が親の生殖細胞や受精卵の段階で生じ，ある家系員から初めて見られるようになるものもある（もちろんこの変異は子孫に遺伝する）．また，散発性と思える症例でもその患者から初めて家族性の疾患が判明することもあり，疾患によっては必ず家族性である可能性を考慮しておく必要がある．たとえば，甲状腺髄様癌には散発性のものと家族性のものがあり，いずれも *RET* 遺伝子の変異によるものが多いが（前者は体細胞変異，後者は

Ⅱ　甲状腺の臨床／総論

胚細胞変異），全例遺伝学的検査（胚細胞変異に対する検査）が推奨されている．また非常にまれではあるが，発生の途中の段階で変異が生じた場合，その変異に関してモザイクとなり，身体のある部分には変異があるが別の部位にはないなど注意が必要である．McCune-Albright 症候群における GNAS 遺伝子変異がその例である．さらに，これも比較的まれではあるが，癌組織中の遺伝子変異（体細胞変異）も，癌が進展する段階で獲得した変異であれば，全ての癌細胞には見られないことがある．つまり，遺伝子診断を考慮する際は，それぞれの疾患の病因，機序を十分に理解しておく必要がある．各疾患については各論を参照されたい．

またここで簡単に触れておくが，遺伝する胚細胞変異を調べる遺伝学的検査を行う場合は，遺伝カウンセリングを提供できる体制を整えておく必要がある．

3. 遺伝子変異の種類

表1に代表的な遺伝子変異の種類とその影響を挙げた．塩基置換は，その名の通り塩基が別の塩基に置換するものである．1塩基置換が多く，これを点突然変異（point mutation）という．タンパク質をコードしている領域に起きる変異で，停止コドンとなってしまうナンセンス変異，アミノ酸を変えてしまうミスセンス変異が重要である．ナンセンス変異は，通常その遺伝子の機能喪失（loss-of-function）を起こす．もちろんコード領域の終末付近でこの変異が起きた場合，機能に全く影響がないこともあるが，これは同義的置換と同様，あまり疾患の病因とはならない．ミスセンス変異は，アミノ酸変化によって機能喪失を起こすもの，機能が変化しないもの，そしてその遺伝子産物の機能が恒常的に活性化し，機能獲得（gain-of-function）型の変異となるものがある．機能獲得型は癌遺伝子に多く，細胞増殖シグナルが常に亢進するような変異である．その他，スプライシング異常やプロモーター，エンハンサー活性を変化させる異常も疾患に関わることがある．こちら

も変異によっては，例えば転写因子と結合できなくなる，もしくは新たな転写因子との結合部位が生じ，発現量がそれぞれ低下，もしくは増加することがある．テロメラーゼの一部をコードする TERT 遺伝子のプロモーターにある変異は，この変異によって ETS 転写因子の結合部位が形成され，結果的に転写を促進し，甲状腺癌の悪性度の指標となるといわれている．

欠失，挿入も表1の通り様々な異常をきたす．コード領域でコドンの読み枠がずれると（1～数塩基，ただし3の倍数でない）フレームシフトとなり，通常は停止コドンと認識される配列が出現して機能喪失となる．もっと広範な領域，遺伝子単位やドメイン単位で欠失が起きると当然その機能は失われる．

その他，ある部分の DNA が切り出され，逆さになって再結合する逆位，DNA の特定の部分がコピーされ，複製される重複（これも数塩基から遺伝子単位まで様々），染色体のある部分が別の染色体と入れ替わる転座も，起こる場所によって様々な影響が出ることがある．

逆位や転座は融合遺伝子を作ることがあり，例として甲状腺乳頭癌でしばしば見られる癌遺伝子 RET/PTC1 について簡単に説明する．RET/PTC1 は，10 番染色体の逆位で作られる．RET 遺伝子と H4 遺伝子のイントロン部分に DNA 二重鎖切断が起こり，切り出された部分が逆転して再結合したものである（図1）．これにより，H4 の N 末と RET の C 末（正確にはキナーゼドメイン）が結合した融合遺伝子となり，転写，翻訳されてキメラタンパクを生成する．これによって RET のキナーゼ活性が恒常的に亢進する．RET/PTC2 は，10 番染色体の RET と，17 番染色体の PRKAR1A 遺伝子が融合したもので，こちらは異なる染色体間の転座によって作られる．

4. 遺伝性疾患における遺伝形式

基本的には，遺伝性疾患における機能喪失（loss-of-function）型の遺伝子変異は，父方と母方の両アレルともに機能喪失して初めてその遺伝子

表1 遺伝子変異の種類とその影響

変異の種類	分類	部位	機能への影響	例
塩基置換 (base substitution)	同義的置換 (synonymous mutation)	コード領域	機能異常はなし	Leu CTG Val GTC Leu CTG > Leu CTG Val GTA Leu CTG
	非同義的置換 (nonsynonymous mutation) ／ ミスセンス変異 (missense mutation)	コード領域	変化したアミノ酸による（機能喪失、獲得、変化なし）	Asn AAC Val GTC Leu CTG > Asn AAC Phe TTC Leu CTG
	非同義的置換 (nonsynonymous mutation) ／ ナンセンス変異 (nonsense mutation)	コード領域	通常、機能喪失	Ile ATA Lys AAG Ala GCA > Ile ATA X TAG GCA
	スプライシング異常が起こることもある	コード領域の近傍	その部位、配列によるイントロンに停止コドンが現れ　翻訳されるため機能喪失等	
	発現量の異常が起こることもある	プロモーターやエンハンサー	変異による（増加、低下）	
欠失 (deletion)	3塩基単位	コード領域	アミノ酸の欠失、または挿入されたアミノ酸による	
挿入 (insertion)	上記以外	コード領域	フレームシフト　通常、読み枠がずれて停止コドンが現れる	
	スプライシング異常が起こることもある	コード領域の近傍	その部位、配列によるイントロンに停止コドンが現れ　翻訳されるため機能喪失等	
	発現量の異常が起こることもある	プロモーターやエンハンサー	変異による（増加、低下）	
		遺伝子、ドメイン単位	機能喪失	
逆位 (inversion)			起こる場所によって様々　切断点が二つの遺伝子内で起きると融合遺伝子を作ることもある	
重複 (duplication)			起こる場所、長さによって様々　遺伝子単位で重複が起こると、その発現量が倍加し、その影響が出ることもある（上記参照）	
転座 (translocation)			起こる場所によって様々　切断点が二つの遺伝子内で起きると融合遺伝子を作ることもある	

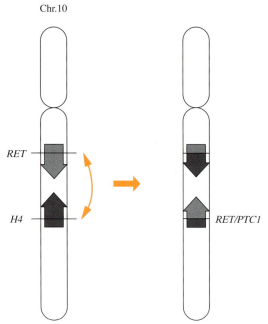

図1 10番染色体内逆位によるRET/PTC1の形成

RETとH4遺伝子のイントロン部分（2か所）でDNA二重鎖切断が起こり，それぞれ逆の部位で再接合し，H4のプロモーター，N末のcoiled-coilドメインとRETのキナーゼドメインが融合したキメラ遺伝子RET/PTC1が発現するようになる．

の機能が無くなり疾病が発症する．先天性の甲状腺機能低下症に多い．この場合，遺伝形式は常染色体劣性である（ただし，性染色体における変異は注意が必要）．つまり両親が発症していなくても共に保因者であった場合，その子どもに発症することがある．近親婚に多い．注意しておく必要があるのは，機能喪失型の変異でも常染色体優性遺伝形式をとるものもある．ドミナントネガティブ（dominant negative）効果といい，変異から作られた異常タンパクが，もう片アレルからの正常なタンパクの機能を阻害することがある（あるタイプのPOU1F1遺伝子変異による甲状腺機能低下症など）．また，通常片アレルの遺伝子が正常であれば，細胞全体としては正常な機能を果たせるものが多いが，片アレルだけの異常，つまり正常な遺伝子の発現量が半減した場合でも異常が現れるものがある．これをハプロ不全（haploinsufficiency）といい，こういった遺伝子に機能喪失型変異がある場合も優性的に遺伝する．さらに，機能喪失型

変異による遺伝性腫瘍に多いもので，一見細胞では正常な片アレルの遺伝子のみで十分な機能を果たせているが，癌を発症する細胞にはもう片方にも変異が起き，結果的に両アレル共に異常な状態になって癌を発症する場合がある（発症の確率が高くなる）．甲状腺では，APC遺伝子異常によるcribriform-morular型の乳頭癌（これは家族性大腸ポリポーシスを併発する），PTEN遺伝子異常によるCowden症候群がある．これも遺伝形式は優性となる．

　機能獲得（gain-of-function）型変異は，片アレルだけの異常で疾患発症に十分であることがほとんどで，こちらは常染色体優性遺伝形式をとる．TSHRの活性化型変異による先天性非自己免疫性甲状腺機能亢進症，RETの活性化型変異による多発性内分泌腫瘍症（multiple endocrine neoplasia：MEN）2型などがある．

　さらに優性遺伝でも，浸透率（その変異を持っていた場合に発症する確率）が100％でないと事態を複雑にする．他の遺伝子や環境因子に影響を受けやすいものほど，不完全浸透となる．

5. 遺伝子検査法

　通常，現在は遺伝子変異を調べる場合は，細胞から抽出したDNAからダイレクトシークエンシング（サンガーシークエンシングともいう）を行うことが多い．しかし，片アレル欠失が検査をする部分全体に及んでいる場合などに見落とされることもあり，注意が必要である．遺伝子変異の部位と変異パターンが一定している場合は，polymerasechain reaction-restriction fragment length polymorphism（PCR-RFLP）法やリアルタイムPCR装置を用いた方法もある．繰り返しになるが，各疾患の病態を理解し，変異を持つ細胞からDNAを抽出する必要がある．

　DNAでなくRNAを解析する必要がある場合もある．2018年現在，まだ日本の臨床の場ではほとんど用いられていないが，mRNAの発現量自体を検査する場合（これは遺伝子変異を調べるものではないが，遺伝子診断の一つといえるだろう），例

えば濾胞性腫瘍で良性か悪性かを判断する材料となる *TFF3* mRNA の発現量などがそうである．また上で述べた融合遺伝子 *RET/PTC* を検出する場合，イントロンにおける切断，融合場所が症例によりかなりバラバラで広範囲に及ぶため，DNAでは解析しづらく通常 RNA を用いる．この場合，通常は病変部の細胞を用いる．新鮮凍結手術標本が好ましいが，技術の進歩で穿刺吸引細胞診標本や比較的新しいパラフィンブロックからの解析も可能となってきた．

また最近では，巨大な遺伝子や複数の遺伝子，もしくは全エクソンや全ゲノムまでを解析できる次世代シークエンシングも用いられつつある．米国では，穿刺吸引細胞診における indeterminate（鑑別困難）例に対する遺伝子診断として，112 の遺伝子に対して，変異や融合遺伝子，遺伝子発現等を一度に調べる ThyroSeq® v.3 というサービスが行われている．今後は，こういった次世代シークエンシング技術も徐々に導入されてくるだろう．それに伴って，多遺伝子にまたがる病態の解明も進んでくると思われる．この分野は急速に進歩しており，常に最新の知識をアップデートしておく必要がある．

◆ 一般目標

遺伝子診断を行う際に必須となる代表的な遺伝子異常の種類，遺伝形式，検査法についての基礎的な知識を習得する．

◆ 到達目標

1）胚細胞性変異と体細胞変異を説明できる．
2）代表的な遺伝子変異の種類について説明できる．
3）遺伝性疾患における機能獲得，機能喪失型変異と遺伝形式について説明できる．
4）遺伝子検査法について説明できる．

Ⅱ　甲状腺の臨床／総論

Ⅱ 甲状腺の臨床
総論

5. 甲状腺疾患の治療
①薬物療法（甲状腺クリーゼと粘液水腫性昏睡は除く）

〔研修レベル A〕

POINT

① 甲状腺機能亢進症の第一選択薬は MMI である．近い将来妊娠を希望する場合と妊娠初期は PTU である．

② MMI の初期量は，FT_4 値によって決める．皮膚症状の副作用の頻度は MMI 量に比例する．

③ MMI，PTU とも重篤な副作用が報告されており，服薬中は常に副作用に注意する．

④ 無機ヨウ素は原則として抗甲状腺薬が使用できない場合に単独で，また早期に甲状腺機能亢進症を改善する必要がある場合に抗甲状腺薬と併用して使用する．

⑤ 虚血性心疾患のある場合，チラーヂン®S は少量から開始する．

1. 甲状腺機能亢進症に対する薬物療法

甲状腺ホルモンを過剰に産生する Basedow 病，機能性甲状腺結節，TSH 産生腫瘍などでは抗甲状腺薬が有効である．

1 抗甲状腺薬
1）作用機序

甲状腺ホルモン合成抑制作用である．具体的には，抗甲状腺薬はヨウ素のサイログロブリンのチロシル残基への結合阻害とヨウ素チロシル残基の縮合阻害を起こす．これは抗甲状腺薬が甲状腺ペルオキシダーゼを抑制し，それによりヨウ化物イオン，またはヨウ素チロシル基の活性化に必要な酸化反応を阻止するためと考えられている．

2）薬物動態

薬物の吸収は，チアマゾール（MMI）は経口投与後速やかに，プロピルチオウラシル（PTU）は20〜30分で吸収される（表1）．血漿半減期は PTU 1〜2 時間，MMI 4〜6 時間でありいずれも甲状腺内に濃縮される．作用時間は PTU 6〜8 時間，MMI 24 時間である．したがって MMI は 1 日 1 回内服でも作用効果は持続するが，PTU は 2〜3 回の分

表1 抗甲状腺薬の薬物動態

	PTU	MMI
血漿蛋白質結合	約 75％	なし
吸収までの時間	20〜30 分	速やか
血漿半減期	1〜2 時間	4〜6 時間
作用時間	6〜8 時間	24 時間
甲状腺での濃縮	あり	あり
疾病中の薬物代謝 　重度肝障害 　重度腎障害	正常 正常	減少 正常
胎盤通過性	あり	あり
乳汁中分泌量	少ない	多い

割服用が必要である．薬物代謝は，MMI は重度肝障害では減少する．胎盤通過性はいずれもあるが，乳汁中への分泌量は，MMI は多く PTU は少ない．PTU では 300 mg/日以下，MMI では 10 mg/日以下であれば授乳は差し支えない．

3）選択方法

MMI と PTU では MMI の方が，治療効果が高く，1 日 1 回の服薬で良いこと，重症肝障害，MPO-ANCA 関連血管炎など重篤な副作用も少ないことから MMI を第一選択薬とする．妊娠 5〜9 週目は MMI の後鼻孔閉鎖症，食道閉鎖症など重篤な催奇形性の観点から MMI を避け，PTU か無

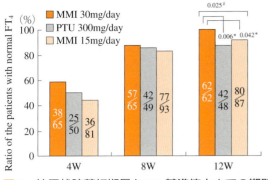
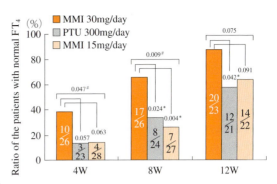

図1 抗甲状腺薬初期量とFT₄基準値内までの期間
〔Nakamura H, Noh JY, Itoh K, et al: Comparison of methimazole and propylthiouracil in patients with hyperthyroidism caused by Graves' disease. J Clin Endocrinol Metab 2007；92：2157-2162. より引用〕

機ヨウ素を使用する．頭皮欠損症は妊娠15週まで発症しうるので可能であれば妊娠15週目まではPTUを使用する．特にPTUで問題なければ産後も使用可能である．

4) 効果発現までの期間

甲状腺ホルモンは濾胞腔内に貯蔵される．抗甲状腺薬にて新規の甲状腺ホルモン合成を抑制しても，貯蔵されているホルモンが血液中に出るため血中濃度が低下するまでには少し時間が必要である．重症患者で急いで血中甲状腺ホルモンを低下させる必要があるときは，無機ヨウ素の併用が必要になる．図1[1]は未治療時のFT₄値によってMMI 15 mg/日，MMI 30 mg/日，PTU 300 mg/日での治療した場合FT₄が基準値内になるまでにFT₄値と各群で差があることを示している．FT₄が高値の場合はMMI 30 mg/日が最も有効であることがわかる．

5) 初期量

FT₄が基準値内に入るのに要する期間の点からFT₄が測定範囲以上ではMMI 30 mg/日，FT₄ 5.0 ng/dL以下ではMMI 15 mg/日，FT₄がその間では患者の状態に応じていずれかを選択する．MMI 30 mg/日はMMI 15 mg/日より皮膚症状の副作用の出現頻度が高いので可能ならMMI 15 mg/日から開始する．

6) 投与方法

治療開始2か月間は2週間毎に肝機能と血算を行い，副作用を確認する．FT₃，FT₄が基準値内にはいれば抗甲状腺薬を減量し，TSHが基準値内に安定するか確認する．TSHの回復はFT₃，FT₄の正常化よりも遅れる．

7) 薬物治療の中止

Basedow病が寛解に入っているかどうかを正確に確認する方法はない．維持量（隔日1錠以下）の抗甲状腺薬にて甲状腺機能が半年以上正常であれば中止を検討しても良い．この時TSH receptor antibody（TRAb）が基準値内であることが寛解の参考にはなるが，TRAb陽性のまま寛解に入ることもある．

TRAbは治療中止の絶対的な指標ではない．

8) 副作用

添付文書には多くの副作用が記載されている（表2，3）．図2[2]はMMIによる血球系副作用による年代別死亡例を示している．血球系副作用以外にもMPO-ANCA症候群，重症肝障害などの副作用による死亡例も報告されており，副作用対策の重要性がわかる．副作用は痒み，発疹などの軽症副作用と無顆粒球症，汎血球減少症，重症肝機能障害，MPO-ANCA関連血管炎，横紋筋融解症などの重症副作用に分けられる．

未治療Basedow病患者でのMMIとPTUの副作用の出現率[1]（表4）ではMMI 15 mg/日が副作用の出現率，薬を変更した症例数，痒み，発疹の皮膚症状とも少ないことがわかる．薬の継続不可であったのはMMI 15 mg/日が他群より少なかった．このことより可能であればMMI 15 mg/日が推奨

される．副作用発現時期であるがほとんどの副作用は開始後3か月以内に発症している．

(1) 痒み，発疹

軽症例では抗ヒスタミン薬の投与で抗甲状腺薬を中止することなく抑制できる場合もあるが，重症例では全身発疹と38℃以上の発熱を伴うこともありステロイドの投与が必要になる．

(2) 無顆粒球症

無顆粒球症は内服開始後3か月以内に発症する例が84.5％で，長期間服用後に発症することもある[2]．また，初回投与では副作用がなくとも，寛解後の再燃，再発時に投与した場合に発症することもある[3]．抗甲状腺薬開始時は原則2週間毎に副作用の検査を2か月間行うことが必須とされているが，このような再投与の場合は，何か月休薬した場合に初回投与時と同じように検査が必要になるかはまだコンセンサスがない．しかし，2週間毎の白血球と好中球測定でも無顆粒球症を早期に診断できない例もある（図3）．

表2 MMIの副作用

(1) 重大な副作用
1. 汎血球減少，再生不良性貧血，無顆粒球症，白血球減少
2. 低プロトロンビン血症，第VII因子欠乏症，血小板減少，血小板減少性紫斑病
3. 肝機能障害，黄疸
4. 多発性関節炎
5. SLE様症状
6. インスリン自己免疫症候群
7. 間質性肺炎
8. 抗好中球細胞質抗体（ANCA）関連血管炎症候群
9. 横紋筋融解症

(2) その他の副作用
1. 肝臓：AST（GOT）上昇，ALT（GPT）上昇等
2. 皮膚：脱毛，色素沈着，そう痒感，紅斑等
3. 消化器：悪心・嘔吐，下痢，食欲不振等
4. 精神神経系：頭痛，めまい，末梢神経異常等
5. 過敏症：発疹，蕁麻疹，発熱等
6. 筋・骨格：こむらがえり，筋肉痛，関節痛
7. 血液：好酸球増多
8. その他：CK（CPK）上昇，倦怠感，リンパ節腫脹，唾液腺肥大，浮腫，味覚減退

表3 PTUの副作用

(1) 重大な副作用
1. 無顆粒球症，白血球減少
2. 再生不良性貧血，低プロトロンビン血症，第VII因子欠乏症，血小板減少，血小板減少性紫斑病
3. 劇症肝炎，黄疸
4. SLE様症状
5. 間質性肺炎
6. 抗好中球細胞質抗体（ANCA）関連血管炎症候群
7. アナフィラキシー
8. 薬剤性過敏症症候群

(2) その他の副作用
肝　　臓：AST（GOT）上昇，ALT（GPT）上昇等
皮　　膚：脱毛，色素沈着，そう痒感，紅斑
消　化　器：悪心・嘔吐，下痢，食欲不振
精神神経系：頭痛，めまい，末梢神経異常
過　敏　症：発疹，蕁麻疹，発熱等
そ　の　他：CK（CPK）上昇，こむらがえり，筋肉痛，倦怠感，リンパ節腫脹，関節痛，唾液腺肥大，浮腫，味覚異常

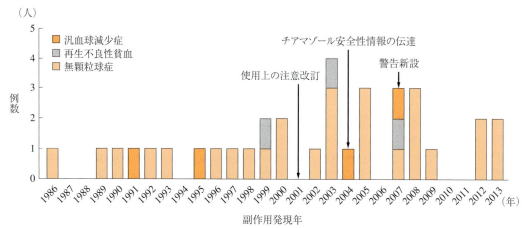

図2　1986〜2013年までのMMIによる血球系副作用による死亡症例

5. 甲状腺疾患の治療

表4 MMI 30 mg/日，MMI 15 mg/日，PTU 300 mg/日服用患者の副作用の頻度

	症例数	全副作用の症例数（%）[a]	薬を変更した症例数（%）[a]	肝機能障害（%）[a]	痒み，発疹（%）[a]	白血球減少症（%）	その他（%）
MMI 30 mg/日	130	39（30.0）	28（21.5）	9（6.6）	29（22.3）	0（0）	1（0.7）
PTU 300 mg/日	104	54（51.9）	39（37.5）	28（26.9）	23（22.1）	5（4.8）	0（0）
MMI 15 mg/日	137	19（13.9）	10（7.3）	9（6.6）	9（6.6）	1（0.7）	0（0）

肝障害：基準値上限より AST，ALT が2倍以上になった場合
白血球減少症：WBC<1,000/μL
その他の1例は関節痛
a：3群間で有意差あり．

〔Nakamura H, Noh JY, Itoh K, et al.：Comparison of methimazole and propylthiouracil in patients with hyperthyroidism caused by Graves' disease. J Clin Endocrinol Metab 2007；92：2157-2162. より引用〕

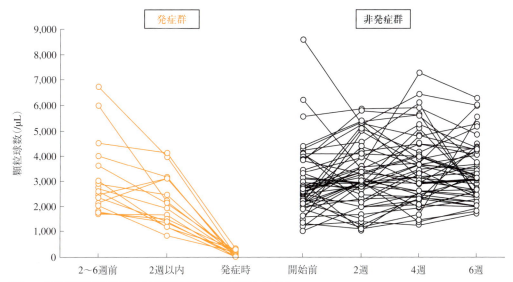

図3 無顆粒球症発症群と非発症群の好中球数の変化

（3）汎血球減少症

無顆粒球症から汎血球減少症に移行する例が9.1%（55例中5例）ある．多くは無顆粒球症発症後1週間くらいで汎血球減少症に陥る．無顆粒球症患者では白血球と顆粒球だけでなく血小板と赤血球の検査も3日に1回は行う必要がある．

（4）肝機能障害

a）一過性肝機能異常

Basedow病では治療前から AST，ALT が上昇する例がある．これは，甲状腺機能亢進症によると考えられている．また，抗甲状腺薬開始後に甲状腺機能は改善傾向であるにもかかわらず AST，ALT が治療開始前よりも上昇する例を認めるが，多くは一過性である．同様な一過性の AST，ALT 上昇が無痛性甲状腺炎にも認められることより，抗甲状腺薬の副作用ではなく甲状腺機能の変化にともなうものと考えられる．抗甲状腺薬による肝障害と診断され抗甲状腺薬が中止されることがしばしばある．

b）抗甲状腺薬による重症肝障害

主として PTU にみられる劇症肝炎と MMI，PTU ともにみられる重症胆汁うっ滞型肝障害がある．わが国での劇症肝炎の出現頻度は報告されていないが，小児での死亡例が報告されている．重症胆汁うっ滞型肝障害で総ビリルビン（T-Bil）3.0 mg/dL 以上は MMI で11,076例中12例（0.1%），PTU では2,001例中1例（0.05%）とまれである．転帰はほとんどの場合良好である．

（5）MPO-ANCA 関連血管炎

MPO-ANCA 関連血管炎は臨床症状が多彩で

Ⅱ　甲状腺の臨床／総論

表5　MPO-ANCA 関連血管炎の罹患臓器別障害の種類と頻度（92 症例）

罹患臓器	症例数（%）	障害の種類
腎	58（38.2）	血尿，タンパク尿
呼吸器	29（19.0）	喀血，呼吸困難
皮膚	21（13.8）	潰瘍，紫斑，皮疹
関節	20（13.1）	関節腫脹，関節痛
眼	9（5.9）	ブドウ膜炎，強膜炎
筋	8（5.3）	筋肉痛
脳神経	3（2.0）	多発性下位脳神経障害，脳出血，肥厚性硬膜炎
消化管	3（2.0）	心窩部痛，腹痛
耳	1（0.7）	難聴
計	152 例	

〔Noh JY, Yasuda S, Sato S, et al.：Clinical characteristics of myeloperoxidase antineutrophil cytoplasmic antibody-associated vasculitis caused by antithyroid drugs. J Clin Endocrinol Metab 2009；94：2806-2811. より引用〕

表6　奇形発生例での妊娠中 MMI 服用期間と MMI 服用量

奇形の種類	症例数	妊娠中 MMI 服用期間（週）	MMI 服用量（mg／日）
頭皮欠損症	8	9，13，17，18，27，31，37，出産まで	5～25
臍帯ヘルニア	8	7，22，31，33，出産まで	2.5～30
臍腸管異常	8	8，9，13，14，21，出産まで	2.5～25

妊娠中 MMI 服用期間（週）には同週のものが含まれている．

〔Yoshihara A, Noh J, Yamaguchi T, et al：Treatment of graves' disease with antithyroid drugs in the first trimester of pregnancy and the prevalence of congenital malformation. J Clin Endocrinol Metab 2012；97：2396-2403. より引用〕

（表5）[4]，発症時期は服薬開始後 3 週目から 30 年目まで報告がある．発症頻度は 0.53～0.79/10,000 例で，MMI と PTU では 1：39.2 と PTU が圧倒的に多い．予後は肺腎症候群を合併したときは重篤であるが，他は薬剤中止により良好である．薬剤中止後も MPO-ANCA 抗体は長期間陽性であるが血管炎は再燃しない．無症状の MPO-ANCA 陽性例で投薬を継続する場合は，注意深い観察が必要である．

（6）催奇形性

妊娠初期に MMI に曝露された胎児に，頭皮欠損症，臍帯ヘルニア，臍腸瘻，再腸間膜遺残，後鼻孔閉鎖症，食道閉鎖症などが報告されている．現在までの報告では，母体の MMI の服用量との相関関係はなく少量でも起こりうる（表6）[5]．後鼻孔閉鎖症，食道閉鎖症など重大な奇形の発生する時期は妊娠 5～9 週末までと考えられているが，頭皮欠損症は妊娠15週まで発症しうる．幸いなことにわが国では重大な奇形である後鼻孔閉鎖症，

食道閉鎖症はまれである．

2 無機ヨウ素

1）作用機序

甲状腺ホルモンの分泌抑制を有するため抗甲状腺薬と比較して即効性がある．この作用は Basedow の病勢が強い場合は数週間で消失することが多いが，病勢がそれほど強くない場合は長期間甲状腺機能亢進症のコントロールが可能であり，寛解に至る例もある．

2）適応

無機ヨウ素の主な適応は 4 つある．

（1）抗甲状腺薬が副作用で使用できない場合の術前コントロール

（2）抗甲状腺薬が副作用で使用できない場合の^{131}I 内用療法後のコントロール

（3）甲状腺クリーゼ

（4）心不全など重篤な合併症があり早期の甲状腺機能亢進症の改善が必要な場合．

以上の適応以外に，軽症甲状腺機能亢進症に対して単独ではじめから投与する場合もある．

3）初期量

無機ヨウ素 2 mg/日でも有効例があるが，一般的にはもう少し多い量が使用されている．わが国で販売されているヨウ素薬には無機ヨウ素 38 mg/錠のヨウ化カリウム丸などがある．甲状腺機能亢進症の程度で投与量が調節されているが，特に決まった量はなく，治療効果で増減されている．

4）減量方法

定まった方法はないが，抗甲状腺薬と同じく甲状腺機能が正常化するのに応じて減量する方法が一般的である．

5）寛解率

無機ヨウ素治療のみでの多数例での報告はないが，副作用で抗甲状腺薬が使用できなかった44例の 8 年から 28 年の長期経過をみた報告[6]では，無機ヨウ素感受性有りが 29 例（65.9％）でその中で 17 例（58.6％）が寛解に入ったと報告されている．

6）副作用と注意点

ヨウ化カリウム丸は，副作用は非常に少ないと考えられているが，添付文書には禁忌，注意点が記載されている（表 7）．注意点の主なものは高カリウム血症に関するものである．カリウムを上昇させる薬剤との併用では時々カリウムを測定した方が良いようである．ヨウ素疹は点状の発疹が出現するが，ヨウ素カリウム丸中止で速やかに回復する．無機ヨウ素は母乳に蓄積するので母乳栄養の児ではヨウ素過剰により甲状腺機能低下症になることがある．無機ヨウ素しか使用できない患者では，児の甲状腺機能を調べる必要がある．

2. 甲状腺機能低下症に対する薬物療法

1 甲状腺ホルモン薬

乾燥甲状腺であるチラーヂン®末は販売中止となったため現在使用できるホルモン薬は T_4 のチラーヂン®S 錠とチラーヂン S®散，T_3 のリオチロシンNa（チロナミン®）錠，レボチロキシン Na 錠「サンド」のみである．チラーヂン®S 散の保険適応は乳幼児のみであるがチラーヂン®S 錠で副作

用が出現した場合は成人でも認められる可能性がある．

1）特徴

チラーヂン®S は主として空腸と回腸で吸収される（表 8）．吸収率は 50～80％で食事の影響を受けやすい．チロナミン®錠の吸収はほぼ100％である．最高血中到達時間はチラーヂン®S 2～4 時間，チロナミン®錠 2～3 時間とほぼ同じである．血中半減期は，チラーヂン®S は甲状腺機能正常時は 7 日であるが，低下症では 9～10 日に延びる．チロナミン®錠は 0.75 日でチラーヂン®S に比べてかなり短い．チラーヂン®S，チロナミン®錠とも生体内で作られるものと同じであるので，適量であれば原則副作用は起こらないはずである．しかしながら，非常にまれではあるが，薬疹，肝障害などが報告されている．これは，おそらく賦形剤によるものと考えられる．チラーヂン®S にて副作用が出現した場合にチラーヂン®末に変更して副作用が見られない例があるのはそのためと考えられる．

2）投与量

健常人における甲状腺ホルモンの必要量は，T_4 が 70～90 μg/日，T_3 が 15～30 μg/日である．虚血性心疾患が合併している場合はチラーヂン®S を 12.5～25 μg/日から開始し 2～4 週間毎に 25 μg 毎増量する．40歳以下で虚血性心疾患がなければ50 μg/日から開始する．妊娠中に発見された甲状腺機能低下症では，可能ならばはじめから必要量を投与する．

3）妊娠希望，または妊娠初期の女性

2017 年アメリカ甲状腺学会（American Thyroid Association：ATA）のガイドラインでは，自施設で妊娠時の基準値を作成できない場合は，妊娠初期の TSH の基準値上限はその施設の非妊娠時の TSH 基準値上限から 0.5 下げた値にするように推奨されている．この場合は非妊娠時の基準値は多くの施設で 4.5 付近であるので 4.0 μIU/mL となる．わが国において自施設で妊娠中の基準値を作成している施設は極めて少ない．また，検査会社でもそのような基準値は提供していない．伊藤病院で作成した妊娠 9～12 週の TSH の基準値は 0.01～2.56 μIU/mL であり，非妊娠時の基準値は 0.2～4.5 μIU/mL である．伊藤病院で妊娠時の基

Ⅱ　甲状腺の臨床／総論

表7　ヨウ化カリウム丸投与の注意点
（添付文書より作成．甲状腺機能への影響の項目は除く．あくまで添付文書上の記載であり，真否が不明な場合もあるので注意が必要である．）

禁忌
1. 本剤の成分又はヨウ素に対し，過敏症の既往歴のある者
2. 肺結核の患者（放射性ヨウ素による甲状腺の内部被曝の予防・低減の場合を除く）［結核病巣組織に集まりやすく再燃させるおそれがある．］

使用上の注意
慎重投与
1. 腎機能障害のある患者［血清カリウム濃度が過剰になり，症状が悪化するおそれがある．］
2. 先天性筋強直症の患者［カリウムにより，症状が悪化するおそれがある．］
3. 高カリウム血症のある患者［症状を悪化させるおそれがある．］
4. 低補体血症性蕁麻疹様血管炎の患者又は既往歴のある者［過敏症状が生じるおそれがある．］
5. ジューリング疱疹状皮膚炎の患者又は既往歴のある者［過敏症状が生じるおそれがある．］

相互作用
併用注意
1. カリウム含有製剤，カリウム貯留性利尿剤（エプレレノン）
　本剤との併用により相加的に作用し，高カリウム血症をきたす可能性がある．
2. ACE阻害剤，アンジオテンシンⅡ受容体拮抗剤，アリスキレンフマル酸塩（ラジレス®）
　これらの薬剤はレニン・アンジオテンシン系に作用し，アルドステロンの分泌を低下させるため，カリウム排泄を減少させる．このため併用により高カリウム血症を生じることがある．

副作用
　副作用等発現状況の概要
　本剤は使用成績調査等の副作用発現頻度が明確となる調査を実施していない．
1. 重大な副作用
　　長期連用
　長期連用により次のような症状があらわれることがあるので，観察を十分に行い，このような症状があらわれた場合には，投与を中止し適切な処置を行うこと．
　（1）ヨウ素中毒（頻度不明）
　結膜炎，眼瞼浮腫，鼻炎，喉頭炎，気管支炎，声門浮腫，喘息発作，前額痛，流涎，唾液腺腫脹，耳下腺炎，胃炎等の症状があらわれることがある．さらに中毒症状が進行すると発疹，面疱，せつ，蕁麻疹，水疱，微熱，甲状腺腫，粘液水腫等の症状があらわれることがある．
　（2）ヨウ素悪液質（頻度不明）
　皮膚の粗荒，体重減少，全身衰弱，心悸亢進，抑うつ，不眠，神経過敏，性欲減退，乳房の腫大と疼痛，骨盤痛があらわれることがある．

その他の副作用（頻度不明）
（1）過敏症：発疹等
（2）消化器：悪心・嘔吐，胃痛，下痢，口腔・咽喉の灼熱感，金属味覚，歯痛，歯肉痛，血便（消化管出血）等
（3）その他：頭痛，息切れ，かぜ症状，不規則性心拍，皮疹，原因不明の発熱，首・咽喉の腫脹等

高齢者への投与
　一般に高齢者では生理機能が低下しているので減量するなど注意すること．

妊婦，産婦，授乳婦等への投与
　授乳中の婦人には本剤投与中及び投与後一定期間は授乳を避けさせること．［母乳中への移行が認められ，乳児に皮疹や甲状腺機能抑制を起こすことがある．］

準値が作成されていない場合は，4.0 μIU/mL が基準値上限となり，かなりの乖離がある．また伊藤病院で作成した健常人での TSH のヒストグラムでは，0.75〜1.75 μIU/mL が最頻値となる．2017ATA ガイドラインをそのまま使用して良いのかは疑問が残る．

4）注意点
　副腎機能低下状態でチラーヂン®S を先に投与するとショック状態になることがある．副腎機能低下症がないか，まず確認してからチラーヂン®S の投与を開始する．副腎機能低下症がある場合は先にヒドロコルチゾン（コートリル® 15〜20 mg/

5. 甲状腺疾患の治療

表8　甲状腺ホルモン薬の特徴

	チラーヂン®S 錠	チラーヂン®S 散	チロナミン®錠
吸収部位	主に空腸，回腸	主に空腸，回腸	腸管
吸収率（％）	50〜80	50〜80	100
最高血中濃度到達時間（時）	2〜4	2〜4	2〜3
血中半減期（日）	7	7	0.75
賦形剤	部分アルファー化デンプン，トウモロコシデンプン，D-マンニトール，その他3成分	トウモロコシデンプン	トウモロコシデンプン，D-マンニトール，プルラン，低置換度ヒドロキシプロピルセルロース，タルク，ステアリン酸マグネシウム

日を朝 10〜15 mg，夕 5 mg）開始し，1 週間後からチラーヂン®S 25 µg/日を開始する．

◆文　献◆

1) Nakamura H, Noh JY, Itoh K, et al：Comparison of methimazole and propylthiouracil in patients with hyperthyroidism caused by Graves' disease. J Clin Endocrinol Metab 2007；92：2157-2162.

2) Nakamura H, Miyauchi A, Miyawaki N, et al：Analysis of 754 Cases of Antithyroid Drug-Induced Agranulocytosis Over 30 Years in Japan. J Clin Endocrinol Metab 2013；98：4776-4783.

3) Kobayashi S, Noh JY, Mukasa K, et al：Characteristics of agranulocytosis as an adverse effect of antithyroid drugs in the second or later course of treatment. Thyroid 2014；24：796-801.

4) Noh JY, Yasuda S, Sato S, et al：Clinical characteristics of myeloperoxidase antineutrophil cytoplasmic antibody-associated vasculitis caused by antithyroid drugs. J Clin Endocrinol Metab 2009；94：2806-2811.

5) Yoshihara A, Noh J, Yamaguchi T, et al：Treatment of graves' disease with antithyroid drugs in the first trimester of pregnancy and the prevalence of congenital malformation. J Clin Endocrinol Metab 2012；97：2396-2403.

6) Okamura K, Sato K, Fujikawa M, et al：Remission after potassium iodide therapy in patients with Graves' hyperthyroidism exhibiting thionamide-associated side effects. J Clin Endocrinol Metab 2014；99：3995-4002.

◆ 一般目標

甲状腺機能亢進症治療に対する抗甲状腺薬と無機ヨウ素の役割を理解し，各薬剤の使い分け，副作用について十分な知識を獲得する．甲状腺機能低下症におけるレボチロキシン Na の投与方法と注意点について十分理解する．

◆ 到達目標

1) 第一選択薬と初期投与量の決定，副作用と思われる事象に対する対応を説明できる．
2) 抗甲状腺薬の減量方法と中止方法を説明できる．
3) 無機ヨウ素の適応，副作用と投与方法を説明できる．
4) レボチロキシン Na の投与方法を説明できる．

II 甲状腺の臨床

5. 甲状腺疾患の治療
②放射線治療

〔研修レベル A〕

① 放射性ヨウ素による治療に際しては，ヨウ素制限が必須である．抗甲状腺薬や甲状腺ホルモンの補充も中止する．
② Basedow 病の内用療法は，甲状腺機能亢進症に対して，安全かつ確実な治療法である．
③ Basedow 病の内用療法後は甲状腺機能の変動や甲状腺眼症の増悪に注意する．
④ 分化型甲状腺癌の肺転移，骨転移に対して ^{131}I 大量療法が行なわれることがある．著効例もあるが，集積の無い転移巣には無効である．
⑤ 残存甲状腺破壊療法は分化型甲状腺癌の予後を改善させる．一定の条件を満たせば，遮蔽病室に入院しなくても外来で施行することができる．

はじめに

甲状腺癌の原発巣や骨転移などに対して，外照射が行われることがある．しかし，未分化癌を除き甲状腺癌の放射線感受性は低く，根治的な照射はもちろん，局所制御さえ難しいことが多い．原発巣は当然外科的に切除されるべきであり，外照射は切除困難な浸潤ないし再発病変や転移の進行を遅らせる，あるいは疼痛を軽減することが主目的となる．すなわち緩和照射，姑息照射であり，適応は限定的である．

以下，本項では放射性ヨウ素 ^{131}I による内照射（内用療法）について述べる．これは，甲状腺がヨウ素を取り込む性質を利用して，^{131}I が出す β 線により甲状腺細胞を破壊する治療法である．対象となる疾患・病態は Basedow 病を代表とする甲状腺機能亢進症と分化型甲状腺癌の転移で，甲状腺癌術後の残存甲状腺破壊にも用いられる．いずれも治療の前に準備期間や前処置を必要とする．^{131}I の物理学的半減期は 8 日で，β 線のほかにエネルギーの強い γ 線も出すため，周囲への被曝防護に注意が必要である．

1. Basedow 病に対する放射性ヨウ素内用療法

(1) 60 年以上の歴史のある，安全で確実な治療法である[1]．絶対禁忌は妊婦と授乳婦であり，小児には他の治療法が使えない場合に慎重投与，となっている．また，活動性ないし重症の甲状腺眼症がある症例では，眼症の治療を優先する．この治療法は，手術（甲状腺亜全摘）と同様に機能体積を減らすことで目的を達するので，投与量を決める際には目標をはっきりさせる必要がある．すなわち，抗甲状腺薬で副作用が出た場合や術後再発など，確実に亢進症を治したいのであれば推定吸収線量を多めに設定し，一回で治癒しなくてもよいから，早期の低下症を避けたいのであれば，理論的な至適量を投与する．ただし，少なめに投与しても晩発性の低下症を完全に防ぐことはできない．

(2) 治療方針が決まれば，ヨウ素制限を開始する．禁止する食品食材や併用薬剤は，放射性ヨウ素による検査（甲状腺摂取率試験やシンチグラフィ）の際と同じである．期間は治療

5. 甲状腺疾患の治療

表1 ^{131}I の甲状腺吸収線量の推定に用いられる，Marinelli-Quimby の式

$$\text{Dose （Gy）} = \frac{14.7^* \times \text{有効半減期（day）} \times 24\text{時間甲状腺摂取率（\%）} \times \text{投与線量（MBq）}}{\text{甲状腺推定重量（g）} \times 3.7 \times 100}$$

＊：この定数に関しては，少し違う値を採用している施設もある

表2 Basedow 病に対する放射性ヨウ素内用療法後の被曝防護指導の要点

1. 治療用カプセル内服後1週間は，妊婦や小児との近距離での接触はなるべく短時間にする．具体的には，だっこやおんぶは15分以内にする．
2. トイレの汚染を減らすため，内服後3日間は排泄後2回水洗を流す．また男性も便座に座って排尿する．
3. 内服後3日間は，衣類の洗濯は他の人と別にする．
4. 内服後3日間は，入浴は最後にする．
5. 内服後3日間は，汗や唾液が付くようなタオル，歯ブラシ，スプーンなどを他の人と共用しない．
6. 内服後3日間は，他の人と同じふとんやベッドで寝ない．
7. 内服後1週間は，公共交通では他の人と1m以上距離をあけ，6時間以上連続して乗らない．

Ⅱ
甲状腺の臨床 ◆ 総論

前1週間，治療後も少なくとも3日間，可能ならば1週間続ける．抗甲状腺薬を服用していた場合は，治療用の放射性ヨウ素内服の1週間前から休薬する．ただし甲状腺中毒症が強く長期間の休薬が難しい症例では，容態に合わせて中止期間を最短で3日まで縮めることもある．

(3) ^{131}I の投与量を決定するために，Marinelli-Quimby の式（**表1**）を使って甲状腺組織への吸収線量を推定する．十分な線量を投与して甲状腺機能亢進症からの確実な離脱を狙う場合には100 Gy 以上，甲状腺機能正常を目指す場合には60-80 Gy が良いとされているが，若年者や甲状腺が大きな症例では効きにくいなど，変動要因が多いため適宜増減されることもある．甲状腺重量の推定にはシンチグラムから計算式（Allen-Goodwin 法や大久保法）で求める方法や，触診や超音波断層像から楕円近似で算出する方法などが用いられる．甲状腺摂取率測定は，正しくヨウ素制限ができているか確認するためにも必須である．摂取率が低い場合はヨウ素制限不十分か病勢が弱いことが考えられ，治療の延期も考慮する．24時間摂取率までの計測ならば ^{123}I が使用できるが，放射性ヨウ素の有効半減期も実測するのであれば，微量の ^{131}I を投与後，複数日にわたり甲状腺摂取率を測定する必要がある．

日数がかかる上に煩雑なため，実臨床では有効半減期を5.5日などの経験値で代用することも多い．

(4) 投与量が500 MBq（13.5 mCi）までであれば，^{131}I は外来で投与することができ，一般病室への入院も可能である．その際には，投与時に周囲への被曝を少なくするために放射線防護の指導を行わなくてはならない．線源からの空間線量率は距離の二乗に反比例して小さくなり，放射性ヨウ素は内服後，体液に排泄分泌される．これらの事実をもとに，**表2**のような点につき説明するが，放射線に対する過剰な不安を煽らないよう，言い回しには注意する．放射線防護の原則は，無理のない範囲で減らせるものはなるべく減らす（as low as reasonably achievable）ことである．内用療法を受けた患者から出る微量な γ 線が原因で目に見えた健康被害が起こるわけではない．また，防護の指導項目全部が個々の症例に当てはまるとは限らないので，説明内容は適宜選択する．

(5) 内用療法後は甲状腺機能の変動にいろいろなパターン[2]がありえるので4ヵ月は原則として月1回以上の間隔で経過観察を行なう．特に早期には，放射性ヨウ素による破壊性甲状腺中毒症から心不全や糖尿病の悪化が起こることも想定しておく．治療後半年以降も晩発

121

Ⅱ　甲状腺の臨床／総論

性機能低下症への移行を考えて年に1, 2回の機能検査を続ける．一過性ではなく永続性の機能低下症になったと判断したら，甲状腺ホルモン薬の補充を開始する．治療後，最低6ヵ月間は避妊するよう指導する．

2. 機能性甲状腺結節への応用

　甲状腺機能亢進症の原因として，日本ではBasedow病に比べ発生率が少ないが，自律性を持って甲状腺ホルモンを過剰分泌する結節性甲状腺腫によるものもある．治療法として，単発性の過機能性腺腫（toxic adenoma，日本ではPlummer病と呼ばれることが多い）の場合は外科的に結節を摘出することが一般的であるが，^{131}I内用療法を行なうこともできる[3]．亢進症に対して抗甲状腺薬を服用中の場合は，休薬してから放射性ヨウ素を投与すべきである．こうすることで正常甲状腺組織への集積が抑制され，過機能結節が選択的に破壊されるため，内用療法後の甲状腺機能低下症発生を減らすことができるとされている．なお，単結節ではなく過機能性多結節性甲状腺腫（multinodular toxic goiter：MNTG）に対しても^{131}Iによる治療が可能である．

3. 甲状腺癌の転移に対する放射性ヨウ素内用療法

(1) 甲状腺癌が肺，骨などに遠隔転移した病巣に対して，3.7-7.4 GBq程度の^{131}I大量投与が行われることがある．ヨウ素を取り込む性質を残している可能性があるのは乳頭癌と濾胞癌で，髄様癌や未分化癌には無効である．治療の適応決定に当たり転移巣への集積程度を確認したければ，治療時と同様の前処置を行なったあと74-185 MBq程度の少量の診断量を用いた^{131}Iを投与し，全身スキャン（WBS）を行なえばよい．原発巣が乳頭癌や濾胞癌であっても，転移巣に集積が見られる症例は6-7割程度であり，治療効果が期待できる充分な集積があるのはさらにその半数くらいであ

る．微細な肺転移で著効する例もあるが，粗大結節状の転移や骨転移では集積があっても部分的効果に留まる例が多い．また，治療の対象となる患者は，ベッドへの昇降や排泄を含めて身の回りのことが自分でできる必要がある．これは法令により，^{131}Iの大量投与後は体内残留量が基準を下回るまでの間，遮蔽や放射性下水処理などの設備の整った，非密封線源治療専用の個室（以下治療病室）に入院するように定められているためである．

(2) 癌組織のヨウ素摂取能は単位重量当たりで比較すると正常甲状腺細胞の1/10〜1/100程度しかなく，正常甲状腺が残っていると放射性ヨウ素はそちらにばかり集まって，癌に対する効果を発揮できない．このため，^{131}I大量投与による内用療法に際しては，甲状腺が癌の原発巣も含めて全摘あるいは亜全摘されていることが前提条件となる．次いで，ヨウ素摂取能の弱い甲状腺癌転移組織に少しでも多く^{131}Iを取り込ませるために，甲状腺刺激ホルモン（TSH）による刺激を行なう．そのために甲状腺全摘術後わざと甲状腺ホルモン薬を行なわず，またすでに補充後の症例では休薬して甲状腺機能低下状態とし，内因性TSHを上昇させる．目標は＞30 μU/mLである．さらに，体内から非放射性ヨードを減らすためのヨウ素制限を行なう．期間はできれば治療前3週間から^{131}I投与後1週間，少なくとも治療前2週間から治療病室退院までとする．

(3) 治療量の^{131}Iは治療病室で投与する．投与後，体外計測値が退出基準を下回るまで，患者は治療病室区画から出ることはできない．基準値は，患者から1 m離れた距離の空間線量率が500 MBqの^{131}I線源に相当する30 μSv/hr，と定められている．退出可能と判断した日時と空間線量の計測値は，記録して保管する．投与した放射性ヨウ素が当初の計画通りに転移巣に集積したか，シンチグラフィで確認する．治療病室を退出し，分布確認のシンチグラフィが終われば甲状腺ホルモン薬服用を再開する．周囲への被曝を軽減するために，Basedow病の治療後と同様の防護指導を行なう．

122

表3 日本甲状腺学会など6学会が共同で発表した『残存甲状腺破壊を目的とした[131]I（1,110 MBq）による外来治療実施要綱 改訂第三版』を元にまとめた，主な要件

1. 所定の教育研修（具体的には日本アイソトープ協会が主催する講習会）を受けた医師および放射線技師がいる医療機関で治療を行なうこと
2. わかっている遠隔転移がないこと
3. 患者本人と家族に指示事項を説明し，同意が得られていること
4. 甲状腺は全摘され，肉眼的な正常甲状腺が残っていないこと
5. 治療用カプセル投与後，直接自宅に帰れること（一般病室やホテル等に滞在することは不可）
6. 自宅のトイレが水洗式であること
7. 患者が自立して生活可能で，1日当たりの介護が6時間以内であること
8. 自宅に妊婦や小児が同居していないこと
9. 投与後3日間は家族と別の部屋で，一人で寝ることができること
10. 投与後4時間以内に嘔吐した場合，適切に対処できること

以上に加え，治療用カプセル投与後の帰宅の手段・方法についても細かい規定がある．

---

(4) 放射性ヨウ素は唾液腺や胃にも集積するため，唾液分泌障害，味覚障害，吐気などの副作用が起こり得る．広範囲の骨転移症例などでは骨髄障害による血球減少にも注意が必要である．治療後は定期的に経過観察し，サイログロブリンや各種画像検査による効果の判定，晩発性副作用の有無，再治療の適応の検討を行なう．

4. 残存甲状腺破壊療法（アブレーション）

(1) 甲状腺癌に対して甲状腺全摘後，顕微鏡的に残る正常甲状腺組織や潜在的な癌組織を放射性ヨウ素により破壊することを，残存甲状腺破壊療法（remnant thyroid ablation：アブレーション）と呼ぶ．正常甲状腺組織が無くなることでサイログロブリンが腫瘍マーカーとして使いやすくなり，WBSの解釈も容易になるため，術後の経過観察の精度が向上する．また，施行しなかった例に比べ，長期予後も改善されることが報告されている[4]．

(2) 日本では従来，この治療を行なう場合にも治療病室に入院する必要があったが，2010年より，表3に挙げるような条件を満たせば1.11 GBqの[131]Iによる外来アブレーションが可能となった．ただし，遠隔転移が存在するなど条件を満たさない症例はこの例外規定に該当せず，1.11 GBqの投与であっても治療病室に入院しなくてはならない．また，この規定はあくまでも甲状腺癌術後の残存甲状腺破壊療法に関するものであり，Basedow病などによる甲状腺機能亢進症に対する内用療法には適用できない．

(3) 2012年に遺伝子組み換え型TSHの適応が拡大され，アブレーション時にTSHを上昇させる前処置[5]としての使用が日本でも可能となった．もちろん，従来通り甲状腺ホルモンを休薬し，内因性TSHを上昇させる方法で残存甲状腺破壊療法を行なうこともできる．

(4) アブレーション後は半年から1年後にWBSおよびTSH上昇時のサイログロブリン値の測定を行ない，正常甲状腺が残っていないかを確認する．一回の1.11 GBq投与で目標が達成できる率は8割程度であり，正常甲状腺が残っている場合には再度アブレーションを行う．

◆文 献◆

1) バセドウ病[131]I内用療法作成委員会：[131]I内用療法について．バセドウ病治療ガイドライン2011，日本甲状腺学会（編），南江堂，2011；162-165.
2) Nakajo M, Tsuchimochi S, Tanabe H, et al：Three basic patterns of changes in serum thyroid hormone levels in Graves' disease during the one-year period after radioiodine therapy. Ann Nucl Med 2005；19：297-308.
3) 田尻淳一：機能性甲状腺結節に対する外来での放射性ヨード治療．核医学 2006；43：75-83.
4) Mazzaferri EL, Jhiang SM.：Long-term impact of initial surgical and medical therapy on papillary and follicular

Ⅱ　甲状腺の臨床／総論

thyroid cancer. Am J Med 1994 ; 97 : 418-428.
5）Robbins RJ, Tuttle RM, Sonenberg M, et al : Radioiodine ablation of thyroid remnants after preparation with recombinant human thyrotropin. Thyroid. 2001 ; 11 : 865-869.

◆ 一般目標

放射性ヨウ素治療の対象となる疾患および病態を把握し，適応・前処置・投与スケジュールについて基礎的事項を理解する．投与後の防護指導や治療効果判定・経過観察の要点を習得する．

◆ 到達目標

1）放射性ヨウ素治療の対象疾患および適応を列挙できる．
2）Basedow 病に対する治療に際して行う前処置を説明できる．
3）Basedow 病の治療に用いる^{131}I の投与量決定の基本方針を説明できる．
4）術後甲状腺癌症例に対する治療に際して行う前処置を説明できる．
5）治療後の放射線防護に関する説明と指導について説明できる．
6）治療後の効果判定および経過観察の方法について説明できる．

5. 甲状腺疾患の治療

II 甲状腺の臨床

5. 甲状腺疾患の治療
③手術療法

〔研修レベル A〕

POINT

① 外科的治療の対象となる甲状腺疾患がある.
② 甲状腺悪性腫瘍の大部分は外科的治療の対象となるが, 手術術式は組織型によって異なる.
③ 結節性甲状腺腫や多発性結節性甲状腺腫, 濾胞性腫瘍も手術の適応となることがある.
④ Basedow 病に対する手術の目標が, 以前のように甲状腺機能正常化を目指すのではなく, ① 甲状腺機能亢進症の再発を予防する, あるいは, ② 免疫学的寛解を目指すに変わってきている.
⑤ 甲状腺の手術に特有の合併症があり, その予防と対応を理解する.

1. 甲状腺の手術

　甲状腺疾患の治療としてしばしば手術療法が適応となることがある. 甲状腺の手術は甲状腺の切除範囲によって分類され, これにリンパ節郭清が加えられる場合には郭清範囲の分類が加わる.

1 甲状腺の切除範囲による分類

　甲状腺の切除範囲によって, 範囲が小さい順に, 切開生検, 核出, 葉部分切除, 峡部切除, 葉切除, 葉峡切除, 亜全摘, 準全摘および全摘と切除範囲が広くなる（図1）. これらに加えて図1には示していないが, 甲状腺両側葉の一部分を残す亜全摘術が以前は Basedow 病に対する手術として広く行われていたが, 最近は行われることが少なくなった.

　切開生検は, 甲状腺リンパ腫の診断などのために行われることがある. 甲状腺結節を周囲の甲状腺組織をわずかに付けてくり抜くように摘出するのを核出術といい, 甲状腺葉一部を切除するのを葉部分切除という. これらは, 以前はかなり行われていたが, 術前診断が進んだ現在では小さい甲状腺良性結節に対してはできるだけ手術を行わないので, これらの手術が行われることは少なく

なった. 現在では, 大きい甲状腺結節や濾胞癌の可能性が疑われる腫瘍に対して手術を行う場合は, 少なくとも一側葉の切除を行うのが原則である. 日本内分泌外科学会と日本甲状腺外科学会による甲状腺腫瘍診療ガイドライン 2010 年版[1]では, 単発性の甲状腺に限局した小さい乳頭癌（2 cm 以下）に対しては, 片葉切除（葉切除または葉峡切除）が推奨され, 大きいあるいはかなり進行した乳頭癌には甲状腺全摘が推奨されている. これらの間はグレーゾーンとされ, 片葉切除または甲状腺全摘が行われるが, 以前にしばしば行われた亜全摘術が行われることはほとんどなくなった. 甲状腺全摘術に伴いやすい副甲状腺機能低下症を避けるために上副甲状腺の近傍の甲状腺組織をわずかに（1 g 以下）残すことがある. これを準全摘術という.

1）頻用される甲状腺切除術式の適応とメリット・デメリット

　甲状腺切除には上に述べたように多くの術式があるが今日の実際の臨床において頻用されるのは片葉切除（葉切除または葉峡切除）と全摘である. 葉切除は, 手術の適応となる結節性甲状腺腫や濾胞性腫瘍に行われる. 術後に病理組織学的診断で広汎浸潤型濾胞癌と診断されたら補完的甲状腺全摘が行われる. 比較的進行度が低い乳頭癌に対し

125

Ⅱ 甲状腺の臨床／総論

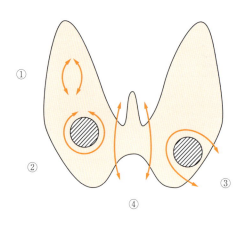
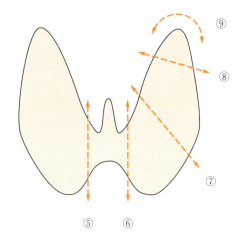

図1　甲状腺の手術
①切開生検，②核出，③葉部分切除，④峡部切除．⑤から⑨は破線より向かって左を切除する術式を意味する．⑤葉切除，⑥葉峡切除，⑦亜全摘，⑧準全摘，⑨全摘．

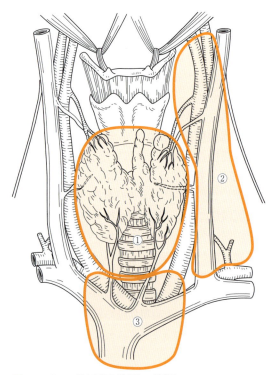

図2　リンパ節郭清範囲の分類
①頸部中央区域郭清，②頸部外側区域の郭清（保存的頸部郭清術），③上縦隔郭清．

ては片葉切除が行われる．高度進行乳頭癌，遠隔転移を伴う乳頭癌や濾胞癌，遺伝性甲状腺髄様癌に対しては甲状腺全摘が適応となる．Basedow病，腺腫様甲状腺腫に対しても甲状腺全摘が行われることが多いが，合併症とくに副甲状腺機能低下症を避けるために準全摘あるいは亜全摘に止める場合もある．手術の目的と合併症とのバランスを考えて切除範囲が決められる．

　甲状腺手術の代表的な合併症である反回神経麻痺のリスクは全摘では片葉切除の約2倍となる．副甲状腺機能低下症は片葉切除ではまず起こらない．片葉切除では術後の甲状腺機能が保たれる可能性が高いが全摘では当然ながら一生涯の甲状腺ホルモン薬の服用が必要となる．一方，甲状腺全摘すると血中サイログロブリン値や抗サイログロブリン抗体価が乳頭癌・濾胞癌の血中腫瘍マーカーとなるので術後管理が鋭敏かつ容易となり，必要な場合には直ちに放射性ヨウ素によるシンチグラフィ，アブレーション，補助療法，治療が行えるのは大きいメリットである．Basedow病では，甲状腺全摘後は亜全摘後に比べてTSH受容体抗体（TRAb）価が高率にかつより速やかに低下するので，術後に妊娠を希望する患者や眼症を伴う患者では甲状腺全摘が好ましい．

2 リンパ節郭清の分類

1）頸部中央区域郭清

　図2の①に示すように両側の総頸動脈より内側で甲状腺上極から尾側は頸部から到達できる範囲までの範囲を，リンパ節を含む脂肪組織を一塊として摘出する．片側のみの郭清が行われることもある（図2）．

5. 甲状腺疾患の治療

2) 頸部外側区域郭清（保存的頸部郭清術）

図2の②に示すように，総頸動脈の外側の頸部リンパ節を脂肪組織と共に摘出する．尾側は鎖骨下静脈上縁まで，頭側は顎二腹筋下縁まで，外側は胸鎖乳突筋の外縁付近までを郭清する．

3) 上縦隔郭清

図2の③のように胸骨を切開して上縦隔の胸腺，脂肪組織と共にリンパ節を摘出する．胸骨切開は第二あるいは第三肋間に切り込むL字または逆L字切開が行われ，胸骨全切開が必要であることは少ない．

4) 頸部部分郭清，リンパ節摘出術

これらは，頸部郭清術後のリンパ節再発に対して，あるいは生検目的で行われる．

5) 頻用されるリンパ節郭清術式の適応とメリット・デメリット

リンパ節郭清術式には上に述べたように色々あるが，実際の臨床においてよく行われるのは頸部中央区域郭清と頸部外側区域郭清である．いずれも原発巣と同側のみを行う場合と対側まで行う場合がある．郭清範囲に臨床的にリンパ節転移がある場合は治療的郭清，明らかな転移がない場合は予防的郭清と呼ばれる．実際の臨床においてこれらが適応となるのは乳頭癌と髄様癌などである．濾胞癌には予防的郭清は行われない．

中央区域，外側区域のいずれにおいても臨床的にリンパ節転移がある場合の治療的郭清の妥当性は世界的に意見が一致している．

臨床的にリンパ節転移が明らかでない場合の中央区域の予防的郭清については，世界的に賛否両論があるが，わが国では予防的郭清を行うのが一般的であろう．中央区域の郭清を行うと，反回神経麻痺と副甲状腺機能低下症の頻度が高くなる．予防的郭清によって生命予後が改善するというデータはないが，この領域は術後の観察が困難であり，再発時の再手術も難しいので再発を避けるために予防的郭清が行われている．乳頭癌においては外側区域の予防的郭清は否定的であるが，高リスク症例では行われることもある．術前の画像診断の向上，この領域は術後の経過観察が容易であること，また，必要なら再手術も容易であるためである．髄様癌に対しては，アメリカ甲状腺学

会のガイドラインでは外側区域の予防的郭清を勧めていないが，わが国の内分泌外科医の多くは施行していると思われる．臨床的にリンパ節転移を認めなくても約30％の症例にはリンパ節転移があり，髄様癌に対しては放射性ヨウ素内用療法やTSH抑制療法は無効であり，手術のみが有効な第一治療であるからである．

外側区域の郭清のデメリットには，長い皮膚切開，出血量の増加，手術時間の延長，頸部から前上胸部の皮膚の知覚異常，術後の頸部違和感や絞扼感がある．外科医は皮膚切開を短くする，手術瘢痕をきれいにするなどの努力しており，最近の各種のエナジーデバイスの普及によって出血量と手術時間は縮小している．術後の頸部違和感や絞扼感に対しては，術後早期からの頸部ストレッチの指導が有効である．

❸ 合併切除

甲状腺悪性腫瘍の周囲組織浸潤のためこれらの組織の合併切除が行われることがある．もちろん，このような合併切除のメリット・デメリットを十分に勘案する必要がある．

1) 反回神経

甲状腺癌が反回神経に浸潤し，声帯麻痺をきたすことがある．そのような場合には，まず反回神経の合併切除が必要となる．術前に声帯麻痺がない症例でも術中に甲状腺癌が反回神経に浸潤していることが判明する場合がある．この場合には，鋭的剥離で反回神経の温存に努めるが，切除せざるを得ない場合もある．また，反回神経の誤切離も起こりうる．切離された反回神経の断端を直ちに端々吻合しても，声帯の動きは回復しない．反回神経には声帯の内転神経と外転神経が走っており，端々吻合すると，両神経の間に過誤再生が生じるからである．しかし，声帯の萎縮は回復し，発声時の声帯の緊張が回復するので音声は正常近くまで回復する．反回神経の欠損部に遊離神経移植を行っても同様である．甲状腺近傍の筋肉を支配する頸神経ワナと反回神経を吻合しても同様の効果が得られる[1]．

2) 気管

反回神経の次に甲状腺癌が浸潤しやすい臓器は

127

Ⅱ　甲状腺の臨床／総論

気管である．進行すると気道狭窄や血痰の原因となり得る．外科的に気管浸潤部を窓状に切除したり，環状切除が行われる．前者の場合には，一旦気管皮膚瘻を造設し，後日，この孔を局所の皮弁などで閉鎖する．もしくは，耳介軟骨などの何らかの組織で欠損部を修復する．環状切除の場合には端々吻合で気道を再建する[1]．

3）食道

甲状腺癌は食道にも浸潤することがあるが，多くは筋層までに留まり，筋層切除で対応できる．粘膜まで浸潤がおよぶと何らかの方法で切除部位の修復が必要となる[1]．

4）喉頭

高度の進行甲状腺癌では喉頭に浸潤することがある．喉頭摘除は患者の QOL が著しく低下するので，喉頭全摘は可能な限りさける．喉頭部分切除には高度の知識と手技が必要となる[1]．

2. 適応となる疾患

手術療法が適応となる甲状腺疾患を**表 1**にあげた．

1 甲状腺悪性腫瘍

乳頭癌，髄様癌，低分化癌に対する治療の第一選択は外科的切除である．病変の進行度に合わせて，甲状腺の切除範囲とリンパ節郭清範囲が決定される．乳頭癌に対して，画像検査などで明らかなリンパ節転移があれば，その領域の系統的リンパ節郭清が行われる（治療的郭清）．一方，リンパ節転移が明らかでない場合の予防的郭清については，頸部外側区域の郭清は否定的である[1]．頸部中央区域の予防的郭清については意見が一致していない[1]．

最近の画像診断の向上と普及によって，発見される小さい乳頭癌の急増が世界的に問題となっている．成人の 1 cm 以下の微小乳頭癌については，反回神経や気管などの周囲組織への浸潤，リンパ節転移，遠隔転移がない場合には，手術をしないで積極的経過観察を行う試みがわが国で世界に先駆けて行われ，経過観察が安全であること，手術

表 1　手術療法が適応となることがある甲状腺疾患

1．原発性甲状腺悪性腫瘍
乳頭癌 濾胞癌 甲状腺髄様癌 低分化癌 未分化癌 甲状腺リンパ腫 胸腺様分化を示す癌（CASTLE/ITET） その他のまれな甲状腺悪性腫瘍
2．転移性甲状腺腫瘍
腎癌の甲状腺転移など
3．良性腫瘍性病変
結節性甲状腺腫/濾胞腺腫/濾胞性腫瘍 多発性結節性甲状腺腫（腺腫様甲状腺腫） 縦隔甲状腺腫 Plummer 病（単発性/多発性過機能性結節）
4．Basedow 病
5．まれに慢性甲状腺炎/橋本病
6．急性化膿性甲状腺炎と下咽頭梨状窩瘻

より不都合事象の頻度が低いこと，医療費も安いことが明らかとなってきた[2]．しかも，診断時の年齢が 30 歳代以上であれば大多数の症例で生涯手術を必要としないと推測されている[3]．このような微小乳頭癌症例では，手術か経過観察か，患者と話し合うことが求められる．

濾胞癌は，広汎浸潤型濾胞癌と微少浸潤型濾胞癌に分けられるが，術前診断はしばしば困難であり，とくに微少浸潤型については，濾胞性腫瘍としか言えない場合が少なくない．また，良性結節との術前診断であっても術後の病理診断で濾胞癌と判明する場合もある．したがって，濾胞性腫瘍，あるいは手術適応の良性結節に対しては，葉切除を行う．病理で広汎浸潤型あるいは血管浸潤が多いと判定されたら，補完的甲状腺全摘を行う．

甲状腺髄様癌は多発性内分泌腫瘍症 2 型として発生する遺伝性のものと，遺伝性のない散発性のものがある．前者の患者は胚細胞性の RET 遺伝子変異を有しており，腫瘍は両側性多発性に発生する．したがって，甲状腺は必ず全摘すべきである．ただし，その前に褐色細胞腫の合併の有無を調べておく．胚細胞性 RET 変異のない散発性髄様癌は，本質的に単発性である．このような場合でも，欧米のガイドラインでは甲状腺全摘を推奨してい

るが，わが国のガイドラインでは，甲状腺全摘の必要性に疑問を呈しており，腫瘍の進行程度に合わせた甲状腺切除範囲で良いとしている[1]．髄様癌はリンパ節転移が高頻度であるので，いわゆる予防的郭清が推奨される．

未分化癌は手術単独では予後が不良であり，術前術後の化学療法，外照射が組み合わせて行われる．最近，チロシンキナーゼ阻害薬も治療に組み入れられた．

甲状腺リンパ腫は慢性甲状腺炎（橋本病）を基盤として発症する．化学療法・外照射にてよく治療されるので，外科の役割は診断をつけるための十分な組織を採取することである．診断がつくなら，切開生検で良い．切開生検では診断が困難と思われる場合には葉切除も行われる．

② 結節性甲状腺腫，多発性結節性甲状腺腫，濾胞性腫瘍

前述のように濾胞癌，特に微少浸潤型濾胞癌の診断は難しい．超音波検査と穿刺吸引細胞診による術前検査では，濾胞性腫瘍としか言えない場合がある．このように，ある程度濾胞癌の可能性がある甲状腺結節や，美容上問題がある，あるいは圧迫症状のある甲状腺結節は手術の適応となる．このような場合には少なくとも葉切除以上の手術が行われる．このような病変は手術を行うと病理組織診断は，腺腫様結節，濾胞腺腫，あるいは濾胞癌と報告されるであろう．多数の腺腫様結節が甲状腺全体にあると腺腫様甲状腺腫となる．過機能甲状腺結節も手術の適応となりうる．その多くは良性結節である．

③ 縦隔甲状腺腫

甲状腺腫瘍が縦隔に進展する場合がある．このような症例の多くは良性結節性病変であるが，気道や静脈などの圧迫症状をきたしやすい．しかも，診断と経過観察が容易ではない．したがって，外科的切除の対象となることが多い．このような症例は，ヨウ素欠乏の地域性甲状腺腫に多く見られるが，わが国でも見られる．多くは頸部から摘出可能であるが，胸骨切開を要する場合もある．

④ Basedow 病

抗甲状腺剤治療に難治性である，あるいは副作用のため薬が使用できない場合でしかも放射性ヨウ素内用療法の適応でない場合には外科的治療の対象となる．Basedow 眼症が著明な場合，近い将来に妊娠を希望する女性も手術の適応となり得る．もちろん，甲状腺癌の合併例も手術適応である．Basedow 病に対する外科的治療としては，以前は両側葉亜全摘術が標準的に行われ，手術によって甲状腺機能正常化を目指すのが目的とされた．しかし，長年の多くの試みの結果，このような術式では再発率，甲状腺機能低下症の発生率ともに高率であることが判明した．そこで，現在では，再発を避けるため一側葉を全摘し対側葉の 2g 以下を残す亜全摘術（この場合には，術後はほぼ甲状腺機能低下症となる）もしくは甲状腺全摘術がもっぱら行われるようになった．Basedow 眼症が著明な場合，近い将来に妊娠を希望する女性の場合には甲状腺全摘が選択される．全摘術の方が亜全摘術より TRAb の低下率が高く，免疫学的寛解が得られやすいからである．

⑤ 慢性甲状腺炎（橋本病）

一般的には慢性甲状腺炎は手術の適応ではない．しかし，大きい甲状腺腫のため圧迫症状を呈する場合やコントロール困難な痛みを伴うまれな慢性甲状腺炎に外科的切除が行われる場合がある．

⑥ 下咽頭梨状窩瘻（急性化膿性甲状腺炎）

急性化膿性甲状腺炎は 2 群に分けられる．嚢胞変性を伴う甲状腺結節の感染および下咽頭梨状窩瘻を通じての甲状腺炎症である．前者は中高年に見られ，体内のどこかの感染巣から血行性，リンパ行性に感染が甲状腺にもたらされた場合と穿刺吸引細胞診に伴う感染がある．後者は，小児や若年成人に見られるが，中年になっての発症例もある．梨状窩瘻は不思議にも左側が圧倒的に多い（約95％）．炎症が再発する症例が多いが，瘻孔を摘出すると炎症の再発はなくなる．炎症による癒着や繊維化の中で，素麺のように細い瘻孔を見いだしてきちんと処理するのは容易ではない．最近は，直達喉頭鏡下に瘻孔の下咽頭開口部を見いだ

Ⅱ　甲状腺の臨床／総論

し，この部位を化学焼灼し，瘻孔を二次的に閉塞させる治療も行われている（梨状窩瘻化学焼灼療法）．

3.　手術の合併症とその対策

　甲状腺の手術では種々の合併症が起こりやすい．手術にあたっては，十分な注意が必要である．

１ 術後出血

　甲状腺の手術では術後出血をきたしやすい．術後出血を放置すると，気道狭窄，窒息をきたし，生命の危険があるので，速やかに再開創止血術を行う．血腫により呼吸困難をきたした場合には病床で挿管を試みるよりも，皮膚縫合を解除して除圧し，速やかに手術場にて再開創止血術を行うのが良い．

２ 声帯麻痺・反回神経麻痺

　一側の声帯麻痺をおこすと嗄声，発声持続時間の短縮，および誤嚥をきたし，日常生活特に会話に支障を生じる．誤嚥は特に高齢者では誤嚥性肺炎の原因ともなり，生命の危険性すらある．両側声帯麻痺をきたすと，両側の声帯が傍正中位となるので，呼吸困難をきたし，気管切開を要する場合もある．反回神経麻痺を避けるためには，術中に反回神経を同定して露出し，丁寧に剥離操作を行い，牽引や圧迫，エネルギーデバイスによる熱損傷などを避ける必要がある．電極付きの気管内挿管チューブを用いた術中神経モニタリングも行われる．再手術，大きい腫瘍，進行癌症例など難しい症例に特に有用である．反回神経の合併切除を要した場合には，その手術中に神経端々吻合，遊離神経移植，あるいは頸神経ワナ・反回神経吻合で神経再建を行う．

３ 上喉頭神経外枝の損傷

　上甲状腺動静脈に沿って上喉頭神経外枝が下降し輪状甲状筋に入る．この神経は反回神経の1/4程度と細く，走行経路にバリエーションがあるので，その同定と温存は必ずしも容易ではない．この神経を損傷すると，輪状甲状筋が麻痺し，高い声，強い声を出すことができなくなり，長く喋ると疲れる．症状は女性に顕著である．最近まで，この神経には十分な配慮がなされていなかった．最近，この神経を対象とした術中神経モニタリングが行われるようになり，この神経の意図せぬ損傷が低下するものと期待されている．

４ 副甲状腺機能低下症

　副甲状腺機能低下症をきたすと低カルシウム血症のため，手指や口唇のしびれ感を生じ，高度の場合にはテタニーを起こす．不安感による過呼吸はこれらの症状を増悪させる．カルチコールなどのカルシウム剤を静脈投与し，ビタミンD剤と乳酸カルシウムなどのカルシウム剤を経口投与する．副甲状腺が1腺血行を保ってきちんと温存された場合には一般に副甲状腺機能低下症は生じない．骨代謝が亢進しているBasedow病の手術では副甲状腺機能低下症症状が出やすい．手術では少なくとも副甲状腺1腺は血行を保って温存するように努める．血行が温存されなかった場合や摘出された副甲状腺は可能な限り見いだして，細切して胸鎖乳突筋などに作ったポケットに自家移植する．

５ リンパ漏，乳糜瘻

　頸部外側区域の郭清時に胸管を損傷するとリンパ漏，乳糜瘻をきたす．特に左側でこれをきたしやすい．注意深い手術が必要である．術後脂肪制限食とすると胸管に流入する乳糜の量が少なくなり，乳糜瘻を来しにくいとされている．また，保存的治療を行う場合にも脂肪制限食とする．漏出量が多い場合には再開創して胸管を結紮する．

◆文　献◆

1）日本内分泌外科学会，日本甲状腺外科学会，編：甲状腺腫瘍診療ガイドライン　2010年版．金原出版，東京，2010．
2）Miyauchi A, Ito Y, Oda H：Insights into the management of papillary microcarcinoma of the thyroid. Throid 2018；28：23-31.
3）Miyauchi A, Kudo T, Ito Y, et al：Estimation of the life-time probability of disease progression of papillary microcarcinoma of the thyroid during active surveillance. Surgery 2018；163：48-52.

5. 甲状腺疾患の治療

◆ **一般目標**

外科的治療の対象となる甲状腺疾患とそれに対する手術術式，手術に伴う合併症およびそれに対する対応を理解する．

◆ **到達目標**

1) 代表的な甲状腺癌である乳頭癌において，病変の進行度に応じた手術適応と手術術式を説明できる．

2) 乳頭癌に次いで多い濾胞癌に対する手術治療について説明できる．

3) 結節性甲状腺腫や多発性結節性甲状腺腫（腺腫様甲状腺腫）に対する手術治療について説明できる．

4) Basedow 病の手術療法について説明できる．

5) 甲状腺手術の代表的な合併症である術後出血，反回神経麻痺，上喉頭神経麻痺，副甲状腺機能低下症について説明できる．

Ⅱ

甲状腺の臨床 ◆ 総論

131

Ⅱ　甲状腺の臨床／総論

Ⅱ　甲状腺の臨床
総論

5. 甲状腺疾患の治療
④インターベンション（PEIT，ラジオ波など）

〔研修レベル B〕

POINT

① 甲状腺腫瘍に対するインターベンションは，嚢胞性病変に対する経皮的エタノール注入療法（PEIT）が 1980 年代から試みられ，臨床的な効果が報告されてきた．

② PEIT は，嚢胞性病変に対しては一定の効果が得られるが，充実性，血流の多い腫瘍性病変に対しては，十分な効果とは言えなかった．

③ 充実性腫瘍に対するラジオ波焼灼療法（RFA）やレーザー治療（ILP）などが海外では臨床導入され，その有用性が報告されている．

④ 甲状腺インターベンションは，US ガイド下に施行される手技であり，超音波に対する知識と経験が必要である．

⑤ 反回神経麻痺，出血などの合併症に十分留意すべきである．

1. 甲状腺インターベンションとは

　甲状腺疾患の治療法として，薬物治療，放射線治療，手術療法が挙げられるが，第 4 の治療法として経皮的エタノール注入療法（PEIT）に代表される非手術的な経皮的穿刺術のことを甲状腺インターベンションと称する．被曝もなく，リアルタイムに観察可能であり，高い画像分解能を有する超音波を用いて行われることが多い．ラジオ波焼灼療法（Radio-Frequency Ablation therapy：RFA）のみならず，レーザ治療や集簇超音波治療などが実施され，現在多くの臨床報告がなされている．

2. わが国における甲状腺インターベンションの変遷

　1980 年代頃より超音波ガイド下の甲状腺穿刺吸引細胞診（FNA）が開始された．高周波数高分解能超音波の表在臓器に対する臨床的有用性が認められ，用手下穿刺術に代わり，触知困難な病変や腫瘍内部の充実部位を選択的に，リアルタイム

に超音波画像を見ながら FNA を行うようになってきた．同じころより，甲状腺嚢胞に対する吸引，薬物注入治療も開始され始めた．1990 年に入ると注入薬剤はテトラサイクリン，ミノサイクリンなどからエタノールが主体となり，PEIT（エタノール注入法）として広く普及してきた．適応疾患も嚢胞性のみならず，良性孤立性非機能結節，機能性結節，Basedow 病（術後再発例）や甲状腺癌再発例など良性・悪性を問わず，機能性疾患に関しても多くの症例において PEIT が行われ始めた[1]（図1）．

　海外でも数多くの報告がなされ，臨床的有用性がわが国でも評価され，1997 年には日本甲状腺ペイト研究会が立ち上げられ，2002 年には「有症状の甲状腺嚢胞」と「機能性甲状腺結節」を対象として保険収載が認められた．その後も PEIT に関して臨床応用は継続されているが，巨大嚢胞や多房性嚢胞，充実性腫瘍に関しては効果が乏しい事，過剰のエタノール注入による被膜外への漏れに起因する反回神経麻痺や手術時の強固な癒着を引き起こす懸念などから，わが国では臨床の第一線に出る機会は少なくなってきた（図 2）．

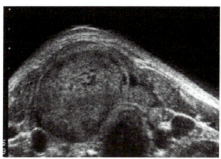

Tumor size：18×21×48 mm
Volume：15.5 mL
Tg（サイログロブリン）：460 ng/mL

Tumor size：18×10×39 mm
Volume：4.0 mL
Tg（サイログロブリン）：55 ng/mL

図1　甲状腺 PEIT 著効例

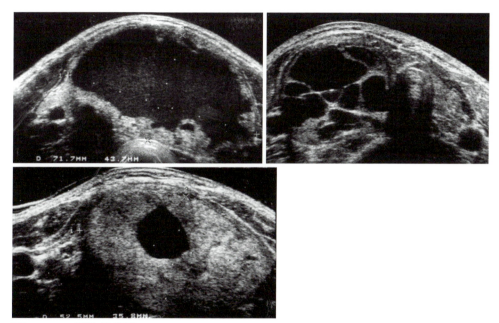

図2　PEIT 難治性症例

　しかしながら，海外では 2000 年以降も PEIT のみならず，ラジオ波焼灼療法（RFA），レーザー治療（Interstitial laser photocoagulation：ILP），集簇超音波治療（High-intensity focused ultrasound：HIFU）といった新たな Thermal Ablation Therapy が登場し，盛んに臨床応用が開始されている．PEIT に関しては，分化癌術後リンパ節再発巣に対する有用性を評価した報告が Hay らからなされ，109 例の LN 再発に対して 101 例（93％）に効果が認められたと述べられている[2]．RFA に関しては，韓国で数多くの症例が施行されており，近年では良性腫瘍に対する first choice の治療法として認知されている．また機能性結節に関しても Baek らは有用な結果を報告している[3,4]．ILP はオランダ，イタリアなどで積極的に施行されており，RFA の針よりも細径（21 G）で施行時の疼痛が少ないと言われている．Valcavi らの報告では 122 例の加療例において十分な効果があったことを報告している[5,6]．HIFU（対外式）は子宮筋腫や膵臓癌，乳腺腫瘍などを対象に US ガイドのものや MRI ガイドのものが使用されているが，近年，US ガイドで甲状腺，副甲状腺腫瘍に対して利用可能なものも開発され，臨床試験が行われている．Miccoli らは，原発性副甲状腺機能亢進症に対する HIFU の基礎

Ⅱ　甲状腺の臨床／総論

的な臨床研究を報告している．わが国では現時点では，甲状腺疾患に対する RFA は未だ保険適用となっておらず，臨床研究として院内の倫理員会の承認のもと自費診療で行われている[7]．

3. 甲状腺結節に対する PEIT の適応に関して

2002 年に保険収載されているのは，有症状の甲状腺嚢胞と機能性結節に対する PEIT である．

1 適応疾患-甲状腺嚢胞

①90％以上が嚢胞性であり，排液後の再貯留例を原則とする，②悪性が否定されていること，③臨床的に圧迫その他の症状が存在していること，④超音波ガイド下に確実に穿刺可能な部位に病変があること，⑤十分なインフォームドコンセントのもとに患者の了解が得られていること，

以上の 5 つの条件をすべて満たす症例を適応とする．ただし，以下の場合は除外する．

除外項目：

（1）対側に反回神経麻痺が存在する場合，（2）巨大嚢胞は十分な臨床効果が得られない可能性が高いので原則として適応としない

2 適応疾患-機能性甲状腺結節

①血中甲状腺ホルモン高値，および TSH の抑制が認められること，②甲状腺シンチグラフィで hot nodule が確認されること，③悪性が否定されること，④超音波ガイド下に確実に穿刺可能な部位に病変があること，⑤十分なインフォームドコンセントのもとに患者の了解が得られること，

以上の 5 つの条件をすべて満たす症例を適応とする．

ただし，以下の場合は除外する．

除外項目：

（1）対側に反回神経麻痺が存在する場合

（2）結節サイズが長径 4 cm 以上の場合

注：高齢者などで手術のリスクが高い場合にはこの限りではない

4. 甲状腺 PEIT に要する備品，手技，合併症について

1 装置について

7.5 MHz 以上，電子リニアスキャン，メカニカルセクタスキャンを使用，空間解像度は 0.5 mm 以上．カラードプラ機能を有すること

2 穿刺針について

病変部に穿刺針を留置して操作を行う．22 G 程度で針先の視認性が良いものを使用する

3 エタノール注入について

注入にあたってはリークを生じないよう細心の注意を払う．あらかじめ嚢胞液を十分に排液しておく．十分なエタノール濃度を確保するため，エタノール注入は 2 回に分けて行うことが望ましい．初回注入のエタノールを十分に除去後，再注入を施工する．注入量は約 2 mL までを目安とする．機能性結節では，超音波学的に計測された体積の 50％もしくは 2 mL までを目安とする．機能結節内の血流評価を行い，血流消失ないし減少を確認する．

4 合併症について

PEIT に伴う合併症は，①反回神経麻痺，②疼痛，③血腫である．

過剰なエタノール注入は，結節被膜外に容易に漏れ出し，激しい疼痛とその後の癒着の原因となる．適切な穿刺ルートの選択および穿刺針先端の位置確認を怠ると穿刺針による反回神経，食道，頸静脈などの損傷を引き起こすため，十分な注意が必要である．また，注入したエタノールの拡散範囲を超音波 B モード上で確実に把握することは困難な場合もある．

5 甲状腺 PEIT の治療効果判定，加療後の注意点

通常，PEIT 後の効果判定は超音波 B-mode で行うが，充実性腫瘍の場合には腫瘍内部の血流状態の観察が必要である．さらに機能性結節の場合は，甲状腺ホルモン値（特に TSH 値の回復の有無），シンチグラム像の変化を見ることも重要で

5. 甲状腺疾患の治療

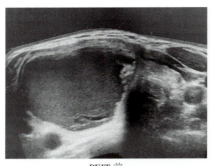
PEIT 前

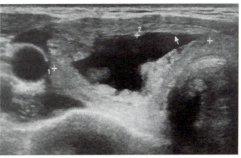
PEIT 施行中

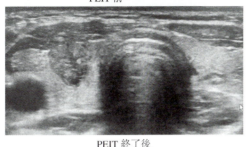
PEIT 終了後

図3　甲状腺 PEIT 後の画像変化

ある．PEIT のみならず，Intervention 治療後の超音波像は「低エコー，内部エコー不均質な形状」を呈するため，しばしば乳頭癌に類似したイメージとなるため，患者にも十分な情報提供が必要である（図3）．

5. RFA（ラジオ波焼灼療法）とは？

ラジオ波とは，AM ラジオなどの周波数に近い周波数約 450 kHz の高周波のことで，他の医療機器（電気メスなど）に使用される高周波と同じものである．腫瘍の中に直径 1.5 ミリの電極針を挿入し，ラジオ波電流を流すことにより，電極周囲に発生させた熱によって病変を凝固壊死させることが可能である．1995 年頃から欧米で開発され，日本では 1999 年頃から広く臨床使用され，2004 年 4 月に，肝臓癌に対する RFA 治療は保険適用手術として認められている（図4）．

6. 甲状腺 RFA の適応症例

甲状腺嚢胞性病変は，PEIT が第一選択と考えら

れるが，その他の良性結節で縮小を望まれ，手術以外の方法を考慮する症例は基本的に対象となりうる．PEIT 治療後の難治症例も対象となる．充実性腫瘍においては，悪性との鑑別が重要であり，特に濾胞癌との鑑別困難な症例は，適応から除外すべきである．

悪性疾患に対する RFA は，基本的に術後再発例（局所再発，リンパ節再発など）や非切除例（非根治例）に対して報告されている．1 cm 以下の微小乳頭癌に対する加療も報告されている．

7. 甲状腺 RFA 手技，方法

局所麻酔下または全身麻酔に施行し，RFA 加療後 1 泊の経過観察入院の後，外来通院を行っている．RFA 自体は Cool-tip RF システム，または甲状腺 RFA 専用の針 RF 針 17 G，10～20 mm 開口を用いて，体表用高周波超音波機器のガイド下に皮膚の穿刺部位と焼灼部位の間に安全な距離をとるために，腫瘍対側から Transversal approach を行っている（図5）．

通常，30 W 程度から開始し，腫瘍背面の反回神経への熱損傷に注意を払って行う．焼灼範囲の決

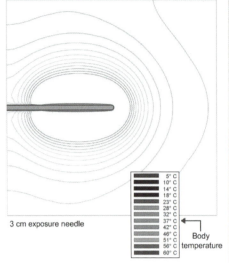
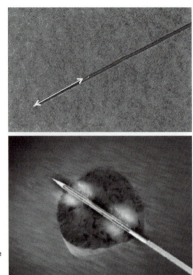

図4　ラジオ波焼灼療法

〔口絵 34〕

定は基本的には US B-mode 像の観察をもとになされるが，RFA の熱による組織蒸発（Vaporization）による高エコーガスの出現に伴い，針周囲の視野は制限を受けるため，超音波造影剤による焼灼範囲の確認を行っている．また，熱変性による組織の硬化が起こるため，超音波エラストグラムにてもリアルタイムに焼灼範囲の同定が可能である（図6）．

8. 甲状腺 RFA 効果判定，臨床成績

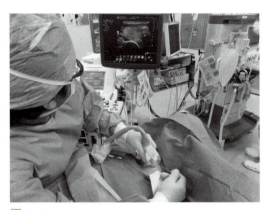

図5　Transversal approach

RFA 治療後，1，3，6，12 か月後に US，CT，甲状腺機能などを測定している．特に悪性疾患に対しては細胞診，針生検などにより悪性細胞の有無を評価する．合併症としては，PEI に類似することが多いが，RFA は組織の熱凝壊死を引き起こす治療であることから，周囲組織への熱損傷を注意する必要がある（図7）．

9. 甲状腺インターベンションの特徴

甲状腺インターベンションの特徴は，以下の2点にあり，加療に当たっては十分な注意が必要で

ある．
(1) 他の臓器におけるインターベンションは，ほとんどが悪性腫瘍を治療対象にしているのに比べ，治療を希望する良性腫瘍や機能性結節が多く含まれていること
(2) 皮膚刺入部と治療部位の距離は多くの場合2〜4 cm 以内と近く，しかも副損傷が懸念される反回神経，血管などが極めて近接していること

5. 甲状腺疾患の治療

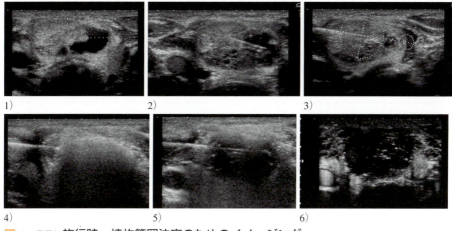

図6 RFA施行時 焼灼範囲決定のためのイメージング

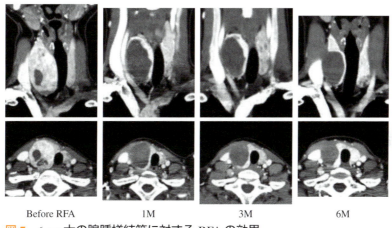

図7 6 cm大の腺腫様結節に対するRFAの効果

まとめ

甲状腺インターベンションを安全に実施し，確実な成績を収めるには，常にUpdateされた臨床的治療戦略の確立と精度の高い画像診断技術が基盤となる必要があり，穿刺手技の向上と適切なデバイスの選択が求められる．また，現在の医療経済状況の中では医療費コストも十分考慮すべき問題である．甲状腺疾患に対するRFAは良性，機能性疾患に対して十分な臨床効果が期待され，また悪性疾患に関しても，新たな代替治療となりうる可能性を持っている．

◆文 献◆

1) Fukunari N：PEI therapy for thyroid lesions. Biomed Pharmacother 2002；56（Suppl 1）：79s-82s.
2) Hay ID, Charboneau JW：The coming of age of ultrasound-guided percutaneous ethanol ablation of selected neck nodal metastases in well-differentiated thyroid carcinoma. J Clin Endocrinol Metab 2011 96（9）：2717-2720.
3) Woo KJ, Baek JH, Rhim H, et al.：Radiofrequency ablation of benign thyroid nodules：safety and imaging follow-up in 236 patients. EUROPEAN RADIOLOGY 2008；18：1244-1250.
4) Baek JH, Moon WJ, Kim YS, et al.：Radiofrequency Ablation for the Treatment of Autonomously Functioning Thyroid Nodules. WORLD JOURNAL OF SURGERY 2009；33：1971-1977.
5) Pacella CM, Bizzarri G, Guglielmi R, et al.：Thyroid tissue：US-guided percutaneous interstitial laser ablation

Ⅱ　甲状腺の臨床／総論

　　＿ a feasibility study. Radiology 2000；217：673-677.
6）Papini E, Guglielmi R, Hosseim G, et al.：Ultrasound-
　　Guided Laser Ablation of Incidental Papillary Thyroid
　　Microcarcinoma：A Potential Therapeutic Approach in
　　Patients at Surgical Risk. Thyroid（2011）：

110519232321093
7）福成信博：甲状腺腫瘍. Radio-Frequency Ablation
　　therapy for thyroid nodules Surgery Frontier 2011；18：
　　27-32.

◆ 一般目標

薬物治療，放射線治療，手術療法に次ぐ甲状腺疾患の第4の治療法として甲状腺インターベンションの意義，適応，具体的手技，合併症および臨床的評価に関して理解する.

◆ 到達目標

1）甲状腺インターベンションの意義，適応疾患に関して説明できる.
2）画像診断機器，穿刺デバイスに関して説明できる.
3）インターベンションにて懸念される合併症を説明できる.
4）インターベンション後の画像変化を説明できる.

II 各論 甲状腺の臨床

1. 甲状腺中毒症と甲状腺機能亢進症
①Basedow 病

〔研修レベル A〕

POINT

① 甲状腺中毒症のなかでは，Basedow 病は最も頻度が高く，中年女性に発症しやすい（男性対女性，1 対 7～10）．

② 甲状腺中毒症と甲状腺機能亢進症は同一ではない．

③ 甲状腺中毒症のなかで，眼症は Basedow 病に特徴的である．

④ 急激で激烈に増悪するのが，甲状腺クリーゼである．

⑤ 妊娠初期および妊娠中には適切な薬物療法を行う．

---

1. Basedow 病（Graves 病とも言う）とは

患者血中に存在する抗 TSH 受容体抗体（TSH receptor antibody：TRAb）（IgG）が，甲状腺膜上に発現する TSH 受容体を持続的に刺激する結果，甲状腺はびまん性に腫大して，甲状腺から多量の甲状腺ホルモン（T_4, T_3）が分泌される．その甲状腺ホルモンが主として全身の臓器に発現する甲状腺ホルモン受容体を介して甲状腺中毒症が起こる病態が Basedow 病である．下垂体から分泌される TSH は正常値以下になる．

2. 病因

Basedow 病は臓器特異的自己免疫疾患の一つであり，血中には TRAb が証明される．その発症には遺伝的素因が約 80％関与し，残りの 20％が環境因子（喫煙，女性ホルモン，妊娠，感染，ヨウ素など）である[1]．Basedow 病の TRAb は TSH 受容体細胞膜外側部に結合する，甲状腺刺激抗体（TSAb）である．一方，顕性甲状腺機能低下を示す橋本病の約 10％の症例で血中 TRAb が認められ，これは内因性 TSH を阻害する甲状腺機能阻害抗体（thyroid stimulation blocking antibody）である．

自己免疫寛容を担う胸腺や末梢組織での clonal anergy 機構が破綻して，自己の TSH 受容体抗原特異的 T 細胞が甲状腺内に侵入する．この抗原特異的 T 細胞は MHC class II を介して抗原特異的に抗原提示細胞や甲状腺上皮細胞，B 細胞を相互認識する．さらに，CD40 を発現しているこれらの細胞は抗原特異的 T 細胞に発現している CD40 リガンドと結合して活性化され，種々のサイトカインが分泌される．活性化された B 細胞は TRAb を分泌する．眼窩内では，T 細胞と B 細胞の異常により分泌される TRAb が，単球系前駆細胞由来である CD34 陽性線維芽細胞の TSH 受容体を刺激する．また，この線維芽細胞は IGF-1 受容体を強く発現しており，筋芽細胞や脂肪細胞に分化する[2]．

さらに，アミオダロンやインターフェロン，チロシンナーゼ阻害薬等の薬物投与後に，Basedow 病が発症することがある．

3. 症状・症候（図 1）

特徴的臨床所見である Merseburg（Carl von Basedow が所見を見出したドイツの町）の三徴候があ

Ⅱ 甲状腺の臨床／各論

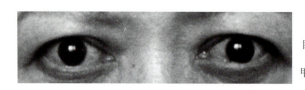

Basedow病の症状・所見
Basedow眼症
　眼球突出
　von Graefe徴候
　Moebius徴候
　Dalrymple徴候

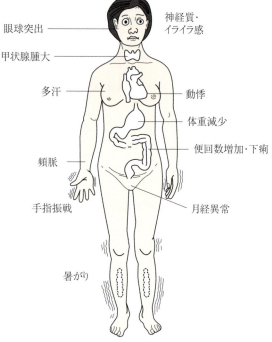

Merseburg三徴候
Goiter, Exophthalmos, Tachycardia

図1　Basedow眼症とBasedow病の症状と所見
〔森　昌朋（編）：甲状腺疾患．最新医学社，2012，MAPより引用〕

る．それは，甲状腺腫（goiter），心悸亢進（tachycardia），眼球突出（exophthalmos）からなるが，高齢者では甲状腺腫がみられないことも多いので注意する．前2つの徴候はBasedow病の80％以上の症例でみられる．

　一方，眼球突出は約50％の症例でみられる．眼球突出は左右の眼窩外縁の皮膚表面を連ねた線から角膜頂点までの距離で示され（Hertel眼球突出計等で測定），正常人では一般的に15 mm未満で，15 mm以上の際は眼球突出であり，複視が起き易い．Basedow病の眼球突出は両側性であるが，約1/4の症例では片側で著明なことがあり，眼窩内腫瘍等による眼球前出と鑑別する．眼球突出の他に，眼瞼遅延（von Graefe徴候），輻輳反応障害（Moebius徴候），眼瞼後退（Dalrymple徴候）が診られ，総合すると，眼徴候を症例の約85％で認める．

　眼症の活動性項目として，①後眼窩自発痛，②眼球運動時痛，③眼瞼発赤，④眼瞼腫脹，⑤結膜充血，⑥結膜浮腫，⑦涙丘発赤腫脹があり，その内3項目以上を有する際を活動性眼症とする．視神経炎や角膜潰瘍，穿孔，壊死が生じて視力障害が生じ，失明の危険のある最重症型が悪性眼球突出症（malignant exophthalmos）である．

　図1に示すような，他の甲状腺中毒症の症状と同様な所見が診られる．病態が悪化すると，心房細動や心不全となり下腿の浮腫が起こる．時に，アジア系男子では近位筋優位の四肢麻痺が起こり，Plummer徴候（階段昇降が不可能）が陽性となる．下腿前面の隆起性皮膚病変（pretibial myxedema）が診られることがあり，そのほとんどの症例（97％）でBasedow病眼症を伴う．

4. 診断

1 Basedow病の診断

　Merseburg三徴候などがみられ，血中FT_4，FT_3濃度が上昇し，TSHの低下，TRAbまたはTSAbの高値が認められる際は，Basedow病の疑いとな

る．甲状腺細胞膜上の Na^+/I^- symporter により ^{123}I, $^{99m}TcO_4^-$ が取り込まれるので，甲状腺機能亢進を把握するのに有用となる．すなわち，甲状腺の ^{123}I 摂取率（thyroidal radioiodine uptake：TRIU, 24 時間基準値 10〜40％）または $^{99m}TcO_4^-$ 摂取率（30 分基準値 0.4〜3％）が高値を示すことで確定診断がなされる．また，Basedow 病甲状腺はヨウ素を取り込み，尿中ヨウ素排泄量は少なくなる．

② 甲状腺クリーゼの診断

急激で激烈な甲状腺中毒症として発症するのが甲状腺クリーゼであり，致死率は 10.7％となり，脳梗塞などの合併も多いので，早期の診断と治療が大切である．

甲状腺クリーゼは，血中 FT_4 または FT_3 が高値を示す必須項目に加えて，①せん妄から昏睡に至る中枢神経症状があり，②38℃ 以上の発熱，③毎分 130 回以上の頻脈，④重度の心不全，⑤消化器症状（下痢，総ビリルビン 3 mg/dL 以上など）のいずれかの所見を伴う際や，または，中枢神経症状がない時は，上記②〜⑤の所見の内，3 所見以上を伴う際に診断される．

③ 潜在性甲状腺中毒症の診断

甲状腺中毒症状はないが，血中 FT_4, FT_3 は正常で，TSH のみが低下する成績が他日の測定でも認められる病態を潜在性甲状腺中毒症（Subclinical thyrotoxicosis）と呼称し，わが国での頻度は成人の約 1.7％（1,775 千人）である．潜在性甲状腺中毒症から，顕性甲状腺中毒症に移行する頻度は 1〜45％である．潜在性甲状腺中毒症では心房細動（正常者の 5.2 倍）や骨粗鬆症，筋力低下，インスリン抵抗性増大が合併しやすく，心循環系疾患の合併による死亡率が高い．そのため，TSH 値 $<0.1 \mu U/mL$ を継続的に示す 65 歳以上の症例，または心疾患や骨粗鬆症を示す症例では，治療を考慮してもよい[3]．

5. 臨床検査

① 一般検査のポイント

肝機能検査での血中 AST, ALT が上昇し，ALP（特に type III 骨型）が上昇しやすく，脂質検査では血中コレステロールが低下しやすい．血沈や CRP は正常範囲である．

② 内分泌検査のポイント

in vitro 検査：FT_3 値のみが上昇を示す際を T_3 thyrotoxicosis と呼ぶ．TRAb（第 3 世代）のメタ解析では，Basedow 病診断の感度は 98.3％で，特異度は 99.2％であり[1]，Basedow 病での TRAb は高値（10 IU/L 以上）を示し易い．血中サイログロブリン（Tg）値は高い．

in vivo 検査：^{123}I TRIU 測定では，1 週間のヨウ素摂取制限を行う必要がある．甲状腺中毒症状のない初期の Basedow 病や，甲状腺ヨウ素有機化障害を示す橋本病の一部でも，^{123}I TRIU が高くなるが，T_3 75 $\mu g/$日を 1 週間投与して再度 ^{123}I TRIU 測定を行うと，橋本病では TRIU が投与前の 1/2 以下に抑制されるが，Basedow 病では抑制されない．$^{99m}TcO_4^-$ 摂取率測定ではヨウ素制限を行う必要はない．

③ 画像診断のポイント

未治療 Basedow 病での ^{123}I 甲状腺シンチグラフィでは，甲状腺左右対称な ^{123}I の均一な取り込み像があり，甲状腺の欠損像や集積像を通常認めない．甲状腺エコーでは，甲状腺左右対称なびまん性甲状腺腫大がみられ，低エコー所見はなく，甲状腺内血流は豊富である．一方，血中 IgG4 高値（>135 mg/dL）を示す Basedow 病症例が 6.4％の頻度で認められ，その際は，甲状腺エコーではむしろ低エコー像を示す．

活動性の Basedow 眼症は眼窩内球後の軟部組織と外眼筋における炎症と浮腫の結果により起こるので，MRI 画像（特に冠状断）の T_2 強調画像では T_2 緩和時間，または Short T_1 inversion recovery（STIR）画像で，外眼筋の maximum signal intensity ratio が脳白質に対して高くなる．

Ⅱ　甲状腺の臨床／各論

6.　鑑別診断

1 亜急性甲状腺炎と無痛性甲状腺炎

いずれの疾患でも，甲状腺中毒症状，血中 FT_4，FT_3高値，TSH 低値を示すが，Basedow 眼症は認めない．亜急性甲状腺炎では甲状腺部の自発痛や圧痛があり，血中 CRP は上昇し，TRAb は陰性を示す．無痛性甲状腺炎では，血中 CRP は正常で，抗TPO 抗体や抗 Tg 抗体が強陽性を示し，TRAb は0〜9％の症例で認められるが，弱陽性（10 IU/L 以下）のことが多い．これらの疾患では，^{123}I TRIUは低下し，甲状腺はヨウ素を取り込まず，尿中ヨウ素排泄量が多くなることで Basedow 病と鑑別する．抗甲状腺薬の投与は禁忌である．

2 TSH 産生下垂体腫瘍

通常 1 cm 以上の下垂体腫瘍による TSH 分泌亢進により，甲状腺中毒症状が起こる．血中 FT_4，FT_3値は高いが，TSH は正常〜高値を示し，TRH負荷後でも TSH 分泌は低反応である．下垂体腫瘍が認められない際は，甲状腺ホルモン不応症と鑑別する．

3 外来性甲状腺中毒症

やせ薬等に甲状腺ホルモン薬が混入され，それを多量に服用すると，甲状腺中毒症が発症し，血中 FT_4，FT_3が上昇し，TSH は低下する．しかし，血中 Tg 値および^{123}I TRIU は低い．

7.　治療

わが国では抗甲状腺薬が初期治療として用いられることが多く，初期には β 遮断薬も併用する．

1 抗甲状腺薬

チアマゾール（thiamazole：MMI）とプロピルチオウラシル（propyl-thiouracil：PTU）がある．副作用の発現頻度や甲状腺機能を正常に復する効果性により[3]，未治療患者血中 FT_4が 7 ng/dL 以上の際は MMI 30 mg/日から開始し，FT_4 5 ng/dL 以下

の際は MMI 15 mg/日より開始する．FT_4 7〜5 ng/dL の際は臨床症状の程度により，MMI 30〜15 mg/日を投与する．PTU は副作用の頻度がMMI より高いので，初期療法では使用しない．小児においては PTU 治療により，強い肝機能障害が発症することがあるので，原則 PTU は用いない．特に，治療開始 3 か月間は，原則として 2 週に 1 回，その後も定期的な診察と血液検査を行う．FT_4，TSH値を参考に，漸次 MMI 投与量を減量する．抗甲状腺薬の副作用として，肝機能異常，発疹，白血球減少，MPO-ANCA 血管炎などがあり，MMI 投与量に応じて，好中球減少や無顆粒球症の頻度が増加する．好中球数が 500/μL 以下に減少した際は抗甲状腺薬投与を中止し，G-CSF を投与する．

ヨウ化カリウム（KI）丸（ヨウ素 38.5 mg 含有）を経口投与すると，速やかに甲状腺機能が低下する．KI は Basedow 病手術の 1〜2 週間前，^{131}I 甲状腺内用療法後や甲状腺術後の再発例，妊娠中一過性甲状腺中毒症などで用いられる[3]が，常にヨウ素のエスケープ現象に留意する．FT_4 7 ng/dL 以下の際は MMI 15 mg/日に加えて KI 1〜2 丸を投与すると治療効果が高いが，未だ確定されていない．また，結節性甲状腺腫では，ヨウ素誘発性甲状腺中毒症を惹起することがある[3]．

Basedow 病の妊娠第Ⅰ期ではMMI 治療よりも，催奇形性が少ない PTU 治療を選択する．妊娠後半は胎児の甲状腺機能を正常に保つために，血中FT_4濃度を非妊娠時の基準値の上限か1.5倍高値に保つ．分娩後に，Basedow 病や無痛性甲状腺炎が発症することがあり，Basedow 病のほとんどの症例では TRAb 陽性であるが，陰性の際は TSAb 陽性を示し易い．

2 ^{131}I 甲状腺内用療法

Basedow 病再発例や，薬物療法の副作用例，心臓病などの併発例で薬物療法無効例などに用いる．治療後に，一過性の甲状腺破壊による増悪や，Basedow 眼症が悪化する（15〜20％）ことがある[1]．特に，TRAb＞8.8 IU/L，喫煙者，活動性眼症を示す症例では，少量のプレドニゾロン（30 mg/日より開始）を使用することが望ましい[3]．^{131}I 甲状腺内用療法後に永続的な甲状腺機能低下

になるので，甲状腺ホルモン薬を生涯服用する必要性を伝え，定期的な診察を行う．妊婦や妊娠している可能性のある女性，授乳婦では禁忌であり，18歳以下の症例に対する^{131}I内用療法は慎重投与とし，5歳以下の幼児は原則禁忌である．^{131}I甲状腺内用療法後6か月間は避妊を行う．

❸ 甲状腺摘除術

早急の妊娠希望者，薬物療法の副作用例，大きい甲状腺腫例などが適応となる．手術の際には，MMIとKIを投与して，早期に甲状腺機能を正常化しておく．甲状腺全摘除術の方が，再発がないので甲状腺機能をコントロールしやすい[1]．甲状腺手術後に，まれに嗄声や副甲状腺機能低下が起こる．

❹ Basedow眼症

眼症の活動型や最重症型にはメチルプレドニゾロンのパルス療法とステロイドの維持療法を行う．有効率は77％である．ステロイド投与後のHBV再活性化による劇症肝炎の発症や，感染症，糖尿病悪化に注意する．ステロイド療法抵抗性の際は，眼窩減圧術を行う．

❺ 甲状腺クリーゼの治療

補液とMMI点滴投与，β遮断薬投与に加えて，充分量のヨウ素を投与する．ヨウ素はMMIと異なり，甲状腺内ですでに合成されたT_4，T_3分泌を抑制する．ショックなどの際はステロイドの投与も行う．クリーゼの際の死亡関連因子として，ショック（オッズ比，odds ratio：OR 3.90），DIC（OR 3.91），多臓器不全（OR 9.85）がある．

8. 予後

デンマークでのコホート研究では，Basedow病死亡率のhazard ratio（ハザード比，HR）は1.42であり，中でも心血管系病変（HR 1.49），呼吸器病変（HR 1.91）の合併が高いとされている（Thyroid 22：408，2013）．

Basedow病の薬物治療中止後の再発（relapse）は30〜70％の頻度で起こり[1]，再発に関与する因子として，血中TRAb陽性，大きな甲状腺腫，若年者，激しい甲状腺中毒症，喫煙，出産があげられる[1]．

◆ 文　献 ◆

1）Bartalena L：Diagnosis and management of Graves' disease：a global overview. Nature Rev Endocrinol 2013；9：724-734.
2）Smith TJ and Hegedus L：Graves's disease. New Engl J Med 2016；375：1552-1565.
3）Ross DS et al：2016 American Thyroid Association guidelines for diagnosis and management of hyperthyroidism and other causes of thyrotoxicosis. Thyroid 2016；26：1343-1421.

◆ 一般目標

疾患の病因・病態を理解し，その臨床所見を的確に把握でき，病勢に応じた治療が行え，また副作用の対処ができるように努める．

◆ 到達目標

1）甲状腺中毒症を示す疾患の鑑別を行い，Basedow病の確定診断を下せる．
2）Basedow病の治療方針と副作用を説明し，適応を決定できる．
3）Basedow眼症および甲状腺クリーゼの診断と治療ができる．
4）Basedow病妊婦の治療を行える．

1. 甲状腺中毒症と甲状腺機能亢進症
②破壊性甲状腺中毒症

〔研修レベル A〕

POINT

① 破壊性甲状腺中毒症には主に，疼痛を伴う亜急性甲状腺炎と，疼痛を伴わない無痛性甲状腺炎とが含まれる．まれに橋本病の急性増悪やアミロイドーシスでも亜急性甲状腺炎と類似した経過をとることがある．
② 臨床所見としては，甲状腺腫を伴い，血中遊離 T_4 値高値，TSH 値抑制という甲状腺中毒症を示し，血中サイログロブリン（Tg）値が高値を示すことが多い．TSH 受容体抗体は通常陰性，甲状腺ヨウ素摂取率が低値であることが特徴である．
③ 治療としては，抗甲状腺薬は無効で，β遮断薬，抗炎症薬治療などにより 2〜3 か月以内に甲状腺中毒症は改善する．その後，一過性に甲状腺機能低下の時期を経て寛解することが多く，良性の経過をとる．

1. 破壊性甲状腺中毒症とは

　破壊性甲状腺中毒症とは，炎症などによって甲状腺濾胞の障害が起こり，血中にサイログロブリン（Tg）や甲状腺ホルモンが漏出して甲状腺中毒症を発症，一過性の機能低下の時期を経て寛解する病態に名づけられたものである[1]．

　破壊性甲状腺中毒症を理解するためには，まず，甲状腺機能亢進症（hyperthyroidism）と甲状腺中毒症（thyrotoxicosis）の違いを理解しなければならない．身体の中に甲状腺ホルモンが過剰に存在する状態（甲状腺中毒症）の代表は Basedow 病である．Basedow 病では，甲状腺がホルモン合成に必要なヨウ素を過剰に取り込み，そして過剰に甲状腺ホルモンを産生・分泌する．明らかな機能亢進状態である．一方，対照的な病態は亜急性甲状腺炎に代表される．これは甲状腺に激しい炎症がおこり，甲状腺のヨウ素摂取率は著明に抑制される．すなわち，甲状腺ではあらたにヨウ素を取り込んで甲状腺ホルモンを産生することは行われていない．甲状腺の中に，元から存在しているヨウ素を用いてホルモン合成が行われているかどうかは明らかではない．しかし，破壊が激しい甲状腺ではとてもホルモン合成が行われているとは考え難い．このような病態は機能亢進とは呼び難く，機能亢進なき甲状腺中毒症（thyrotoxicosis without hyperthyroidism）と呼ばれる．

　以上より，ヨウ素摂取率が抑制された甲状腺中毒症（low-uptake thyrotoxicosis）で，外からの甲状腺ホルモン過剰摂取や異所性甲状腺など特殊な疾患が否定されれば，破壊性甲状腺中毒症と呼ばれる．

　しかし，破壊性甲状腺中毒症が適切な命名であるかは確かではない．たとえば，甲状腺癌などで甲状腺に破壊が起こっても，一般には甲状腺中毒症を生じることはまれである．甲状腺濾胞から Tg が血中に漏れても，血中サイロキシン（T_4）やトリヨードサイロニン（T_3）が過剰になるとは限らない．どこかで，Tg が水解される必要がある．一方，激しい炎症を伴わなくても，これに類似した病態が起こる．その代表が無痛性甲状腺炎と呼ばれる病態である．形態学的な破壊が著明でないこともある．破壊性甲状腺中毒症とは，Basedow 病

などと異なり，機能亢進を伴わない甲状腺中毒症に対してつけられた呼称で，破壊性という表現があいまいであることは留意しておく必要がある．

2. 病因

最も代表的な原因は亜急性甲状腺炎である．これは一般に激しい炎症所見を伴う．頻度的に多いのは無痛性甲状腺炎で，これは慢性甲状腺炎（橋本病）の経過中にみられることが多い．甲状腺自己抗体が陰性でも類似の経過をとることがあり，病態は必ずしも明らかではない．出産後やインターフェロン治療後にみられることも多く，免疫異常の関与が示唆されるが，ヨウ素負荷後やアミオダロン投与後などにもみられる．

臨床経過は亜急性甲状腺炎ときわめて類似しているのに，病因が異なる病態がある．臨床的には亜急性甲状腺炎様症候群（Subacute thyroiditis-like syndrome：STLS）とも呼ばれる．その代表は，①橋本病の急性増悪[2]と，②全身性アミロイドーシス[3]である．さらに甲状腺結節における出血性変性などに伴って同様の経過をとることがある．

亜急性甲状腺炎，無痛性甲状腺炎の病因については，別項（p149，154）を参照されたい．

3. 症状・症候

■ 症状

一般に動悸，体重減少，発汗過多，手のふるえなどの甲状腺中毒症状をきたす．長期に持続するBasedow病と比較すると，症状の持続が比較的短く，症状も軽いことが多い．亜急性甲状腺炎では，発熱など激しい炎症症状，全身倦怠感とともに，甲状腺の疼痛をきたすのが特徴である．無痛性甲状腺炎は，その名の如く甲状腺に痛みはなく，比較的軽度の甲状腺中毒症で，気づかれずに経過することもある．しかし，無痛性甲状腺炎でも多臓器の障害，特に肝・心障害を合併すると，激しい倦怠感や循環器異常をきたすこともまれにある．

■ 症候

頻脈，手のふるえ，湿潤な皮膚とともに，多くの症例で甲状腺腫を触知する．甲状腺腫を触知しない場合は，外からの甲状腺ホルモン薬摂取などないか，病歴を改めて詳しく聞く必要がある．亜急性甲状腺炎や，橋本病の急性増悪・アミロイドーシスなどのSTLSでは甲状腺に激しい圧痛を認める．亜急性甲状腺炎では，疼痛部位が経過とともに移動するのが特徴である．STLSでは疼痛の移動を認めないことが多い．臨床的に有用な所見はアキレス腱反射の戻りの時間の短縮で，これが正常であれば，甲状腺中毒症は考え難く，もともと甲状腺中毒症でないか，すでに甲状腺中毒症の時期を過ぎて，機能が正常化しているのか鑑別する．

4. 診断

臨床的に血中FT_4高値，TSH低値であれば，甲状腺中毒症が示唆される．甲状腺腫が触知され，Basedow病の指標である抗TSH受容体抗体が陰性であれば，破壊性甲状腺中毒症か自律性機能性甲状腺結節が示唆される．抗TSH受容体抗体が陰性のBasedow病もまれにはみられるので，注意を要する．

すなわち，血中TSH値が抑制された甲状腺中毒症の中で，Basedow病や自律性機能性甲状腺結節が否定されれば，この病態を疑う．特に出産後の女性に多いので，妊娠歴を聴取する．この病態は一般に約3～6か月の間に低下症に移行するか，寛解することが多いので，半年以上にわたって甲状腺中毒症状が持続している場合はやはりBasedow病の可能性か，自律性機能性甲状腺結節やTSH受容体変異による非自己免疫性甲状腺機能亢進症などの可能性も考慮する．確定診断にはやはり甲状腺ヨウ素摂取率検査が有用で，完全に抑制されていることを確認する．ただし，甲状腺中毒症の時期を逸し，抑制されていたTSH値が上昇し始めた時期に検査すると，摂取率の抑制はとれていることもある．

5. 臨床検査

重要なのは血中 FT_4 値, TSH 値測定で, FT_4 高値, TSH 値抑制から甲状腺中毒症が示唆されれば, 抗 TSH 受容体抗体値を測定する. 甲状腺腫と頻脈とがあり, アキレス腱反射の戻りが迅速であれば, 臨床的にまず甲状腺中毒症が示唆されるので, 最初から血中 FT_4 値, TSH 値と抗 TSH 受容体抗体値を測定する. 抗 TSH 受容体抗体陽性であれば Basedow 病の可能性が高い. 破壊性甲状腺中毒症では通常陰性である.

FT_3 値も高値を示す. FT_3/FT_4 値が低いと破壊性甲状腺中毒症の可能性が高い, とも言われる. 血中 Tg 値から, 甲状腺の破壊の程度を推測でき, また, 甲状腺自己抗体 (抗甲状腺ペルオキシダーゼ抗体や抗 Tg 抗体) が陽性であれば, 慢性甲状腺炎などの自己免疫の関与が示唆される. 尿中ヨウ素が測定できると, 高値であれば本状態が示唆されるが, 日常のヨウ素摂取の影響を受ける.

触診とともに甲状腺超音波検査は重要である. 亜急性甲状腺炎の場合は, 圧痛や硬結部位に一致して, 境界不明瞭な低または無エコー域をまだら状に認め, 時期により移動する. 無痛性甲状腺炎の場合は, 通常の慢性甲状腺炎との鑑別は形態学的には困難である. 血流が豊富であれば Basedow 病が示唆されるが, 軽症の場合の鑑別は難しい. 抗 TSH 受容体抗体が陰性の甲状腺中毒症であっても多発性の無痛性結節を認めれば, 自律性機能性甲状腺結節が考えられる. これらの結節性病変を伴う甲状腺機能亢進症は, 一般に軽症であっても難治で寛解に入り難く, 重症感があっても寛解しやすい破壊性甲状腺中毒症とは対照的な病態である. 低ヨウ素地域が多い外国では高頻度にみられるが, わが国でも少なからず経験されるので, 超音波検査は重要である.

これらの鑑別のために最も重要な検査は, 甲状腺シンチグラフィとヨウ素摂取率 (またはテクネシウム摂取率) である. 甲状腺組織の中で機能性の部分は ^{123}I や ^{99m}TC を取り込み, 破壊性の部分は取り込まない. 超音波検査が普及した今日, 甲状腺がびまん性に腫大しているのみであれば, シン

チグラフィは必ずしも必要でなく, 摂取率検査のみで十分である. また, ヨウ素摂取率に半減期の長い ^{131}I を用いていた時代と比較して, 半減期が短い ^{123}I の場合は 24 時間後に測定する意義は少なく, 3～5 時間の比較的短時間の摂取率検査 (1 日法) でも十分鑑別に有用である. すなわち, 1 カプセルの ^{123}I を用いる 1 日法の摂取率検査で, 患者の経済的かつ時間的負担を軽減して, Basedow 病と破壊性甲状腺中毒症との鑑別診断が可能である. 従来は約 1 週間のヨウ素制限が必要とされていたが, 過剰ヨウ素は尿中に速やかに排泄されるので, 腎障害がなければ 2～5 日の短期間の制限で鑑別できることも多い.

このように in vivo の甲状腺ヨウ素摂取率検査は確定診断のためには重要である. しかし, 感度の良い抗 TSH 受容体抗体測定法や超音波が普及した今日, 臨床経過によりそれぞれの疾患である可能性が高く, 典型的な症例と判断されれば, 放射性同位元素を用いる in vivo の検査は必ずしも必要な検査ではない. ただし, 軽い Basedow 病との鑑別がまぎらわしい症例, 結節性病変を認める症例や, 長期の治療方針決定のために確定診断が必要なときには, 甲状腺ヨウ素摂取率やシンチグラフィはきわめて有用な検査である. 甲状腺自身の機能状態を知ることができる. ただし, 妊娠中や授乳中は施行を避ける.

病因を明らかにする必要がある場合は, 穿刺吸引細胞診が有用なことがある. 典型的な巨細胞を認めると亜急性甲状腺炎, リンパ球主体であれば慢性甲状腺炎, 長期にわたる関節リウマチや炎症性腸疾患などの合併があり, 穿刺液にアミロイドを認めるとアミロイドーシスが示唆される.

6. 診断と鑑別診断

診断については既述の如くであるが, もっとも大切な鑑別診断は, 軽症で甲状腺自己抗体陰性の Basedow 病と, Basedow 病の経過中にみられた本病態である. 抗 TSH 受容体抗体値の変化を慎重に判断し, まぎらわしい場合は, ヨウ素摂取率検査で確定診断する.

次に大切な鑑別は，甲状腺ホルモン過剰摂取による病態との鑑別である．これは，TSH値が抑制された甲状腺中毒症ではあるが，甲状腺はむしろ縮小して触知し難い．したがって，甲状腺腫を触知しない場合は，甲状腺ホルモン剤の摂取歴の有無など，病歴聴取が大切である．漢方薬の中に甲状腺ホルモンが含まれていることもあり，過剰ヨウ素，アミオダロンその他，健康食品を含めて服薬歴や，造影剤検査の既往なども聴取する．ごくまれに，精神疾患を伴い，隠れて甲状腺ホルモン剤を服用している詐病や，異所性甲状腺（卵巣甲状腺など）もあり，注意を要する．

甲状腺中毒症をきたしても，結節性甲状腺腫を触れれば自律性機能性甲状腺結節，TSHの抑制がみられなければ不適切TSH分泌症候群（TSH産生腫瘍や下垂体型甲状腺ホルモン不応症など）を考える．亜急性甲状腺炎でも，甲状腺を不整な結節状に触知することがある．その場合は，癌との鑑別を要するが，亜急性甲状腺炎では結節部位が移動することと，まぎらわしい場合は穿刺吸引細胞診で容易に鑑別できる．

7. 治療

甲状腺機能に関しては，抗甲状腺薬などによって中毒症状を改善することは期待できない．チオナマイド系抗甲状腺薬は甲状腺の中に能動的に取り込まれて作用するが，破壊性甲状腺中毒症では甲状腺の中に取り込まれるとは考え難く，百害あって一利なしである．かつては，無痛性甲状腺炎にチオナマイド系薬剤が投与されている事例が数多く経験された．疼痛を伴わない甲状腺中毒症における抗TSH受容体抗体測定の意義は大きい．

甲状腺中毒症は自然経過によって，中毒症→機能正常化→機能低下→機能正常化と二相性に改善するのを待つ．動悸，頻脈などに対してはβ遮断薬，炎症や疼痛に対しては抗炎症薬を投与する．炎症が重症のときはステロイドを用いるが，軽い炎症の場合は非ステロイド系抗炎症薬で改善することも多い．念のため，消化管の保護薬を併用することが好ましい．機能低下の時期には，レボチロキシンNa（LT_4）を投与する．

8. 予後

一般に予後は良好で，約3〜6か月で寛解することが多い．しかし，亜急性甲状腺炎の炎症は高度で，超音波所見が改善するには長期間かかることが多い．機能低下症になれば，LT_4を投与する．しかし，低下になって上昇した血中TSH値がLT_4を中止しても2〜3μU/mL以下に正常化すれば，その後は自然に寛解することが期待される．まれならず，機能低下症が遷延化することがあるので，そのときはLT_4を長期に投与する．超音波によって甲状腺の破壊が高度で持続し，萎縮傾向がみられれば機能回復を期待することは難しくなり，萎縮性甲状腺機能低下症に準じて，終生の補充療法を要することがある．

無痛性甲状腺炎は頻繁に再燃することがあり，とくに出産後に多い．まれには亜急性甲状腺炎も長期経過後に再発することがあることが報告されている．

◆文　献◆

1) 岡村　建，藤川　潤，萬代幸子：破壊性甲状腺炎　日本臨牀新領域別症候群シリーズNo.1. 2006：422-425.

2) Shigemasa C, Ueta Y, Mitani Y, et al.：Chronic thyroiditis with painful tender thyroid enlargement and transient thyrotoxicosis. J Clin Endocrinol Metab 1990；70：385-390.

3) Ikenoue H, Okamura K, Kuroda T, et al.：Thyroid amyloidosis with recurrent subacute thyroiditis-like syndrome. J Clin Endocrinol Metab 1988；67：41-45.

II 甲状腺の臨床／各論

◆ 一般目標

破壊性甲状腺中毒症をきたす疾患と鑑別法，治療法を理解する．

◆ 到達目標

1）破壊性甲状腺中毒症の患者を適切に診断できる．

2）破壊性甲状腺中毒症の患者に適切に説明できる．

3）破壊性甲状腺中毒症の患者を適切に治療できる．

II 各論 甲状腺の臨床

1. 甲状腺中毒症と甲状腺機能亢進症
③亜急性甲状腺炎

〔研修レベル A〕

POINT

① 疼痛・圧痛を認める甲状腺腫を伴い，炎症所見と甲状腺中毒症を呈する場合は，まず亜急性甲状腺炎が考えられる．まれに橋本病の急性増悪やアミロイドーシスでも同様の経過をとることがある．

② 臨床所見としては，血中遊離 T_4 高値，TSH 値抑制の甲状腺中毒症と，CRP 陽性・赤沈高度促進の炎症所見を示す．血中サイログロブリン（Tg）が高値を示すことが多いが，抗 TSH 受容体抗体は陰性である．甲状腺超音波で疼痛部に一致して低エコー域を認め，甲状腺ヨウ素摂取率が低値であることが特徴である．

③ 重症の場合はステロイド薬，軽症の場合は非ステロイド系抗炎症薬により 2～3 か月以内に甲状腺中毒症は改善する．動悸・頻脈には β 遮断薬を併用する．その後，一過性に甲状腺機能低下の時期を経て寛解することが多いが，甲状腺機能低下症が遷延化することもある．

1. 亜急性甲状腺炎とは

1904 年にスイスの医師 de Quervain により詳細に報告され，彼の名を冠して呼ばれることもある．亜急性甲状腺炎は破壊性甲状腺中毒症の代表である[1]．炎症の急激な増悪によって甲状腺濾胞の破壊がおこり，血中にサイログロブリン（Tg）や甲状腺ホルモンが漏出して甲状腺中毒症を発症，一過性の機能低下の時期を経て寛解する．かつてはよく手術され，病理学的に pseudo-tuberculous thyroiditis, granulomatous thyroiditis または giant cell thyroiditis と呼ばれていた．しかし，良好な経過をとり，手術不要であることが指摘され，疾患概念が確立された．

すなわち，亜急性甲状腺炎は，病理学的検討から確立された疾患である．しかし，甲状腺の疼痛を伴う特徴的な臨床像は亜急性甲状腺炎に特有のものではなく，きわめて類似した経過を示す病態がその後報告された．その主なものは橋本病の急性増悪[2]と全身性アミロイドーシス[3]である．便宜上，これらの疾患を Subacute thyroiditis-like syndrome（STLS）と呼ぶ考えもあり[3]，鑑別診断として重要である．

2. 病因

男女比は 1：3～6 と他の甲状腺疾患同様に女性に多い．年齢は 3～76 歳まで報告があり，30～50 歳代に好発し，中年女性に多い．真の病因は不明で，単一の原因によるものかどうかも明らかではない．細菌感染説は否定されている．①上気道感染の先行がしばしばみられる．②筋痛，倦怠感，易疲労などの前駆症状がある．③季節あるいは地域により，特定のウイルス疾患の流行時に発症することがある．④数週あるいは数か月後に完全回復することが多い．⑤通常，白血球増多がみられない．⑥抗生物質が無効，などの理由からウイルス感染との関連が注目されている．

Ⅱ　甲状腺の臨床／各論

3.　亜急性甲状腺炎の症状・症候

■1 症状

　臨床的には，①典型的な acute fulminating type と②非典型的な chronic or systematically asymptomatic type とに分かれる．典型例においては，頸部の疼痛と倦怠感が特徴である．最初，痛みのために嚥下困難あり，咽頭炎と間違われて耳鼻科を受診することも多い．甲状腺部に強い自発痛と圧痛を訴え，頸部から顎，耳，後頭部へ放散する．頭を動かしたり，嚥下，咳嗽で増悪する．全身倦怠感，易疲労感，筋痛，中等度の発熱を伴い 40℃ に及ぶ弛張熱をきたすこともある．

　病初期には動悸，手指振戦，発汗過多，イライラなどの甲状腺中毒症状を過半数に伴うが，眼球突出はみられない．長期持続する Basedow 病と比較すると，症状の持続が比較的短く，甲状腺中毒症状も軽いことが多い．

■2 症候

　甲状腺は約 2〜3 倍，平滑，硬に腫大するが，橋本病のように推定 50 g 以上に腫大することはまれである．甲状腺に圧痛を認めることが本症の一番の特徴である．痛みは 3〜4 日でピークに達し，1週後には消褪するが他葉に波及することも多く，creeping thyroiditis とも呼ばれる．甲状腺の一部を硬く結節状に触知することも多い．非典型例は，まれであるが，疼痛が軽度または欠如し，他の所見に乏しい．かつては，頸部に硬い結節性甲状腺腫を触れることから癌との鑑別のために手術を受けて，組織所見にて診断がつくことが報告された．甲状腺中毒症の時には頻脈，手指振戦，発汗過多などを示す．臨床的に有用な所見はアキレス腱反射の戻りの時間で，これが短縮していれば甲状腺中毒症が続いていることが示唆される．

4.　診断

　日本甲状腺学会の亜急性甲状腺炎（急性期）の診断ガイドラインを表1に示す．臨床所見として，

表1　亜急性甲状腺炎（急性期）の診断ガイドライン

a）臨床所見
　有痛性甲状腺腫
b）検査所見
　　1．CRP または赤沈高値
　　2．遊離 T_4 高値，TSH 低値（0.1 μU/mL 以下）
　　3．甲状腺超音波検査で疼痛部に一致した低エコー域
1）亜急性甲状腺炎
a）および b）の全てを有するもの
2）亜急性甲状腺炎の疑い
a）と b）の 1 および 2
除外規定
橋本病の急性増悪，囊胞への出血，急性化膿性甲状腺炎，未分化癌
【付記】
　1．上気道感染症状の前駆症状をしばしば伴い，高熱をみることも稀でない．
　2．甲状腺の疼痛はしばしば反対側にも移動する．
　3．抗甲状腺自己抗体は高感度法で測定すると未治療時から陽性になることもある．
　4．細胞診で多核巨細胞を認めるが，腫瘍細胞や橋本病に特異的な所見を認めない．
　5．急性期は放射性ヨード（またはテクネシウム）甲状腺摂取率の低下を認める．

〔日本甲状腺学会 HP：http://www.japanthyroid.jp/doctor/guideline/japanese.html#akyuu より引用〕

甲状腺に疼痛・圧痛を認め（有痛性甲状腺腫），発熱と甲状腺中毒症状をきたした場合は，まず亜急性甲状腺炎を考える．検査所見として，CRP 強陽性や赤沈高値から高度の炎症，血中 FT_4 高値，TSH 低値（0.1 μU/mL 以下）から甲状腺中毒症が示唆される．

5.　臨床検査

　著明な炎症所見と甲状腺機能異常が特徴である．白血球増多は軽度であるが，赤沈は著明に促進し，CRP 陽性，α_2-グロブリンも上昇する．赤沈が正常であれば，亜急性甲状腺炎の可能性は低い．約 2/3 では甲状腺中毒症がみられ，血中 FT_4 高値で，TSH 値は抑制される．血中サイログロブリン（Tg）も異常高値で，甲状腺の破壊の程度を推測できる．

　甲状腺自己抗体の中で，抗甲状腺ペルオキシダーゼ抗体や抗 Tg 抗体が陽性のこともあるが，元来，慢性甲状腺炎が存在していたか，炎症に伴

う副次的反応なのか，本疾患における意義は明らかでない．ただし，甲状腺自己抗体が強陽性の場合は，橋本病の急性増悪との鑑別が必要になる．亜急性甲状腺炎の場合は，仮に甲状腺の破壊が起こって，自己抗原が逸脱したとしても，自己免疫が持続して，Basedow病や橋本病に移行することはまれである．甲状腺中毒症を示すが，Basedow病と異なり，抗TSH受容体抗体は陰性である．陽性のこともある，との報告もあるが，臨床経過と相関なく，その関与は否定的である．

甲状腺超音波検査は重要で，圧痛や硬結部位に一致して，境界不明瞭な低または無エコー域をまだら状に認め，時期により移動する．甲状腺ヨウ素摂取率を検査すれば，極期にはほとんどゼロである．極期を過ぎて検査された場合は，わずかながらヨウ素摂取を認めることもある．

穿刺吸引細胞診を施行すると，変性した上皮細胞，マクロファージ，好中球，リンパ球とともに巨細胞が認められる．

昔は手術や生検による組織診で確定診断がついていたが，典型例においては，確立された病態，良性の経過，及び超音波検査の普及により，手術や生検など，患者への苦痛を伴う検査は不要である．再発を繰り返す難治例や，癌との鑑別を要する結節が残存した場合は穿刺吸引細胞診検査が有用である．

経過観察には臨床症状，甲状腺触診所見とともに，炎症系として赤沈，CRP，甲状腺機能の経過としてFT$_4$値，TSH値測定，および超音波検査が有用である．

HLA-Bw35やHLA-Bw67との関連も示唆されており，遺伝的に罹患しやすい家系があることも考えられる．

6. 診断と鑑別診断

まず，①疼痛を伴う甲状腺腫，②甲状腺中毒症（FT$_4$高値，TSH値抑制），③発熱や炎症反応（CRP陽性，赤沈促進），の三つの所見を示す場合は，亜急性甲状腺炎が考えられる．次に④超音波で特徴的な低エコー域が認められれば本疾患の可能性が

高くなる．まぎらわしい場合は，⑤甲状腺ヨウ素摂取率がゼロであること，⑥穿刺吸引細胞診で特徴的多核巨細胞が認められれば，まず亜急性甲状腺炎と考えられる．亜急性甲状腺炎は病理学的に確立された疾患であるので，本来なら，病理診断をもって診断すべきであるが，典型的な症例では①〜④の非侵襲的な検査で診断可能である．

日常臨床で，最初に間違われるのは，急性の咽喉頭炎である．患者の訴えだけで診断すると，容易に間違える．しかし，きちんと理学所見をとり，頸部の触診にて，甲状腺に一致して圧痛を認めれば，まず亜急性甲状腺炎を考える．

ただ，鑑別すべき疾患がいくつかある．広く亜急性甲状腺炎様症候群（Subacute thyroiditis-like syndrome：STLS）とも呼ばれるべき病態である[3]．すなわち，前述の①，②，③の臨床像は亜急性甲状腺炎ときわめて類似しているが，病因が異なる病態である．代表的なのは，橋本病の急性増悪[2]と全身性アミロイドーシス[3]である．橋本病の急性増悪は，抗甲状腺自己抗体が強陽性で，甲状腺の自己免疫現象を介して亜急性甲状腺炎とほとんど類似した臨床所見を呈する疾患である．本来，甲状腺自己抗体は一般人口の1〜2割と高頻度に陽性で，軽い慢性甲状腺炎（橋本病）罹患者が本来の亜急性甲状腺炎をきたすことも考えられ，その鑑別は必ずしも容易ではない．しかし，橋本病の急性増悪の場合は，抗体価が強陽性で，甲状腺は高度に腫大することがあり，疼痛部の移動は認めないことが多い．全身性アミロイドーシスはまれにみられるSTLSである．関節リウマチや慢性腸疾患などの長期経過中に亜急性甲状腺炎様症状を呈すると，まずアミロイドーシスを考える．亜急性甲状腺炎との違いは，疼痛部が移動しないことと，よく再燃を繰り返すことである．

これらの鑑別には穿刺吸引細胞診が有用で，多核巨細胞ではなく，多数のリンパ球を認めれば橋本病の急性増悪，アミロイド沈着を認めればアミロイドーシスが示唆される．軽いSTLSは，甲状腺の出血性囊胞や急性甲状腺炎など，様々な病態でみられることがある．

疼痛を伴う甲状腺結節として，急性化膿性甲状腺炎がある．しかし，甲状腺は感染に抵抗性があ

り，化膿性甲状腺炎の頻度は少ない．単発の結節として触知し，超音波にて膿瘍の所見が得られ，疼痛部位が移動することはない．穿刺すれば，多核白血球を多数認める．とくに小児の左側に疼痛を伴う結節を認める場合は，亜急性甲状腺炎よりも，下咽頭梨状窩瘻を介して感染した化膿性甲状腺炎を考える．

甲状腺結節で出血性変性を起こして囊胞を形成する場合や，甲状腺未分化癌でも甲状腺に疼痛をきたすことがあるが，臨床所見，および超音波や細胞診にて鑑別は容易である．

7. 治療

炎症に対しては抗炎症薬，甲状腺中毒症状に対しては β 遮断薬を用いる．まず，この疾患について，最初は激しい炎症症状と苦痛を伴うが，良好な経過で自然に治り得ることを説明し，患者によく納得させることが大切である．従来，炎症所見が強い場合には，副腎皮質ステロイド薬が用いられた．プレドニゾロン 15〜30 mg より開始すれば速やかに著効する．しかし，減量・中止が早いと約 20％に再燃するとも言われ，注意を要する．副作用には十分留意する．非ステロイド系抗炎症薬も有効で，回復までの期間はステロイド薬と比較して大差なく，消化管の保護薬を併用すれば漸減せずに長期に投与できるため，再燃は少ない．患者の苦痛が激しいときはステロイド薬を考慮すべきであるが，副作用と再燃の問題を考慮すると，とくに軽症例では非ステロイド系抗炎症薬を第一選択とするとの考えもある．ステロイド薬が恒久性機能低下を防止する作用があるかどうかは明らかではなく，むしろステロイド治療群の方が低下に陥る症例が多いとの報告もある．

甲状腺機能に関しては，抗甲状腺薬などによって中毒症状を改善することは期待できない．動悸，頻脈などの循環器症状については，気管支喘息の合併などないことを確認の上，β 遮断薬を併用する．

甲状腺中毒症は自然経過によって中毒症→機能正常化→機能低下→機能正常化と二相性に改善することが多い．炎症所見が改善すれば，抗炎症剤は漸減中止し，甲状腺機能低下になれば，低下症が持続する間，レボチロキシン Na（LT$_4$）を投与する．

8. 予後

一般に予後は良好で，約 3〜6 か月で寛解することが多い．約 1/4 では一過性の甲状腺機能低下の時期を経て回復する．甲状腺は 25〜250 日でほとんど触れなくなる．しかし，亜急性甲状腺炎の炎症は高度で，超音波所見が改善するには長期間かかることが多い．機能低下症になれば，LT$_4$を投与する．しかし，上昇した血中 TSH 値が LT$_4$を中止しても 2〜3 μU/mL 以下に正常化すれば，その後は自然に寛解することが期待される．恒久的機能低下に陥る症例は 10％以下と低いが，そのときは LT$_4$を長期に投与する．まれには myxedema coma や著明な fibrosis も報告されている．超音波によって甲状腺の破壊が高度に持続し，萎縮傾向がみられれば，機能回復を期待することは難しくなり，萎縮性甲状腺機能低下症に準じて，終生の補充療法を要することがある．約 1〜2 割の症例が LT$_4$を長期服用していると言われる．

亜急性甲状腺炎の再発はまれであるが，10〜20年経過して，おそらくウイルスに対する免疫が減弱した後に，約 1〜2％の再発がみられることが報告されている．

◆文　献◆

1) 岡村　建，池之上公，佐藤　薫，他：亜急性甲状腺炎．臨牀と研究 1985；62：2102-2108.
2) Shigemasa C, Ueta Y, Mitani Y, et al：Chronic thyroiditis with painful tender thyroid enlargement and transient thyrotoxicosis. J Clin Endocrinol Metab 1990；70：385-390.
3) Ikenoue H, Okamura K, Kuroda T, et al：Thyroid amyloidosis with recurrent subacute thyroiditis-like syndrome. J Clin Endocrinol Metab 1988；67：41-45.

1. 甲状腺中毒症と甲状腺機能亢進症

◆ 一般目標

亜急性甲状腺炎の臨床像，検査所見，および治療法を理解する．また，亜急性甲状腺炎に類似した臨床像を示す疾患があることを理解する．

◆ 到達目標

1）亜急性甲状腺炎の患者を適切に診断できる．

2）亜急性甲状腺炎の患者に適切に説明できる．

3）亜急性甲状腺炎の患者を適切に治療できる．

Ⅱ　甲状腺の臨床／各論

Ⅱ 甲状腺の臨床
各論

1. 甲状腺中毒症と甲状腺機能亢進症
④無痛性甲状腺炎

〔研修レベル A〕

POINT

① 亜急性甲状腺炎と類似した一過性の甲状腺中毒症状をきたすが，痛みを伴わないことから無痛性甲状腺炎と呼ばれ，女性に多く，分娩後に好発する．組織学的には慢性甲状腺炎のことが多い．

② 血中遊離 T_4 高値，TSH 値抑制という甲状腺中毒症を示し，抗サイログロブリン抗体や抗甲状腺ペルオキシダーゼ抗体は陽性のことが多い．抗 TSH 受容体抗体は陰性で，甲状腺ヨウ素摂取率低値が特徴である．

③ 抗甲状腺薬は無効で，対症的な β 遮断薬投与により 2〜3 か月以内に甲状腺中毒症は改善する．その後一過性に甲状腺機能低下の時期を経て寛解することが多く，良性の経過をとる．

1. 無痛性甲状腺炎とは

　無痛性甲状腺炎は，疼痛のない軽度の甲状腺腫と甲状腺中毒症を伴う自己免疫甲状腺炎で，分娩後に好発する．甲状腺ヨウ素摂取率の著明な低値と，無治療でも自然寛解することを特徴とする．亜急性甲状腺炎に類似しながら無痛性の経過をとる病態が存在することは知られていたが，組織学的には慢性甲状腺炎の所見がみられることが，Gluck らによって chronic lymphocytic thyroiditis, thyrotoxicosis and low radioactive iodine uptake として報告された[1]．その後，同様の組織所見が多く報告され，亜急性甲状腺炎とは異なる病態であると考えられるようになり，無痛性甲状腺炎 Painless thyroiditis または silent thyroiditis などと呼ばれるようになった．

2. 病因

　組織学的に慢性甲状腺炎のことが多く，また，分娩後によく発症することから自己免疫の関与が考えられる[2]．アミオダロン，リチウム，インター

ロイキン–2，インターフェロン，エタネルセプト，スニチニブ，ニボルマブなど治療中に発症することもある．甲状腺のヨウ素摂取率は抑制され，Na/I シンポーター機能は極期には著明に抑制されているものと考えられる．

　アミオダロンは 200 mg 錠中，75 mg の iodide を含有し，抗不整脈薬として用いられているが，甲状腺機能異常をきたすことで有名である．アミオダロンによる甲状腺中毒症は海外ではよく報告され，二つのタイプがある．Type 1 は甲状腺基礎疾患があるときに，遊出した過剰ヨウ素によって甲状腺ホルモンが過剰産生される．Type 2 が破壊性甲状腺中毒症を示すタイプで，無痛性甲状腺炎の経過をとり，病態を考える上で示唆に富む．

3. 症状・症候[3]

❶ 症状

　一般に動悸，体重減少，発汗過多，手のふるえなどの甲状腺中毒症状をきたす．Basedow 病と比較すると，症状の持続が比較的短く，症状も軽いことが多い．まれに肝・心障害を合併することもあり，そのときは激しい倦怠感や心機能異常を伴う．

1. 甲状腺中毒症と甲状腺機能亢進症

表1　無痛性甲状腺炎の診断ガイドライン

a) 臨床所見
1. 甲状腺痛を伴わない甲状腺中毒症
2. 甲状腺中毒症の自然改善（通常 3 ヶ月以内）

b) 検査所見
1. 遊離 T_4 高値
2. TSH 低値（0.1 μU/mL 以下）
3. 抗 TSH 受容体抗体陰性
4. 放射性ヨード（またはテクネシウム）甲状腺摂取率低値

1) 無痛性甲状腺炎
a) および b) の全てを有するもの
2) 無痛性甲状腺炎の疑い
a) の全てと b) の 1〜3 を有するもの

除外規定
甲状腺ホルモンの過剰摂取例を除く.

【付記】
1. 慢性甲状腺炎（橋本病）や寛解バセドウ病の経過中発症するものである.
2. 出産後数ヶ月でしばしば発症する.
3. 甲状腺中毒症状は軽度の場合が多い.
4. 病初期の甲状腺中毒症が見逃され, その後一過性の甲状腺機能低下症で気付かれることがある.
5. 抗 TSH 受容体抗体陽性例が稀にある.

〔日本甲状腺学会 HP：http://www.japanthyroid.jp/doctor/guideline/japanese.html#mutsuu より引用〕

❷ 症候

頻脈, 手のふるえ, 湿潤な皮膚とともに, 多くの症例で甲状腺腫を触知する. 甲状腺腫を触知しない場合は, 外からの甲状腺ホルモン薬摂取などないか, 病歴を改めて詳しく聞く必要がある. 臨床的に有用な所見はアキレス腱反射の戻りの時間の短縮で, 頻脈があってもアキレス腱反射が正常であれば, 甲状腺中毒症は考え難い.

4. 診断

日本甲状腺学会の診断ガイドラインを**表1**に示す. 臨床的に甲状腺痛を伴わない甲状腺中毒症を呈し, それが通常 3 か月以内に自然改善するのが特徴である. 検査所見としては, 血中遊離サイロキシン（FT_4）高値, TSH 低値（0.1 μU/mL 以下）で, Basedow 病の指標である抗 TSH 受容体抗体が陰性であれば, 無痛性甲状腺炎が示唆される. TSH 受容体抗体が陰性の Basedow 病もまれにはみられるので, 注意を要する.

すなわち, 無痛性のびまん性甲状腺を有する甲状腺中毒症の中で, Basedow 病が否定されれば, まず無痛性甲状腺炎が考えられる. 特に出産後の女性に多いので[2], 妊娠歴を聴取する. この病態は通常約 3〜6 か月の間に低下症に移行するか, 寛解することが多いので, 半年以上甲状腺中毒症状が持続している場合は, やはり Basedow 病の可能性か, TSH 受容体変異による非自己免疫性甲状腺機能亢進症など, まれな疾患の可能性も考慮する. 確定診断にはやはり放射性ヨウ素（またはテクネシウム）甲状腺摂取率検査が有用で, 著明に抑制されている.

甲状腺腫を有し, 血中 TSH 値は抑制されているが, FT_4 値は正常であることもある. その場合は中毒症時期を経過した無痛性甲状腺炎の可能性も考えられるので, 1〜3 か月前に甲状腺中毒症状を示唆する所見がなかったか, 病歴を詳細に聴取する. 経過とともに血中 TSH 値が正常化, または上昇すれば, 無痛性甲状腺炎の可能性が高い.

5. 臨床検査

重要なのは血中 FT_4 値, TSH 値測定で, FT_4 高値, TSH 値抑制から甲状腺中毒症が示唆されれば, 抗 TSH 受容体抗体を測定する. 甲状腺腫と頻脈があり, アキレス腱反射の戻りが迅速であれ

ば，臨床的にまず甲状腺中毒症が示唆されるので，最初から血中 FT_4 値，TSH 値と抗 TSH 受容体抗体を測定すると，抗 TSH 受容体抗体が陽性の Basedow 病と比較的すみやかに鑑別できる．

FT_3 値も高値を示すが，FT_3/FT_4 値が低いと，破壊性甲状腺中毒症の可能性が高い．甲状腺自己抗体（抗甲状腺ペルオキシダーゼ抗体や抗 Tg 抗体）が陽性であれば，慢性甲状腺炎などの自己免疫の関与が示唆される．尿中ヨウ素が測定できると，高値であれば，本状態が示唆される．しかし，Basedow 病との鑑別で最も重要な検査は抗 TSH 受容体抗体測定である．

甲状腺超音波検査で無痛性甲状腺炎と通常の慢性甲状腺炎との鑑別は，形態学的には困難である．しかし，他の甲状腺中毒症をきたす疾患との鑑別には有用である．血流が豊富であれば Basedow 病が示唆される．軽症 Basedow 病との鑑別は難しく，血流増加がないからといって Basedow 病は否定できない．抗 TSH 受容体抗体が陰性の甲状腺中毒症であっても単発または多発性の結節を認めれば，自律性機能性甲状腺結節（Autonomous functioning thyroid nodule：AFTN）を考える．甲状腺シンチグラフィとヨウ素摂取率を検査すれば鑑別できる．AFTN では病変部へのヨウ素摂取率は保たれ，hot または warm nodule の所見を呈する．AFTN は，一般に軽症であっても難治で寛解に入り難い．低ヨウ素地域が多い外国では高頻度にみられるが，わが国でも少なからず経験される．TSH 受容体に変異が認められることもある．

一般に無痛性甲状腺炎では CRP や赤沈など炎症反応は異常を示さない．炎症反応が陽性であれば，他の感染症や膠原病の合併などを除外する．強い炎症反応と甲状腺の疼痛を伴う場合は，橋本病の急性増悪と呼ばれる．炎症部位の移動 creeping は一般には認められないが，その他は亜急性甲状腺炎と類似した病態である（亜急性甲状腺炎の項，p149，191 参照）．

6. 診断と鑑別診断

診断については既述の通りだが，もっとも大切

な鑑別診断は，軽症で抗 TSH 受容体抗体陰性の Basedow 病である．また，Basedow 病の経過中に本病態が起こったときは注意を要する．抗 TSH 受容体抗体が陽性でも無痛性甲状腺炎のことがまれながらあるので，慎重な経過観察を行う．まぎらわしい症例では甲状腺ヨウ素摂取率検査で鑑別する．

次に大切な鑑別は，甲状腺ホルモン過剰摂取による病態 factitious thyrotoxicosis で，甲状腺腫を触知しない場合は，甲状腺ホルモン薬の摂取歴の有無など，病歴聴取が大切である．漢方薬の中に甲状腺ホルモンが含まれていることもあり，過剰ヨウ素，アミオダロンその他，健康食品を含めて服薬歴や，造影剤検査の既往なども聴取する．

無痛性甲状腺炎と考えられても甲状腺中毒症が遷延化するときは，まれながら異所性甲状腺（卵巣甲状腺 struma ovarii）を鑑別するため，全身のシンチグラフィが必要なこともある．

甲状腺中毒症をきたしても，結節性甲状腺腫を触れれば AFTN，FT_4 が高値でも TSH の抑制がみられなければ不適切 TSH 分泌症候群（TSH 産生腫瘍や下垂体型甲状腺ホルモン不応症）などを考える．亜急性甲状腺炎でも無痛性のことがあるが，臨床経過は類似している．甲状腺を結節状に触知する場合は，甲状腺超音波や穿刺吸引細胞診で悪性疾患除外を含め，鑑別する．

肝障害やたこつぼ心筋症など，特異な他臓器の合併症を呈することもあり，甲状腺のみならず，一般内科的な病歴聴取および全身の診察が必要である．

7. 治療

甲状腺機能に関しては，抗甲状腺薬などによって中毒症状を改善することは期待できない．チオナマイド系抗甲状腺薬は甲状腺の中に能動的に取り込まれて作用するが，無痛性甲状腺炎では甲状腺の中に取り込まれるとは考え難く，百害あって一利なしであるので，チオナマイド系抗甲状腺薬を用いることは避けなければならない．かつては無痛性甲状腺炎にチオナマイド系薬が投与されている事例が多く経験されたので，甲状腺中毒症における抗 TSH 受容体抗体測定の意義は大きい．無

痛性甲状腺炎では，誤ってチオナマイド系抗甲状腺薬を投与しない，ということが治療上は最も大切なポイントである．

甲状腺中毒症は自然経過によって，中毒症→機能正常化→機能低下→機能正常化と二相性に改善するのを待つ．動悸，頻脈などに対しては，気管支喘息などの既往がないことを確認の上，対症的にβ遮断薬を投与する．

症状が軽微の場合は，以上の経過を患者に十分説明しておけば，頻回の通院は必ずしも必要でなく，約3〜6か月後に甲状腺機能が正常化していることを確認すればよいこともある．ただし，甲状腺中毒症と低下症の症状を十分に説明し，著変があれば，特に脈拍や体重に異常があれば，必ず早めに受診するように伝えておく．

ごくまれに，肝障害などを伴って著明な倦怠感を訴え，短期間でも入院の上，安静加療が好ましいこともある．

8. 予後

一般に予後は良好で，約3〜6か月で寛解することが多い．亜急性甲状腺炎に比較して炎症は軽微である．一過性の機能低下症になれば，レボチロキシン Na（LT$_4$）を投与する．しかし，低下になって上昇した血中 TSH 値が LT$_4$ を漸減・中止しても 2〜3 μU/mL 以下に正常化すれば，その後は自然に寛解することが期待される．しかし，通常の慢性甲状腺炎と同様，甲状腺機能異常に伴う脈拍，体重，発汗異常などの変化を十分理解してもらい，著変があれば，甲状腺機能検査，とくに血中 TSH 測定検査を受けることを説明しておくことは大切である．

無痛性甲状腺炎は再燃することも多く，とくに出産後に多い．また，数年経過後に Basedow 病を発症することもある．甲状腺中毒症状が再燃した場合は，抗 TSH 受容体抗体を再確認し，無痛性甲状腺炎と Basedow 病の鑑別をする必要がある．

無痛性甲状腺炎では亜急性甲状腺炎と異なり，機能低下症になる症例が多いとも言われ，機能低下症が遷延化する場合は LT$_4$ を長期に投与する．血中 TSH 値が軽度上昇した状態が持続する潜在性甲状腺機能低下症のときの補充療法の要否については，議論のあるところであり，患者の年齢，自覚症状，臨床症状，とくに体重増加・脂質異常症・心疾患・便秘・寒がりの有無，甲状腺腫の大きさなどを参考に，個別に慎重に検討する（潜在性甲状腺機能異常症とそのリスクの項，p299 参照）．

◆文　献◆

1) Gluck, FB, Nusynowitz ML, Plymate S：Chronic lymphocytic thyroiditis, thyrotoxicosis, and low radioactive iodine uptake. Report of four cases. N Engl J Med 1975；293：624-628.
2) Amino N, Mori H, Iwatani Y, et al：High prevalence of transient post-partum thyrotoxicosis and hypothyroidism. N Engl J Med 1982；306：849-852.
3) 岡村　建，吉成元孝，佐藤　薫，他：無痛性甲状腺炎の臨床（Painless low-uptake thyrotoxicosis）．臨牀と研究 1990；67：2447-2453.

◆ 一般目標

無痛性甲状腺炎の病態と，軽症 Basedow 病との鑑別法，治療法を理解する．

◆ 到達目標

1）無痛性甲状腺炎の患者を適切に診断できる．
2）無痛性甲状腺炎の患者に適切に説明できる．
3）無痛性甲状腺炎の患者を適切に治療できる．

1. 甲状腺中毒症と甲状腺機能亢進症
⑤機能性甲状腺結節

〔研修レベル A〕

① 機能性甲状腺結節（自律性機能性甲状腺結節）は，臨床的に中毒性と非中毒性，多結節性と単結節性に分類される．
② 約半数の症例で TSH 受容体遺伝子あるいは *GNAS* 遺伝子の体細胞変異が認められる．
③ 診断には，甲状腺機能検査，頸部超音波検査，放射線シンチグラフィが必須である．
④ 治療法には，薬物療法・外科的治療・放射性ヨウ素内用療法・経皮的エタノール注入療法（PEIT）がある．治療法の選択にあたっては，症状・年齢・結節の大きさ・甲状腺機能亢進の程度・細胞診断・他に合併する結節の有無・縦隔進展の有無・全身状態（合併症）などを総合的に勘案して決定する．

1. 機能性甲状腺結節とは

　機能性甲状腺結節は，結節性過形成や腫瘍性病変である腺腫・癌などの細胞が，TSH 非依存性に自律的に甲状腺ホルモンを分泌する病変であり，自律性機能性甲状腺結節（autonomously functioning thyroid nodule：AFTN）とも呼ばれる．臨床的には，機能亢進を示す中毒性（toxic）と潜在性機能亢進を示す非中毒性（non-toxic）に分けられる．また結節の数により，単結節性と多結節性がある．この両者を組み合わせて，中毒性多結節性甲状腺腫（toxic multinodular goiter：TMNG）や単結節性中毒性甲状腺腫（solitary toxic nodule：STN）などと呼ぶ．TMNG は，腺腫様結節のような多結節性病変の中に，1 つあるいは複数の結節が自律的に甲状腺ホルモンを分泌し，中毒症状を呈するものである．AFTN という呼称は中毒性の有無や結節の数は問題としない．AFTN は Basedow 病と異なり，非自己免疫性であり，眼症を引き起こすことはない．1913 年に Henry S. Plummer が報告したのが最初である[1]．原著では，「thyrotoxicosis には Basedow 病でみられる hyperplastic goiter とは異なる "non-hyperplastic goiter" が存在する」とあり，結節の数には言及していない．彼は 1,600 例余りの non-hyperplastic hyperthyroidism を分析し，中毒性が 23.3％，非中毒性が 76.7％であったと記載している．原著に従えば，中毒性，非中毒性，単結節性，多結節性などはすべて Plummer 病という定義になる．欧米では甲状腺中毒症の中で本疾患は Basedow 病の次に多く，特にヨウ素不足地域に TMNG の発症が多い．AFTN はわが国では比較的少なく，甲状腺中毒症の約 0.15〜0.3％，結節性甲状腺腫の約 0.7％と報告されている[2]．病理学的には単結節性の場合は，濾胞腺腫や腺腫様結節であることが多く，多結節性の場合は腺腫様甲状腺腫であることが多い．約 2〜5％は AFTN 自体が濾胞癌や乳頭癌であり，約 20〜25％は AFTN 自体は良性であるが，切除された組織の中に癌の合併が認められることがある[2]．

2. 病因

　TSH 受容体は，甲状腺濾胞上皮細胞膜上に存在し，G 蛋白共役受容体（GPCR，7 回膜貫通型受容

体）の一つである．AFTN では，TSH 受容体（TSHR）遺伝子あるいは GNAS 遺伝子の体細胞変異が報告されている．TSHR の変異は膜貫通部位（特に第 6 膜貫通部位）に多く報告されている．GNAS 遺伝子は Gsα タンパクをコードしている．わが国での TSHR 変異の検出率は約 50%，GNAS 変異は約 15% と報告されている[3]．変異型 TSH 受容体あるいは変異型 Gsα により，TSH の結合がない状態でも持続的に細胞内シグナルが活性化する結果，機能性甲状腺結節が形成されると考えられる．

3. 症状・症候

1 症状

甲状腺中毒症状として，動悸，頻脈，食欲亢進，体重減少，下痢・軟便，手指振戦，発汗過多，耐暑性低下，月経異常などがある．重症化すると，心房細動やうっ血性心不全に至る場合もあるが，一般に甲状腺中毒症状の程度は Basedow 病に比べて軽いことが多い．本疾患は 10 代から高齢者までに広くみられるが，非中毒性の時期が 15 年程度あった後に中毒症状が発現してくるため，中毒性のものは非中毒性に比べ平均年齢は高くなる[1]．甲状腺結節の症状としては，頸部腫瘤（TMNG ではびまん性多結節性），頸部違和感・嚥下時違和感・絞扼感などであり，大きくなり気道を圧排狭窄すると，喘鳴・呼吸困難などが認められるようになる．

2 症候

甲状腺に多発結節あるいは単発結節を認める．高齢，病悩期間が長い，腫瘍径が大きいほど，中毒症状を呈しやすい．TMNG は STN に比べて一般に高齢である．

両側の大きな TMNG の場合，Pemberton's sign（両手を拳上し手掌を合わせると，顔面が紅潮し呼吸困難を生じる）が認められることがある．これは縦隔内に結節が進展し，上大静脈を閉塞していることを意味する．

AFTN と自己免疫性の Basedow 病が合併している場合，Marine-Lenhart 症候群と呼ばれる．

McCune-Albright 症候群は，線維性骨異形成症，皮膚カフェオレ色素斑，ゴナドトロピン非依存性思春期早発症を三主徴とする常染色体優性遺伝疾患である．末端肥大症や甲状腺機能亢進症など，内分泌臓器の機能亢進も特徴である．甲状腺機能亢進症はびまん性と結節性の場合がある．病因は GNAS 遺伝子の体細胞モザイク変異である．

4. 診断

甲状腺結節を伴う甲状腺機能亢進症があり，甲状腺中毒症状を伴っている場合は，本疾患を疑う．甲状腺結節を伴う潜在性甲状腺機能亢進症で甲状腺中毒症状を呈していない場合でも，本疾患の可能性がある．Basedow 病に結節性甲状腺腫を合併している場合は，Marine-Lenhart 症候群の可能性を考え，結節が AFTN かどうかを鑑別する．

5. 臨床検査

1 一般検査のポイント

甲状腺中毒症があると，血清コレステロール低値，血清アルカリフォスファターゼ高値を認める．

2 内分泌検査のポイント

TSH は抑制されている．FT_3 と FT_4 が高値で甲状腺機能亢進を呈している場合と，FT_3 と FT_4 が正常の潜在性甲状腺機能亢進の場合がある．通常，AFTN は非自己免疫性であるので，TRAb，抗 Tg 抗体，抗 TPO 抗体は陰性を示す．Marine-Lenhart 症候群では TRAb は陽性となる．

3 画像診断のポイント

1）頸部超音波検査

単結節性では，円形または楕円形を示す内部エコー均質な充実性腫瘍を示すことが多い．嚢胞形成はないか，あってもごく一部である．多結節性では，充実性から一部嚢胞形成を示すもの，ほとんどが嚢胞で占められているものまで様々であ

II 甲状腺の臨床／各論

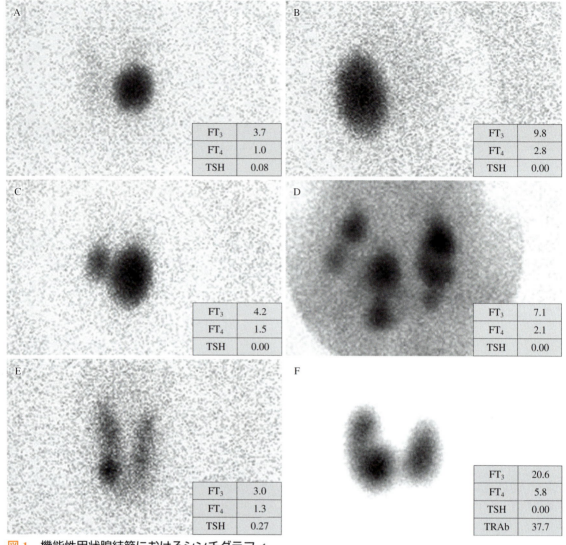

図1　機能性甲状腺結節におけるシンチグラフィ
A：単結節性で潜在性甲状腺機能亢進の例（^{131}I シンチグラフィ）．左葉切除を施行し，病理診断は濾胞腺腫．
B：単結節性で甲状腺機能亢進の例（^{131}I シンチグラフィ）．右葉切除を施行し，病理診断は濾胞腺腫．
C：多結節性で潜在性甲状腺機能亢進の例（^{131}I シンチグラフィ）．亜全摘を施行し，病理診断は左葉濾胞腺腫，峡部は腺腫様結節．
D：多結節性で甲状腺機能亢進の例（^{99m}Tc シンチグラフィ）．全摘を施行し，病理診断は腺腫様甲状腺腫．
E：単結節性で潜在性機能亢進，hot nodule が癌の例（^{131}I シンチグラフィ）．病理診断にて，径 15 mm の乳頭癌．
F：Marine-Lenhart 症候群の例（^{123}I シンチグラフィ）．びまん性集積を示す Basedow 病に右葉の機能性結節を合併している．亜全摘を施行し，結節の病理診断は腺腫様結節．
甲状腺機能は FT$_3$（pg/mL），FT$_4$（ng/dL），TSH（μIU/mL），TRAb（IU/L）を示す．

る．カラードプラ法では血流信号の増加が特徴的である．

2）シンチグラフィ（図1）

^{123}I，^{131}I，^{99m}Tc シンチグラフィにより，結節への集積がみられる（hot nodule）．典型的なものでは，結節以外の甲状腺組織への取り込みはまったく消失しているか，ごくわずかである．TMNG では，一つあるいは複数の AFTN に強く集積がみられ，他の結節や非結節部位にまったく集積がないものや淡い集積を認めるものまで，症例により様々である．

3）頸部単純 X 線・頸部 CT/MRI

気管の偏位・圧排・狭窄の有無を調べる．縦隔内進展の有無は CT/MRI で調べる．石灰化の有無や性状を頸部単純 X 線にて確認する．

6. 診断と鑑別診断

血液検査所見にて，非自己免疫性の甲状腺機能亢進あるいは潜在性甲状腺機能亢進がみられ，触診あるいは頸部超音波検査にて甲状腺結節を認め，シンチグラフィにて結節に一致して強い集積（hot nodule）と結節以外の甲状腺組織の取り込み低下がみられれば，AFTN と診断する．良性悪性の鑑別を行うために，穿刺吸引細胞診を用いて診断する．濾胞癌の場合は，穿刺吸引細胞診による正診率は極めて低い．AFTN 自身が濾胞癌の場合は，FT_3 が有意に高値を示すことがある．

Marine-Lenhart 症候群では TRAb 陽性，頸部超音波検査にて結節以外の部分はびまん性甲状腺腫を呈する．シンチグラフィにて結節と結節以外の両者ともに強い集積を認める．McCune-Albright 症候群は，常染色体優性遺伝であり，線維性骨異形成症，皮膚カフェオレ色素斑，ゴナドトロピン非依存性思春期早発症，他の内分泌臓器の機能亢進を併発している．甲状腺は結節以外の部位もびまん性腫大を呈することが多い．

7. 治療

1 薬物療法

抗甲状腺薬や β 遮断薬内服により，甲状腺機能や脈拍をコントロールできる．しかし薬物の長期投与により寛解や完治を得ることは困難である．

2 外科的治療

手術は根治的治療法であり，早期の治療を希望する場合や結節が大きく圧迫症状が強い場合はよい適応である．単結節性に対しては片葉切除が行われ，術後甲状腺ホルモン補充の可能性は低い．両葉多結節性に対しては全摘あるいは亜全摘が行

われ，甲状腺ホルモン薬補充が生涯必要となる．AFTN 自身あるいは合併している結節の穿刺吸引細胞診で悪性の診断が得られた場合は手術適応である．大きな AFTN や縦隔内に進展している結節の場合は，放射性ヨウ素内用療法よりも手術が望ましい．合併症の頻度は，一般的には一過性反回神経麻痺が 2～4％，永久性副甲状腺機能低下症が 1～2％である[4]．

3 放射性ヨウ素内用療法

AFTN に対する放射性ヨウ素の投与量は，グラム換算で Basedow 病に投与する量よりも多めに投与する．手術に比べて治療効果が得られるまでに時間を要し，治療が複数回に及ぶ場合もある．AFTN 以外の部位に放射性ヨウ素の集積がほとんどみられない場合は，治療効果はほぼ AFTN に限定されると考える．逆に AFTN 以外の部位に放射性ヨウ素の集積がある場合は，AFTN 以外の部位にも治療効果が出ることを考慮する．放射性ヨウ素治療前に抗甲状腺薬投与により TSH の抑制がなくなると，AFTN 以外の部位に放射性ヨウ素が摂取されやすくなることに留意する．

4 経皮的エタノール注入療法（PEIT）

AFTN が比較的小さい場合，囊胞成分が多い場合，潜在性機能亢進などの場合は，PEIT（percutaneous ethanol injection therapy）による治療効果が得られやすい．大きな結節で手術不可能な場合や手術拒否の場合で，放射性ヨウ素内用療法単独ではなかなか治らない場合に PEIT と併用する方法がある．合併症として，疼痛，発熱，反回神経麻痺，血腫がある．PEIT を行って治療効果が得られなかった後に手術を行うと，癒着が強いために反回神経麻痺の発生率が高くなる可能性がある．

8. 予後

1 甲状腺機能亢進の再発

外科的治療の予後はきわめて良好で，甲状腺機能亢進の再発はほとんどみられない．ヨウ素不足地域では，残存甲状腺からの TMNG 再発の可能性

Ⅱ　甲状腺の臨床／各論

は否定できない．放射性ヨウ素内用療法では，治療効果が得られた（甲状腺機能が正常化した）後に甲状腺機能亢進が再発することはまれである．

❷ 甲状腺機能低下症

　甲状腺亜全摘あるいは全摘後では，全例甲状腺機能低下となる．片葉切除における術後甲状腺機能低下は10％以下である．放射性ヨウ素内用療法では，AFTN以外の部位に放射性ヨウ素の集積がない場合，甲状腺機能低下になる率は低い．逆にAFTN以外の部位に放射性ヨウ素の集積がある場合は，甲状腺機能低下を引き起こす可能性が高くなる．甲状腺機能低下症の頻度は使用する放射性ヨウ素量によっても異なってくる．

◆文　献◆

1) Plummer HS：The clinical and pathological relationship of simple and exophthalmic goiter. Am J Med Sci 1913；146：790-795.
2) 日本甲状腺学会（編）：Ⅴ．特論．3．機能性甲状腺結節，甲状腺結節取り扱い診療ガイドライン 2013. 南江堂，2013，198-204.
3) Nishihara E, Amino N, Maekawa K, et al：Prevalence of TSH rectptor and Gsα mutations in 45 autonomously functioning thyroid nodules in Japan. Endoc J 2009；56：791-798.
4) Porterfield JR Jr, Thompson GB, Farley DR, et al：Evidence-based management of toxic multinodular goiter（Plummer's disease）. World J Surg 2008；32：1278-1284.

◆ 一般目標

　機能性甲状腺結節の定義，病因，症状・症候，診断，臨床検査，鑑別診断，治療，予後について習得する．

◆ 到達目標

1) 機能性甲状腺結節の分類，Plummer 病について説明できる．
2) 機能性甲状腺結節の病因（遺伝子変異）について説明できる．
3) Marine-Lenhart 症候群，McCune-Albright 症候群について説明できる．
4) 機能性甲状腺結節の診断と治療の選択について説明できる．

1. 甲状腺中毒症と甲状腺機能亢進症

II 各論

甲状腺の臨床

1. 甲状腺中毒症と甲状腺機能亢進症
⑥その他の甲状腺中毒症

〔研修レベルA〕

POINT

① 真の不適切 TSH 分泌症候群（SITSH）があれば TSH 産生腫瘍と甲状腺ホルモン不応症を疑う.

② TSH 非依存性の甲状腺中毒症の成因の特定に，甲状腺におけるホルモン産生の有無を明らかにすることが重要である.

③ 自己免疫を検出できない非結節性の甲状腺機能亢進症では，TSH 受容体の機能獲得変異も考慮する.

④ 卵巣甲状腺腫や絨毛性疾患では甲状腺中毒症以外のそれぞれの疾患による症状が診断の手掛かりとなる.

⑤ 甲状腺腫と甲状腺でのホルモン合成がなく，血中サイログロブリン（Tg）が低値な場合は外来性甲状腺ホルモン摂取の可能性がある.

1. 甲状腺中毒症を呈する疾患 （表1）

血中甲状腺ホルモンが増加する病態として，甲状腺での産生の亢進を伴うものと伴わないものに分けられる. 前者には，外からの刺激に反応して産生する場合と，甲状腺が自律的にホルモン産生する場合がある. ともに甲状腺の放射性ヨウ素やテクネシウムの取り込みが亢進する. 後者は主に甲状腺の破壊によるホルモンの漏出によるものだが，外来性の甲状腺ホルモン摂取によるものもある. ともに放射性ヨウ素の取り込みはほぼ消失する. その他卵巣甲状腺では甲状腺外の組織が甲状腺ホルモンを産生し，その部位で放射性ヨウ素の取り込みがみられる. 他項で取り上げる一般的な疾患以外の甲状腺中毒症でも，これらの病態をしっかりと把握した上で診療に当たることが大切である.

2. TSH 産生腫瘍

下垂体腫瘍が TSH を自律的に分泌し，甲状腺中毒症を呈する病態. TSH 分泌が negative feedback を受けず甲状腺ホルモン濃度が高値にもかかわらず TSH が抑制されない SITSH を呈する. TSH 単独分泌のほかに，プロラクチンや成長ホルモンを同時に産生することがある.

1）疫学

下垂体腫瘍の 0.5～3%，100 万人に 1 人程度とされるが，診断精度の向上により増加傾向にある. 40～50 歳代に診断されることが多く，8 歳の報告はあるが小児期に診断されることは極めてまれである. 頻度に男女差はみられない.

2）病因・病理

下垂体腫瘍の原因は MEN I を除くとほぼ不明である. 甲状腺ホルモン受容体 β の体細胞変異を検出した症例が報告されており，SITSH の原因と推定されているが，その他の関連する遺伝子の異常は見つかっていない. 腫瘍は通常良性だが悪性の報告もある. 多くはマクロアデノーマで，浸潤

163

Ⅱ　甲状腺の臨床／各論

表1　甲状腺中毒症を呈する疾患

甲状腺におけるホルモンの合成・分泌の亢進を	
伴うもの	伴わないもの
外からの刺激 　　Basedow 病 　　TSH 産生腫瘍 　　下垂体型甲状腺ホルモン不応症 　　HCG によるもの 　　　　妊娠一過性甲状腺中毒症 　　　　胞状奇胎・絨毛上皮癌 **自律性分泌** 　　中毒性腺腫（機能性結節） 　　機能性多結節性甲状腺腫 　　非自己免疫性甲状腺機能亢進症 　　（家族性および孤発性）	**甲状腺の破壊による** 　　無痛性甲状腺炎 　　亜急性甲状腺炎 　　急性甲状腺炎 　　橋本病の急性増悪 　　アミオダロン誘発性甲状腺中毒症Ⅱ型 　　物理的刺激 　　放射線照射 **外来性甲状腺ホルモン** 　　過剰摂取（人為性を含む） 　　やせ薬に混入 　　食物への混入 　　（ハンバーガー甲状腺中毒症など） **異所性甲状腺組織** 　　卵巣甲状腺腫 **甲状腺癌の転移**

性で周囲組織を圧迫する．70〜80％はTSHのみ産生するが，糖蛋白ホルモン α-サブユニット（α-GSU）を過剰に分泌することが多い．20〜25％は主に成長ホルモンやプロラクチンなどの他のホルモンを同時に産生する．

3）臨床症状

甲状腺中毒症状を呈するが，軽度で成長ホルモン分泌例などではマスクされていることも多い．90％にびまん性甲状腺腫を認める．成長ホルモンやプロラクチンを同時に分泌している場合は先端巨大症の症状や乳漏症，無月経などを呈する．一方下垂体マクロアデノーマによる圧迫症状として，約40％で視神経圧迫による視野障害を，約20％で頭痛を認める．また全身倦怠感や性腺機能低下症などの下垂体前葉機能低下症の症状にも注意が必要である．

4）検査

甲状腺中毒症はあまり高度にはならず軽度〜中等度のことが多い．TSHの抑制がみられずSITSHを呈する．α-サブユニット/TSHモル比が上昇する．画像検査で下垂体腫瘍を認める．TRH試験では通常反応が悪いが，正常に反応する例もある．マクロアデノーマでは，まれではあるが下垂体ホルモン刺激試験時に下垂体卒中の危険があり，診

断上必要な場合以外は行わない．行う場合も万が一卒中が起こった場合のバックアップ体制が必要である．

5）下垂体 MRI

下垂体腫瘍の画像診断には造影MRIを用いる．腺腫は造影が遅れるので造影早期には周囲組織と差がついて微小腺腫も検出しやすい．TSH産生腫瘍のおよそ80％がマクロアデノーマと言われていたが，検出感度の向上でミクロアデノーマの比率は高まっている．

6）診断と鑑別診断

甲状腺中毒症状，甲状腺腫，下垂体機能異常の症状，下垂体腫瘍で甲状腺機能検査を行い，SITSHで疑う．検査上の問題やホルモン内服時や破壊性甲状腺中毒症の時期の問題で見かけ上SITSHを呈することがあるので，これらを除外する．真のSITSHが確認されれば甲状腺ホルモン不応症との鑑別を行う．

SITSHがあって下垂体腫瘍が検出されればTSH産生腫瘍が強く疑われるが，インシデンタローマの可能性もある．ミクロアデノーマではTRHに対するTSH分泌反応が見られれば，甲状腺ホルモン不応症の可能性を考え下垂体手術前に甲状腺ホルモン受容体 β の遺伝子検査が必要である．厚生労

1. 甲状腺中毒症と甲状腺機能亢進症

表2 TSH産生下垂体腫瘍の診断の手引き

Ⅰ．主要症候
(1) 甲状腺中毒症状（動悸，頻脈，発汗増加，体重減少など）を認める（注1）．
(2) びまん性甲状腺腫大を認める．
(3) 下垂体腫瘍による症状（頭痛や視野障害）を認める．
　(注1) 中毒症状はごく軽微なものから中等症が多い．

Ⅱ．検査所見
(1) 血中甲状腺ホルモンが高値にもかかわらず血中TSHは正常値～軽度高値を示す（Syndrome of Inappropriate Secretion of TSH）．
(2) 画像診断で下垂体腫瘍を認める．
(3) 摘出した下垂体腫瘍組織の免疫組織学的検索により腫瘍細胞内にTSHβないしはTSH染色性を認める．

Ⅲ．参考事項
(1) 血中αサブユニット高値（注1）あるいはαサブユニット/TSHモル比＞1.0（注2）
(2) TRH刺激試験により血中TSHは無～低反応を示す（頂値のTSHは前値の2倍以下となる）例が多い．
(3) 他の下垂体ホルモンの分泌異常を伴い，それぞれの過剰ホルモンによる症候を示すことがある．
(4) まれであるが異所性TSH産生腫瘍がある．
(5) 抗T_4抗体や抗T_3抗体，抗マウスIgG抗体などの異種抗体，異常アルブミンなどにより甲状腺ホルモンやTSHが高値を示すことがあり注意が必要である．
　(注1) 保険未収載．年齢性別の基準値に注意が必要である．
　(注2) 閉経後や妊娠中は除く（コナドトロピン高値のため）．

Ⅳ．除外項目
(1) 甲状腺ホルモン不応症との鑑別を必要とする．

[診断の基準]
確実例　　　：ⅠのいずれかとⅡの全てを満たす症例．
ほぼ確実例：Ⅱの(1)，(2)を満たす症例．

〔厚生労働科学研究費補助金 難治性疾患克服研究事業 間脳下垂体機能障害に関する調査研究班 平成22年度 総括・分担研究報告書 http://square.umin.ac.jp/kasuitai/doctor/guidance/TSH_kasuitai.pdf〕

働科学研究費補助金事業によってTSH産生下垂体腫瘍の診断の手引きが作られている（**表2**）．

7）治療

手術が第一選択となる．浸潤性のマクロアデノーマでは取り切れないことも多い．残存腫瘍や手術不能・拒否例には，保険適用外だがソマトスタチンアナログ製剤や，ガンマナイフなどの放射線が用いられる．

3. 非自己免疫性甲状腺機能亢進症（TSH受容体機能獲得型変異による）

TSH受容体の胚細胞性機能獲得変異により機能亢進を呈する．家族性と孤発性に分類される．

1 家族性非自己免疫性甲状腺機能亢進症

1）疫学

症例報告される程度．低い認知度や遺伝子検査の煩雑さのため検査に至っていない例の存在が疑われる．隈病院の報告では潜在性を含む非自己免疫性甲状腺機能亢進症のおよそ5％に，デンマークでは18歳以下の非自己免疫性甲状腺機能亢進症の6％に，それぞれTSH受容体の機能獲得変異が検出されている．

2）臨床症状・検査所見

常染色体優性遺伝形式をとる．甲状腺中毒症は軽度で潜在性のことも多く，変異を有してもおよそ10％は甲状腺機能正常である．発症年齢はさまざまで同一家系内でも異なる．新生児期に診断されることもある．甲状腺腫は通常びまん性だが成人では多結節性のこともあり，甲状腺腫を認めないこともある．甲状腺眼症や前脛骨粘液水腫は認めない．

3）検査

自己免疫性甲状腺疾患の合併がなければTSH受容体抗体やTPO抗体は陰性．放射性ヨウ素シンチグラフィではびまん性に取り込まれる．

4）診断

甲状腺自己免疫が検出されない機能亢進症で疑

Ⅱ　甲状腺の臨床／各論

う．家族性であれば疑いは濃厚となる．TSH 受容体遺伝子検査で変異を検出する．既報の機能獲得変異なら診断は確定するが，新規のものでは変異受容体の機能解析が必要である．

5）治療

抗甲状腺薬や非根治的な手術やアイソトープ治療では再燃する．甲状腺全摘または放射性ヨウ素によるアブレーションを行う．

❷ 孤発性非自己免疫性甲状腺機能亢進症

ほとんどの症例で変異が家族性のものと異なる．新生児期に重症の甲状腺機能亢進症を呈する．直ちにチアマゾールによる治療を開始し，早急に甲状腺全摘を行う．5 歳以上になって放射性ヨウ素による追加のアブレーションも勧められている．

4. 胞状奇胎・絨毛上皮腫

HCG は TSH 受容体に親和性があり甲状腺を刺激する．絨毛性疾患である胞状奇胎や絨毛上皮腫では大量の HCG を産生すると甲状腺中毒症を呈する．ただ明らかな中毒症状を呈するものは少ない．胞状奇胎は診断技術の進歩により，早期診断・早期治療が可能となったので，現在では中毒症に至ることはまれである．

5. 卵巣甲状腺腫 （Struma ovarii）

卵巣の奇形腫や dermoid cyst ではしばしば甲状腺組織が発現し，甲状腺組織が主となったものを卵巣甲状腺腫と呼び，奇形腫の 2〜4％にみられる．片側性および良性のことが多く，両側性や悪性は 1 割に満たない．悪性でも甲状腺癌と同じで予後は良好なことが多い．一部の患者では甲状腺中毒症を呈する．TSH 非依存性で自律性分泌と考えられているが正確な機序は不明である．

甲状腺中毒症状は軽度なものからクリーゼを呈するものまであるが，通常卵巣腫瘍の症状（腹部腫瘤・不正出血，腹痛など）が主体となる．Base-

dow 病や橋本病など他の甲状腺疾患の合併がなければ，甲状腺腫はみられず，TSH 抑制下では放射性ヨウ素シンチグラフィで甲状腺部に取り込みはなく，骨盤内に取り込みがみられる．

治療は腫瘍の摘出で，病理組織で甲状腺組織を確認する．悪性で転移している場合は甲状腺全摘後^{131}I 治療を行う．

6. 外来性甲状腺ホルモン

甲状腺ホルモンの過剰投与時（医原性甲状腺中毒症）以外に，やせ薬や健康食品に甲状腺ホルモンが含まれていて，知らずに摂取している場合があり，一時問題となった．また日本ではまれだが，医療関係者や患者家族が詐病のため内服している（人為性甲状腺中毒症）こともある．さらにひき肉に動物の甲状腺が混入して特定の地域に同時に甲状腺中毒症が多発した例（ハンバーガー甲状腺中毒症など）が報告されている．

通常甲状腺腫は認めず，甲状腺への放射性ヨウ素の取り込みはなく，血中サイログロブリン（Tg）は低値である．

7. その他

甲状腺癌が転移し腫瘍が大量となると甲状腺中毒症を起こすことがある．TSH 抑制療法で甲状腺ホルモンを投与している場合は過剰投与との鑑別が必要となる．

8. 診断の進め方

SITSH があれば TSH 産生腫瘍と甲状腺ホルモン不応症を疑い検査を進める．TSH 非依存性の甲状腺中毒症があり一般的な疾患と診断できない場合，妊娠の可能性がなければ放射性ヨウ素またはテクネシウムによるシンチグラフィが重要である．甲状腺にびまん性の取り込みがあれば抗体陰性の Basedow 病のほかに非自己免疫性甲状腺中毒

症を疑う．家族に同様のものがあれば疑いが強くなる．甲状腺腫がなく，甲状腺への取り込みが低下している場合は，破壊性甲状腺炎のほかに外来性甲状腺ホルモン摂取も考慮し，サプリメント摂取などの病歴をしっかりと取る．Tg の低値が参考となる．

◆参考文献◆

1) 下垂体性 TSH 分泌亢進症．診断・治療指針．難病治療センターホームページ．http://www.nanbyou.or.jp/entry/225（2018 年 10 月確認）

2) 2013 European Thyroid Association Guideline for the Diagnosis and Treatment of Thyrotropin-Secreting Pituitary Tumors. Eur Thyroid J 2013；2：76-82.

3) Vassart G, Kleinau G：TSH Receptor Mutation and Disease. Thyroid Disease Manager. http://www.thyroidmanager.org/chapter/tsh-receptor-mutations-and-diseases/（2018 年 10 月確認）

4) Gozu HI, Lublinghoff J, Bircan R, et al.：Genetics and phenomics of inherited and sporadic non-autoimmune hyperthyroidism. Mol Cell Endocrinol. 2010；322：125-134.

5) Hershman JM：Human chorionic gonadotropin and the thyroid：hyperemesis gravidarum and trophoblastic tumors. Thyroid. 1999；9：653-657.

◆ 一般目標

甲状腺専門医として頻度の低い甲状腺中毒症を呈する疾患を適切に診療するため，これらの疾患の病態・症状・検査所見・診断法・治療法を理解し，鑑別診断と治療法の選択ができる．

◆ 到達目標

1) SITSH を説明できる．
2) TSH 産生腫瘍の病態・症状，診断手順を説明できる．
3) 非自己免疫性甲状腺機能亢進症の原因と病型を説明できる．
4) 非自己免疫性甲状腺機能亢進症の診断法と治療法を説明できる．
5) 甲状腺に放射性ヨウ素が取り込まれない甲状腺中毒症のうち，破壊性甲状腺炎以外の原因を挙げ，病態を説明できる．

2. 甲状腺機能低下症
①原発性甲状腺機能低下症

〔研修レベルA〕

POINT

① 甲状腺機能低下症は潜在性のものを含めると，全人口の約10%にもなる高頻度の疾患であり，原発性のほとんどは橋本病（慢性甲状腺炎）である．
② 高コレステロール血症，高クレアチンキナーゼ血症，貧血などを認めた場合は一度は甲状腺機能をチェックしておく．
③ 軽度のTSH上昇，FT_4正常の場合は潜在性甲状腺機能低下症と呼び，その頻度は4〜8.5%で年齢とともに増加していく．
④ 重度の甲状腺機能低下症を粘液水腫（myxedema）と呼び，粘液水腫性昏睡（myxedema coma）は，代謝低下などの誘因と増悪因子により中枢神経の機能障害に至る病態である．

1. 疾患概念

原発性甲状腺機能低下症はそのほとんどが①慢性甲状腺炎（橋本病）によって起こる．それ以外の原因には，②医原性（甲状腺全摘後，放射線照射後），③ヨウ素過剰，極端な不足，④薬剤性（アミオダロン，リチウム，ヨウ素含有剤，インターフェロン，リファンピシン，抗けいれん薬，分子標的薬など）[1]　⑤先天性（甲状腺無形成，低形成，甲状腺ホルモン産生過程の障害）　⑥一過性甲状腺機能低下症（無痛性甲状腺炎や亜急性甲状腺炎などの回復過程）などがある．慢性甲状腺炎では甲状腺自己抗体が陽性で多くは甲状腺機能が正常範囲であるが，自己免疫機序により甲状腺組織の破壊が進むと機能低下症となる．重度の甲状腺機能低下症の場合は粘液水腫（myxedema）と呼ばれ，さらに意識障害など中枢神経の機能障害をきたした場合は粘液水腫性昏睡（myxedema coma）と呼ばれる（別項p286を参照）．

近年TSHの高感度測定法の進歩に伴い，甲状腺ホルモンは基準範囲内であるがTSHのみ高値を呈する潜在性甲状腺機能低下症（SH）の存在が明らかになった．志村らの報告[2]によると，ドック検診で潜在性甲状腺機能低下症の頻度は4.7%，TPOAbあるいはTgAbのいずれかが陽性となる頻度が18%（女性では25%）と高頻度であることが判明し，現在国際的にもこのSHの診断および治療のあり方について注目されており，いまだに議論の余地が残されている[3]．わが国では2008年に日本甲状腺学会によって「潜在性甲状腺機能低下症の診断と治療の手引き（2008年案）」[4]がまとめられている．

2. 病因

慢性甲状腺炎では何らかの自己免疫機序で甲状腺内にリンパ球浸潤が起こり，慢性的な炎症が起こる．さらに進行すると間質の線維化がすすみ濾胞上皮細胞の変性崩壊が起こる．また家族歴を伴うことも多く，遺伝子との関連もいわれており，*CTLA-4*（cytotoxic T lymphocyte-associated factor 4）遺伝子，サイログロブリン遺伝子の多型との関連が報告されている[5]．また，亜急性甲状腺炎や無痛性甲状腺炎では，甲状腺中毒症をきたした後に

2. 甲状腺機能低下症

表1　原発性甲状腺機能低下症の診断ガイドライン

> a) 臨床所見
>   無気力，易疲労感，眼瞼浮腫，寒がり，体重増加，動作緩慢，記憶力低下，便秘，嗄声等いずれかの症状
> b) 検査所見
> FT_4 低値および TSH 高値
> a) および b) を有するもの
> 【付記】
> 1. 慢性甲状腺炎（橋本病）が原因の場合，抗マイクロゾーム抗体（TPOAb）または抗サイログロブリン抗体（TgAb）陽性となる.
> 2. 阻害型抗 TSH 受容体抗体により本症が発生することがある.
> 3. コレステロール高値，クレアチンホスホキナーゼ高値を示すことが多い.
> 4. 出産後やヨウ素摂取過多などの場合は一過性甲状腺機能低下症の可能性が高い.

〔日本甲状腺学会 HP：http://www.japanthyroid.jp/doctor/guideline/japanese.html#teika〕

一過性に甲状腺機能低下症となる場合がある．また甲状腺機能低下症が他の原因で生じていないか，問診で機能低下症をきたす薬物（インターフェロン，アミオダロン，分子標的治療薬など）の服用やイソジンガーグルなどヨウ素を含むうがい薬やヨウ素造影剤の使用（卵管造影，造影 CT など）がないか聞き出すことも重要である.

　TSBAb は，TSAb と異なり，TSH 受容体の細胞外ドメインのカルボキシ端に結合し，TSH との結合を阻害し，甲状腺細胞を刺激せず機能低下に陥らせる．TSBAb を伴った慢性甲状腺炎は，早期の段階で急速に広範にアポトーシスを起こすと考えられ，甲状腺の萎縮をきたす．病理像は，線維組織の増加を除いて，甲状腺等と比較しほとんど変化はない．本症は新生児，小児，成人に起こり，成人での発症頻度は潜在性のものを含めると全人口の約 10% にもなるといわれる．通常の慢性甲状腺炎は進行性，不可逆の経過を取るのに対して，TSBAb は TSAb と類似していることにより移行が認められ，患者は再び甲状腺機能正常になることもある．TSAb 優位から TSBAb 優位に変換し機能亢進症から機能低下症になることがあり，その逆もある．阻害型抗体を有する甲状腺機能低下症の HLA 遺伝子多型は，粘液水腫や慢性甲状腺炎よりもむしろ Basedow 病に近い.

3. 症状

　甲状腺機能低下症では，代謝の低下に伴い，無気力，易疲労感，息切れ，寒がり，手足の冷感，体重増加，便秘，月経異常，うつ様症状などをきたす.

4. 診断

　甲状腺機能低下症状以外にも乾燥した皮膚，甲状腺腫，顔面（特に眼瞼）の浮腫，眉毛の脱落，カロチン皮膚症等を認める．検査所見では高コレステロール血症，高 CK 血症，低 Na 血症，貧血，肝機能障害，心電図上での低電位・徐脈，腱反射の弛緩相の遅延等を認める．**表1** に 2010 年に日本甲状腺学会から出された診断ガイドライン[6]を示す.

5. 検査所見

　血中 TSH 高値，FT_4，FT_3 低値となる．橋本病による低下症では甲状腺自己抗体である TPOAb・TgAb のいずれかあるいは両方が陽性となる．一般検査では高コレステロール血症，高 CK 血症，低 Na 血症，正～大球性貧血を認める．超音波検査では甲状腺のびまん性の腫大，表面の凹凸不整，内部エコーレベルの低下，エコーの不均質を認める．罹病期間が長引くと甲状腺が萎縮して萎縮性甲状腺炎の所見を呈する.

6. 鑑別診断

　甲状腺ホルモンの低下により全身の代謝が低下するため，高齢者ではしばしばうつ病や痴呆症と

Ⅱ　甲状腺の臨床／各論

間違われることがあり注意が必要である．また，高コレステロール血症や低Na血症，貧血，肝機能障害，心不全などを認めた場合は，甲状腺機能低下症が基礎疾患として存在していないかチェックする必要がある．

7. 治療

　高齢者や心疾患がある場合は甲状腺ホルモン薬（レボチロキシンNa，チラーヂン®S）はごく少量の12.5～25ug/日から治療開始するが，通常は50ug/日から開始する．周術期や内服困難時はT4製剤の半減期が約1週間であることから，1週間以内であれば内服を中止しても問題ない．甲状腺ホルモン薬は他の薬剤（鉄剤，コレスチラミン，酸化マグネシウムなど）により吸収が阻害される場合があるため，できるだけこれらの薬剤とは別に服用することが望ましい．下垂体疾患の術後や自己免疫性内分泌腺症候群（APS）で副腎機能不全症を合併している場合は，まず副腎皮質ホルモンを補充してから次に甲状腺ホルモン薬を投与する．また妊娠中の女性の甲状腺機能低下症に対してはTSH値を目標にして，妊娠初期はTSH 2.5uU/mL以下，中期から後期にかけてはTSH 3.0uU/mL以下となるよう甲状腺機能を保ち，児の発育不全や流産・早産を防ぐ必要がある．授乳に際してはチラーヂン®Sの服用は影響がないとされている．

8. 予後

　通常，甲状腺機能低下症と診断され甲状腺ホルモン薬による治療を継続して，甲状腺ホルモンとTSHを基準範囲内になるように調節していく．時に薬の自己中断や診断が遅れたために甲状腺機能低下症が重症化し粘液水腫性昏睡となる場合があるので注意が必要である．一過性の甲状腺機能低下症の場合は，そのまま経過観察していく．橋本病で甲状腺が急速に増大してきた場合は，橋本病の急性増悪や悪性リンパ腫の合併が考えられるため，精査が必要である．

◆文　献◆

1) 西川光重：薬剤性甲状腺機能異常．日本内科学会雑誌 2010；99：776-785.
2) 志村浩己：甲状腺超音波検診における異常所見の発見率．日本甲状腺学会雑誌 2010；1：109-113.
3) Cooper DS, Biondi B：Subclinical thyroid disease. Lancet 2012；379：1142-1154.
4) 小澤安則, 他：潜在性甲状腺機能低下症の診断と治療の手引き（2008年案）．ホルモンと臨床 2008；56：706-770.
5) Qiu H, Tang W, Yin P, et al：Cytotoxic T-lymphocyte associated antigen 4 polymorphism and Hashimoto's thyroiditis susceptibility：a meta-analysis. Endocrine 2014；45：198-205.
6) 日本甲状腺学会：原発性甲状腺機能低下症の診断ガイドライン．日本甲状腺学会ホームページ http://www.japanthyroid.jp/doctor/guideline/japanese.html（2018年10月確認）

◆ 一般目標

　原発性甲状腺機能低下症は高頻度に発症する疾患であることを理解し，貧血や高コレステロール血症，肝機能障害など一般検査所見からもこの病態を疑うことができる．

◆ 到達目標

1) 原発性甲状腺機能低下症の原因について説明できる．
2) 原発性甲状腺機能低下症の臨床症状について説明できる．
3) 潜在性甲状腺機能低下症の診断と治療について説明できる．
4) 妊娠時における甲状腺機能低下症の治療について説明できる．

II 甲状腺の臨床 各論

2. 甲状腺機能低下症
②中枢性甲状腺機能低下症

〔研修レベルA〕

POINT

① 中枢性甲状腺機能低下症（CH）は，甲状腺刺激ホルモン（TSH）の合成，分泌あるいは生物学的活性の低下により，甲状腺ホルモンの分泌低下をきたす病態と定義される．
② CH は，病因的に先天性と後天性に区分され，後天性 CH の約半数以上は下垂体腺腫による．
③ CH は，FT_4 低値にもかかわらず不適切な TSH 低値～基準値内より疑われ，視床下部障害に起因する症例の一部では TSH 軽度高値を示す．
④ 間脳下垂体障害による後天性 CH や先天性 CH では，しばしば他の下垂体ホルモンの分泌障害を合併するため，その内分泌学的評価が必須である．
⑤ CH の治療はレボチロキシン Na（LT_4）の補充による．ただし，副腎皮質刺激ホルモン（ACTH）分泌不全による副腎皮質機能低下症を合併している場合は，ヒドロコルチゾンを十分に投与した後に，LT_4 を補充する．

1. 中枢性甲状腺機能低下症（central hypothyroidism：CH）とは

甲状腺機能は，視床下部-下垂体-甲状腺機構により制御されており，視床下部室傍核より分泌された甲状腺刺激ホルモン放出ホルモン（thyrotropin-releasing hormone：TRH）が正中隆起部から下垂体門脈へと分泌され，TRH 受容体を発現する下垂体前葉の TSH 産生細胞（thyrotroph）から甲状腺刺激ホルモン（thyroid-stimulating hormone：TSH）が分泌される．次いで TSH がその受容体を発現する甲状腺濾胞細胞に作用して，甲状腺ホルモンの合成・分泌が促進される．逆に甲状腺ホルモンは，ネガティブフィードバック機構として核内甲状腺ホルモン受容体を介して，視床下部 TRH と下垂体の glycoprotein α ならびに TSHβ 遺伝子の発現を転写レベルで抑制することによって，生体内の甲状腺ホルモン活性を維持している（図1）[1]．血中甲状腺ホルモンの低下は，このネガティブフィードバック機構の解除により，上位中枢の TRH や TSH の合成・分泌を促進する．この代償機構の破綻による TSH 作用不全による甲状腺機能低下症が CH の病態である．以前は下垂体性障害による CH を二次性，視床下部障害による CH を三次性甲状腺機能低下症と呼んでいたが，両部位の障害が併存することもあり，現在では二次性と三次性を区別せずに CH と呼ぶことが多い．原発性甲状腺機能低下症に比較して CH はまれな病態であり，その発症頻度は一般人口において 1：20,000～1：80,000 と報告され，わが国における新生児マススクリーニングの結果では先天性 CH の頻度は 1：16,000～1：100,000 と報告されている[2]．

2. 病因

(1) CH は発症時期により先天性と後天性に区分される[1,2]．後天性 CH の主な病因を表1に，先天性 CH における原因遺伝子とその臨床的特徴を表2に示す．その原因が不明の場合は，特発性 CH と分類される．

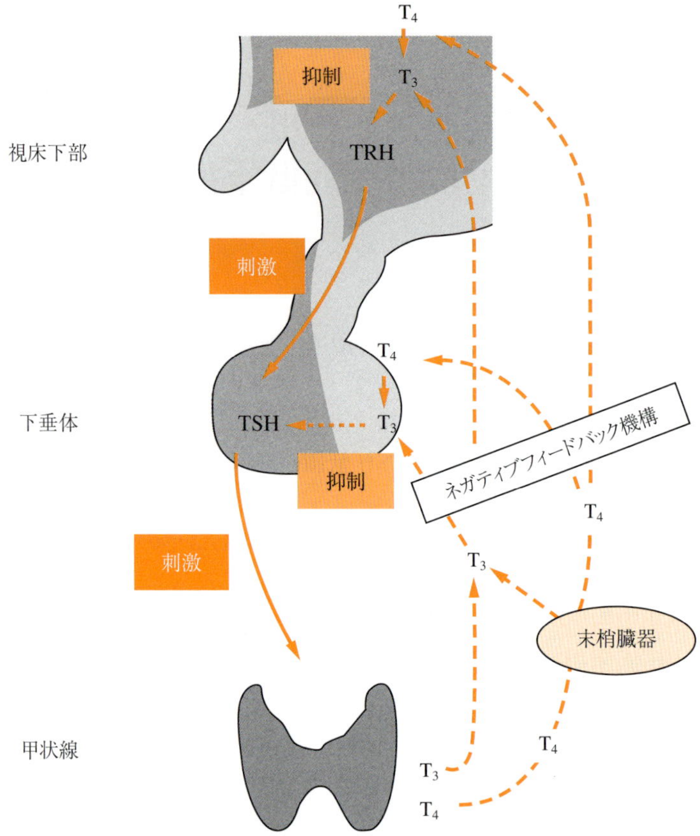

Ⅱ　甲状腺の臨床／各論

図1　視床下部−下垂体−甲状腺系

（2）後天性 CH の病因として，下垂体腺腫が約
50％以上と最も多い[1]．他の後天性 CH の病
因は多岐にわたり，その他の間脳・下垂体占
拠性病変（頭蓋咽頭腫，Rathke 囊胞，髄膜腫，
膠芽腫，胚細胞腫，転移性悪性腫瘍，血管内
悪性リンパ腫など），医原性（下垂体・視床下
部手術後，放射線照射後，TSH 分泌を抑制す
る薬剤），頭部外傷後，脳血管障害，リンパ球
性下垂体炎などの自己免疫性疾患，サルコイ
ドーシスなどの肉芽腫性疾患，あるいは結核
などの感染症がある．

（3）先天性 CH の原因として，TSH 単独欠損を示
す TSHβ 遺伝子，TSH ならびにプロラクチン
分泌不全を呈する TRH 受容体遺伝子変異，複
合型下垂体前葉機能低下症を呈する下垂体前
葉細胞分化に関与する転写因子遺伝子の変異
（POU1F1，PROP1，HESX1，LHX3，LHX4）
やレプチン受容体遺伝子（LEPR）変異が報告

されている[2]．近年 immunoglobulin superfam-
ily member 1（IGSF1）遺伝子[3]と transducin-
beta-like 1, X-linked（TBL1X）[4]遺伝子変異が
新たな先天性 CH の原因遺伝子として同定さ
れた[3]．先天性 CH に関しては，別項（p223）
も参照のこと．

3. 症状・症候

■1 症状

後天性 CH における甲状腺機能低下症状は，一
般的に原発性甲状腺機能低下症に比較して軽度と
され，合併する他の下垂体ホルモン分泌低下によ
りマスクされることもある[1,2]．後天性 CH に特異
的な甲状腺機能低下症状はなく，原発性甲状腺機
能低下症同様に耐寒性の低下，不活発，皮膚乾燥，
徐脈，あるいは脱毛などを認め，重篤な CH は粘

2. 甲状腺機能低下症

表1　後天性中枢性甲状腺機能低下症の原因

（1）下垂体性
・占拠性病変（下垂体腺腫，頭蓋咽頭腫，Rathke 囊胞，転移性腫瘍など）
・血管性病変（Sheehan 症候群，下垂体卒中，内頸動脈瘤）
・下垂体手術・照射後，分娩時障害（下垂体茎断裂症候群）
・トルコ鞍空洞症候群（empty sella 症候群）
・自己免疫性（リンパ球性下垂体炎，IgG4 関連疾患，抗 Pit-1 症候群など）
・肉芽腫性（サルコイドーシス，ヒスチオサイトーシス X など）
・感染性（結核，真菌症，梅毒など）
・薬剤性（成長ホルモン製剤，副腎皮質ホルモン製剤，ドパミン製剤，レチノイド X 受容体選択的リガンド，免疫チェックポイント阻害薬など）
（2）視床下部性
・占拠性病変（下垂体腫瘍の鞍上部進展，頭蓋咽頭腫，髄膜腫など）
・頭蓋手術後・照射後
・頭部外傷後，くも膜下出血

表2　先天性中枢性甲状腺機能低下症の原因遺伝子と臨床的特徴

遺伝子（OMIM #）	表現系（OMIM #）	遺伝形式
TSHβ（188540）	TSH 単独欠損，新生児 CH，下垂体形成不全（275100）	劣性
TRH-R（188545）	TSH 単独欠損，小児期の成長遅延（188545）	劣性
POU1F1（173110）	新生児/乳児期の中等～高度の CH，GH と PRL 分泌低下～欠損，前頭部突出と顔面正中の低形成，鞍鼻（613038）	優性または劣性
PROP1（601538）	新生児/乳児期の中等度～高度の CH，GH，PRL，LH/FSH 分泌低下～欠損，下垂体の低/過形成（601538）	劣性
HESX1（601802）	複合型下垂体前葉機能低下症，透明中隔–視神経異形成（262600）	優性または劣性
LHX3（600577）	ACTH 以外の下垂体前葉ホルモン分泌低下～欠損，下垂体低/過形成，頸椎異常による短頸，頸部回旋障害（221750）	劣性
LHX4（602146）	複合型下垂体前葉ホルモン分泌不全，小脳奇形，トルコ鞍低形成（602146）	優性
LEPR（601007）	過食による高度の肥満，二次性徴の遅延，軽度の TSH 分泌不全（601007）	劣性
IGSF1（300137）	TSH に加えて 60％で PRL 分泌不全，巨睾丸症，二次性徴の遅延（30888）	X 染色体連鎖
TBL1X（300196）	TSH 単独欠損，難聴	X 染色体連鎖

これらの疾患の診断は，厚生労働科学研究費補助金難治性疾患克服事業　間脳下垂体機能障害に関する調査研究班による「遺伝子異常による複合型下垂体機能低下症の診断の手引き」（平成 14 年度総括・分担研究報告書）も参照されたい．OMIM, Online Mendelian Inheritance in Man；CH, central hypothyroidism；TSH, thyroid-stimulating hormone；GH, growth hormone；PRL, prolactin；LH, luteinizing hormone；FSH, follicle-stimulating hormone；ACTH, adrenocorticotropic hormone

液水腫性昏睡に陥ることもある．後天性 CH では甲状腺機能低下症状に加えて，病因に由来する症状（頭痛，視野障害や多飲・多尿など）を認めることが多い．先天性 CH では，遷延する黄疸（3 週間以上），便秘，臍ヘルニア，体重増加不良，皮膚乾燥，不活発・傾眠，巨大舌，嗄声，手足冷汗，浮腫，あるいは小泉門開大などの非特異的症状を呈する．CH に加えて，成長ホルモン分泌不全や副腎皮質不全を合併すると低血糖を引き起こす[5]．

2 症候

CH では原則として甲状腺腫は触知しない．重篤な CH では，原発性甲状腺機能低下症に認められる症候（粘液水腫様顔貌，眉毛外側 1/3 が薄い，圧痕を残さない下腿浮腫，アキレス腱反射の弛緩相の延長など）を認める．

173

4. 診断

(1) 前述のような症状や症候を見た場合に CH を疑うが，後天性 CH の甲状腺機能低下症状が軽度である場合は長期間気づかれないこともあり，後述のように TSH 値正常でも CH は否定できない．
(2) 下垂体・視床下部病変の初期診断時の甲状腺機能検査値異常や，そのフォローアップ中の経時的な甲状腺ホルモンの低下から診断される場合もある．
(3) CH や下垂体疾患の家族歴や，頭部外傷，脳血管障害，頭蓋内手術や照射の既往があれば CH を疑う必要がある．TSH 分泌を低下させる薬剤の服用歴も確認する．

5. 臨床検査

❶ 一般検査のポイント

末梢における甲状腺ホルモン作用を反映する血清コレステロール，クレアチンキナーゼ，性ホルモン結合グロブリン，フェリチン，可溶性インターロイキン 2 受容体，アンジオテンシン変換酵素，あるいは骨代謝マーカーであるオステオカルシンや 1 型コラーゲン C テロペプチドなどは CH 診断の参考となるが，それらの診断感度や特異度は低いとされる[1,2]．

❷ 内分泌検査のポイント

(1) CH の診断は TSH 測定のみでは不可能であり，遊離 T_4（free T_4, FT_4）と TSH を同時に測定する必要がある．その結果，FT_4 低値に加えて，TSH 低値あるいは基準値内の場合に CH が疑われる．一方，遊離 T_3（free T_3, FT_3）値は約 30％ の CH 患者では正常とされる[2]．一部の視床下部障害による CH 患者では，TSH が軽度上昇することもあり（～10 μU/mL），原発性甲状腺機能低下症と紛らわしいことがあるので注意が必要である[1,2]．TSH が上昇する理由として，TRH 分泌促進因子であ

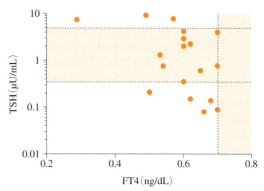

図2 中枢性甲状腺機能低下症における FT_4 と TSH 値の分布（自験 18 例）
FT_4 基準値（0.7～1.48 ng/dL）および TSH 基準値（0.35～4.94 μU/mL）を□で示す．

るアドレナリン分泌の低下，TSH 分泌抑制因子である視床下部ソマトスタチンの分泌低下，合併する副腎不全あるいは TRH 分泌低下による TSH の糖鎖修飾の変化に基づく生物学的活性の低下などが想定されている[1]．参考として，自験 18 例の CH 患者における FT_4 と TSH 値の分布を図 2 に示す．

(2) TRH 負荷試験は TSH 分泌予備能ならびに障害部位診断に有用とされ[1,2]，図 3 に自験 18 例の CH における TRH 負荷試験の結果を示す．一般的に下垂体前葉障害では TRH に対する TSH 分泌は，低ないし無反応を示し，視床下部障害では TSH 分泌頂値の遅延（ピークが 60 分以降）や遷延反応（120 分後に頂値の 60％ 以上の値）を示すことが多く，正常あるいは過大反応を示す場合もある．しかし，後天性 CH では下垂体と視床下部障害が同時に存在することが多く，TRH 負荷試験では明確な障害部位診断が困難な場合もある．健常者では TRH 刺激による TSH 分泌反応の結果，血中 FT_3，FT_4 は TRH 投与 120 分後にはそれぞれ前値の 29～37％（平均 32％），14％ に上昇するが（TRH 500 μg 負荷時の自験データ），CH ではこの分泌増加が認められず，TSH の生物学的活性が低下していることが示唆される[1]．TRH 負荷試験は，下垂体マクロ腺腫においてまれに下垂体卒中を引き起こす可能性があるので，その適応を慎重に判断した上で実施する．

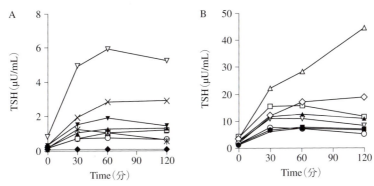

図3 中枢性甲状腺機能低下症におけるTRH負荷に対するTSH分泌反応

A．TSH頂値＜6 μU/mLの症例におけるTSH分泌反応（自験例9例）．症例の内訳は，下垂体卒中3例，リンパ球性下垂体前葉炎4例，Rathke嚢胞1例，およびIgG4関連下垂体前葉炎1例と，二次性CHがほとんどである．
B．TSH頂値＞6 μU/mLの症例におけるTSH分泌反応（自験例9例）．症例の内訳は，先天性複合型下垂体前葉機能低下症1例，非機能性下垂体マクロ腺腫2例，Rathke嚢胞3例，鞍上部腫瘍術後1例，胚細胞腫照射後1例，およびリンパ球性下垂体前葉炎1例と，二次性と三次性CH例が混在する．

3 画像検査のポイント

　間脳下垂体障害によるCHが疑われる場合には，下垂体造影MRIや頭部CTなどで原因疾患の鑑別診断を行う．

6. 診断と鑑別診断

（1）下垂体前葉機能低下症の一病型であるTSH分泌低下症は，厚生労働省の難病に指定されており（小児の場合は小児慢性特定疾患），厚生労働科学研究費補助金難治性疾患克服研究事業「間脳下垂体機能障害に関する調査研究班」平成21年度総括・分担研究報告書（2010年3月）に掲載されている「TSH分泌低下症の診療と治療の手引き（平成21年度改定）」を表3に示す．甲状腺機能低下症状を有する患者を診た場合，FT₄とTSHを同時に測定する．その結果，FT₄低値で，TSHが高値でない場合にCHが疑われる．次にTSH分泌刺激試験（TRH負荷試験）を行い，TSHが低反応または無反応であることを確認する．ただし視床下部性CHでは，TRHの1回または連続負荷試験で正常反応を示すこともある．CHと診断されたならば，その原因検索として下垂体造影MRIなど画像診断を実施し鑑別診断を行う．間脳下垂体障害によるCHでは，他の下垂体ホルモン分泌低下を合併することが多く，その精査も必須である．本診療と治療の手引きにおいて，間脳下垂体腫瘍など器質的疾患に伴うもの，先天異常に伴うもの，あるいは複合型下垂体ホルモン分泌不全症または汎下垂体機能低下症は「重症」と分類され，医療費助成の対象となる．

（2）鑑別診断として，CH同様のFT₄低値かつTSH低値〜正常を示す病態があげられる．具体的には，甲状腺中毒症の回復期，TSH分泌を低下させる薬剤投与（成長ホルモン製剤，グルココルチコイド，ドパミン，コカイン，レチノイドX受容体選択的リガンド，免疫チェックポイント阻害薬など），あるいはnon-thyroidal illness（p299, p328参照）の除外が必要である[1,2]．またコントロール不良のBasedow病母体から生まれた児も，同様の検査値異常を示しうる[1]．

7. 治療

CHに対する治療としてTRHやTSHの補充療法

Ⅱ　甲状腺の臨床／各論

表3　甲状腺刺激ホルモン（TSH）分泌低下症の診断基準

1．主症候
　　1．耐寒性の低下
　　2．不活発
　　3．皮膚乾燥
　　4．徐脈
　　5．脱毛
　　6．発育障害
2．検査所見
　　1．血中 TSH は高値でない（注意1）．
　　2．TSH 分泌刺激試験（TRH 負荷など）に対して，血中 TSH は低反応ないし無反応．
　　　　但し，視床下部性の場合は，TRH の1回または連続投与で正常反応を示すことがある（注意1，2）．
　　3．血中甲状腺ホルモン（free T_4，free T_3 など）の低値（注意3）．
3．除外規定
　　TSH 分泌を低下させる薬剤投与を除く．
4．注意
　　1．中枢性甲状腺機能低下症の約半数では，血中 TSH は正常ないし軽度高値を示す．生物活性の乏しい TSH が分泌されてる可能性がある．TRH 負荷後の血中 free T_3 増加率は，原発性甲状腺機能低下症を除外できれば，生物活性の乏しい TSH が分泌されている可能性の鑑別に参考になる．
　　2．TRH 受容体異常によって，血中 TSH の低値と分泌刺激試験での血中 TSH の低反応が認められることがある．
　　3．血中 free T_3 が低値，free T_4 が正常の場合には，low T_3 syndrome が疑われる．
［診断の基準］
確実例　1の1項目以上と2の3項目を満たす．

〔厚生労働省「間脳下垂体機能障害に関する調査研究班」による〕

が生理的と考えられるが，これらによる治療法は現在のところ確立されていない．従って CH では原因にかかわらず，レボチロキシン Na（LT_4）製剤（チラーヂン S®）の投与により甲状腺機能の正常化を行う．長期に持続している CH や高齢者では，虚血性心疾患がマスクされている可能性があり，少量より投与を開始し，2〜4週ごとに徐々に維持量まで増量する．また ACTH 分泌不全による副腎皮質機能低下症を合併する場合には，副腎不全を避けるため，最初にヒドロコルチゾンを1週間程度十分に投与した後，LT_4 を少量より開始する．原発性甲状腺機能低下症の場合と異なり，CH では TSH 値は治療効果の指標にならないことが多いので，FT_4 値を基準範囲中央値〜上限内，FT_3 を基準範囲内となるように維持し，臨床症状や生化学的指標の正常化も目標にして投与量を調節する[1,2]．平均的な LT_4 維持投与量は，成人の後天性 CH では 1.6 μg/kg/日とされ[1]，先天性 CH ではより多くの LT_4 投与（4.0 μg/kg/日）が必要とされる[5]．高齢者では甲状腺ホルモンの生理的必要量が減少するため，1.0 μg/kg/日程度まで減量を考慮する[1]．成長ホルモンは T_4 から T_3 への変換を促

進するとされており，成長ホルモン製剤を補充する場合は，補充後に LT_4 投与量の再評価が必要となる[1]．LT_4 の補充療法を行いながら，CH の原因となっている疾患に対し，正確な診断のもとに，手術等の適切な治療法を選択する．

8. 予後

　新生児マススクリーニングで発見されずに CH が無治療で経過した場合，乳幼児期に成長障害および不可逆性の神経発達障害を認める[5]．したがって，先天性 CH では，的確な診断と，不可逆性になる前に至適量の甲状腺ホルモンの補充を開始する必要がある．後天性 CH の多くは，ホルモン補充療法が適切に行われていれば quality of life の改善が得られるが，その長期予後に関しては明らかではない．CH の原因疾患によりその予後が規定されると考えられる．

◆文　献◆

1) Yamada M, Mori M：Mechanisms related to the patho-

physiology and management of central hypothyroidism. Nat Clin Pract Endocrinol Metab 2008；4：638-694.

2）Persani L, Beck-Peccoz P：Central hypothyroidism. 10th ed, In：Braverman L and Cooper DS.（eds）, Wolters Kluwer/Lippincott Williams & Wilkins 2013；560-568.

3）Sun Y, Bak B, Schoenmakers N, et al：Loss-of-function mutations in IGSF1 cause an X-linked syndrome of central hypothyroidism and testicular enlargement. Nat Genet 2012；44：1375-1381.

4）Heinen CA, Losekoot M, Sun Y, et al：Mutations in TBL1X are associated with central hypothyroidism. J Clin Endocrinol Metab 2016；101：4564-4573.

5）甲状腺刺激ホルモン（TSH）分泌低下症，小児慢性特定疾病情報センター http://www.shouman.jp/disease/details/5_11_19.html （2018 年 6 月確認）

◆ 一般目標

甲状腺機能低下症の一病型である中枢性甲状腺機能低下症の原因および診断と治療について理解する.

◆ 到達目標

1）中枢性甲状腺機能低下症の概念と病因について説明できる.

2）中枢性甲状腺機能低下症の診断について説明できる.

3）中枢性甲状腺機能低下症の治療について説明できる.

2. 甲状腺機能低下症
③その他の甲状腺機能低下症

[研修レベル A]

POINT

① 甲状腺が委縮している甲状腺機能低下症は橋本病だけではない．
② 放射線照射後の晩発性甲状腺機能低下症は気付かれていないことがある．

1. 原因不明の甲状腺機能低下症

　甲状腺自己抗体陰性で甲状腺機能に影響するとされる薬剤を使用していない症例，甲状腺萎縮を伴う一過性でない甲状腺機能低下症の原因として多いものを述べる．甲状腺ホルモン測定系に影響する HAMA 抗体，異好抗体による見かけ上の異常値に関しては甲状腺機能検査の項目，脱ヨウ素酵素 D3 活性亢進に伴う甲状腺機能低下症に関しては甲状腺ホルモンの代謝の項目 p15 を参照のこと．

2. 病因

❶ 放射線照射

　放射線に最も弱い臓器は骨髄，生殖腺で甲状腺自体は放射線体外照射に強い臓器のなかに入るが，造血幹細胞移植前処置の放射線全身照射 TBI（total body irradiation）では 12 Gy（12,000 mSv）程度の照射量になり晩発性放射線障害として甲状腺萎縮と甲状腺機能低下症が緩徐に出現する．悪性リンパ腫や再生不良性貧血の全身リンパ節照射でも晩発性に甲状腺機能低下症を呈する．耳鼻咽喉科領域の放射線治療では標的臓器が甲状腺に近接しており甲状腺機能低下症が予測され定期検査が行われている．しかし照射野には入っていないと考えられている肺癌，乳癌，食道癌の放射線治療でも数か月から数年後には甲状腺機能低下症になってくることがある．表1に放射線照射後甲状腺機能低下症となる原疾患を挙げた．表2には化学療法，乳房温存療法後の放射線治療を受けた乳癌症例の経過を示す．症例は44歳の女性で，左乳癌術前化学療法，乳房部分切除術後，左乳房を標的に放射線治療が予定され，前例もあるため甲状腺評価のため当科を紹介され併診となった．治療は X 線 2 Gy 25 回，電子線 5 回，合計 30 回，60 Gy 照射した．終了直後には破壊性甲状腺炎となって Tg 上昇と軽度の甲状腺中毒症が出現した．照射終了後 2 か月で顕性甲状腺機能低下症となり L サイロキシン投与を開始した．照射直前の甲状腺推定容積は 7 mL であり，放射線甲状腺炎に伴う一過性甲状腺機能異常であることを期待したが，5 か月後には 4.1 mL と縮小していた．甲状腺が萎縮してきたため永続的甲状腺機能低下症と判断して長期補充とした．

表1　放射線照射後に甲状腺機能低下症となる原疾患

頭頸部癌
乳癌
食道癌
肺癌
悪性リンパ腫
骨髄移植前（処置）全身照射

❷ 先天性甲状腺機能低下症

　1970 年代から新生児マススクリーニングによ

2. 甲状腺機能低下症

表2　乳癌放射線照射（44歳）前後の甲状腺機能

	FT₄	FT₃	TSH	Tg	甲状腺推定容積	
治療前	1.17	2.84	4.67	0.998	7 mL	
照射開始	0.96	2.81	6.44	27.44		LT₄ 25 μg/日開始
終了1週間後	1.54	4.14	0.61	350		照射後甲状腺炎
終了2か月後	0.53	1.56	47.13	191.3		LT₄ 75 μg/日
終了3か月後	1.38	2.85	2.15	7.71		
終了5か月後	1.12	2.51	5.58	8.51	4.1 mL	

り甲状腺機能低下症は早期に発見され，早期に治療開始されている．先天性甲状腺機能低下症に関しては先天性疾患の項目p223を参照のこと．長くホルモン補充されて成人となって受診した場合は外見上の特異的な所見すなわち先天性甲状腺機能低下症特有の体型は見られない．小児期の診断では甲状腺無形成とされた例でも，成人になってからの超音波検査で異所性に遺残甲状腺組織を認めることがある．また遺残組織が慢性甲状腺炎となって甲状腺自己抗体が陽性となっている症例もある．異所性であれば甲状腺組織に甲状腺乳頭癌をはじめとする腫瘍性病変が起こりうるため定期的な超音波検査が必要である．

❸ 破壊性甲状腺炎後

橋本病による破壊性甲状腺炎（急性増悪）後では甲状腺自己抗体が比較的長く陽性であり推定は容易であるが，亜急性甲状腺炎後には自己抗体も含めなんらの痕跡もなく原発性甲状腺機能低下症，甲状腺萎縮で発見されることがある．ステロイドによる炎症治療が行われずに疼痛や甲状腺中毒症が収まりその後の経過観察をせず終診となっている例では，数か月から数年後に永続的な甲状腺機能低下症となって抗体陰性で原因不明とされていることがある．

3. 症状・症候

甲状腺腫大を認めず，通常の原発性甲状腺機能低下症と同様の症状・症候である．放射線照射によるものは徐々に進展し症状が甲状腺に由来すると気付き難い．全脳照射では下垂体機能低下症に

よる成長障害や成人GHD（growth hormone deficiency），性腺機能低下症，副腎不全があり，甲状腺症状は気付かれていないことも多い．先天性甲状腺機能低下症で生下時より長期加療中であれば全く症候はないが，怠薬で重篤な甲状腺機能低下症に陥ると全身のむくみで粘液水腫となる．

4. 検査前の診断

既往歴の聴取が重要で，悪性腫瘍の場合は具体的な治療法を必ず聞き記載しておく．下垂体を含む全身照射が示唆される場合はその後の検査項目の選択，治療優先順位の参考になる．先天性甲状腺機能低下症では乳幼児期に診断されており，保護者同伴ではない年齢に達して転居・転院時に自身の病名を知らない例，認知症になり病名を説明できなくなっている例も散見する．治療開始時期が乳幼児期の可能性があれば先天性甲状腺機能低下症も念頭に置く．異所性甲状腺腫で頻度の高い舌根部甲状腺は視診で観察可能であり，咽頭の診察を欠かせない．

5. 臨床検査のポイント

超音波検査で正所性に甲状腺を描出できない時は異所性甲状腺の可能性を考慮し，正中からオトガイ・舌根部までのスキャンを必ず行う．成人期の先天性甲状腺機能低下症でも遺残組織がある場合は通常の甲状腺疾患を発症する可能性があるので，慢性甲状腺炎，甲状腺結節等の超音波スクリーニングを数年毎に行う．放射線照射の予定や

既往がある場合は照射前の甲状腺推定容積を記録し，経過観察で縮小に転じてこないか年1回の計測を行い，重篤な甲状腺機能低下症になる前に治療を開始する．

6. 診断と鑑別診断

　放射線照射後では元疾患が重篤あるいは重篤であった症例が多く，甲状腺機能低下症に伴う倦怠感やむくみ，寒がり等は患者の認識では比較的軽症と感じられ訴えは少ない．骨髄移植に伴う放射線全身照射直後の副作用は皮膚障害，唾液腺障害などであるが，造血器腫瘍の治療成績が向上し治癒する例も多くなり下垂体機能低下症や甲状腺機能低下症などの晩発性障害も出現するようになり「生活の質（QOL）」を保つため定期的な甲状腺検査は必要である．また，化学療法が必要になった時に速やかに開始できるよう重篤な甲状腺機能低下症になる前の診断治療が必要である．

　甲状腺自己抗体陰性の甲状腺機能低下症のうち，甲状腺が萎縮せず正所性にありエコーレベルが正常であれば薬剤性が考えられ，甲状腺が縮小して低エコーであれば抗体陰性の橋本病である可能性が高い．しかし甲状腺が正所性に描出できな

い，甲状腺が小さいが強い低エコーではない場合は橋本病以外の可能性を考える．甲状腺アイソトープ治療後や破壊性甲状腺炎後の甲状腺機能低下症は経過観察中に認められれば容易に診断されるが，晩発性の甲状腺機能低下症が起こることを知らされていない場合や通院を中断，情報の継承がされていない場合は重篤な甲状腺機能低下症に陥ってから判明することが多い．

7. 治療

　原発性甲状腺機能低下症のホルモン補充に準じてLT$_4$治療をする

8. 予後

　放射線照射後の甲状腺機能低下症は緩徐に進行し，潜在性・軽症から徐々に投薬量が増加し最大量となる．橋本病では重篤な甲状腺機能低下症であっても甲状腺機能が後年，回復することがあるが照射や甲状腺破壊では永続的な甲状腺機能低下症になることがほとんどである．

◆ **一般目標**

慢性甲状腺炎（橋本病），甲状腺手術摘出後，薬剤性以外の甲状腺機能低下症を理解し，鑑別診断に挙げられる．

◆ **到達目標**

1）甲状腺機能低下症では超音波検査で甲状腺を確認する．
2）口腔内舌根部の異所性甲状腺腫の有無を視診で確認する．
3）既往歴に放射線照射の可能性のある病名があるときは詳細を確認する．
4）治療中の成人先天性甲状腺機能低下症では病型分類されていなければ再評価する．

3. 甲状腺炎
①慢性甲状腺炎（橋本病）

〔研修レベル A〕

① 慢性甲状腺炎は，病理組織像から提唱された概念である．
② 診断ガイドラインでは，びまん性甲状腺腫大があることに加え，抗甲状腺マイクロゾーム（または TPO）抗体陽性，もしくは抗サイログロブリン抗体陽性，もしくは細胞診でのリンパ球浸潤を認める場合，慢性甲状腺炎と診断される．
③ 甲状腺機能は病期によって異なる．

1. 疾患概念

慢性甲状腺炎（chronic thyroiditis）は，甲状腺組織にリンパ球浸潤を伴う病態と定義される[1,2]．必ずしも，甲状腺濾胞の変性を伴う必要はない．別名，橋本病（Hashimoto's disease, Hashimoto thyroiditis），自己免疫性甲状腺炎（autoimmune thyroiditis）とも呼称される．1912年橋本 策博士が struma lymphomatosa として投稿した論文により，初めて本疾患概念が国際的に認められるようになった．古典的には，通常痛みを伴わず，若～中年女性にびまん性に甲状腺腫大を認め，しばしば甲状腺機能低下症を伴う．

2. 病因

甲状腺腫は通常対称性で，しばしば錐体葉が目立つ．甲状腺の肉眼所見は蒼白～薄桃・淡褐～黄色で，弾性のある組織像を呈す．被膜表面は緩やかに葉状を呈し，周辺組織との癒着はない．濾胞上皮細胞の破壊，リンパ球浸潤，線維化からなる一連の病理組織学的変化が拡散している．

残存濾胞細胞は，より大きくなり，細胞質は好酸性変化を示す．このような細胞は Hurthle 細胞，あるいは Askanazy 細胞とも呼ばれる．濾胞腔は縮小し，コロイドが消失もしくは希薄になることもある．濾胞腔にはしばしば単核細胞の浸潤を認める．マクロファージ様細胞も見られることがあり，形質細胞の出現は顕著である．線維化は全く認めないものから，軽度～中等度にわたり存在することがあり，ふつう病歴が長期に及ぶ組織に現れる．Riedel 甲状腺炎は通常中年女性に発症するまれな疾患で，線維化が著しい．

間質へのリンパ球浸潤は，リンパ濾胞と胚中心を伴う．リンパ球浸潤の程度は，通常血中甲状腺自己抗体価と相関する．抗甲状腺ペルオキシダーゼ（TPO）抗体や抗サイログロブリン（Tg）抗体は，補体に結合し，細胞傷害性であると言われている．浸潤リンパ球の構成成分は，Bリンパ球と，活性化された CD4 および CD8 陽性の T リンパ球で，T/B 細胞比は同等である．$CD4^+$ regulatory T（Treg）細胞の機能不全は，臓器特異的自己免疫を先導し，$CD8^+$ 細胞傷害性 T リンパ球は，パーフォリンによる細胞壊死か，グランザイムBによる細胞のアポトーシスによって，甲状腺細胞を破壊する[3]．さらに，T 細胞は，直接に甲状腺細胞死に関与するのではなく，Fas リガンドを携え，外因刺激により Fas を誘導発現し得る甲状腺細胞をアポトーシスに導き，破壊することができる．甲状腺細胞の Fas は，甲状腺抗原（TSH 受容体，TPO，

Tg）に曝露された時に，芽球変容するT細胞が産生するさまざまのサイトカイン（IL-1など）により二次的に発現される．T helper type 1（Th1）優位の自己免疫疾患であるため，浸潤T細胞からTh1関連サイトカインであるIFN-γ，IL-2，CD25の発現が増大している．Treg細胞の枯渇（特にCD25）が浸潤リンパ球を誘導することや，T helper 17（Th 17）の分化が増大し，Th 17サイトカイン合成が増強されることが，甲状腺機能低下に繋がると考えられている．他に，Tumor necrosis factor（TNF）関連アポトーシス（TNF-TNFリガンド）による甲状腺細胞死への経路もある．このように慢性甲状腺炎の自己免疫は，遺伝的疾患感受性を背景に，甲状腺抗原に反応するB細胞とT細胞の生存と存続を容認し，濾胞破壊に至る甲状腺細胞のアポトーシスに特徴づけられる．

ホルモン合成は，甲状腺細胞のアポトーシスにより障害される．病的細胞は，パークロレイト放出試験陽性に示されるように，ヨウ素有機化障害をきたす．さらに，ヨウ素結合蛋白（主に，Tg）の放散が，細胞融解により増強される．甲状腺機能低下にまで至るには，おおよそ90％の甲状腺が破壊されると推定される．

3. 病因となる危険因子

■1 遺伝学的疾患感受性

甲状腺細胞は，少なくとも二次生現象としてHLA-DR抗原を発現することができる．すなわち，免疫応答を永続させる潜在的能力を有していることになる．慢性甲状腺炎は，多原発生の感受性と関係しており，関連遺伝子の中では唯一HLAと関係している．HLA DR3, DR5ハプロタイプと慢性甲状腺炎の間には，弱い相関が認められる．慢性甲状腺炎の腫大型は，HLA-DR3遺伝子による遺伝が関与し，萎縮型はHLA-DR5が関与していると考えられている．HLA以外の感受性遺伝子について自己免疫疾患家系で探索されているが，それらの遺伝子は若干の相関に留まっている．そのうち，T細胞反応性を抑制する制御蛋白をコードするCytotoxic T cell antigen-4（CTLA4）遺伝子

の多型は，甲状腺抗体を分泌する性質と一致し，重要な危険因子である．近年，慢性甲状腺炎と関連する甲状腺特異遺伝子には，Tgに対する遺伝子，ZFAT（the zinc finger gene in autoimmune disease）や，PTPN2（the protein tyrosine phosphatase-22）が挙げられる．

■2 非遺伝的感受性

妊娠，ヨウ素およびヨウ素含有薬物（アミオダロンなど），サイトカイン，放射線被曝，年齢，感染，セレニウム欠乏などがある．たとえば，IL-2やインターフェロンαによる治療で自己免疫性甲状腺疾患を引き起こす．TPO抗体を有する患者ではより頻度が高い．動物では，多くのウイルス感染が甲状腺自己免疫を起こすことが知られている．最近，C型肝炎ウイルスが *in vitro* で甲状腺細胞に感染できると報告された．亜急性甲状腺炎の患者の長期経過観察でも，自己免疫性甲状腺疾患の徴候の継続が見出されている．

4. 頻度

甲状腺自己抗体陽性率は，女性は男性よりも高く10％以上で，臨床的に疾患として見出されるのは少なくとも2％である．男性はその1／10の頻度である．

5. 症状・症候

甲状腺腫が特徴的で，通常は徐々に腫大してくる．しかし，臨床的に未治療甲状腺腫は長期観察でも不変のこともある．自覚症状に乏しく，診察や頸部超音波検査で見つかる．まれに，頸部違和感を訴えることがある．時に自発痛と圧痛を伴い急速に腫大する場合には，亜急性甲状腺炎の併発や慢性甲状腺炎の急性憎悪を疑う．

初診時に，線維化を伴うような機能低下症では，甲状腺腫は中等大，弾性硬で，嚥下時に支障なく可動し，表面は平滑もしくはでこぼこした粗造で，通常は明らかな結節を触れない．両葉は腫

3. 甲状腺炎

表1 橋本病における TPO 抗体，Tg 抗体の陽性率（感度）および橋本病組織所見との一致率（特異度）

		RIA 法	FEIA 法	ECLIA 法	CLEIA 法	PA 法	HA 法
TPO 抗体	陽性率（感度）	85.20%	82.60%	81.70%	80.20%	83%	78%
Tg 抗体		97.40%	93.90%	93.90%	92.60%	46%	37%
TPO and/or Tg 抗体		100%	98.30%	99.10%	95.10%		
橋本病組織所見との一致率		96.00%	90.60%	87.90%			

注：4 つの文献情報[4~7]を 1 つの表に併記した.

大するも，非対称的のこともあり，錐体葉も腫大している．腫大が顕著であると，隣接臓器である気管，食道や反回神経が圧迫されることもあるが，通常近接リンパ節腫大は見られない．

病期によって甲状腺機能は異なる．当初，正常機能であった患者も年余をかけて機能低下症に陥る．倦怠感，皮膚乾燥，体重増加，耐寒性の低下，便秘などの甲状腺機能低下症状を訴える．甲状腺細胞の破壊によって一過性甲状腺中毒症（無痛性甲状腺炎）が起こることがある．この場合には，ヨウ素摂取率は抑制され，甲状腺機能亢進症へはふつう移行しない．しかし，その後 Basedow 病による甲状腺機能亢進症を発症する契機になることがある．

甲状腺腫のない機能低下症患者が存在する．一般には，甲状腺の自己免疫性破壊の末期像と考えられている．腫大した甲状腺腫を有する慢性甲状腺炎が，萎縮性甲状腺炎に進行する状態を個々の患者で経過観察できることは通常はまれである．一方，萎縮性甲状腺炎の甲状腺機能低下は阻害型 TSH 受容体抗体（thyroid stimulating blocking antibodies：TSBAb）により発症することがある．詳細は p168 を参照．

6. 検査前診断

前診断には，甲状腺腫の鑑別診断と甲状腺ホルモン状態の 2 つを把握する必要がある．

びまん性，弾性硬の甲状腺腫があり，甲状腺中毒症状を伴っていなければ，慢性甲状腺炎が示唆される．甲状腺機能低下症状を伴う甲状腺腫があれば，容易に診断にたどり着く．普通自発痛や圧痛はないが，ありうる．急激な発症や，数週以内

に甲状腺腫が数倍に増大するようなことは通常はない．多結節性甲状腺腫と慢性甲状腺炎（橋本病）の合併は，成人女性にはまれではない．

7. 検査

❶ 一般検査

甲状腺機能低下症が存在すれば，クレアチンホスホキナーゼ（CK），コレステロールの上昇を伴うことがある．血清蛋白分画では，γ-グロブリンの上昇を見ることがある．これは Tg 抗体の高濃度の存在を示唆する．IgG4 高値を認める場合には，IgG4 関連甲状腺炎を疑う．

❷ 内分泌検査

甲状腺機能は，病期によって異なる．血中 TSH，FT_4 濃度を測定する．通常 FT_4 濃度は基準範囲～低値である．TSH 値が患者のホルモン状態を反映する．FT_3 濃度は通常基準範囲を示す．TSH が上昇し，FT_4，FT_3 がまだ正常である病的推移の初期状態は，潜在性甲状腺機能低下症と呼ばれる．年に約 3~5% 程度の頻度で顕性機能低下症になるとの報告もある．一方，生涯甲状腺機能正常を維持する患者もいる．

❸ 甲状腺自己抗体

抗甲状腺マイクロゾーム（甲状腺ペルオキシダーゼ）抗体（TPO 抗体），または抗 Tg 抗体（Tg 抗体）が陽性である．しかし，測定キットによって感度が異なる（**表1**）．わが国では Tg 抗体の陽性率のほうが高い．Tg 抗体価の陽性率は約80%，Tg 抗体と TPO 抗体のどちらかが陽性である頻度は約97% である[2]．若年者では抗体価は低い傾向

Ⅱ　甲状腺の臨床／各論

表2　慢性甲状腺炎（橋本病）の診断ガイドライン

a）臨床所見
　　1．びまん性甲状腺腫大
　　　　但し Basedow 病など他の原因が認められないもの
b）検査所見
　　1．抗甲状腺マイクロゾーム（または TPO）抗体陽性
　　2．抗サイログロブリン抗体陽性
　　3．細胞診でリンパ球浸潤を認める

［付記］
1．他の原因が認められない原発性甲状腺機能低下症は慢性甲状腺炎（橋本病）の疑いとする.
2．甲状腺機能異常も甲状腺腫大も認めないが抗マイクロゾーム抗体およびまたは抗サイログロブリン抗体陽性の場合は慢性甲状腺炎（橋本病）の疑いとする.
3．自己抗体陽性の甲状腺腫瘍は慢性甲状腺炎（橋本病）の疑いと腫瘍の合併と考える.
4．甲状腺超音波検査で内部エコー低下や不均一を認めるものは慢性甲状腺炎（橋本病）の可能性が強い.

〔日本甲状腺学会 HP：http://www.japanthyroid.jp/doctor/guideline/japanese.html#mansei より引用〕

にある[2].

　甲状腺腫のない機能低下症には，TSH 受容体抗体を測定すると，治療方針，予後の推測に役立つ.ただし，保険診療では，地域によって病状説明を併記する必要がある.

4 画像診断

（1）超音波検査：びまん性に腫大し，甲状腺の表面被膜部にでこぼこが見られる．内部エコーは，低エコーレベルで不均一，粗造なものからほとんど正常に近い実質を示すものまで，さまざまである．結節の存在が判明することもある.

（2）胸頸部 X 線：甲状腺腫が大きい場合は気管偏位や圧排を示すことがある.

（3）放射性ヨウ素摂取率：本検査を実施する必要性は少ないが，実施すれば基準値以下から上昇まで広範で，TSH 値および甲状腺のヨウ素使用の効率によって異なる．まれに，放射性ヨウ素摂取率が高値を示している場合があるが，血中 T_4，T_3 は基準値で甲状腺機能正常である.

（4）シンチグラフィ：一般に集積は不均一なことが多いが，若年者や軽症の例では均一なこともある．孤立性病像は，腫瘤性病変を示唆する.

（5）PET：甲状腺への FDG 取り込みを認める．甲状腺ホルモン治療により影響されない.

8. 最終診断

　慢性甲状腺炎の診断は，**表2**のガイドラインに示されるように，びまん性甲状腺腫大に加え，抗甲状腺マイクロゾーム（または TPO）抗体陽性，もしくは抗サイログロブリン抗体陽性，もしくは細胞診でのリンパ球浸潤を認める場合，慢性甲状腺炎と診断される．他の原因が認められない原発性甲状腺機能低下症や，甲状腺機能異常も甲状腺腫大も認めないが抗甲状腺マイクロゾーム抗体陽性およびまたは抗 Tg 抗体陽性の場合には，慢性甲状腺炎疑いとする．自己抗体陽性の甲状腺腫瘍は，慢性甲状腺炎疑いと腫瘍の合併と考える．超音波検査で，内部エコー低下や不均一を認めるものは慢性甲状腺炎の可能性が強い.

9. 鑑別診断

　甲状腺機能正常の慢性甲状腺炎と多結節性甲状腺腫との鑑別には，超音波検査が有用である．単純性甲状腺腫は慢性甲状腺炎よりは触診上軟らかい．若年者では，甲状腺自己抗体の抗体価は高くないため，慢性甲状腺炎とびまん性非結節性甲状腺腫との鑑別がより難しい．なお，colloid goiter は，病理学的に定義された概念である.

　甲状腺の一部が硬い結節状を呈することがあ

る．慢性甲状腺炎と甲状腺癌との鑑別は，臨床所見と超音波検査で行う．必要に応じて穿刺吸引細胞診を実施する．癌はふつう結節状で硬く，甲状腺は隣接組織に固定されることがある．嗄声を伴う反回神経への圧迫は，腫瘍組織の悪性像を疑わせ，癌の病期進行後に起こる．近接リンパ節腫大は甲状腺悪性腫瘍を示唆する．甲状腺腫が最近増大したという病歴は，慢性甲状腺炎よりも甲状腺悪性腫瘍（癌，リンパ腫）で起こる．癌では，超音波検査あるいは放射性シンチグラフィで孤立性病変を表し，悪性リンパ腫では結節内部が極めて低エコーレベルで，均一，後方エコーが増強する特徴的なエコー像を呈する．甲状腺悪性リンパ腫は，慢性甲状腺炎を基礎疾患としてほとんど特異的に発症し，甲状腺は急速に腫大し，通常痛みを伴う．慢性甲状腺炎の存在は，甲状腺乳頭癌の予後良好な因子となるとの報告や，甲状腺癌を発症するリスクが3倍以上であるとの報告がある．

10. 治療

多くの患者では，甲状腺腫は小さく，無症候性であり，TSHが基準値に留まるため，治療の必要はない．しかし，一般的に自己免疫性疾患は進行性であり，やがて一部は機能低下症に陥る．甲状腺機能低下症が存在する場合には，TSHが基準値になるようにレボチロキシンNa投与量を調節する．甲状腺機能正常でも，隣接臓器への圧排のある甲状腺腫や美容上問題のある患者ではレボチロキシンNa治療の適応とされる．最近気付かれた甲状腺腫大には最も効果的である．若い患者では，2～4週以内に反応が見られるが，年齢の高い患者ではゆっくり縮小する．長期に存在する甲状腺腫では，線維化のためふつうは縮小効果に乏しい．

痛みを伴う慢性甲状腺炎の急性増悪の重症例に，グルココルチコイドが有効な場合がある．グルココルチコイドは，甲状腺腫の退縮効果や抗体価の減少を導くことができるが，副作用の出現と，薬中止後には元に戻るため，この薬物療法は通常は勧められない．

TSH抑制療法を試みた後にも，圧排所見や美容上の問題となる場合や，慢性甲状腺炎急性増悪例を除いて，手術療法が適応になることはまずない．手術療法では，甲状腺機能低下症は避けられないため，レボチロキシンNa治療は継続する必要がある．TSHを基準値に維持することが重要である．

11. 予後

予後は一般に良好である．レボチロキシンNa長期投与で，甲状腺炎の進行を停止させるというエビデンスはないが，長期治療後に抗体価が低下した患者は存在する．従来，甲状腺機能低下症に陥ると不可逆であるとされてきたが，もし，補充を中止する試みがなされれば，最大20％に甲状腺機能低下症が回復すると言われている．これは，細胞傷害性抗体の鎮静化，TSBAb高抗体価の減衰や他の機序が関与していると考えられている．病初期のTSBAbの高抗体価が原因である場合には，数年後に可逆的に機能正常に戻ると言われている．

◆文　献◆

1) Melmed S：Polonsky KS, Larsen PR, Kronenberg HM, et al, eds, SectionⅢ Thyroid. Williams Textbook of Endocrinology, 12ed. Saunders, 2011；417-421.

2) Hashimoto's thyroiditis. Thyroid disease manager http://www.thyroidmanager.org（2016年7月確認）

3) ハリソン内科学　第4版（Harison's principles of internal medicine 18ed）

4) 武市藍，青木智之，常川勝彦，他：抗サイログロブリン抗体（TgAb）および抗甲状腺ペルオキシダーゼ抗体（TPOAb）測定キットの検討―3法（RIA法，FEIA法，ECLIA法）の比較―．医学と薬学　2009；62：791-800.

5) 森田新二，西原永潤，窪田純久，他：抗サイログロブリン抗体測定キット「エクルーシス試薬 Anti-Tg」および抗甲状腺ペルオキシダーゼ抗体キット「エクルーシス試薬 Anti-TPO」の検討―病理組織像との対比から得られたROC曲線を用いたカットオフ値の設定と従来法の比較―．医学と薬学　2006；55：775-782.

6) 吉村弘，浜田昇，井上穣，他：化学発光酵素免疫測定法による抗サイログロブリン抗体および抗甲状腺ペルオキシダーゼ抗体測定キットの臨床的検討．医学と薬学　2000；44：569-573.

Ⅱ　甲状腺の臨床／各論

7）斎藤一二三，石川直文，盧在徳，他：セロディアー
ATG, AMC キットによる甲状腺自己抗体の測定．ホ

ルモンと臨床　1986；34：963-966.

◆　**一般目標**

解剖・自己免疫・ホルモン合成代謝の基礎知識を基に，総論を学んだ上で，甲状腺疾患の中におけ
る慢性甲状腺炎の位置付けを理解する．

◆　**到達目標**

1）基本的知識を習熟し，検査前に診断予測ができる．

2）理学所見を取り，適宜必要な検査を実施できる．

3）1）2）をもとに，EBM を導入し，診断・治療を行うことができる．

3. 甲状腺炎
②急性化膿性甲状腺炎

[研修レベルA]

POINT

① 急性化膿性甲状腺炎には下咽頭梨状窩瘻からの感染と甲状腺結節・腫瘍の感染がある．
② 下咽頭梨状窩瘻による急性化膿性甲状腺炎は小児期に多いが成人発症もありうる．
③ 亜急性甲状腺炎と誤診して誤ってグルココルチコイドを投与しないこと．
④ 瘻孔を摘出または化学焼灼療法などで閉塞させないと炎症の再発が多い．
⑤ 甲状腺結節・腫瘍の感染には易感染性の素因と感染巣の存在がある．

急性化膿性甲状腺炎とは，甲状腺の細菌あるいは真菌感染による急性の炎症であり，進行すると膿瘍を形成する．甲状腺は外表や消化管・気道から隔絶された内分泌腺であり，何らかの素因・誘因がなければ，甲状腺に細菌感染，真菌感染は生じがたい．背景因子と感染経路としては，①胎生期の遺残物である先天性下咽頭梨状窩瘻を通じての感染，②既存の甲状腺結節・腫瘍への感染があり，後者の場合，結節・腫瘍はしばしば囊胞変性を伴っており，患者は糖尿病，免疫不全などの易感染性があり，慢性尿路感染症などの感染源が存在することが多い．穿刺吸引などの直接の外傷が原因となることもある．これら両群の臨床像にはかなりの差違がある[1〜3]．

1. 経梨状窩瘻性急性化膿性甲状腺炎の臨床像

前頸部のちょうど甲状腺側葉の部位に腫脹と疼痛を生じ，発熱を伴う．嚥下により疼痛は増強する．最初は局所に特別な皮膚所見がないが，炎症が進行すると，発赤，浮腫をきたし，さらに進行すると自潰排膿することもある．まれではあるが，炎症が縦隔，気管，食道に波及し，致命的となった例も報告されている[1〜3]．突然発症することもあるが，感冒や咽頭炎などが先行する場合も多い．トランペット吹奏，ゴム風船を膨らませた後に発症した症例もある．本疾患は胎生期の遺残物である先天性下咽頭梨状窩瘻を通じて甲状腺内やその周囲に炎症がもたらされたものである．炎症を生じる前は全く無症状である．なぜか左側が約95％と圧倒的に右側より多い．両側例もある．炎症の発症年齢は約70％が12歳以下の小児期であるが，若年成人例もあり，少数であるが中年での初発症例もある．成人や年長児では炎症所見が乏しく，甲状腺の部位に奇妙な硬結をきたし，一見悪性腫瘍を思わせる症例もある．

一般には，抗生物質の投与と，要すれば小切開・排膿で炎症は軽快する．しかし，背景に存在する梨状窩瘻を適切に処理しないと高率に炎症が再発する．

2. 甲状腺結節・腫瘍の感染の臨床像

以前から存在した甲状腺結節・腫瘍が急に増大，疼痛をきたし，発熱を伴うことがある．尿路感染症などの感染巣から血行性に甲状腺結節に感染が波及することがある．この場合には起炎菌は両方の病巣で共通している．このような結節の多くは囊胞変性を伴っており，患者には糖尿病，グルココルチコイドの使用，エイズなどの易感染性

Ⅱ 甲状腺の臨床／各論

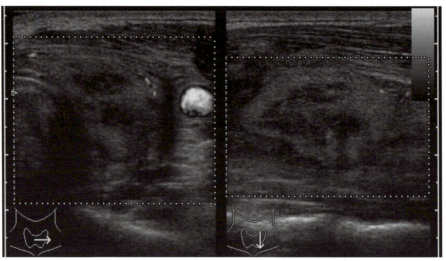

図1　17歳男性の超音波検査
甲状腺とその周囲に炎症による低エコー域がある．この症例は，亜急性甲状腺炎と誤診されグルココルチコイドが誤って投与された．

がある場合が多い．したがって，患者の多くは中高年である．甲状腺結節の細胞診，繰り返す穿刺吸引排液が誘因となる場合がある[1~3]．アトピー性皮膚炎などの皮膚病変があるとリスクが高まるようである．甲状腺への直接の外傷，魚骨の咽頭や食道から甲状腺への穿通によって甲状腺に炎症をきたした症例の報告もある．

3. 検査所見と診断

経梨状窩瘻性急性化膿性甲状腺炎では，炎症の程度に応じて，白血球増多，血沈の亢進，CRP陽性が見られる．甲状腺の破壊の程度と炎症の進行と採血検査のタイミングによって，破壊性甲状腺中毒症の検査所見，すなわち，TSH低値，FT_4，FT_3高値，サイログロブリン（Tg）高値が見られることがある．超音波検査では，甲状腺内および甲状腺周囲に炎症性の低エコー域を認める（図1）．低エコー域内にガスに相当するエコー所見を認めることもある．本症の初期には亜急性甲状腺炎との鑑別が問題となるが，亜急性甲状腺炎では甲状腺外への炎症進展像はなく，また，炎症部位が多発することが多い．頸部CTでは甲状腺内およびその周囲に炎症による低密度域が広がり，そ

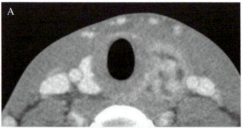

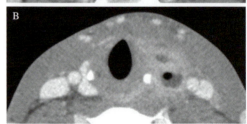

図2　図1と同一症例の炎症再発時の頸部CT
甲状腺内に不均一な低密度域が広がり（A），その頭側にはガス像が見られる（B）．

の内部にガス像を認めることもある（図2）．注意深く観察すると患側の下咽頭粘膜層に炎症ないし浮腫が認められることが多い．必要な検査ではないが，もし甲状腺シンチグラフィを行えば，病巣部位は当然であるが低集積である．

最も診断に有用であるのは咽頭透視である．梨状窩瘻は細いのでガストログラフィンでは上手く描出されないことが多い．バリウムによる検査が推奨される．梨状窩の先端から尾側に走る細い瘻

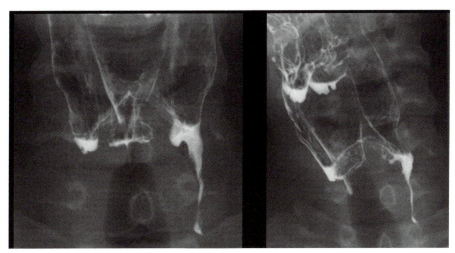

図3 図1，2と同一症例のバリウムによる咽頭透視
左梨状窩の先端から尾側に伸びる瘻孔が明瞭である．大多数の梨状窩瘻症例の瘻孔はもっと細く描出がしばしば困難である．

孔が描出されれば診断は確定する（図3）[1〜3]．図3は瘻孔が太く明瞭な症例であり，多くの症例はこれよりずっと細い．炎症が強い時期には浮腫などによって瘻孔が描出されない場合がある．その場合には炎症の消退を待って再検査を行う．喉頭ファイバースコピーで梨状窩瘻の下咽頭開口部を認めたとの報告があるが，一般には観察されがたい．

エコーガイド下に炎症部位を穿刺すれば，膿汁が得られる．細胞診と細菌培養に提出する．

甲状腺腫瘍の感染の場合の検査も上記と共通点が多いが，超音波検査，頸部CTで腫瘍とその周辺の炎症所見が認められ，当然ながら，咽頭透視では梨状窩瘻は認められない．病巣を穿刺吸引し，細胞診，細菌検査に提出する．尿路感染症などの感染巣があればその部位の細菌検査も行う．

亜急性甲状腺炎は極めてまれである．誤診しないことが肝要である．適切に治療すれば，炎症は比較的容易に消退する．しかし，そのままでは炎症の再発率は38％と非常に高い．梨状窩瘻を外科的に切除すると炎症の再発はなくなる．しかし，炎症後の瘢痕の中で細い瘻孔を見いだし，きちんと処理することは非常に難しく，不完全摘出と反回神経麻痺のリスクが高い．最近は，直達喉頭鏡下に梨状窩に瘻孔の開口部を見いだし，この部位を化学的に焼灼し二次的に瘻孔を閉塞させる化学焼灼療法が行われるようになった[4]．ただし，一回の治療での瘻孔閉鎖率は約80％である．瘻孔が閉塞すれば炎症の再燃はない．

甲状腺結節の感染はやや治療が長引く．抗菌薬の投与，切開排膿に加えて，病巣の摘出術を要する症例もある．反回神経麻痺のリスクがある．

4. 治療と予後

経梨状窩瘻性急性化膿性甲状腺炎の炎症は抗生物質の投与と，要すれば小切開排膿によって容易に消退する．本症の発症初期には皮膚所見はなく，しばしば亜急性甲状腺炎と誤診され，グルココルチコイドを誤って投与されることがある．当然ながら，化膿性炎症は増悪する．20歳以下には

5. 炎症の誘因

下咽頭梨状窩瘻症例においては炎症の発症までは無症状である．炎症は突然発症するか，あるいは感冒や咽頭炎などに引き続いて発症することもある．トランペット吹奏やゴム風船を膨らませるなど，咽頭内圧が高まった後に発症した症例や，頸部の打撲，消化管内視鏡検査に引き続いて発症

Ⅱ　甲状腺の臨床／各論

した症例もある．食物残渣などの瘻孔内迷入も誘因となるかもしれない．

甲状腺腫瘍の感染は，糖尿病などの易感染性を持った患者において，尿路感染などの感染巣からの血行性，リンパ行性波及，腫瘍の穿刺や穿刺排液などの直接の侵襲，魚骨の咽頭・食道を通じての甲状腺への穿通が報告されている．

6.　下咽頭梨状窩瘻の発生学

下咽頭梨状窩瘻は明らかに先天性の内瘻孔であり，胎生期の頸部臓器の発生に関連した遺残物である．この瘻孔は甲状軟骨の下縁より尾側，輪状軟骨より頭側から出て，上喉頭神経の外枝より尾側，反回神経より頭側を走り，そのほとんどが甲状腺側葉の上 1/4 付近の背面に付着し，一部のものは明らかに甲状腺内に入り，いくつかの枝に分枝するまたは囊胞を形成する[5]．このように甲状腺内に入り分枝する症例ではその周囲に多数の C 細胞の集簇が認められる．C 細胞の発生をみると，胎生期に第 4 咽頭囊の尾側に生じる鰓後体が

発達途上の甲状腺側葉に向かって遊走し，これが甲状腺に入って散らばって C 細胞となる．上述の解剖学的位置関係と病理組織所見から，この瘻孔は，鰓後体が甲状腺に向かって遊走する際に引き連れられた咽頭粘膜が管状物として遺残したものであるとする説が最も有力である[5]．

◆文　献◆

1）宮内　昭：急性化膿性甲状腺炎の診断と治療．伴良雄（編）：よくわかる甲状腺疾患の全て，改訂第 2 版．永井書店，2009；306-309.
2）Paes JE, Burman KD, Cohen J, et al：Acute bacterial suppurative thyroiditis：A clinical review and expert opinion Thyroid 2010；20：247-255.
3）Miyauchi A：A new management algorithm for acute suppurative thyroiditis？ Nature Reviews Endocrinology 2010；6（August）：424-426.
4）Miyauchi A, Inoue H, Tomoda C, et al：Evaluation of Chemocauterization Treatment for Obliteration of Pyriform Sinus Fistula as a Route of Infection Causing Acute Suppurative Thyroiditis. Thyroid 2009；19：789-793.
5）Miyauchi A, Matsuzuka F, Kuma K, et al：Piriform sinus fistula and the ultimobranchial body. Histopathology 1992；20：221-227.

◆ 一般目標

まれではあるが甲状腺あるいはその近傍に急性化膿性炎症をきたすことがあることを知っておく．これには，先天性の下咽頭梨状窩瘻を通じての感染と既存の甲状腺結節・腫瘍の感染とがあること，両者の年齢層，臨床像には差違があることを認識する．

◆ 到達目標

1）まれな疾患であるので実際の患者を診る機会は少ないが，急性化膿性甲状腺炎，これには梨状窩瘻を通じての感染と甲状腺結節の感染があることを説明できる．
2）亜急性甲状腺炎と誤診してグルココルチコイドを投与してはいけないことを理解する．
3）急性化膿性甲状腺炎の診断と治療の手順を説明できる．
4）下咽頭梨状窩瘻の治療には，手術以外にも化学焼灼療法があることを説明できる．

3. 甲状腺炎

II 甲状腺の臨床

各論

3. 甲状腺炎
③亜急性甲状腺炎

〔研修レベル A〕

POINT

① 上気道炎症状後に発熱とともに前頸部痛が出現して甲状腺部に硬結を認めた場合は亜急性甲状腺炎を疑う.
② 血沈の著明な亢進・CRP 陽性などの炎症反応をチェックする.
③ ステロイド治療により数日以内に著明な自覚症状の改善がみられる.
④ 有痛性の甲状腺腫大をきたす鑑別疾患があげられる.

1. 疾患概念

亜急性甲状腺炎の発症率は 12.1 人/10 万人/年程度とされており, 若年〜中年女性に多い[1]. 甲状腺の炎症により発熱と甲状腺部の疼痛を伴った甲状腺中毒症状を呈する.

2. 病因

上気道炎を前駆症状として発症することが多く, ウイルス感染が原因と考えられている. ムンプス, 麻疹, コクサッキー, インフルエンザ, アデノウイルスなどとの関連性が報告されている[2]が, 甲状腺組織内にウイルス封入体は認めない. HLA-B35 と強い相関を示す[3]が, 甲状腺自己免疫疾患とは異なり炎症は一過性で一度治癒すると再発はまれである. 機序としては甲状腺に炎症が起こることで濾胞が障害され, 濾胞内のサイログロブリンが分解されて大量の T_3, T_4 が放出される. 甲状腺中毒症はサイログロブリンの貯蔵が尽きるまで続き, その間は濾胞細胞の障害と過剰な甲状腺ホルモンによる TSH 抑制により新たな甲状腺ホルモンの合成は停止する. 炎症がおさまると濾胞細胞が再生され, 甲状腺ホルモンの合成・分泌が再開されるが, 十分ではなく, 多くは一過性に機能低下となった後に TSH の上昇により甲状腺が刺激され, 2〜4 か月で元の状態に回復する.

3. 症状

突然の甲状腺中毒症状（動悸, 発汗過多, 頻脈など）とともに, 前頸部痛が出現する. 痛みは頸, 顎, 咽頭, 耳などに放散する. また, 疼痛部位としては初期から両葉の場合もあるが, 初期は片葉のみであり, 数日後には対側葉に移動することもある（creeping 現象）. 発熱は微熱の場合から 38℃以上の高熱を呈する場合まで多様である. 甲状腺は軽度〜中等度に腫大し, 圧痛を伴う. しばしば非常に硬く（stony hard）, 特徴的な触診所見である.

4. 検査所見

血清 FT_3, FT_4 値の上昇は軽度で, 2〜8 週後に一過性に機能低下症になりその後ほぼ完全に甲状腺機能は正常化する. 甲状腺からの放出を反映し, 血中サイログロブリン値は上昇し, 赤沈は 50 mm/h 以上に著明に上昇し CRP も陽性となる. 抗TPO 抗体や抗 Tg 抗体は通常陰性である. [123]I 甲状

腺摂取率は著明に抑制され1〜3%未満となる．超音波検査では甲状腺の腫大と圧痛部位に一致した局所性の低エコー域を呈する．境界は不明瞭で内部の血流は認めないことが多い[4]（図1）．

5. 診断

ポイントは頸部痛・甲状腺の圧痛とCRP・赤沈などの炎症反応である．白血球増加は認めない．甲状腺が非常に硬いことが特徴である．日本甲状腺学会による甲状腺疾患診断ガイドライン2013による診断基準（急性期）を表1に示す．

6. 鑑別診断

有痛性に甲状腺が腫大してきた場合の鑑別疾患を表2にあげる．

7. 治療

軽症例では未治療で経過観察することもあるが，発熱と疼痛に対して解熱鎮痛剤を投与する．また，甲状腺中毒症状が強い場合にはβ遮断薬も投与するが抗甲状腺薬は無効である．高熱や全身倦怠感が強い場合には副腎皮質ステロイドを投与する．処方例としてはプレドニゾロン20 mg/日から開始し，甲状腺腫の縮小，疼痛の消失を確認した後も2週間ごとに5 mg/日ずつ減量していく．減量が早すぎると再増悪するため，プレドニゾロンを再度増量する．5 mg/日で2〜3週間維持し，再燃がなければ投与を中止する．

8. 予後

本症の再発はほとんどないとされているが，最近，平均観察期間13.6年で再発率1.6%との報告がある[5]．

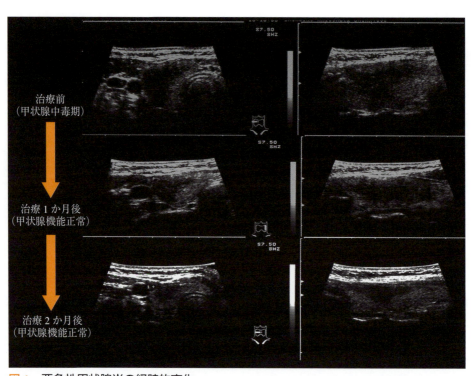

図1　亜急性甲状腺炎の経時的変化

3. 甲状腺炎

表1 「甲状腺疾患診断ガイドライン 2013」による診断基準（急性期）

a）臨床所見
有痛性甲状腺腫
b）検査所見
1. CRP または赤沈高値
2. 遊離 T₄ 高値，TSH 低値（0.1 μU/mL 以下）
3. 甲状腺超音波検査で疼痛部に一致した低エコー域
1）亜急性甲状腺炎
　　a）および b）の全てを有するもの
2）亜急性甲状腺炎の疑い
　　a）と b）の 1 および 2
除外規定：橋本病の急性増悪，囊胞への出血，急性化膿性甲状腺炎，未分化癌

【付記】
1. 上気道感染症状の前駆症状をしばしば伴い，高熱をみることも稀でない．
2. 甲状腺の疼痛はしばしば反対側にも移動する．
3. 抗甲状腺自己抗体は高感度法で測定すると未治療時から陽性になることもある．
4. 細胞診で多核巨細胞を認めるが，腫瘍細胞や橋本病に特異的な所見を認めない．
5. 急性期は放射性ヨウ素（またはテクネシウム）の甲状腺摂取率の低下を認める．

〔日本甲状腺学会 HP：http://japanthyroid.jp/doctor/guideline/japanese.html#akuu より引用〕

表2 有痛性の甲状腺疾患の鑑別

	甲状腺腫	好発年齢と性別	TSH	TPOAb, TgAb	超音波所見
亜急性甲状腺炎	結節性あるいはびまん性に硬い	中年女性に多い小児はまれ	初期は抑制	（−），ときに（±）	圧痛部に一致した境界不明瞭な低エコー域
橋本病の急性増悪	硬いびまん性の著明な腫大	中高年の女性	初期は抑制，その後永続性機能低下症となる	（＋＋＋）	びまん性に不均質で低エコー
急性化膿性甲状腺炎	片側性腫大（左葉が多い）炎症が進むと皮膚発赤	小児がほとんど	低下〜正常	（−）	甲状腺周囲から内部にかけて広範囲に境界不明瞭な低エコー域が広がる
囊胞内出血	硬い結節	とくになし	正常	（−）	囊胞内に出血を示唆するデブリス様エコーを認める
未分化癌	急速に増大	高齢者	正常〜軽度上昇	（−）	内部エコー不均質，境界不明瞭，周囲への浸潤像

◆**文　献**◆

1) Golden SH, Robinson KA, Saldanha I, et al：Clinical review：Prevalence and incidence of endocrine and metabolic disorders in the United States：a comprehensive review. J Clin Endocrinol Metab 2009；94：1853-1878.

2) Desailloud R, Hober D：Viruses and thyroiditis：an update. Virology J 2009；6：5. doi：10.1186/1743-422X-6-5.

3) Nyulassy S, Hnilica P, Buc M, et al：Subacute（de Quervain's）thyroiditis：association with HLA-Bw35 antigen and abnormalities of the complement system, immunoglobulins and other serum proteins. J Clin Endocrinol Metab 1977；45：270-274.

4) Hiromatsu Y, Ishibashi M, et al：Color Doppler ultrasonography in patients with subacute thyroiditis. Thyroid 1999；9：1189-1193.

5) Nishihara E, Ohye H, et al：Clinical characteristics of 852 patients with subacute thyroiditis before treatment. Intern Med 2008；47：725-729.

II 甲状腺の臨床／各論

◆ 一般目標

亜急性甲状腺炎の発症からの臨床経過，一般検査所見上の炎症所見の有無，特徴的な超音波所見を理解し，診断・治療ができるよう習得する．

◆ 到達目標

1）亜急性甲状腺炎の発症機序を説明できる．
2）一般検査および超音波検査から亜急性甲状腺炎の臨床診断ができる．
3）亜急性甲状腺炎の治療に関してステロイドでの使い方が理解できる．
4）亜急性甲状腺炎の長期予後について説明できる．

II 甲状腺の臨床 各論

3. 甲状腺炎
④無痛性甲状腺炎

〔研修レベル A〕

POINT

① 無痛性甲状腺炎は甲状腺に痛みはなく，発熱のない一過性破壊性甲状腺中毒症である．
② 甲状腺中毒症期の放射性ヨウ素摂取率または ^{99m}Tc 摂取率は低下する．
③ カラードプラ超音波検査で血流・血管密度の亢進のないこと，TSH 受容体抗体陰性が診断の助けになる．
④ 甲状腺自己抗体陽性例が多く，生検ないし組織診断で慢性甲状腺炎の結果から，免疫学的機序が考えられるが，最近は薬剤性無痛性甲状腺炎が注目されている．
⑤ 無痛性甲状腺炎には経過から，甲状腺機能低下症後に甲状腺機能が正常化する場合と，低下せずに正常化する場合の 2 つのタイプがある．

1. 無痛性甲状腺炎とは

1 疾患概念

甲状腺炎には慢性甲状腺炎（橋本病），無痛性甲状腺炎，亜急性甲状腺炎，急性化膿性甲状腺炎，およびまれな Riedel 甲状腺炎がある．無痛性甲状腺炎は，①甲状腺の破壊により，甲状腺から甲状腺ホルモンが逸脱して生じる一過性甲状腺中毒症，②甲状腺に疼痛・圧痛がない，および③発熱を認めないことを特徴とする疾患である．歴史的には 1974 年 Larsen が 25 歳男性で放射性ヨウ素甲状腺摂取率（RAIU）の低下した甲状腺中毒症期・正常期・低下症期・回復期と亜急性甲状腺炎類似の臨床経過を示すが，発熱および疼痛・圧痛のない硬い甲状腺腫を有する亜急性非化膿性甲状腺炎の症例報告に始まる．本疾患は無痛性甲状腺炎（silent または painless thyroiditis），甲状腺機能亢進症炎，低 RAIU の甲状腺中毒症を示す慢性甲状腺炎，無痛性亜急性甲状腺炎，リンパ球浸潤性甲状腺炎を示す一過性甲状腺機能亢進症，非典型的（無痛性）亜急性甲状腺炎，自然回復性甲状腺機能亢進症を示すリンパ球浸潤性甲状腺炎と命名され

た経緯がある．

2 病型分類

無痛性甲状腺炎は甲状腺中毒症の 10～20% を占め，女性に多い．年齢は女性で 20～40 歳代に多く，男性は広く分布[1]する．

無痛性甲状腺炎は出産と無関係に発症する散発性無痛性甲状腺炎と出産後甲状腺炎に分類される．後者は他章（B-7）で説明されるので，ここでは前者について概説する．無痛性甲状腺炎は臨床経過から 2 型に分類（図1）[2]される．甲状腺中毒症が自然に約 2 か月（<6 か月）後に正常化し治癒する場合と約 1 か月（<4 か月）後に甲状腺機能が正常となり，次いで甲状腺機能が一度低下してから正常へと回復する 2 つのタイプがある．前者が全体の 40%，後者が 60% であり，その一部は永続性甲状腺機能低下症のため長期の LT_4 補充療法が必要になる．

2. 原因

無痛性甲状腺炎の基礎疾患および発症の原因となりうる病態・薬剤を表1に列挙した．無痛性甲

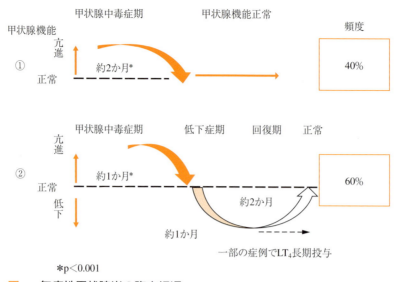

図1 無痛性甲状腺炎の臨床経過

表1 無痛性甲状腺炎の基礎疾患および発症の原因と成り得る病態・薬剤

1. 散発性無痛性甲状腺炎の基礎疾患・病態・薬剤
   1) 橋本病
   2) 甲状腺自己抗体陰性
   3) Basedow 病寛解中
   4) Euthyroid Graves' disease
   5) 自己免疫性疾患*
   6) ACTH 単独欠損症・Addison 病
   7) Cushing 症候群術後・ステロイド離脱後
   8) 甲状腺傷害による
      (頸部外照射・頸部外傷・マッサージ後・Basedow 病 ^{131}I 治療後)
   9) 薬剤性無痛性甲状腺炎
      ○免疫調節薬（インターフェロン-α-2a・インターロイキン-2・エタネルソフト）
      ○GnRH アゴニスト（リュープリン・ゴセレリン）
      ○チロシンキナーゼ阻害剤（スニチニブ・ソラフェニブ）
      ○免疫チェックポイント阻害薬（ニボルマブ，ペムブロリズマブ，イピリマブ）
      ○その他（リチウム・アミオダロン）
   10) その他
2. 出産後甲状腺炎
   1) 橋本病
   2) 甲状腺自己抗体陰性
   3) Basedow 病寛解中

*Sjögren 症候群・全身性エリテマトーデス・強皮症・進行性全身性硬化症・特発性血小板減少症など

状腺炎は，①約80％が甲状腺自己抗体陽性[1]，②病理所見は慢性甲状腺炎を示す，③甲状腺中毒症期に活性型ヘルパー・インデューサー T 細胞，IL-12 および抗 DNA 抗体が増加する，④HLA の DR3 との相関性，そして⑤自己免疫性疾患（表1）における無痛性甲状腺炎発症の症例報告がある等から，発症機序に免疫異常が関与していると考えられる．症例を呈示[1]すると，33歳女性（図2）で初診時甲状腺中毒症，TgAb・TPOAb 陽性，TRAb 第3世代法（M22-TRAb）陰性，^{99m}Tc 摂取率低下で無痛性甲状腺炎と診断．超音波検査で右葉に長径38 mm の Halo を認める充実性腫瘍と左葉に約1 cm の低エコー結節を認め，本人の都合で潜在性甲状腺機能亢進症の状態で手術を実施した．病理所見は右葉，濾胞腺腫，左葉，乳頭癌，そして非腫瘍部は甲状腺濾胞の高度の破壊を伴うリンパ球

初診時（2004/01/13）
　FT$_3$：5.3 pg/mL（基準値：2.0〜4.4）
　FT$_4$：2.24 ng/dL（0.8〜1.9）
　TSH：＜0.02 μU/mL（0.45〜4.50）
　^{99m}Tc 摂取率：0.31%（0.5〜2.0%）
　TgAb（RIA）：15.7 U/mL（＜0.3）
　TPOAb（RIA）：46.4 U/mL（＜0.3）
　TRAb 第3世代法：＜0.4 IU/L（≦2.0）

手術時（2004/02/09）
　FT$_3$：4.3 pg/mL
　FT$_4$：1.61 ng/dL
　TSH：＜0.02 μU/mL

腫瘍以外の部分の病理像（HE染色）

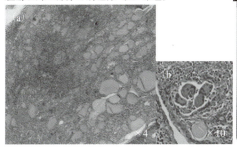
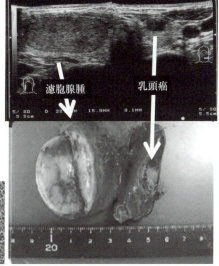

図2 無痛性甲状腺炎の潜在性甲状腺機能亢進症で乳頭癌・濾胞性腫瘍の手術実施した33歳女性例　　〔口絵35〕

の強い浸潤（a），異物型の巨細胞（b）を認めるが，線維化は軽度で，好酸性変性は認めず，診断は高度の橋本病である．無痛性甲状腺炎の病理所見で好酸性変性が欠如し，甲状腺濾胞萎縮・線維化が軽度ないし欠如している点が古典的橋本病との違いとして報告されている．また，Cushing症候群の術後およびステロイド離脱後の無痛性甲状腺炎発症は，血中コルチゾールないしステロイド濃度の急激な減少に伴う免疫能の跳ね返り現象によると考えられる．他には，悪性腫瘍に対する頸部外照射，頸部外傷後，マッサージ後，Basedow病の^{131}I内用療法後などの甲状腺損傷後無痛性甲状腺炎および薬剤性無痛性甲状腺炎がある．薬剤（**表1**）としては免疫調節薬および上昇していた女性ホルモンの下降が免疫学的な引き金になると考えられるGnRHアゴニスト，甲状腺毛細血管減少など多因子の関与が推定されるチロシンキナーゼ阻害薬，免疫チェックポイント阻害薬，他にはリチウム，アミオダロンで出現する．アミオダロン内服中発症する甲状腺中毒症のⅡ型が無痛性甲状腺炎である．アミオダロンの分子量の約37%がヨ

ウ素で，その過剰ヨウ素により既に存在していた潜在性甲状腺疾患を顕在化する，あるいは直接ないし代謝産物が甲状腺細胞・濾胞を破壊し甲状腺ホルモンの放出が推定されている．また，**表1**の1, 10）その他として夫婦ないし家族および同じ職場での発症，風疹ウイルス感染後なども報告されていることから，何らかの環境要因が関与する場合も考えられる．また，無痛性甲状腺炎の約10%は甲状腺自己抗体が陰性[1]であり，一部の無痛性甲状腺炎は自己免疫以外の原因の関与も考えられる．

3. 症状・徴候

身体診察で甲状腺腫に疼痛・圧痛・血管雑音はなく，びまん性・対称性腫大を約50%[2]に認める．皮膚は湿潤し温かく，頻脈，手指振戦を認めることがある．眼球突出は認めないが，交感神経緊張による眼瞼後退を認めることがある．無痛性甲状腺炎はBasedow病に比較して病悩期間が短く，

Ⅱ　甲状腺の臨床／各論

FT_3・FT_4値も有意に低いことから，甲状腺中毒症の症状はBasedow病に比較して軽症かつ出現頻度が少ないことが特徴[3]である．症状は出現頻度の高い順に，易疲労感，全身倦怠感，動悸，集中力低下，発汗過多，不眠，耐暑性低下は50％以上の症例に出現し，以下息切れ，頭痛，意欲低下，体重減少，神経過敏，蕁麻疹，手指振戦，下肢の浮腫，排便回数増加・軟便・下痢，脱毛，上肢脱力感，筋痛，尋常性痤瘡，食欲亢進の順[3]である．また，女性では月経過小・生理不順を認めることもある．高齢者では不安障害，周囲への無関心・抑うつなどの精神症状，および不整脈などの心臓症状を主訴に発症する仮面甲状腺機能亢進症の報告がある．なお，男性Basedow病患者の約20％に出現する低カリウム血症性周期性四肢麻痺は，まれに無痛性甲状腺炎でも出現することがある．

4.　診断

　無痛性甲状腺炎は特徴的な症状・徴候があるわけではなく，また，症例の約50％は甲状腺腫を認めないことから，動悸・発汗過多・耐暑性低下・息切れ・手指振戦・排便回数の増加・軟便・下痢などの甲状腺中毒症の症状を一つでも認めた場合には本疾患を念頭に置き，甲状腺機能および甲状腺自己抗体を検査する．最近は検診あるいは外来検査でTSHを測定し，その低値がきっかけで発見されることもある．甲状腺の疼痛・発熱の有無，既往歴で甲状腺疾患および甲状腺ホルモン過剰摂取の有無を問診する．理学所見ではBasedow病の徴候の有無をチェックする．

5.　臨床検査

❶ 一般検査のポイント

　白血球・好中球数は正常，赤沈は亜急性甲状腺炎のように亢進せず，CRP陰性である．心電図で頻脈（≧100 bpm）を10％認め，まれに心房細動が出現することもある．40％以上の症例で総コレステロール・LDL-コレステロールおよびCK値は

低下し，約25％の症例でALT増加，10％以下でAST・rGTP・ALP値が増加する[3]．

❷ 甲状腺検査のポイント

　血液中の甲状腺ホルモン値の増加[4]はT_3：67％，FT_3：94％，T_4：96％，FT_4：100％であり，TSHは全例で低下する．甲状腺濾胞の障害を反映してサイログロブリン（Tg）値は増加し，甲状腺内ヨウ素含量は低下し，尿中ヨウ素排泄は増加する．サイロイドテスト陽性は40％，マイクロゾームテスト陽性は70％で，ECLIA法によるTgAbとTPOAbのいずれかあるいは両者陽性は80％[1]である．

　なお，無痛性甲状腺炎のTRAbおよびTSAb値の陽性例は5％以下で，大部分の症例は陰性を示す．

❸ 画像診断のポイント

　甲状腺中毒症期RAIU（以前は^{131}I，今は^{123}I）ないし^{99m}Tc摂取率は急性の甲状腺細胞傷害を反映して正常対照より低値（24時間RAIU：＜5％；^{99m}Tc 20分摂取率：＜0.5％）を示し，シンチグラフィではほとんど取り込みを認めないことから摂取率の亢進するBasedow病との鑑別に重要である．カラードプラ超音波は簡便な検査であり，上甲状腺動脈ないし甲状腺組織内血流速度および血管密度の増加するBasedow病とは異なり無痛性甲状腺炎では正常であることから，両者の鑑別に応用される．図3に無痛性甲状腺炎に引き続きBasedow病を発症した2例を呈示した．散発性無痛性甲状腺炎発症時^{99m}Tc摂取率は0.07％と低下し，シンチグラフィでも甲状腺は描出されなかったが，Basedow病発症時6.66％と増加し，画像でもびまん性の取り込みを認めた．出産後甲状腺炎に引き続きBasedow病を発症した1例では，血管密度が23.5％から98.2％へと上昇した．それぞれのM22-TRAb値は無痛性甲状腺炎発症時陰性からBasedow病発症時陽性へと変化した．

6.　診断と鑑別診断

　RAIUが低下する甲状腺中毒症との鑑別が必要

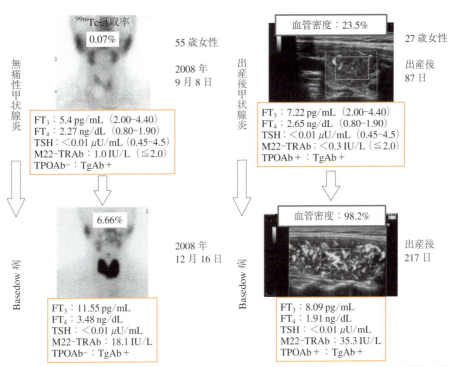

図3 散発性無痛性甲状腺炎ないし出産後甲状腺炎から引き続きBasedow病発症例
〔口絵36〕

である．無痛性甲状腺炎と同様の経過を示すが，発熱・疼痛・炎症所見のある亜急性甲状腺炎，治療薬・やせ薬・甲状腺の混入した肉などによる甲状腺ホルモン過剰摂取ではTg上昇が見られない．卵巣甲状腺や転移性機能性濾胞癌ではヨウ素による全身シンチグラフィが有用で，日常臨床ではTRAb陽性・^{99m}Tc（RAIU）摂取率高値のBasedow病との鑑別診断が主であるが，詳細は別項（p154）に譲る．また，シンチグラフィでhot noduleを示す中毒性結節性甲状腺腫は腫瘍の甲状腺ホルモン産生であり，一過性の無痛性甲状腺炎との鑑別は容易である．HCG（絨毛性性腺刺激ホルモン）上昇により甲状腺中毒症を示す絨毛癌や胞状奇胎，正常妊娠，最近では生殖補助医療によるHMG/HGG注射による甲状腺中毒症も散見する．

7. 治療

甲状腺中毒症は一過性で通常は治療を必要としないが，動悸・手指振戦などの症状が強い症例にはプロプラノロール等のβ遮断薬が有効である．なお，抗甲状腺薬は禁忌であり，実際に使用して回復期に強い甲状腺機能低下症の症状が出現した報告がある．^{131}I内用療法および手術の適応はない．甲状腺機能低下症時期に全身倦怠感，易疲労感，むくみのため一時的にLT$_4$を内服することがあるが，永続的治療を必要とするのは一部の症例のみである．

8. 予後

無痛性甲状腺炎の甲状腺中毒症は自然に治癒するので，予後は良い．一部の症例で後遺症として甲状腺機能低下症が残り，LT$_4$継続投与が必要になる．再発例について27年間で9回の散発性甲状腺炎を繰り返した男性例の報告があるが，再発率は10%[1]である．

◆文　献◆

1) Nicolai TF, Brosseau J, Kettric MA, et al：Lymphocytic

Ⅱ 甲状腺の臨床／各論

thyroiditis with spontaneously resolving hyperthyroidism（silent thyroiditis). Arch Intern Med 1980；140：478-482.

2）上條桂一：上條甲状腺クリニックの甲状腺疾患の Q & A，第1版，上條桂一（編），上條甲状腺研究所，2014；49-56.

3）上條桂一：甲状腺疾患を見逃さないために．日本医師会雑誌 2013；141：2402-2406.

4）上條桂一：甲状腺疾患の経済学．Medical Practice 1996；13：1729-1732.

◆ **一般目標**

無痛性甲状腺炎と約70%を占める Basedow 病との鑑別，さらに，亜急性甲状腺炎などの RAIU・^{99m}Tc 摂取率の低下する甲状腺中毒症との鑑別を理解する．

◆ **到達目標**

1）無痛性甲状腺炎の概念と病因を説明できる．

2）無痛性甲状腺炎の病型について説明できる．

3）無痛性甲状腺炎と Basedow 病との鑑別を説明できる．

4）無痛性甲状腺炎と RAIU ないし ^{99m}Tc 20 分摂取率低下の甲状腺中毒症の鑑別を説明できる．

5）無痛性甲状腺炎の予後と治療について説明できる

4. 甲状腺腫瘍および腫瘍性病変
①良性腫瘍（濾胞性腫瘍）

〔研修レベル A〕

POINT

① 濾胞性腫瘍とは，濾胞腺腫，濾胞癌を総称したもので，穿刺吸引細胞診をはじめとする様々な検査を用いても術前の鑑別が困難である．
② 触診，放射線学的な種々の検査が補助診断として有用となる．
③ 濾胞性腫瘍の手術適応，一般的術式，合併症とその対応を知る．

1. 疾患概念

良性腫瘍性病変では多発性結節である腺腫様甲状腺腫（単発では腺腫様結節）が多く見られる．同じ良性の結節である濾胞腺腫は術前鑑別の困難な濾胞癌と併せて濾胞性腫瘍（多くは良性の濾胞腺腫）と総称される．いずれも病理学的診断が最終診断である（腺腫様甲状腺腫は過形成）．良性腫瘍は甲状腺癌取り扱い規約[1]では濾胞腺腫とされており，その特殊型として好酸性細胞型濾胞腺腫，明細胞型濾胞腺腫，異型腺腫に組織分類されている（表1）．また 2004 年刊行の WHO histological classification of thyroid nodule でも同様に良性腫瘍は，"Thyroid adenoma and related tumors" として Follicular adenoma と Hyalinizing trabecular tumor に，また "Other thyroid tumors" としてまれな病理組織像を呈する11種類が示されている（表2）．

2. 病因

ヨード（ヨウ素）環境の影響などが考えられるが実際は不明．

表1 甲状腺良性腫瘍の組織学的分類

1. 良性腫瘍 Benign tumors
　a. 濾胞性腫瘍 Follicular adenoma
　　特殊型 Variants
　　　1) 好酸性細胞型濾胞腺腫 Follicular adenoma, oxyphilic cell variant
　　　2) 明細胞型濾胞腺腫 Follicular adenoma, clear cell variant
　　　3) 異型腺腫 Atypical adenoma

〔甲状腺外科研究会（編）：甲状腺癌取扱い規約，第 6 版．金原出版，2005；29-30 より〕

3. ガイドラインの分類

甲状腺濾胞性腫瘍とは，日本内分泌外科学会・日本甲状腺外科学会編集の甲状腺腫瘍診療ガイドラインでは "良性の濾胞腺腫と悪性の濾胞癌のことをいう" とされている[2]．「甲状腺取扱い第 7 版」では "濾胞腺腫または濾胞癌が推定される，あるいは疑われる標本のほか，好酸性細胞型や異型腺腫を推定する標本も含まれる" とある．診断が困難なため腺腫様結節や濾胞型乳頭癌，副甲状腺腺腫のこともある．

表2　WHO histological classification of thyroid nodule

Thyroid carcinomas
1. Papillary carcinoma
2. Follicular carcinoma
3. Poorly differentiated carcinoma
4. Undifferentiated（anaplastic）carcinoma
5. Squamous cell carcinoma
6. Mucoepidermoid carcinoma
7. Sclerosing mucoepidermoid carcinoma with eosinophilia
8. Mucinous carcinoma
9. Medullary carcinoma
10. Mixed medullary and follicular cell carcinoma
11. Spindle cell tumour with thymus-like differentiation
12. Carcinoma showing thymus-like differentiation

Thyroid adenoma and related tumours
1. Follicular adenoma
2. Hyalinizing trabecular tumour

Other thyroid tumours
1. Teratoma
2. Primary lymphoma and plasmacytoma
3. Ectopic thymoma
4. Angiosarcoma
5. Smooth muscle tumours
6. Peripheral nerve sheath tumours
7. Paraganglioma
8. Solitary fibrous tumour
9. Follicular dendritic cell tumour
10. Langerhans cell histiocytosis
11. Secondary tumours

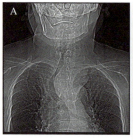
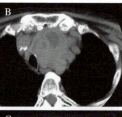
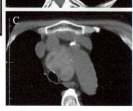

図1　上縦隔内伸展甲状腺腫
A：単純X線写真：左結節性甲状腺腫により気管が右方へ顕著に圧排されている．
B：上縦隔のCT像：上縦隔へ伸展する甲状腺腫瘍のため気管は右後方へ圧排されている．
C：下端は大動脈弓から上行大動脈にまで及んでいる．

4. 症状・症候

1 臨床面からみた症状

（1）小結節では，気づかないことが多い．ある程度の大きさであれば自覚症状として，自ら結節を触知する．圧痛，自発痛はない．
（2）増大してくれば気管を圧迫し前頸部に圧迫感が生じる．
（3）嚥下運動に伴って結節が上下に連動するので触診で，また大きくなれば視診でも結節に気づく．

2 症候

（1）被膜を持ち周囲正常組織との境界は明瞭である．
（2）触診上は柔らかく弾力性，可動性のある結節である．この結節は嚥下運動に連動して上下

するので，逆に動かない場合は甲状腺由来の結節ではない．しかし腫瘍径の大きさ，硬さ，局在部位により触知できるか否かは異なる．結節が気管前に局在していれば背面の固い気管と触診する指の間に結節があるので直径が1cm以下でも触知可能である．解剖学的に甲状腺周囲組織がルーズで柔らかい側葉に位置すると1cm以下の小結節では触れないことが多い．柔らかい結節ではこの傾向がさらに顕著である．濾胞癌では腺腫に比べて弾性硬の傾向が強い．
（3）画像上の腫瘍内部は均一である．
（4）摘出標本の割面は盛り上がり，その性状は均一である．
（5）健康診断での甲状腺検査，動脈硬化に対する頸動脈の超音波検査で小結節，柔らかい結節でも発見されることが多くなった．

5. 診断

1 放射線学的検査

1）単純X線検査

大きければ腫瘍により圧排された気管の偏位や狭小化を認める（図1）．

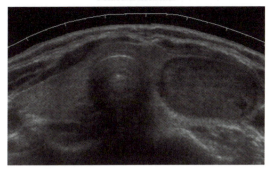

図2 濾胞性腫瘍のエコー像：左葉の結節は周囲正常甲状腺との境界が明瞭で, 内部エコーは均一である.

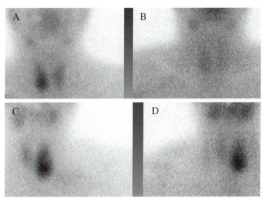

図3 濾胞性腫瘍のタリウム（^{201}Tl）―テクネシウム（^{99m}Tc）シンチグラム
上段の（A）early phase, 15分で集積されたタリウムは（B）delayed phase, 120分でテクネシウムとともに wash out されているが, 下段の（C）集積したタリウムは early phase で（D）でも残存している. 上段の結節は良性, 下段の結節は悪性を示唆する.

2）超音波検査

（1）Bモード

濾胞腺腫であれば, 内部エコーが均一で明瞭な被膜を有し正常甲状腺との境界が明瞭である（図2）.

（2）カラードプラ

腫瘍内および周辺の血流を色彩画像で描出する. 一般的に良性結節では血流は低下, 囊胞では欠如している. 逆に特に悪性や機能性疾患では血流量が豊富であることから濾胞癌や機能性結節の補助診断として有用性が期待される.

（3）エラストグラフィ

通常の超音波装置に組織弾性システムを設置し組織の硬度をカラー化し良悪性を鑑別する機器である. 濾胞性腫瘍では乳頭癌のような硬い結節と比べ柔らかい色彩画像を呈する. 濾胞腺腫と濾胞癌の鑑別は困難である.

3）放射性シンチグラフィ

（1）ヨウ素（^{123}I, ^{131}I）シンチグラフィ

通常, 腫瘍細胞は甲状腺ホルモンを産生しないのでヨウ素の取り込みはなくシンチグラム上, 欠損像を呈する（cold nodule）. 結節の診断にはなるが濾胞腺腫と濾胞癌の鑑別にはならない.

（2）タリウム（^{201}Tl）シンチグラフィ

タリウム投与直後の early phase（15分）では良性腫瘍, 悪性腫瘍どちらにも集積がみられる. しかし delayed phase（120分）では良性腫瘍においては集積されたタリウムは wash out されるが悪性腫瘍では腫瘍内に残存するといわれている（図3）. 濾胞性腫瘍の良悪性の鑑別に有用性がある.

（3）FDG-PET検査

近年, 一般的となってきた本検査でFDG集積像が腫瘍性疾患で認められる. 良悪性の鑑別は困難であるが, FDGの集積程度をとわず良性ではSUV（standarized uptake value）が悪性に比べ低値であると言われている.

2 穿刺吸引細胞診検査

穿刺吸引細胞診検査（Fine needle aspiration biopsy cytology：FNA, ABC）は,「正常または良性」,「鑑別困難」,「悪性の疑い」,「悪性」に大別される.「鑑別困難」とは濾胞腺腫と濾胞癌の鑑別が困難ということであり濾胞性腫瘍として一括診断され切除後の病理診断を待つことになる. 日本甲状腺学会編集の甲状腺結節取り扱い診療ガイドライン2013では[3]「鑑別困難」はさらに「鑑別困難A群」（良性の可能性が高い）と「鑑別困難B群」（悪性の可能性が高い）に分けている. 濾胞腺腫では小型の核が均一にみられるが（図4）濾胞癌との鑑別は困難である.

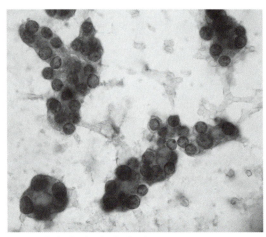

図4 濾胞腺腫の細胞診所見
腫瘍細胞は小濾胞状，策状に配列し濾胞腔内にコロイドを認める．核に異型性はなく均一である．
〔口絵37〕

6. 鑑別を要する結節

1 腺腫様甲状腺腫（単発では腺腫様結節）

触診上多発性の結節を触知する．単発は腺腫様結節と呼ばれ腺腫との鑑別が難しい．細胞診でも鑑別は困難である．画像上殻状の石灰化を呈することがあり超音波検査で内部エコーは大小の結節性変化，囊胞状変化がみられ濾胞腺腫に比べて肉眼的にも画像上も不均一である．

2 囊胞

真性囊胞と続発性囊胞があり，前者はきわめてまれで，大半は続発性囊胞である．充実性腫瘍内での壊死，変性，出血などにより生じる二次性の囊胞状変化である．急激な腫瘍内での出血は腫瘍の急速な増大をきたし被膜伸展に起因する圧痛，自発痛，耳介方向への放散痛などが出現する．この場合触診上は硬く悪性腫瘍を疑わせることもある．

3 橋本病の結節性病変

びまん性腫大の一部がいかにも腫瘍を形成しているかのごとく結節状に触知する．CT，超音波検査で結節部位も甲状腺全体と同じdensityでとらえられ鑑別可能である．被膜も見られない．また甲状腺自己抗体陽性も橋本病の裏付けとなる．

7. 治療

1 非観血的（内科的）治療

1）TSH抑制療法(TSH suppression therapy)

腫瘍がTSH依存性との考えから甲状腺ホルモン薬（levo-thyroxine 100〜150 μg/日）を投与し血中TSHレベルを感度以下（0.05 μU/mL以下）に抑制させることにより腫瘍の縮小効果を試みる．

2）エタノール注入療法（Percutaneous Ethanol Injection Therapy：PEIT）

病変部への無水エタノールの注入により腫瘍の縮小効果を期待する．超音波ガイド下で行うが反回神経麻痺，疼痛などに注意する．

3）穿刺吸引療法

結節が整容上問題となるような，または疼痛を訴えるような囊胞性変化の強い結節に対しては液体成分の穿刺吸引を行う．繰り返し貯留する囊胞に対しては，数回の穿刺吸引を繰り返すうちに囊胞内部に癒着が起こり再貯留しなくなることが多い．吸引後，エタノール注入が効果を示すこともある．貯留を繰り返す大きな結節では手術の対象となる．

4）経過観察

小結節では，超音波検査で定期的経過観察を行う．増大傾向，サイログロブリン（Tg）の上昇などが外科的治療へ変更の指標となる．

2 観血的（外科的）治療

細胞診で，濾胞性腫瘍（鑑別困難）と診断されれば原則として外科的治療を推奨する．日本甲状腺学会ガイドラインで良性腫瘍に対する外科的治療の適応に関する記載がある[3]．これに準じて説明を加える．

1）外科的適応となる良性結節性甲状腺腫

(1) 大きい甲状腺腫

大きい結節は整容上の問題，X線上，気管の顕著な偏移，狭小化，臨床的にも気管，食道への圧迫症状の出現などがありこれを解除するには外科的切除が必要となる．また，大きさが4cmを越え

ると濾胞癌の可能性が高くなるので外科的適応の目安となる[3〜5]．整容上の問題は結節の局在する場所や患者自身の個体差がある．峡部に発生した腫瘍は小さくても目立つが側葉に局在し，また肥満者，短頸症例では目立ちにくい．
(2) 増大傾向のある結節
　経過観察中，腫瘍径の増大があるもの．
(3) 穿刺吸引細胞診で鑑別困難
　悪性腫瘍の4〜8％にみられる濾胞癌を否定できないからである．
(4) 機能性結節
　明らかな甲状腺機能亢進症を呈する単発性（AFTN），多結節性（TMNG）甲状腺腫は手術が望ましい．
(5) 縦隔内伸展甲状腺腫
　上縦隔内へ伸展する甲状腺腫．大きいと気管，食道，血管を圧迫し，気道狭小化，あるいは上大静脈症候群をきたす（図1）．
(6) 頻回な穿刺吸引にもかかわらず液体貯留を繰り返す嚢胞
　穿刺内容が血性の場合が多い．嚢胞内への出血が原因である．
(7) 悪性腫瘍合併を示唆する腺腫様甲状腺腫
　腺腫様甲状腺腫内に石灰化がみられると悪性腫瘍（特に乳頭癌）の合併頻度が増すと言われている．
(8) 補助診断法で悪性を示唆する結節
　細胞診で良性であってもあくまで暫定診断である．前述の如くカラードプラで，腫瘍自体の豊富な血流量を認めた場合，タリウムシンチグラムのdelayed phaseで集積の残留がみられた場合，CTおよび超音波上，辺縁不整，内部画像が不均一，低エコー像を呈する場合，エラストグラフィで硬い結節が描出されている場合などは悪性を否定できないため手術が考慮される．

2) 術式

(1) 核出術（enucleation）または部分切除術（partial resection）
　核出は明らかな良性結節で明瞭な被膜を持つもの，また真性嚢胞結節などに対して行う．被膜外側沿いに腫瘍のみをくり抜く．結節周囲の微細な変化や病変を残さぬようにするため病変部周囲の

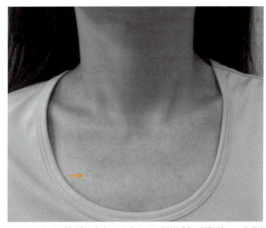

図5　右甲状腺腫瘍に対する内視鏡手術後の症例
右前胸壁の切開創（→）は開襟衣類で隠せる位置であり整容上の利点は明らか．

正常甲状腺組織とともに結節を腺葉部分切除の場合もある．
(2) 片葉亜全摘術（subtotal〜near total lobectomy）
　片葉上極や背側の僅かな正常組織を残し片葉を切除する．一部温存することで近接する上喉頭神経外枝，副甲状腺，反回神経を温存できる利点がある．
(3) 片葉全摘術（total lobectomy）
　上下甲状腺動静脈，中甲状腺静脈を結紮切離し，甲状腺片葉全体を切離する．峡部まで切除した場合は，葉峡部切除となる．片葉に限局した病変で，穿刺吸引細胞診で濾胞性腫瘍（鑑別困難）とされた結節，直径1 cm以下の微小乳頭癌症例などが対象となる．
(4) 甲状腺亜全摘術（subtotal thyroidectomy）
　反回神経，副甲状腺温存を考慮し両側背面を残す両葉亜全摘か片側全摘と対側葉亜全摘が標準術式で，腫瘍性疾患では腺腫様甲状腺腫をはじめ両側に腫瘍が存在する場合が対象となる．
(5) 甲状腺全摘術（total thyroidectomy）
　両側の上下甲状腺動静脈および中甲状腺静脈を結紮切離し甲状腺全組織を切除する．副甲状腺は下甲状腺動脈に支配されていることから，副甲状腺の機能温存のためには下甲状腺動脈本幹で結紮をせず，分岐し甲状腺内に流入する被膜沿いに切離する．亜全摘，全摘では術後甲状腺ホルモン補充が必要となる．片葉切除では機能が温存される

Ⅱ　甲状腺の臨床／各論

表3　内分泌頸部外科手術における内視鏡手術の対象疾患とその割合
（1998 年 3 月 1 日〜 2014 年 3 月 31 日)

疾患	合計	VANS	%
甲状腺	2634	671	25.5
良性	1159	520	44.9
悪性	1070	116	10.8
Basedow 病	372	34	9.1
橋本病	33	1	3.0
副甲状腺	298	18	5.9
原発性	261	17	6.5
続発性	43	1	2.3
その他	73	1	1.4
総計	3005	690	23.0

内視鏡手術の対象疾患は，良性，悪性の甲状腺腫瘍，Basedow 病，橋本病，副甲状腺腫瘍，その他（頸部神経鞘腫）である．甲状腺良性腫瘍は全症例の中の半数弱が VANS 法で行われており，当科における標準術式となりつつある．その他の疾患も含め，VANS 法の手術適応に関しては慎重に選択している．

ことが多い．

（6）内視鏡（補助）下甲状腺手術（endoscopic thyroidectomy）

整容上の利点（図 5）と術後 QOL の向上も含めた低侵襲性の観点から甲状腺内視鏡手術[6]が現在国内外に普及している．穿刺吸引細胞診で良性腫瘍，濾胞性腫瘍，片葉に病変が限局した腺腫様甲状腺腫（結節）が主な対象である（表 3）．術前検査で適応を慎重に選択して悪性腫瘍，Basedow 病にも行われている．良性腫瘍の手術適応では大きさが最も重要であるが出血量，手術時間に大きな変化が見られないのは約 5 cm までである．CT，超音波検査などで腫瘍の大きさを中心とした正確な術前評価が必要である．術式は核出から全摘まで可能．2016 年 1 月良性腫瘍（Basedow 病を含む）に対し，また 2018 年 4 月からは甲状腺悪性腫瘍に対しても本術式は保険収載された．

8.　主な手術合併症とその対応

❶ 術後出血

急性呼吸障害をきたしている状況下では居合わせた医師であれば科を問わず緊急の対応が必要となる．気道確保が困難なことが多いため，迷わず開創し原因となっている凝血塊を除去することが救命につながる．この状況下での挿管は不可能に

近くいたずらに危機を増強させる．

❷ 反回神経麻痺

片側麻痺は嗄声，誤嚥，水分のむせ，両側麻痺では窒息につながるため迅速な気道確保が必要となる．切断された神経を術中縫合しても声帯の動きは改善しないことが多いが，発声持続時間の改善，また音声の改善がみられることが多い．

❸ 上喉頭神経外枝麻痺

高音域，張りのある強い声が出にくくなる．

❹ 副甲状腺機能低下症

全摘，亜全摘後，2 腺温存されていれば機能は温存されることが多いが 3〜4 腺摘出されると低カルシウム血症が発生し，カルシウム補充を必要とする．

9.　予後

予後は良好である．ただし，濾胞性腫瘍の術後濾胞癌と病理診断されることがある．この時は微少浸潤型では定期的経過観察でよいが広範浸潤型であれば補完全摘術後アイソトープ治療とする．嚢胞では，液体成分の穿刺吸引により結節は縮小または消失する．再貯留を繰り返せば被膜ととも

に囊胞を完全切除する．病理結果が腺腫様甲状腺腫（結節）では残存甲状腺があれば腫瘍性病変が増大し再発の可能性もあるため，患者のICを得ておく必要がある．

◆文　献◆

1）甲状腺外科研究会（編）：甲状腺癌取扱い規約，第7版．金原出版，2015；14-15.
2）日本内分泌外科学会，日本甲状腺外科学会（編）：甲状腺腫瘍診療ガイドライン．金原出版，2010，91.
3）日本甲状腺学会（編）：甲状腺結節取り扱い診療ガイドライン 2013．南江堂，2013，143.
4）清水一雄：特集　甲状腺疾患─診断・治療のガイドライン─甲状腺良性腫瘍　総合診療 2000；49：2257-2261.
5）八代　亮：甲状腺良性結節の手術適応　内分泌外科の要点と盲点　第2版，幕内雅敏（監），小原孝男（編）．文光堂，2007，65-67.
6）Shimizu K, Akira S, Tanaka S：Video-assisted neck surgery：endoscopic resection of benign thyroid tumor aiming at scarless surgery on the neck. J Surg Oncol 1998；69：178.

◆ 一般目標

甲状腺内科医として良性腫瘍の種類と濾胞性腫瘍に対する疾患概念を理解し，外科的治療の適応，手術の合併症，術後経過の基本的な事項を理解する．

◆ 到達目標

1）良性腫瘍の種類を説明できる．
2）各種良性腫瘍の特徴と診断法，鑑別診断すべき疾患を説明できる．
3）濾胞性腫瘍の概念と対応につき説明できる．
4）良性腫瘍の手術適応と術式を説明できる．
5）手術の適応，合併症とその対応を説明できる．

Ⅱ　甲状腺の臨床／各論

Ⅱ 甲状腺の臨床　各論

4. 甲状腺腫瘍および腫瘍性病変
②甲状腺悪性腫瘍

〔研修レベルA〕

POINT

① 甲状腺癌には濾胞上皮由来の乳頭癌，濾胞癌，未分化癌，傍濾胞上皮由来の髄様癌などの病理組織型があり，それぞれ特有の生物学的性質を有する．

② 乳頭癌は超音波，細胞診による正診率が高く，予後良好である．年齢，浸潤・転移の程度によるリスク評価に基づき，手術範囲や補助療法の適応を決定する．

③ 濾胞癌は良性腫瘍との鑑別が困難であるが，広汎浸潤型では肺や骨への血行性遠隔転移をきたすことがある．

④ 未分化癌は分化癌（乳頭癌，濾胞癌）が未分化転化して発生することが多く，急速進行性できわめて予後不良である．

⑤ 髄様癌では CEA，カルシトニンが腫瘍マーカーとして有用である．散発型と遺伝型があり，遺伝型では多発性内分泌腫瘍症 2 型の部分症であることがある．

1. 疾患概念

　甲状腺悪性腫瘍には，濾胞上皮細胞由来の乳頭癌，濾胞癌（合わせて高分化癌と呼ばれる），低分化癌，未分化癌，傍濾胞上皮細胞（C 細胞）由来の髄様癌，リンパ球由来のリンパ腫のほか，甲状腺内迷入胸腺由来とされる Carcinoma showing thymus-like differentiation（CASTLE），扁平上皮癌，肉腫，転移性腫瘍などがある[1]．わが国のようなヨウ素摂取充足地域においては，上皮性悪性腫瘍（癌）の 90％以上を乳頭癌が占め，濾胞癌は 5％程度，未分化癌，髄様癌はそれぞれ 1〜2％ほどである．甲状腺癌はその病理組織型ごとに大きく特徴が異なる（表 1）．

　先進諸国においては近年，甲状腺癌罹患率の増加が著しく，その大半は検診機会の増加と超音波検査の普及，診断能の向上による小さな乳頭癌の発見率上昇に起因するものであるとされ，甲状腺癌による死亡率は横ばいであることが示されている．

2. 病因（甲状腺癌の危険因子）

（1）放射線被曝は甲状腺（乳頭）癌の発生リスクを増加させる．甲状腺への被曝線量と甲状腺癌発生頻度との間に有意な比例関係が存在し，被曝時年齢が若いほど甲状腺癌発症リスクは高まる．

（2）髄様癌の約 40％は遺伝型で，常染色体優性遺伝の遺伝形式を示す．*RET* 遺伝子の生殖細胞系列変異を認め，褐色細胞腫や原発性副甲状腺機能亢進症を伴う多発性内分泌腫瘍症（MEN）2A 型，褐色細胞腫に加えて粘膜下神経腫，マルファン様体型などを伴う 2B 型またはそれらの合併のない家族性髄様癌に分類される．髄様癌以外の甲状腺癌では約 5％が遺伝性に発生し，その一部には家族性大腸ポリポーシス，Cowden 症候群などの遺伝性疾患に伴うものがある．

4. 甲状腺腫瘍および腫瘍性病変

表1　甲状腺癌の組織型別の特徴

病理組織型	診断	予後	その他の特徴
乳頭癌	超音波，細胞診による正診率が高い	10年生存率90％以上と良好	発育緩徐．若年から高齢まで各年齢層に見られる．若年者は一般に予後良好で，予後不良のものは高齢者に多い．男女比は1：5〜7で女性に多い．リンパ節転移を起こしやすく，ときに局所浸潤を伴う．血行性転移は少ないが，部位としては肺が多い．
濾胞癌	良性腫瘍（濾胞腺腫）との鑑別が困難	10年生存率は85％程度遠隔転移をきたさなければ良好	ときに血行性の遠隔転移を肺や骨などにきたすが，リンパ節転移，局所浸潤はまれ．微少浸潤型の術前診断は困難．広汎浸潤型では遠隔転移が多い．
髄様癌	CEA，カルシトニンが腫瘍マーカーとなる遺伝型では *RET* 遺伝子変異を伴う	10年生存率は75％程度MEN2Bは不良	遺伝型と散発型がある．遺伝型は両側性で，副腎褐色細胞腫や副甲状腺機能亢進症を伴うことがある（MEN2）．リンパ節転移が重要な予後因子．
未分化癌		1年生存率20％以下ときわめて不良	高齢者に多く，急激に進行する．分化癌（乳頭癌，濾胞癌）から未分化転化して発生することが多い．

3. 症状

　甲状腺癌の自・他覚症状には，甲状腺腫瘍による前頸部結節，リンパ節転移による側頸部結節が多いが，最近では超音波検査等により無症状の甲状腺癌（ほとんどは乳頭癌）が発見されるケースが増えている．甲状腺癌により甲状腺機能異常をきたすことは通常ない．

　反回神経，気管，食道などに浸潤する局所進行性の高危険度癌では，嗄声，呼吸困難，血痰，嚥下障害を伴う．肺や骨への血行性遠隔転移による症候（血痰，咳嗽，疼痛，骨折，麻痺，あるいは画像所見など）が先行し，甲状腺に原発巣が発見されることもまれにある．未分化癌では急激に増大する前頸部腫瘍とともに局所の炎症症状（発赤，放散痛）や発熱・倦怠感・体重減少などの全身症状を伴うことが多い．

4. 診断

　甲状腺に結節を認める場合，家族歴，若年時の放射線被曝歴などの病歴を聴取した上で，視・触診を行う．硬い結節，可動性のない（周囲に固定している）結節，頸部リンパ節腫大を伴うもの，声帯の麻痺を伴うものでは悪性の可能性が高い．

　引き続き，超音波検査および穿刺吸引細胞診を行い，良・悪性の鑑別，病理組織型診断を進める．細胞診は超音波ガイド下に行うことが望ましい．一方，検診において微小な（乳頭）癌の発見に努めることは，無害な非臨床癌を多く発見してしまうことになり好ましくない．「甲状腺超音波診断ガイドブック」では，充実性腫瘍であっても5mm以下の場合には経過観察を勧めている[2]．

　血液検査により，甲状腺機能（FT$_4$，FT$_3$，TSH）や自己抗体（TgAb，TPOAb），腫瘍マーカーなどの測定を行う．甲状腺の結節が甲状腺ホルモンを自律的に産生している場合は悪性の可能性は低い．

　甲状腺癌との診断が得られた場合には，頸部CT・MRI，喉頭ファイバー検査や肺CT，FDG-PETなどにより，浸潤・転移の程度を診断し，病期（ステージ）分類[3,4]（**表2, 3**），リスク分類を行う．

Ⅱ　甲状腺の臨床／各論

表2　甲状腺癌の TNM 臨床分類（UICC/AJCC 第8版）

T-原発腫瘍*
TX ：原発腫瘍の評価が不可能
T0 ：原発腫瘍を認めない
T1 ：甲状腺に限局し最大径が 2 cm 以下の腫瘍
　　　T1a：甲状腺に限局し最大径が 1 cm 以下の腫瘍
　　　T1b：甲状腺に限局し最大径が 1 cm をこえるが 2 cm 以下の腫瘍
T2 ：甲状腺に限局し最大径が 2 cm をこえるが 4 cm 以下の腫瘍
T3 ：甲状腺に限局し最大径が 4 cm をこえる腫瘍，または前頸筋群（胸骨舌骨筋，胸骨甲状筋，もしくは肩甲舌骨筋）にのみ浸潤する甲状腺外進展を認める腫瘍
　　　T3a：甲状腺に限局し，最大径が 4 cm をこえる腫瘍
　　　T3b：大きさに関係なく，前頸筋群（胸骨舌骨筋，胸骨甲状筋，または肩甲舌骨筋）に浸潤する腫瘍
T4a：甲状腺の被膜をこえて進展し，皮下軟部組織，喉頭，気管，食道，反回神経のいずれかに浸潤する腫瘍
T4b：椎前筋膜，縦隔内の血管に浸潤する腫瘍，または頸動脈を全周性に取り囲む腫瘍

N-領域リンパ節
NX ：領域リンパ節の評価が不可能
N0 ：領域リンパ節転移なし
N1 ：領域リンパ節転移あり
　　　N1a：レベル VI（気管前および気管傍リンパ節，喉頭前/Delphian リンパ節），または上縦隔リンパ節への転移
　　　N1b：その他の同側頸部リンパ節，両側もしくは対側の頸部リンパ節（レベル I，II，III，IV，V）または咽頭後リンパ節への転移

M-遠隔転移
M0 ：遠隔転移なし
M1 ：遠隔転移あり

＊：乳頭癌および濾胞癌，低分化癌，Hürthle 細胞癌，未分化癌を含む．
〔James D Brierley, Mary K Gospodarowicz, Christian Wittekind, 編著，UICC 日本委員会 TNM 委員会，訳：TNM 悪性腫瘍の分類
第8版　日本語版，金原出版 2017：50-51．より転載〕

表3　甲状腺癌の病期（ステージ）分類（UICC/AJCC 第8版）

乳頭癌および濾胞癌（分化型），髄様癌，および未分化癌では異なる病期分類を用いることが推奨される．

	Stage	T	N	M
55 歳未満の乳頭癌および濾胞癌*	I 期	T に関係なく	N に関係なく	M0
	II 期	T に関係なく	N に関係なく	M1
55 歳以上の乳頭癌または濾胞癌	I 期	T1a，T1b，T2	N0	M0
	II 期	T3	N0	M0
		T1，T2，T3	N1	M0
	III 期	T4a	N に関係なく	M0
	IVA 期	T4b	N に関係なく	M0
	IVB 期	T に関係なく	N に関係なく	M1
髄様癌	I 期	T1a，T1b	N0	M0
	II 期	T2，T3	N0	M0
	III 期	T1，T2，T3	N1a	M0
	IVA 期	T1，T2，T3	N1b	M0
		T4a	N に関係なく	M0
	IVB 期	T4b	N に関係なく	M0
	IVC 期	T に関係なく	N に関係なく	M1
未分化癌	IVA 期	T1，T2，T3a	N0	M0
	IVB 期	T1，T2，T3a	N1	M0
		T3b，T4a，T4b	N0，N1	M0
	IVC 期	T に関係なく	N に関係なく	M1

＊：乳頭癌および濾胞癌，低分化癌，Hürthle 細胞癌を含む．
〔James D Brierley, Mary K Gospodarowicz, Christian Wittekind, 編著，UICC 日本委員会 TNM 委員会，訳：TNM 悪性腫瘍の分類　第8版　日本語版，金原出版 2017：52．より転載〕

5. 検査と鑑別診断

1 乳頭癌

　超音波所見として，充実性の低エコー結節，形状不整，縦横比大，境界不明瞭，結節内部の微細石灰化を示唆する多発点状高エコーなどが特徴的である．

　乳頭癌の基本的組織構造は乳頭状構造であるが，濾胞状構造を混在することもあり，診断は組織構築によらず，細胞とくに核所見によって決定される．細胞診では重畳核，スリガラス状核，核溝，核内細胞質封入体，砂粒小体などを認める．細胞診の正診率は95％以上である．

2 濾胞癌

　濾胞構造を基本とする濾胞上皮由来の悪性腫瘍で，乳頭癌に特徴的な核所見を認めないもの．悪性基準は腫瘍細胞の被膜浸潤，脈管浸潤，あるいは甲状腺外への転移のうち，少なくとも一つを組織学的に確認することであり，細胞異型は良・悪性の区別に関与しない．したがって，細胞診では鑑別困難である（ベセスダ診断システムでは濾胞性腫瘍と診断される）[5]．

　浸潤形式により微少浸潤型と広汎浸潤型に分類される．微少浸潤型濾胞癌は超音波検査所見でも濾胞腺腫との鑑別が困難である．広汎浸潤型濾胞癌では，超音波検査で充実性の低エコー結節で囊胞成分がないこと，境界部低エコー帯（halo）がないこと，粗大な高エコー（とくにリング状の石灰化）を有すること，結節内部の血流が豊富であることなどが特徴的である．

　血清Tg（サイログロブリン）高値（1,000 ng/mL以上）は濾胞癌を示唆する因子の一つではあるが，良性病変でも高値を示すことがあり，単独では鑑別診断に有用ではない．

3 低分化癌

　高分化癌と未分化癌との中間的な形態像および生物学的態度を示す濾胞上皮由来の悪性腫瘍．索状，充実性，島状の組織構造（低分化成分）が腫瘍の50％以上を占める．

4 未分化癌

　分化癌が未分化転化して生じることも多く，分化癌の既往や長期にわたり放置された甲状腺結節を病歴に持つことがある．

　画像上，腫瘍中心に壊死や先行病変の所在を示唆する卵殻状石灰化像を認めることが多い．血液検査にて，著明な白血球増多や高カルシウム血症をともなうことがある．細胞診では非常に高度な細胞異型・構造異型を認める．確定診断には生検が必要である．

　鑑別診断として甲状腺リンパ腫が第一に挙げられる．リンパ腫でも急激に増大する前頸部腫瘤が特徴的であるが，全身状態良好であることが多く，ほとんどの場合，背景に慢性甲状腺炎（橋本病）を有する．

5 髄様癌

　カルシトニンおよびCEAが腫瘍マーカーとなり，初期診断，術後再発診断に有用である．超音波検査では淡雪状の石灰化を認めることがある．細胞像は多様で，類円形や紡錘形の結合性に乏しい癌細胞を認める．背景にアミロイド物質を認めることがある．組織診断ではカルシトニンの免疫組織化学染色やアミロイドのコンゴ・レッド染色が有用である．

　髄様癌と診断された場合には，*RET*遺伝学的検査を行い，遺伝型か散発型かの鑑別を行う．*RET*遺伝子変異の部位と臨床病型，悪性度との間には関連性がある．

6. 治療

1 乳頭癌

　年齢，腫瘍径（T），甲状腺外浸潤（Ex），リンパ節転移（N），遠隔転移（M）などの危険因子の有無と程度を評価し，再発・原病死のリスクに応じて，甲状腺切除範囲，リンパ節郭清範囲，術後補助療法（TSH抑制療法，放射性ヨウ素[131]I内用療法）の要否を決定する．

　「甲状腺腫瘍診療ガイドライン」では，T1N0M0（T≦2 cmで被膜外浸潤なし，片側性）は低リスク

群として甲状腺葉切除を推奨する一方，T＞5 cm，N1（3 cm以上，内頸静脈・頸動脈・主要な神経，椎前筋膜へ浸潤する，あるいは累々と腫れているリンパ節転移），Ex2（気管および食道粘膜面を越える），M1は高リスク群として，甲状腺全摘と術後補助療法を勧めている．どちらにも該当しないグレーゾーンの症例については，反回神経麻痺・副甲状腺機能低下症の発生頻度と再発・生命予後の予測とのバランスをもとに個々の症例において手術を実施する施設で決定することが求められている[6]．臨床的に明らかなリンパ節転移を認める場合には治療的な領域郭清（気管周囲または内深頸領域）を行う．

T≦1 cmで明らかな転移・浸潤の徴候のない微小乳頭癌（T1aN0M0）に対しては，ただちに手術を行わずに経過観察（アクティブ・サーベイランス）を選択することも可能である．

2 濾胞癌（濾胞性腫瘍）

遠隔転移が明らかな濾胞癌に対しては，甲状腺全摘のうえ，[131]I大量療法を行う．広汎浸潤型濾胞癌の場合も甲状腺全摘・術後補助療法（TSH抑制療法，[131]I内用療法）が勧められる．濾胞性腫瘍に対する葉切除の結果，微少浸潤型濾胞癌と判明した場合は，補完全摘は行わずに経過観察することが多い．

3 未分化癌

腫瘍の広がり（ステージ）と全身状態，予後不良因子（高齢，急性増悪症状，白血球増多，腫瘍径大など）の多寡を考慮して，治療方針を決定する．手術，放射線外照射，化学療法の集学的治療を行いえた症例の中に長期生存例を認めるが，これらの完遂が可能な症例はまれである．TSH抑制療法，[131]I内用療法は無効である．初診時から終末期を意識した緩和ケアの導入が必要となる．

4 髄様癌

遺伝型で褐色細胞腫が合併している場合は，その治療を先行したうえで，甲状腺全摘（＋リンパ節郭清）を行う．散発型では甲状腺温存切除も可能である．TSH抑制療法，[131]I内用療法は無効で

ある．

5 甲状腺手術に伴う合併症

甲状腺手術に伴う合併症には，甲状腺機能低下症，副甲状腺機能低下症（テタニー），反回神経麻痺（嗄声，誤嚥，両側性の場合，窒息），上喉頭神経外枝麻痺（高音・強音発声障害），後出血（緊急性が高い），頸部違和感などがある．側頸部郭清に伴い，乳糜漏，迷走神経，横隔神経や副神経，交感神経，舌下神経の麻痺が起こる可能性がある．

6 濾胞上皮由来の分化癌に対する術後補助療法

濾胞上皮由来の分化癌に対する術後補助療法として，甲状腺ホルモン薬の十分量投与によるTSH抑制療法と[131]I内用によるアブレーション療法がある．高リスク群に適応となるが，TSH抑制療法では骨粗鬆症や心房細動，虚血性心疾患のリスクに配慮が必要である．甲状腺全摘後にヨウ素摂取制限のうえ，甲状腺ホルモン薬補充中止または遺伝子組み換えヒト甲状腺刺激ホルモン製剤（rhTSH）によりTSHを上昇させて，[131]Iを30〜100 mCi内服し，残存甲状腺組織の除去を行うのがアブレーション治療である．局所再発の可能性を減らすとともに，血清Tgを再発マーカーとして利用できるようになる（TgAbが陰性の場合）．

7 遠隔転移に対する[131]I大量療法の効果

遠隔転移に対する[131]I大量療法の効果は，標的病変に[131]Iが集積し，かつ病変の縮小が認められた場合に高いが，若年者の小さな（粟粒状）肺転移の場合などを除き，寛解に至る例はまれである．

8 分化癌の放射線感受性

分化癌の放射線感受性は低く，進行癌の場合でも局所制御においては外科治療が優先される．骨転移に対しては根治または除圧目的で整形外科的手術が考慮されるほか，放射線外照射，ビスホスフォネート薬，RANKL抗体薬などによる集学的治療を行う．

❾ 進行甲状腺癌に対するドキソルビシンなどの化学療法の効果

進行甲状腺癌に対するドキソルビシンなどの化学療法の効果は限定的である。最近、国際第3相試験により無増悪生存期間の延長効果が示されたことから、分子標的薬（チロシンキナーゼ阻害薬）である Sorafenib が根治切除不能な甲状腺分化癌および髄様癌に対し、Lenvatinib が根治切除不能な甲状腺癌（未分化癌、髄様癌を含む）に対し、Vandetanib が根治切除不能な髄様癌に対し適応を取得した。分化癌については RAI 治療抵抗性が適応条件とされている。手足皮膚反応や高血圧、タンパク尿など特有の副作用管理が重要であり、病勢進行が確認された症例に限定した使用が望まれる。

7. 予後

(1) 乳頭癌は進行緩徐で、その予後は一般に良好である。低リスク群では99%以上、高リスク群でも50〜70%の10年生存率が期待される。再発はリンパ節に多く、まれに肺などに遠隔再発をきたす。濾胞癌でも遠隔転移を生じないものでは予後良好である。甲状腺全摘（＋アブレーション）後は Tg が再発マーカーと

なる。頸部リンパ節再発の確認には超音波検査が有用である。

(2) 未分化癌の予後はきわめて不良であり、1年以上の生存はまれである。

(3) 髄様癌の予後は分化癌より悪く、未分化癌より良好である。リンパ節転移が重要な予後因子で、縦隔リンパ節や肝に再発することがある。CEA、カルシトニンが術後再発マーカーとしても有用である。

◆文　献◆
1) 甲状腺外科研究会（編）：甲状腺癌取扱い規約第7版．金原出版，2015.
2) 日本乳腺甲状腺超音波医学会，甲状腺用語診断基準委員会（編）：甲状腺超音波診断ガイドブック改訂第3版．南江堂，2016.
3) Brierley JD, Gospodarowicz MK, Wittekind C（編著），UICC 日本委員会 TNM 委員会，訳：TNM 悪性腫瘍の分類　第8版　日本語版，金原出版 2017：50-51.
4) Brierley JD, Gospodarowicz MK, Wittekind C（編著），UICC 日本委員会 TNM 委員会，訳：TNM 悪性腫瘍の分類　第8版　日本語版，金原出版 2017：52.
5) 日本甲状腺学会（編）：甲状腺結節取扱い診療ガイドライン 2013．南江堂，2013.
6) 日本内分泌外科学会，日本甲状腺外科学会，編：甲状腺腫瘍診療ガイドライン 2010 年版．金原出版，2010.

◆ 一般目標
甲状腺悪性腫瘍は病理組織型により生物学的性質が大きく異なり、診断・治療の方法や予後が異なることを理解する。個々の組織型においても、リスクに応じた治療方針、経過観察法が採用されることを理解する。

◆ 到達目標
1) 甲状腺悪性腫瘍の主な病理組織型（乳頭癌、濾胞癌、低分化癌、未分化癌、髄様癌、リンパ腫）について説明できる。
2) 甲状腺悪性腫瘍の疫学、病理組織型ごとの生物学的特徴（自然史、転移形式、予後と予後因子）を説明できる。
3) 甲状腺悪性腫瘍の診断法について、病理組織型ごとに説明できる。
4) 甲状腺悪性腫瘍の治療法について、病理組織型ごとに説明できる。

4. 甲状腺腫瘍および腫瘍性病変
③腺腫様甲状腺腫

〔研修レベル A〕

POINT

① 腺腫様甲状腺腫は，甲状腺が非腫瘍性・結節性増殖により腫大する多発性病変と定義されており，結節が 1～数個の場合は，腺腫様結節と呼ばれている．
② 超音波検査で悪性が疑われる結節については，穿刺吸引細胞診を施行する．
③ 単発性の場合，良悪の鑑別が困難な濾胞腺腫との鑑別が重要である．
④ 気管への圧迫症状がある場合や縦隔内に進展している場合は手術適応となる．

1. 腺腫様甲状腺腫（adenomatous goiter）とは

腺腫様甲状腺腫（adenomatous goiter）という病名は，わが国では日常診療で頻用されているが，これは病理学的診断名であり，「甲状腺癌取り扱い規約（第 7 版）」の甲状腺腫瘍の組織学的分類では，腺腫様甲状腺腫は，腫瘍様病変（tumor-like lesions）に位置づけられている（表 1）[1]．これによると，本症は，甲状腺が非腫瘍性・結節性増殖により腫大する多発性病変と定義されている．一方，欧米では，本症については multinodular goiter（多結節性甲状腺腫）という病名が同義語として多用されている[2]．多結節性甲状腺腫には，非中毒性と中毒性があるが，本項では，非中毒性のものを扱う（中毒性のものは，別項 p163 を参照）．また，非腫瘍性の結節性増殖が 1 個あるいはごく少数認められる場合は，腺腫様結節（adenomatous nodule）と呼ばれている．結節の形態的特徴は，その多様性，不均一性にあり，結節の数，分布，大きさ，内部構造などは症例によりあるいは個々の結節においても様々であり，出血，壊死，囊胞形成，結合織増殖，硝子化，石灰化などの 2 次的変化を伴う結節と充実性の結節がしばしば共存して認められる（図 1）．

表 1 甲状腺腫瘍の組織学的分類

1. 良性腫瘍
   a. 濾胞腺腫
2. 悪性腫瘍
   a. 乳頭癌，b. 濾胞癌，c. 低分化癌，d. 未分化癌
   e. 髄様癌，f. 悪性リンパ腫
3. その他の腫瘍
4. 分類不能腫瘍
5. 腫瘍様病変
   腺腫様甲状腺腫 など

〔甲状腺外科研究会（編）：甲状腺癌取り扱い規約第 7 版．金原出版，24-25，2015 より作成〕

2. 成因

腺腫様甲状腺腫の成因については不明な点が多いが，種々の環境因子，体質因子，遺伝因子が結節の増殖性因子として示唆されている．環境因子として代表的なものが，ヨウ素欠乏であり，ヨウ素欠乏地域に多発する地方性甲状腺腫として知られる．ヨウ素以外の環境因子としては，煙草，炭酸リチウム，cassava（タピオカの原料）などが，甲状腺増殖物質として挙げられている．体質性因子としては，TSH 刺激による過形成が代表的なものであり，TSH 産生腫瘍や TSH 受容体を刺激する Basedow 病で本症が認められる．また，地方性甲状腺腫や後述する甲状腺ホルモン合成障害においても，甲状腺機能低下による TSH 刺激が本症の発

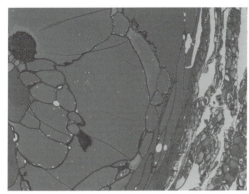

図1　腺腫様甲状腺腫の組織像（HE染色）
〔口絵38〕

症に関与していると考えられている[3]．インスリン様成長因子（IGF-1）も増殖性因子として作用し，GH産生腫瘍で本症が認められる．また女性では男性に比して本症の頻度が高く（2～10倍），女性ホルモン（estrogen）の関与も示唆されている．家族歴を有する者が多いことや一卵性双生児の方が二卵性双生児に比し発生頻度が高いことから，遺伝的因子が関与していることが示唆されている．さらにサイログロブリン遺伝子異常，TPO遺伝子異常，Pendred症候群などの甲状腺ホルモン合成障害において本症に合致する所見が認められる．

3. 症状，症候

1 自覚症状

(1) 甲状腺腫や結節が比較的小さい場合は無症状である．甲状腺腫や一部の結節が進行性に増大すると，近接臓器の圧迫による症状が生じてくる．
(2) 気管圧迫による症状は，呼吸困難，喘鳴，絞扼感である．特に縦隔内に進展した場合に，呼吸困難が生じやすい．また，縦隔内への進展により，上大静脈症候群を呈することもある．
(3) 甲状腺腫の後方への進展により食道が圧迫され，嚥下障害を引き起こす可能性があるが，食道は気管の後方に位置しているため，比較

的まれである．
(4) 痛みや圧痛はまれな症状であるが，甲状腺内に出血した場合に生じる．

2 他覚所見

(1) 触診により，結節の数，大きさ，性状，および，びまん性甲状腺腫大の有無を診る．
(2) 結節が多発性に触れる場合は，腺腫様甲状腺腫が疑われる．
(3) 嚥下により結節が上下に移動するか確認する．可動性がない場合は，悪性が疑われる．
(4) びまん性甲状腺腫大があり，全体に硬く触れる場合は橋本病の合併を疑う．逆にマシュマロのように柔らかい甲状腺腫を認めた場合はサイログロブリン遺伝子異常をはじめとする甲状腺ホルモン合成障害が疑われる．

4. 診断

(1) 視診，触診，超音波検査などで結節の数，大きさ，性状を確認する．
(2) 悪性が疑われる結節に対しては，超音波ガイド下に穿刺吸引細胞診検査を行う．
(3) 中毒性か否かを調べるために，血清TSH，FT_4濃度測定を行う．

5. 検査

1 内分泌検査のポイント

中毒性か否か，他の甲状腺疾患を合併していないかを調べるために，血清TSH，FT_4濃度測定を行う．TSHが抑制されている場合は，甲状腺中毒症の鑑別を要する（別項p163を参照）．TSHが高値の場合は，橋本病や甲状腺ホルモン合成障害の合併を考慮しその検索を行う必要がある．

2 画像診断のポイント

1) 頸部軟線X線撮影

正面像で気管の偏位・狭窄の有無を，側面像で石灰化像の有無を確認する．腫瘤が大きく，その

局在が下方にあるものでは，気管の位置・形態が変化する．また，濾胞腺腫では石灰化は比較的少ないが，本症では高率に認められる．

2) 超音波検査

腫瘤の部位，個数，最大径，形状，境界の性状，内部エコーパターン，内部エコーレベル，石灰化像の有無，所属リンパ節の腫大の有無などを確認する．

腺腫様甲状腺腫では，形状整で，囊胞変性を伴う結節が多発性（もしくは単発性）に認められる（図2）．一方，形状整で結節の内部エコーが均質であり，周囲に境界部低エコー帯を伴う場合は，濾胞性腫瘍が疑われる．

3) 頸部 CT 検査

結節が大きく縦隔内にまで腫大している症例では，胸骨・鎖骨の背側の性状をみるため CT による撮像により全体像を把握する必要がある．

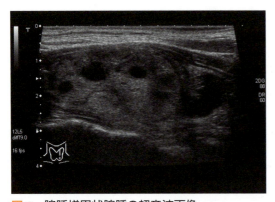

図2 腺腫様甲状腺腫の超音波画像

表2 腺腫様甲状腺腫と濾胞腺腫との鑑別

	腺腫様甲状腺腫	濾胞腺腫
病変数	多発性	単発性
被膜	薄い～厚い 不連続的	厚い 連続的
内部構造	不均一	均一
濾胞上皮細胞	多彩な形態	均一
結節外との類似性	有り	無し
周囲組織の圧排像	無し	有り
乳頭状構造	頻	まれ

〔Meissner WA, Warren S : Tumors of the thyroid gland. Washington, D.C. : Armed Forces Institute of Pathology ; 1969 を改変〕

3 穿刺吸引細胞診検査のポイント

触診，超音波検査で悪性が疑われる結節については，超音波ガイド下穿刺吸引細胞診を施行し確認する．超音波上，悪性が疑われない場合でも，径 20 mm を超える充実性結節については穿刺吸引細胞診を実施する．

6. 鑑別診断

単発性の結節（腺腫様結節）の場合，濾胞腺腫との鑑別が重要である．なぜなら，濾胞性腫瘍である濾胞腺腫と濾胞癌の術前での鑑別が困難であるからである．一般に，腺腫様甲状腺腫は，周囲組織と境界する繊維性被膜の発達を欠いており，結節の内部構造が多彩で不均一であり，周囲組織と類似の構造を呈し，圧排像を認めないとされている[4]．表2 に腺腫様甲状腺腫と濾胞腺腫の鑑別点を示した．

7. 治療

1 手術療法

手術療法の適応は，①癌の合併，あるいはその疑いが強い場合，②甲状腺腫が大きく，気管や食道への圧迫症状がある場合，③甲状腺腫が縦隔内に進展している場合，④整容上の問題を患者が訴えた場合，である．術式に関しては，多発性のものについては，以前は甲状腺亜全摘術が行われていたが，現在では甲状腺腫の再発を予防するために，甲状腺準全摘術や甲状腺全摘術が推奨されている．一方，単発性のもの（腺腫様結節）については，片葉切除術が行われることが多い．

2 TSH 抑制療法

甲状腺ホルモン（レボチロキシン Na：LT_4）を投与し，甲状腺増大因子である TSH を抑制し，甲状腺腫ないしは結節の縮小を図る治療法である．LT_4 は安価であり，方法も簡単であるため，従来よく行われてきた治療法であるが，中止するとサイズが元にもどるなど，その効果は疑問視されてい

る．また，長期にわたる甲状腺ホルモン投与により，閉経後女性においては骨粗鬆症，高齢者においては心房細動を含む心疾患を誘発する危険がある．したがって，TSH抑制療法は本症に対しては積極的には推奨されていないのが現状である．一方，橋本病の合併等によりTSH高値の場合は，LT_4治療の適応となる．

❸ 放射性ヨウ素（^{131}I）内用療法

腺腫様甲状腺腫に対し^{131}I内用療法を行うことで甲状腺腫が縮小することが報告されている．ただし^{131}I内用療法は，ヨーロッパでは頻繁に行われているが，わが国では非中毒性のものに対し甲状腺腫を縮小する目的では一般的には行われていない．

8. 予後

(1) 長期の経過観察により，甲状腺腫が増大し，結節が形成され，自律性が生じてくる場合があるので，本症においては長期にわたる経過観察が必要である[5]．6か月から1年に1度，問診，触診，超音波検査，甲状腺機能検査などで経過をみる．甲状腺腫が小さく，特に患者に自覚症状がない場合は，年1回程度でよい．

(2) 甲状腺癌合併の頻度は，本症以外の良性甲状腺疾患の手術例，甲状腺疾患を有さない患者の剖検例と変わりなく，特に本症で甲状腺癌合併の頻度が高いわけではない．また，ごくまれに切除標本で腺腫様甲状腺腫と診断されたものに，遠隔転移を生じ，濾胞癌に診断を訂正する症例もあり，注意を要する．

(3) 囊胞性結節で，まれに囊胞内出血をきたし，疼痛と結節の腫大を生じる場合があるので，そのときは来院を勧める．

◆文　献◆

1) 甲状腺外科研究会（編）：甲状腺癌取り扱い規約第7版．金原出版，2015：24-25.
2) Grah H：Multinodular goiter：pathogenesis and management The Thyroid. 10th edition. Lippincott Williams & Wirkins, 635-649, 2013.
3) 深田修司：腺腫様甲状腺腫のとらえ方，概念・成因・治療方法．日本臨床 2007：65：2106-2111.
4) Meissner WA, Warren S：Tumors of the thyroid gland. Atlas of Tumor Pathology, Fascicle 4, second series. Washington, D. C.：Armed Forces Institute of Pathology：1969
5) 日本甲状腺学会（編）：甲状腺結節取り扱い診療ガイドライン 2013．南江堂，2013：178-187.

◆ 一般目標

腺腫様甲状腺腫は，真の腫瘍ではなく，甲状腺が非腫瘍性・結節性増殖により増大する多発性病変であり，その成因として様々なものがあることを理解する．大半は経過観察でよいが，癌の合併や圧迫症状がある場合は手術適応となることを理解する．

◆ 到達目標

1) 腺腫様甲状腺腫の概念と成因について説明できる．
2) 腺腫様甲状腺腫の症状，症候について説明できる．
3) 腺腫様甲状腺腫の診断，検査について説明できる．
4) 腺腫様甲状腺腫の治療について説明できる．

4. 甲状腺腫瘍および腫瘍性病変
④甲状腺悪性リンパ腫

〔研修レベル A〕

POINT

① 橋本病を背景に発生する非常にまれな悪性腫瘍で中高年女性に好発する．
② 増大傾向を示す頸部腫大を呈し低エコー腫瘤像が判明した場合，穿刺吸引細胞診で疑い生検によって診断を確定する．
③ 中悪性度の DLBCL および低悪性度の MALT リンパ腫が主な組織型である．
④ 病理・病期分類によって治療方針を決定し，限局期 DLBCL では放射線外照射療法と化学療法の併用が，限局期 MALT リンパ腫では放射線外照射療法が用いられる．
⑤ 限局期全体では 5 年全生存率は約 80％以上が期待できる．

1. 甲状腺悪性リンパ腫とは

　甲状腺悪性リンパ腫（primary thyroid lymphoma：PTL）は，橋本病を背景に発生する非常にまれな悪性腫瘍である．男女比は 1：4，平均年齢は 60 歳代で中高年女性に好発する．増大傾向を示す頸部腫大を主訴に受診することが多く，このほか橋本病の経過観察中に低エコー腫瘤像が判明した場合，穿刺吸引細胞診で疑い生検によって診断を確定する．治療方針は病理・病期分類に基づき決定する．B 細胞性非ホジキンリンパ腫である中悪性度のびまん性大細胞型 B 細胞リンパ腫（diffuse large B-cell lymphoma：DLBCL）および低悪性度の粘膜関連リンパ組織（mucosa-associated lymphoid tissue：MALT）リンパ腫が主な組織型である．限局期 DLBCL では放射線療法と化学療法の併用療法が，限局期 MALT リンパ腫では放射線療法が用いられる．全体として限局期では 5 年全生存率は約 80％以上が期待でき，適切な治療が行なわれれば予後は良好である．一方で，見逃せば呼吸障害を示すまで増大すること，進行期では予後不良であることから，その可能性を考えておく必要がある．

2. 疫学

　節外性悪性リンパ腫の 1〜7％，甲状腺悪性腫瘍の 1〜5％とまれである．90％に橋本病を合併し，橋本病での発症危険度は一般人口に比し 70〜80 倍とされる．男女比は 1：4，平均年齢は 60 歳代で中高年女性に好発する．

3. 病因

　通常甲状腺にリンパ組織は存在しないが，慢性炎症としての橋本病を背景としその自己免疫異常に基づきリンパ球が浸潤し，慢性リンパ球刺激による形質転換や体細胞遺伝子変異により，悪性化クローン細胞の増殖が惹起され増大する腫瘤を形成するとの仮説が提唱されている．組織学的に，低悪性度の MALT リンパ腫と中悪性度の DLBCL が混在して存在すること，免疫グロブリンの発現解析から MALT リンパ腫から DLBCL へ形質転換することや，de novo の系の存在が想定されている．しかし，詳細な機序は未だ解明されていない．

4. 甲状腺腫瘍および腫瘍性病変

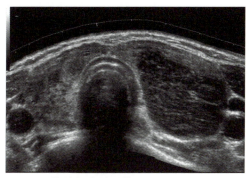

図1 甲状腺超音波画像
左葉の低エコー腫瘤を呈した症例. 内部低エコー, 後方エコー増強, 線状エコーを認める.

4. 症状・症候

臨床症状としては, ほとんどの症例で頸部腫大を自覚し 30～70％で増大傾向を伴い 20～30％で周囲への圧排症状として嗄声・呼吸困難・嚥下障害などを認める. 増大, 圧排症状は DLBCL で高頻度に認められる. 画像検査の普及によって偶発的に, あるいは橋本病の経過観察中に無症状で PTL の小結節病変を診断される症例が増加するものと考えられる.

5. 臨床検査

増大傾向を示す頸部腫大を主訴に受診した場合や橋本病の経過観察中に, 低エコー腫瘤像が判明した場合, 穿刺吸引細胞診で疑い生検によって診断を確定する.

1 血液検査

特異的検査所見はなく, 橋本病に特有な抗甲状腺抗体の陽性や血沈や血清 LDH, 可溶性インターロイキン 2 受容体抗体（sIL-2R）の上昇をみとめる. 診断時の甲状腺機能は多くの場合は正常で, 約 10～40％に甲状腺機能低下症をみとめる.

2 画像検査
1) 超音波検査

典型所見として①内部低エコー, ②後方エコー

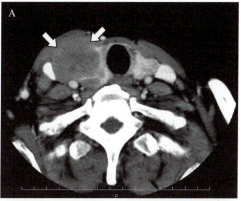

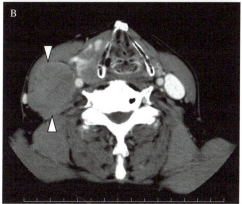

図2 頸部造影 CT 画像
A：甲状腺右葉は腫大し, 不均一な low density mass が認められる（⇨）. B：腫大した右頸部リンパ節が描出されている（▷）.

増強, ③まだら状（虫喰い様）低エコー, ④切れ込み像, ⑤線状エコー, ⑥顕著なリンパ節腫脹が挙げられる（図1）. 両側性病変では橋本病との鑑別が困難であること, 境界不整な場合は甲状腺癌が疑われる場合があること, 画像検査の普及により小さな結節状の低エコーを指摘される症例が増加していることに注意する.

2) CT

正確な病期分類, リンパ節病変の評価に必須である（図2）. 消化管病変は描出されにくく, 下記の FDG-PET 検査も参考に必要に応じ内視鏡検査を併用する.

3) FDG-PET, FDG-PET/CT, ガリウムシンチグラフィ

FDG-PET は中悪性度の PTL でも病期診断以外に効果判定・再発の評価に有用な可能性があり予後改善につながることが期待されている[1]. ただ

Ⅱ　甲状腺の臨床／各論

表1　PTL の病期分類

ⅠE	甲状腺に限局した病変があるもの
ⅡE	甲状腺に限局した病変と横隔膜の頭側のリンパ節に病変があるもの
ⅢE	甲状腺に限局した病変と横隔膜の両側のリンパ節，およびまたは，脾臓に病変があるもの
ⅣE	甲状腺に加えてリンパ節以外の臓器に病変があるもの

し FDG-PET は橋本病でも集積をみとめること，低悪性度リンパ腫では疑陰性となることに注意する．糖尿病での高血糖状態など FDG-PET が不適切な場合，ガリウムシンチグラフィ検査は依然有用な検査であり断層画像（SPECT）を追加することでより詳細に局在を評価しうる．FDG-PET 同様，低悪性度リンパ腫では疑陰性となりうる．

❸ 病理学的検査

1）穿刺吸引細胞診

著明な核小体，核形不整をもつ異型リンパ球が特徴的である．PTL は橋本病との類似性や弱い核異型から一般的には細胞診における診断率は低い．細胞診にフローサイトメトリー，免疫染色あるいは免疫グロブリン重鎖の遺伝子解析を併用する報告があるが，感度・特異度の点から現時点では生検による組織診断がすすめられる．

2）甲状腺生検

病理組織診断では HE・免疫染色を行い，フローサイトメトリーや，橋本病の反応性病変と鑑別が困難な場合免疫グロブリンの遺伝子再構成を参考に monoclonality を評価する．

3）骨髄穿刺（または生検）

病期分類のために行う．

6.　診断

❶ 病理診断

病理診断は B 細胞性非ホジキンリンパ腫がほとんどである．低悪性度の MALT リンパ腫が頻度 10〜30％，中悪性度の DLBCL および両者の混合型が頻度 60〜70％とされる．混合型は臨床的には DLBCL として扱う．この他，濾胞性リンパ腫，末梢 T 細胞リンパ腫，形質細胞腫等がまれなリンパ腫として発症する．なお，悪性リンパ腫の悪性

度は腫瘍の増殖スピードにより，低悪性度（indolent），中悪性度（aggressive），高悪性度（highly aggressive）に分けられ，それぞれ年単位，月単位，週単位の増殖スピードとされている．

❷ 病期分類

病期分類は，Ann Arbor 分類に従う（**表1**）．その頻度はⅠE 期が 30〜60％，ⅡE 期が 20〜70％と限局期がほとんどを占めⅢE・ⅣE 期は 10％程度である[2〜4]．

7.　治療

病理および病期分類に基づき治療方針を決定する．MALT リンパ腫の限局期症例ではⅠE・ⅡE 期とも放射線外照射療法単独療法が推奨される．ⅠE 期 MALT リンパ腫では外科治療や，増悪までは無治療で経過観察しても長期予後が期待できるとの報告もあり，QOL も考慮した PTL の管理が検討課題となっている．DLBCL および混合型の限局期症例ではⅠE・ⅡE 期とも放射線と化学療法の併用療法が推奨される．CD20（L26）抗原陽性を確認し CHOP 療法にキメラ型 CD20 モノクローナル抗体であるリツキシマブを併用する（RCHOP 療法）．RCHOP 療法後の de novo 肝炎の報告がありガイドラインに準じ肝炎ウィルスの評価を行う[5]．高齢者では症例ごとに化学療法の減量や化学療法への忍容性がなければ姑息的治療について検討する．ⅢE，ⅣE 期の進行期病変では，化学療法が主体となる．

外科治療の主な役割は診断（生検）であるが，局所圧排症状が強い場合，甲状腺癌との鑑別困難な場合，病変が小さく生検範囲の決定が困難な場合，高齢・合併疾患などでその後の放射線療法や化学療法の施行が困難な場合に，甲状腺片葉切除術や全摘出術を考慮する．

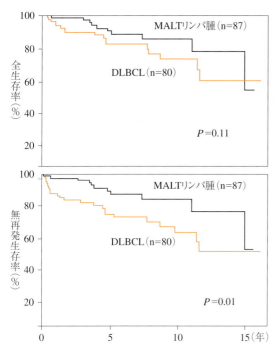

図3 限局期PTLの生存率
〔Watanabe N, et al：Clinicopathological features of 171 cases of primary thyroid lymphoma：a long-term study involving 24553 patients with Hashimoto's disease. British Journal of Haematology 2011；153：236-243〕

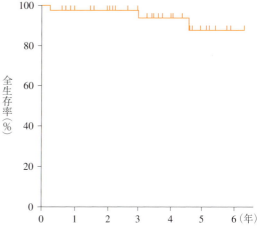

図4 限局期高齢者DLBCLの全生存率
―RCHOP療法導入後―
〔Watanabe N, et al：Rituximab-including combined modality treatment for primary thyroid lymphoma：an effective regimen for elderly patients. Thyroid 2014；24：994-999〕

8. 予後

進行期では5年全生存率は40％程度と不良であるが，限局期では5年全生存率はおおむね80％以上が期待できる．病理分類別では5年全生存率はMALTリンパ腫90％，DLBCLおよび混合型では81％，無再発生存率はMALTリンパ腫89％，DLBCLおよび混合型では73％と，MALTリンパ腫では予後良好である（図3）[3]．前述はリツキシマブ導入以前の成績で，RCHOP療法を標準治療とした後の高齢者DLBCLの5年全生存率は87％と顕著な改善をみとめている（図4）[6]．1408人のPTLの32年の経過を評価した大規模な検討では，ステージごとの疾患特異的生存率は，ⅠE期86％，ⅡE期81％，ⅢE期およびⅣE期64％で，組織分類ごとではDLBCL 75％，MALT 96％であった．Ⅳ期ではⅠE期より4倍死亡リスクが高く，DLBCLではMALTより5倍死亡リスクが高いことが示されている[4]．予後不良因子は進行期，

DLBCLのほか，年齢，増大・周囲への圧排症状，B症状，腫瘍径，病期，治療法などが報告されている[7]が不一致もみられる．

◆文 献◆

1) Treglia G, Del Ciello A, Di Franco D：Recurrent lymphoma in the thyroid gland detected by fluorine-18-fluorodeoxyglucose PET/CT. Endocrine 2013；43：242-243.
2) Derringer GA, et al：Malignant lymphoma of the thyroid gland：a clinico-pathologic study of 108 cases.：Am J Surg Patholol 2000；24：623-639.
3) Watanabe N, et al：Clinicopathological features of 171 cases of primary thyroid lymphoma：a long-term study involving 24553 patients with Hashimoto's disease. Br J Haematol 2011；153：236-243.
4) Graff-Baker A, et al：Prognosis of primary thyroid lymphoma：demographic, clinical, and pathologic predictors of survival in 1,408 cases. Surgery 2009；146：1105.
5) 日本肝臓学会編：肝炎治療ガイドライン（第3版），2017年8月
https://www.jsh.or.jp/medical/guidelines/jsh_guidlines/hepatitis_b（2018年9月確認）
6) Watanabe N, et al：Rituximab-including combined modality treatment for primary thyroid lymphoma：an effective regimen for elderly patients. Thyroid 2014；24：994-999.
7) Stein SA, Wartofsky L：Primary Thyroid Lymphoma：A Clinical Review. J Clin Endocrinol Metab 2013；98：3131-3138.

Ⅱ　甲状腺の臨床／各論

◆ 一般目標

橋本病を有する中高年女性に好発すること，特徴的な臨床症状，エコー所見を理解し，甲状腺悪性リンパ腫を疑うことができる．診断の手順を理解し，正しく病理組織診断・病期診断に導くことができる．主な組織型について治療法と予後を説明できる．

◆ 到達目標

1) 橋本病との関係：病因や発症危険度について説明できる．
2) 診断の契機となる特徴的な臨床症状，エコー検査での特徴を説明できる．
3) 診断に必要な検査について説明できる．
4) 主な組織型である DLBCL と MALT リンパ腫の治療方針を説明できる．
5) 主な組織型である DLBCL と MALT リンパ腫の予後を説明できる．

5. 小児甲状腺疾患

II 甲状腺の臨床

各論

5. 小児甲状腺疾患
①先天性甲状腺疾患

〔研修レベルA〕

POINT

① 原発性の先天性甲状腺機能低下症は，新生児マススクリーニングにより TSH 高値として発見され，発症頻度は 1/2,000〜3,000 人程度である．スクリーニングの導入により，身体発育および精神発達予後は明らかに改善している．

② 中枢性の先天性甲状腺機能低下症は，一部の地域で行われている FT_4 スクリーニングで早期発見が可能であるが，現行の TSH によるスクリーニングでは発見されない．

③ 先天性甲状腺機能低下症の診断や治療に関しては，マス・スクリーニングガイドライン（2014年改訂版）が公表されており，適切に活用する．

④ 先天性甲状腺機能亢進症の大部分は，Basedow 母体から出生する新生児 Basedow 病である．妊娠中から産科医，内分泌内科医，小児科医で情報の共有をし，適切な管理が望まれる．

1. 先天性甲状腺機能低下症

❶ 先天性甲状腺機能低下症とは

先天性甲状腺機能低下症（congenital hypothyroidism：CH）は，胎生期または周産期に生じた甲状腺の形態または機能異常による先天的な甲状腺ホルモン分泌不全の総称である．甲状腺ホルモンは胎生期・新生児期・乳幼児期の神経髄鞘形成に不可欠であり，この時期の甲状腺ホルモンの不足は不可逆的な成長障害や知能障害をきたしうる．CH は精神運動発達遅延を示す疾患のなかで早期発見，早期治療により予防できるものであり，世界的に新生児マススクリーニング（newborn screening：NBS）が行われ，その効果が認められることは周知の事実である．

先天性の甲状腺機能低下症は，障害部位の違いにより原発性（甲状腺自体の障害），中枢性（視床下部・下垂体の障害），末梢性（甲状腺ホルモン作用不全）機能低下症に大別される．末梢性甲状腺機能低下症については，甲状腺ホルモン受容体異常症の項目（p316）を参照のこと．またいずれの

甲状腺機能低下症においても一過性機能低下の病態があることが知られている．

❷ 先天性甲状腺機能低下症の疫学と新生児スクリーニング

1）原発性 CH

わが国において，原発性 CH の早期発見を目的にした濾紙血 TSH 測定による NBS が 1979 年から全国的に実施されている．NBS の普及に伴い CH は，早期発見・早期治療が行われ，その予後は著しく改善した．NBS 以前に臨床症状で発見された CH の頻度は 1/6,000〜7,000 人とされていたが，NBS 開始後は軽症例がみつかるようになり，1/2,000〜3,000 人と発見頻度は増加している[1]．

2）中枢性 CH

わが国の一部の地域では，NBS として濾紙血 TSH と FT_4 の同時測定を行っており，中枢性 CH が発見されている．中枢性 CH の発生頻度は，札幌市と神奈川県からの報告では約 15,000〜30,000 出生に 1 名と報告されている．同様に T_4 スクリーニングを行なっているオランダから，約 1/16,000 人の発症頻度であったと報告されている[1]．わが

223

Ⅱ　甲状腺の臨床／各論

表1　甲状腺ホルモン合成障害の原因遺伝子

遺伝子名	別名	MIM No.	遺伝形式	その他症状
SCL5A5	sodium-iodide symporter（NIS）	601843	AR	ヨウ素濃縮障害
SCL26A4	pendrin（PDS）	274600	AR	感音性難聴
TG	thyroglobulin	188450	AR	甲状腺癌
TPO	thyroid peroxidase	606765	AR	ヨウ素有機化障害
DUOX2	dual oxidase 2	607200	AR/AD	一過性甲状腺機能低下症
DUOX2A	dual oxidase maturation factor 2	612772	AR	一過性甲状腺機能低下症
IYD	iodotyrosine deiodinase gene（DEHAL1）	274800	AR	DIT 高値

AR：常染色体劣性，AD：常染色体優性，DIT：diio dotyrosine.

国で行われた全国調査では，中枢性 CH の発症頻度は 1/50,000 人以上で，男児に多く TSH 単独欠損症は 1/4 を占めた．TSH 単独欠損症は，FT_4 スクリーニングを行っていない地域では，見逃されている可能性が示唆されている[2]．

❸ 先天性甲状腺機能低下症の病因について

1）永続性原発性 CH の病因

甲状腺形成異常（TD）と甲状腺ホルモン合成障害（thyroid dyshormonogenesis）に大別されるが，軽症例では分類不明な例も少なくない．TD は，原発性 CH のおよそ 85％ を占めるとされているが，NBS でみつかる CH を母集団とすると約 50％ が TD である．TD は形態的に，異所性甲状腺，甲状腺低形成/片葉形成不全，甲状腺無形成に分類されるが，そのうち異所性甲状腺（主に舌根部甲状腺）が 50％ と最も多い．TD の発症のほとんどが孤発例であり，家族性 TD の患者はごくわずかである．TD の病因は大部分が不明であり，器官形成期における環境要因等の非遺伝的な因子が要因と考えられている．一部の患者において *PAX8*，*NKX2-1*，*FOXE1* 変異などが報告されている[1]．

一方，甲状腺ホルモン合成障害は，ホルモン合成障害の各段階における障害により原発性 CH が発症する．以前は，甲状腺ホルモン有機化障害，ヨード濃縮障害，有機化以降の合成障害など分類されていたが，それぞれの障害部位における遺伝子異常によって発症することが明らかになっている[1]（**表1**）．機能喪失型 TSH 受容体遺伝子変異は，*TSHR* 変異により甲状腺細胞の TSH 刺激に対する反応性が低下し，TSH 不応として甲状腺機能低下

症をきたす．

2）一過性原発性 CH の病因

一過性機能低下症の原因として，ヨード欠乏および過剰，Basedow 病母体の服用した抗甲状腺剤の影響，母体からの阻害型 TSH 受容体抗体の移行，低出生体重児など未熟性によるもの，*DUOX2* および *DUOXA2* 異常症が知られている[1]．

3）中枢性 CH の病因

TSH 単独欠損症と他の下垂体前葉機能低下症に伴うものに大別される．TSH 単独欠損症の原因遺伝子として，従来から *TSHβ*，*TRHR* 異常症が知られていたが，2012 年に X 連鎖性で巨大精巣を伴う *IGSF1* 異常症，2016 年に X 連鎖性で難聴を伴う *TBL1X* 異常症が報告されている．他の下垂体前葉機能低下症に伴うものは，下垂体や脳の発生異常として，*HESX1*，*SOX2*，*OTX2* などの転写因子の異常のほか，全前脳胞症などの奇形症候群の一部として発症する場合もある．中枢性 CH は，未だ多くの症例の原因は解明されていない[3]．未治療またはコントロール不良の Basedow 病母体から生まれた新生児が，妊娠後期の甲状腺ホルモンの移行により下垂体の抑制を受け，一過性の中枢性 CH を呈することが知られている．

❹ 天性甲状腺機能低下症の問診，理学的所見

1）母体要因の問診

母体関連の問診としては，①母および家系内の甲状腺疾患の有無，②抗甲状腺剤やその他の内服（ヨウ化カリウムやアミオダロンなど）状況，③ヨード過剰に関連した問診が重要である．これらの要因はいずれも一過性 CH の原因となる．

（1）母体中に存在する阻害型TSH受容体抗体（TSH stimulation blocking antibody：TSBAb）は，TSH高値の原因になる．母体がBasedow病から甲状腺機能低下に移行した症例，萎縮性甲状腺炎，慢性甲状腺炎（橋本病）の場合には，母体または児のTSBAb検査をすることは，TSH高値の原因究明や予後の予測に役立つ．CHを含めた甲状腺疾患の有無に関しては，母親だけでなく，父親の家系にも問診が必要である．まれに母親がBasedow病の^{131}I内用療法後や甲状腺亜全摘後で，現在無治療の場合には甲状腺疾患合併妊娠と認識されていないことがある．既往歴を含めて母体の甲状腺疾患の有無について注意深い問診が必要である．

（2）母体に処方された抗甲状腺剤（PTUまたはMMI）は，妊娠中は胎盤を介して，出生後は母乳を介して児へ移行し，児の甲状腺機能低下をきたしうる．ヨウ化カリウムやアミオダロンは，薬剤中に大量のヨードを含有しており，ヨード過剰による甲状腺機能低下の原因となる．その他の薬剤（炭酸リチウムなど）でも児のTSH高値の原因になる可能性があり，母親の内服歴の問診は重要である．

（3）ヨードは過剰でも不足であっても児の甲状腺機能低下症をきたしうる．ヨード過剰に関しては，妊娠前の子宮卵管造影の既往（造影剤は油性か水性か），妊娠後期または出産後のイソジン®うがいの有無，昆布だしや昆布加工食品の使用頻度など問診する．

2）新生児要因の問診

ヨード過剰に関する問診として，胎児造影やヨード消毒剤（臍処置など）の使用の有無を確認する．CHでは，甲状腺以外の奇形の頻度が高いと報告されている．そのため周産期における病歴の有無や新生児聴覚スクリーニングの結果などを問診する必要がある．

3）理学的所見

重症な甲状腺機能低下症の症例では，遷延性黄疸・四肢冷感・不活発などの症状を認めるが，軽症例では通常目立った症状を呈さない．ガイドライン[1]では，チェックリストとして，①遷延性黄疸，②便秘，③臍ヘルニア，④体重増加不良，⑤皮膚乾燥，⑥不活発，⑦巨舌，⑧嗄声，⑨四肢冷感，⑩浮腫，⑪小泉門開大，⑫甲状腺腫があげられており，2つ以上満たす場合は，検査結果を待たずに治療を開始するとされている．上記の症状は，非特異的な症状が多いため，迅速に甲状腺機能検査ができるようになった現在においては，あくまで検査結果をみてから治療の適応を判断するのが望ましいと思われる．またCHでは甲状腺以外の合併奇型の頻度が高いことが知られており，特に先天性心疾患，男性の腎泌尿器系の異常が多いとされている．診察時には心雑音や外性器所見にも注意が必要である．またDown症候群などの先天奇形症候群の頻度も高いので，全身の小奇型に関しても詳細な診察が必要である．

5 先天性甲状腺機能低下症の初診時の検査項目と診断

1）原発性CH（NBSでTSH高値例）

初診時に検査すべき項目として，甲状腺機能検査（TSH，T_4，T_3），サイログロブリン（Tg），両膝正面X線（大腿骨遠位骨端核の確認），甲状腺超音波検査，尿中総ヨウ素が必須の項目である．初診時の検査は最も重要である．原発性CHの診断はNBSの結果，臨床症状，画像所見，精査時の甲状腺機能検査などから総合的に診断する．CH以外のTSH高値となる病態を**表2**に示す．

（1）甲状腺機能検査

TSH，T_4値は，いまだにキット間差があることが知られている．早産児などでは，現在の測定キットでは見かけ上T_4は低値になる．現行の測定キットにおける日本人新生児の検査基準値は存在せず，レボチロキシンナトリウム（LT_4）補充を開始する具体的な基準値は決められていない．ガイドライン[1]では，血清TSH 30μU/mL以上または血清TSH 15〜30μU/mLかつT_4低値（＜1.5ng/dL）を目安に治療開始することが推奨されている．濾紙血TSH値×1.6がおよそ血清TSH値になるので，TSH値が低下傾向にあるか否かも治療方針の参考となる．生後6か月未満でTSH≧10 mIU/L，生後12か月でTSH≧5 mIU/Lの場合には治療を行うことを考慮する．

Ⅱ　甲状腺の臨床／各論

表2　先天性甲状腺機能低下症以外に高 TSH 血症を呈する疾患

	病因/疾患	その他特徴
一過性甲状腺機能低下症	ヨード過剰/欠乏 抗甲状腺剤 阻害型 TSH 受容体抗体 抗 TSH 抗体，抗マウス IgG 抗体	
持続性高 TSH 血症	偽性副甲状腺機能低下症 ホルモン抵抗性を伴う末端異骨症 甲状腺ホルモン不応症 乳児肝血管腫	PTH 高値, AHO 徴候 短指症 FT$_3$, FT$_4$ 高値 FT$_3$ 低値

AHO：オルブライト遺伝性骨異栄養症.

（2）血清サイログロブリン（Tg）値

　Tg は甲状腺特異的タンパクであり，甲状腺ホルモン合成において必須の分子である．通常，甲状腺のサイズと Tg 値は相関関係にあり，甲状腺ホルモン合成障害の一部やヨード過剰による甲状腺機能低下症において異常高値となる．一方，甲状腺無形成や Tg 合成異常症では低値となる．甲状腺腫大があるのに，Tg 低値（＜10ng/mL）の場合には，Tg 合成異常（Tg 遺伝子異常症）が疑われる．異所性甲状腺の場合も，比較的高値になるので，甲状腺超音波で正所に甲状腺を同定できない場合，Tg 高値であれば異所性甲状腺，Tg 低値の場合には甲状腺無形成の可能性が高い．また母体由来の抗 Tg 抗体が存在すると測定上の低値になるため，低値の場合には抗 Tg 抗体の測定も必要である．

（3）両膝 X 線

　大腿骨遠位骨端核（distal femoral epiphyseal center：DFEC）の大きさは，乳児期の骨年齢の評価として用いられる．正常児において，在胎 37 週の時点では，ほぼ全例 DFEC の出現が認められる．甲状腺機能低下症では，骨成熟が遅延するため，DFEC は未出現または小さくなる．生後 1 年の精神発達と診断時の DFEC のサイズは，診断時の TSH 値や T$_4$ 値よりも関連性があると報告されており，胎児期から診断時までの児の甲状腺機能低下の重症度をあらわすよい指標になる．DEFC の最大横径 3 mm 以上を正常と判断している．大腿骨遠位骨幹端の幅と DFEC 最大横径の比は，生後 1 か月の正常値は 0.3〜0.4 程度であ

る．早産児の場合は，修正週数相当で評価する必要性がある．DEFC サイズが小さい症例においては，診断時の甲状腺機能低下の程度に関わらず，注意深い発達面の経過観察が必要である．

（4）甲状腺超音波検査

　甲状腺の位置およびサイズを確認する．甲状腺のサイズに関しては，色々な計測方法があるが，乳児期早期であれば，最大横径を計測するのが最も簡便である．甲状腺峡部厚が最大となる横断面で，最大横径を計測する．生後 1 か月未満の最大横径の正常値は，23.5 ± 1.6 mm，生後 1 か月では 25.6 ± 1.6 mm と報告されている．正所に甲状腺を容易に描出できない場合は，甲状腺無形成や異所性甲状腺が考えられる．カラードプラーを併用することで，舌根部甲状腺なども描出可能とされている．異所性甲状腺や甲状腺無形成でも，正所に高輝度の組織や嚢胞が描出される場合があり，低形成と診断されていることがある．これは，濾胞傍細胞となる後鰓体の残余物を描出しているためである．最終的には病型診断時に甲状腺シンチグラムでの確認が必要である．

（5）尿中総ヨウ素

　ヨードは過剰であっても，不足であっても甲状腺機能低下症の原因となる．ヨード過剰とする基準値の設定はないが，仮に尿中総ヨウ素 1,000 μg/L 以上とすると約 1/4 の症例がヨード過剰となる報告もある．初診時にヨード過剰が明らかな場合には，一過性甲状腺機能低下症の可能性があり，治療方針を決める

上でも必要な検査である．しかし，尿中総ヨウ素高値例が必ずしも一過性CHとは限らない．

2）中枢性 CH（NBS で FT_4 低値例など）

現在わが国において，札幌市，山形県，神奈川県などの地域において TSH・FT_4 同時スクリーニングが行われているが，日本全体の出生数のおよそ 10%にすぎない．これらの地域にはおいては，FT_4 低値としてスクリーニングされている．問診や理学的所見に関しては，原発性 CH と大きく変わることはない．TSH 単独欠損症ではなく，他の下垂体前葉ホルモン障害に伴う場合には，成長ホルモン分泌不全や ACTH 分泌不全などにより，低血糖，末梢循環不全，ショックなどの重篤な症状を呈しうる．

（1）検査項目

原発性 CH の検査に加えて，TBG，PRL，ACTH，cortisol，LH・FSH，IGF-1，TRH 負荷試験，頭部 MRI 検査などを適宜行う．

（2）診断

小児においても「間脳下垂体機能障害に関する調査研究班」平成 21 年度総括・分担研究報告書（2010 年 3 月）に掲載されている「TSH 分泌低下症の診断と治療の手引き（平成 21 年度改訂）」を参考として診断する．下記の主症候の 1 項目以上と検査所見の 1〜3 の全てを満たす場合を確実例とする．ただし，TSH 分泌を低下させる薬剤投与例は除く．

（3）主症候

1. 耐寒能の低下 2. 不活発 3. 皮膚乾燥
4. 徐脈 5. 脱毛 6. 発育障害

（4）検査所見

1. 血中 TSH は高値ではない（甲状腺ホルモン値（FT_3，FT_4）の低値に比して TSH 値が不相応に低値，視床下部性では TSH 軽度高値のこともある）

2. TRH 負荷試験において，血中 TSH 値は低反応ないしは無反応．または視床下部障害の場合には，遷延反応．

3. 血中甲状腺ホルモン（FT_3，FT_4）の低値 FT_3 低値の場合には，Low T3 syndrome が疑われる．

6 先天性甲状腺機能低下症の治療について

1）原発性 CH

治療はレボチロキシンナトリウム（LT_4，チラーヂン S® など）で 10 µg/kg/日から開始，最重症例では 15 µg/kg/日で治療を開始する．しかし中等症やサブクリニカル CH の場合には，3〜5 µg/kg/日で治療することが可能である．いずれの量においても，甲状腺ホルモン検査，臨床症状に留意し，過少，過剰投与にならないようにすることが大切である．治療の指標として，血清 TSH 値を正常範囲，FT_4 は年齢別の正常値の 50%以上から正常上限を目標として LT_4 量を調節する．モニタリングの間隔は，初期投与開始後 1 週間後，2 週間後，4 週間後，その後 1 歳までには 1 か月ごと，それ以降成人期までは 3〜4 か月毎でフォローすることが，推奨されている[1]．また臨床症状がなくかつ血清 FT_4 値が正常範囲であるが，血清 TSH が正常値より軽度高値（5〜15 µIU/mL 程度）の場合の方針については，エビデンスレベルの高い研究はない．生後 4 週で血清 TSH 値が正常化しない場合には治療を行うことが望ましいとされている．しかし，無治療で甲状腺機能検査を行い，一月に一回程度甲状腺機能を検査しながら，慎重に経過観察することもある．このような場合，一度専門医にコンサルトすることが望まれる．LT_4 の内服については，朝，夕あるいは食前，食後の投与が可能であるが，毎日一定の時間に服用することが推奨されている．新生児〜乳児では薬剤は少量の水または母乳またはミルクに溶いて投与する．LT_4 の吸収を阻害するものとして，大豆乳，鉄剤，カルシウム，胃薬，イオン交換樹脂があるので，これらを L-T_4 と同時に摂取するのは避ける必要性がある．

2）中枢性 CH

原発性 CH と同様に LT_4 治療を診断後早期に開始する．血清 TSH 値が治療の指標にならず，FT_4 を年齢別の正常値の 50%以上から正常上限になるように LT_4 量を調節する．少量から開始し，徐々に増量する方法が安全であるが，初期量に関するエビデンスレベルの高い研究はない．最終的な LT_4 量は，原発性 CH とあまり差がないことが報告されている[3]．また中枢性の副腎不全の合併

Ⅱ　甲状腺の臨床／各論

や成長ホルモン分泌不全などの合併がないことを十分に注意しながら，LT$_4$治療を行う必要性がある．必要に応じて，ヒドロコルチゾンや GH の補充を併用する．

7 先天性甲状腺機能低下症の予後について

1）原発性 CH

（1）身体発育および精神発達予後

適切な治療が行われれば，身体発育および精神運動発達とも問題ない．わが国における 1994 年から 1999 年に発見された CH 患児の全国追跡調査成績では，1〜5 歳の各年齢の DQ/IQ は 104.1〜107.3 と良好であった．しかし，重症な CH 患者では軽微な認知能や行動異常，注意欠陥の問題が青年期，成人期に存在すると報告されている．また注意欠陥の問題は，L-T$_4$ の初期の過剰投与と関連するとの報告もあるが，結論は得られていない．成人身長に関しては，2002 年に小児慢性特定疾患治療研究事業に登録されている 2,341 例の CH 患児の解析では，身長体重ともに標準的であったと報告されている．

（2）生活の質（QOL）/妊孕性

Sato らは，若年成人期 CH 患者 51 人の QOL 調査において，健常対象と有意差がなかったと報告しており，NBS でみつかった CH 患者の長期予後は明らかに改善している[4]．またスクリーニング開始当初の女性が生殖年齢に達しているが，重症な CH 女性では，生殖能力が正常女性に比較し低い可能性が報告された．その後フランス全体の CH コホートをもとに，多数例における CH 女性の妊娠転帰，LT$_4$ 治療の適切さ，妊娠中の LT$_4$ の必要量が検討された．CH 妊婦は妊娠合併症との関連が推測され，特に妊娠初期から中期にかけて，慎重に甲状腺機能のモニタリングをすることで，妊娠合併症を防げる可能性があると報告されている．わが国での検討も必要な事項と考えられる．

2）中枢性 CH

下垂体機能低下症の一部として発症する場合には，中隔視神経形成異常症（septo-optic dysplasia：

SOD）などの中枢神経系の奇形や視神経の異常などを合併することがあり，QOL 低下や精神運動発達遅滞を高率に認める[2]．TSH 単独欠損症の予後については，未だ不明な点が多い．主要な原因と考えられる IGSF1 異常症において，精神運動発達遅滞，軽度注意欠陥・多動性障害などが報告されており，疾患自体の症状か否かはまだ明らかになっていない[5]．

2. 先天性甲状腺機能亢進症

1 先天性甲状腺機能亢進症とは

先天性甲状腺機能亢進症は，新生児期に発症する甲状腺機能亢進症で，ほとんどが母体 Basedow 病による一過性の甲状腺機能亢進症（新生児 Basedow 病）である．Basedow 病母体から出生した児の約 1〜2% にみられ，25,000〜50,000 出生に 1 人程度で発症する．妊娠後期の母体の TSH 受容体抗体が高値の場合〔第 2 世代 10 IU/L あるいは 70% 以上，第 3 世代 10 IU/L 以上，あるいは正常上限値の 3 倍（通常は 5 IU/L 以上）〕，さらに TSH 刺激性受容体抗体（TSAb）も高値の場合に，新生児 Basedow 病を発症する可能性がある．

2 先天性甲状腺機能亢進症の病因について

1）新生児（一過性）甲状腺機能亢進症

母体の TSH 受容体抗体の経胎盤的移行により，児（胎児）の甲状腺ホルモン産生が増加し，甲状腺中毒症状をきたす．

2）永続性甲状腺機能亢進症

児が甲状腺中毒症状を示しながら，TSH 受容体抗体が陰性である場合には，機能獲得型 TSH 受容体遺伝子異常や McCune Albright 症候群などを考慮する．この場合，一過性ではなく永続的な甲状腺機能亢進症となる．

3）新生児甲状腺中毒症

未治療またはコントロール不良の Basedow 病母体が，妊娠後期に甲状腺機能亢進状態にあると母体から胎児へ高濃度の甲状腺ホルモンが以降し，胎児も甲状腺中毒症状態となる．

❸ 先天性甲状腺機能亢進症の症状・症候について

甲状腺中毒症状としては，頻脈，易刺激性，哺乳良好にも関わらず体重増加不良，排便回数の増加，発汗過多，突出した眼，まれに肝脾腫，血小板減少，心不全，肺高血圧，不整脈，上気道閉塞などをきたし，死亡することもある．重症例では，出生直後から甲状腺中毒症状が顕在化するが，母体由来の抗甲状腺薬や TRAb の力価の影響により，生後 3〜7 日程度で発症する．

母が甲状腺亜全摘手術や放射性ヨウ素内服療法を受け，残存する抗体の甲状腺刺激活性が強い場合には，胎児期から甲状腺機能亢進症を発症し，子宮内胎児発育不全，頻脈，心不全，胎児死亡に陥ることもある．

❹ 先天性甲状腺機能亢進症の診断について

1）新生児 Basedow 病

通常の Basedow 病の診断基準（上記の甲状腺中毒症状＋血清 FT_3，FT_4 上昇，TSH 抑制，TSH 受容体抗体陽性）に加え，母体 Basedow 病またはその既往（甲状腺亜全摘後や放射性ヨウ素内服療法後も含む）と妊娠後期の母体の TSH 受容体抗体の高値〔第 2 世代 10 IU/L あるいは 70％以上，第 3 世代 10 IU/L 以上あるいは正常上限値の 3 倍（通常は 5 IU/L 以上）〕により診断する．まれに，新生児 Basedow 病を契機に母親の Basedow 病が明らかになることがある．児の大腿骨遠位端骨核の成熟度は，胎内での甲状腺機能亢進状態の指標となる．母体の抗甲状腺薬の影響，TRAb や TSAb の力価，TSBAb の有無などにより，児の甲状腺機能は様々で，出生後すぐに症状を呈する場合や日齢 7 日頃に甲状腺中毒症の症状を呈することもある．母が甲状腺亜全摘後や放射性ヨウ素内服療法後で，正常甲状腺機能になっている場合，妊娠中に TSH 受容体抗体の検査が行われていないことがあり，特に注意が必要である．

2）永続性甲状腺機能亢進症（非自己免疫性甲状腺機能亢進症）

甲状腺中毒症状を示しながら，TSH 受容体抗体が陰性である場合に，非自己免疫性甲状腺機能亢進症を鑑別する．胚細胞の *TSHR* の機能獲得型変異が報告されており，児の *TSHR* 変異解析により

確定する．常染色体優性遺伝性疾患であるが，同一変異であっても表現型は様々で，時に母が Basedow 病と診断されていることがある．軽症例も報告されていることから，新生児期に限らず非自己免疫性甲状腺機能亢進症の鑑別にあげるべきである[6]．

3）McCune-Albright 症候群

幼児期・小児期に発症する TSH 非依存性の甲状腺機能亢進症で，機能亢進性甲状腺腫となる．Café-au-lait 色素斑，多発性繊維性骨異形成症に加え様々な内分泌臓器の機能亢進症状をきたす（思春期早発症，Cushing 症候群など）．罹患臓器における *GNAS* の機能獲得型変異を証明する．次世代シークエンサーを用いた末梢血の低頻度モザイク *GNAS* 変異の高感度検出も試みられている．

❺ 新生児 Basedow 病の治療について

頻脈，易刺激性，哺乳良好にも関わらず体重増加不良などの症状を伴い新生児 Basedow 病と診断されれば，治療を開始する．無症状の児に対する治療の必要性に関しては，コンセンサスはない．薬物療法として，①抗甲状腺剤（MMI または PTU），②無機ヨウ素があり，頻脈・心不全に対しては β 遮断薬（プロプラノロール 2 mg/kg/日分 2）を併用する．必要に応じて，酸素投与，強心剤，プレドニゾロン 2 mg/kg/日などを用いることがある．抗甲状腺剤に関しては，初期量や薬剤選択などエビデンスとなる論文がないことから「小児期発症バセドウ病診療のガイドライン 2016」[7]に準じて行う．MMI を第一選択薬とし，初期投与量は MMI で 0.2〜0.5 mg/kg/日，分 1〜2 または PTU で 2〜7.5 mg/kg/日，分 3 で開始する．抗甲状腺剤による甲状腺ホルモン合成抑制の効果は，数日間要するため，甲状腺中毒症状が強い症例では β 遮断薬または無機ヨウ素が使用される．無機ヨウ素は，甲状腺からのホルモン放出を急速に抑制する作用があり，即効性がある．ヨウ化カリウム液（12.5 mg/mL ヨウ素含有に調整）10〜20 mg 分 3/日，またはルゴール液 3〜4 滴分 3/日（ルゴール液 1 滴＝ヨウ素 6.3 mg）で治療を開始し，数日毎に甲状腺機能を評価しながら，治療量を検討する．無機ヨウ素単独でも治療可能な例が報告され

ている．甲状腺機能が安定化するまでは，数日毎に甲状腺機能を評価し，治療量の検討を行う．その後は，母体からのTSH受容体抗体が自然に消失する生後3か月頃まで，2週毎に甲状腺機能を確認し，抗TSH受容体抗体の低下を確認して漸減中止する．

⑥ 先天性甲状腺機能亢進症の予後について

母体が未治療またはコントロール不良なBasedow病の場合，児の視床下部下垂体甲状腺系が抑制され，甲状腺機能亢進症に引き続き一過性中枢性甲状腺機能低下症へ移行することがある．特に在胎22週以降に5〜7週間以上母体が機能亢進状態であれば，一過性の中枢性甲状腺機能低下症をきたしうる．必要に応じて甲状腺ホルモン製剤の内服を行う必要性がある．また頭蓋骨早期癒合症を合併することがあるため，頭囲や頭の形にも注意する．胎児・新生児期の甲状腺機能亢進は，注意欠陥多動性障害や認知機能の低下を招く可能性が報告されており，長期に渡る発達のフォローが望ましい．

◆文　献◆

1）Nagasaki K, Minamitani K, Anzo M, et al：Guidelines for Mass Screening of Congenital Hypothyroidism（2014 revision）. Clin Pediatr Endocrinol. 2015；24：107-133. http://jspe.umin.jp/medical/files/CH_gui.pdf（2018年4月確認）

2）長崎啓祐：先天性中枢性甲状腺機能低下症の診療状況の全国調査．日本マススクリーニング学会誌 2017；27：9-15.

3）Beck-Peccoz P, Rodari G, Giavoli C, et al：Central hypothyroidism - a neglected thyroid disorder. Nat Rev Endocrinol. 2017；13（10）：588-598.

4）Sato H, Nakamura N, Harada S, et al：Quality of life of young adults with congenital hypothyrodism. Pediatric international 2009；51：126-131.

5）田島敏広：新たな先天性中枢性甲状腺機能低下症の原因．〜Immunoglobulin superfamily 1〜日本甲状腺学会雑誌 2017；8：33-36.

6）Paschke R, Niedziela M, Vaidya B, et al：2012 European thyroid association guidelines for the management of familial and persistent sporadic non-autoimmune hyperthyroidism caused by thyroid-stimulating hormone receptor germline mutations. Eur Thyroid J. 2012；1：142-147.

7）日本小児内分泌学会薬事委員会日本甲状腺学会小児甲状腺疾患診療委員会：小児期発症バセドウ病診療のガイドライン2016. http://jspe.umin.jp/medical/files/gravesdisease_guideline2016.pdf（2018年4月確認）

◆ **一般目標**

新生児マススクリーニングの対象疾患である先天性甲状腺機能低下の病因，治療，予後などを理解する．先天性甲状腺機能亢進症のほとんどは，新生児Basedow病であり，産婦人科・内分泌内科・小児科での情報共有し，適切な管理が必要なことを理解する．

◆ **到達目標**

1）先天性甲状腺機能低下症の概念と病因について説明できる．
2）新生児マススクリーニングの現状を説明できる．
3）新生児期にTSH高値となる疾患の鑑別について説明できる．
4）先天性甲状腺機能低下症の治療と予後について説明できる．
5）先天性甲状腺機能亢進症の概念と病因について説明できる．
6）先天性甲状腺機能亢進症の診断について説明できる．
7）先天性甲状腺機能亢進症の治療と予後について説明できる．

5. 小児甲状腺疾患

II 甲状腺の臨床

各論

5. 小児甲状腺疾患
②後天性甲状腺疾患

〔研修レベルA〕

POINT

① Basedow病や橋本病は思春期女子に多いが，幼児期〜学童期発症例もある．
② Basedow病治療の第一選択は，チアマゾール（MMI）内服である．プロピルチオウラシル（PTU）
では，重篤な肝障害の副作用があり，抗好中球細胞質抗体（ANCA）陽性率が高くなる．
③ 小児Basedow病の寛解率は30％程度であり，成人の報告に比べ難治といえる．
④ 成長障害の原因として，橋本病，萎縮性甲状腺炎などの甲状腺機能低下症を見逃してはいけない．
⑤ 急性化膿性甲状腺炎は小児期に多いが，亜急性甲状腺炎は小児期ではまれである．

1. Basedow病

1 疾患概念・疫学

Basedow病は20歳代以降女性の診断が多く，小児期発症例はBasedow病全体の約5％である．幼児期から発症例が認められ，小児における甲状腺中毒症の大部分を占める．男女比は女児が86％を占め，女児に多い[1]．

2 病因

成人期発症と同様に，甲状腺濾胞上皮細胞膜にある甲状腺刺激ホルモン（TSH）受容体に対する自己抗体（TRAb）により甲状腺機能亢進症となる．甲状腺疾患の家族歴を有する率は約40％で，母方に家族歴を有する場合の方が多い．日本人小児期発症例でHLA DRB1*04：05-DQB1*04：01とCTLA-4遺伝子多型の関与が報告されている[2]．

3 症状・症候

頻度の多い順に，甲状腺腫（68.4％），多汗（53.4％），易疲労感（50.4％），落ち着きがない（47.4％），手の震え（45.1％），眼球突出（38.3％），体重減少（36.1％），食欲亢進（35.3％），頻脈（33.3％），動悸（24.8％），学業成績低下（24.1％），

運度能力低下（15.0％），暑がり（12.0％），排便回数増加（11.3％），微熱（10.5％），などがある[1]．小児では学業成績がや運動能力の低下が特徴的である．過剰な甲状腺ホルモンにより成長促進がみられ，この傾向は低年齢ほど顕著である．体重は減少し，やせの傾向となるが，食欲の亢進によって体重減少のない例もある．頻脈はほとんどの症例で認め，収縮期高血圧はほぼ半分の症例で認められる．

4 診断

小児も日本甲状腺学会の「バセドウ病の診断ガイドライン」を参考として診断する[3]．ただし小児では，検査所見の中の放射性ヨウ素またはテクネシウム甲状腺摂取率の測定やシンチグラフィの検査は，微量ながら放射性物質であるので，診断に苦慮する場合などに限定して行う．したがって，実際には診断としては「確からしいバセドウ病」が多くなる．また，付記1のアルカリフォスファターゼ高値については，小児では骨由来分画が増加し，年齢による変動が大きく参考とはならない．

5 治療

抗甲状腺薬による内服治療，甲状腺亜全摘によ

Ⅱ　甲状腺の臨床／各論

表1　小児期発症バセドウ病の薬物療法における推奨事項

A）初期治療

1）抗甲状腺薬による薬物治療を原則とする．1（コンセンサス）

2）抗甲状腺薬には Thiamazole［Methimazole（MMI），商品名：メルカゾール錠 5 mg，チアマゾール錠 5 mg］と Propylthiouracil（PTU）［商品名：チウラジール錠 50 mg，プロパジール錠 50 mg］がある．MMI を第一選択薬とする．小児バセドウ病に PTU を投与する場合，副作用として重篤な肝機能障害をきたす可能性を十分に説明し，同意を得たうえで慎重に投与する．1（●●○）

3）初期投与量は MMI で 0.2～0.5 mg/kg/日，分 1～2，PTU で 2～7.5 mg/kg/日，分 3 とし，体重換算で成人の投与量を超える場合は原則として成人量（MMI 15 mg/日，PTU 300 mg/日）とする．但し，重症例ではこの倍量を最大量とする．1（●●○）

4）甲状腺中毒症状が強い症例では β 遮断薬を併用する．2（コンセンサス）

5）治療開始後少なくても 2～3 ヵ月間は 2～3 週毎に副作用をチェックし，甲状腺機能検査に加えて血液，尿検査を行う．1（●●○）

B）抗甲状腺薬の減量方法，維持療法，治療継続期間

1）血清 FT$_4$ 値，FT$_3$ 値が正常化した後，抗甲状腺薬減量を開始する．1（コンセンサス）

2）通常 2～3 ヵ月で甲状腺機能は安定し，維持量は MMI で通常 5 mg/隔日～5 mg/日程度である．1（●○○）

3）少なくとも 3～4 ヵ月に一度の検査で甲状腺機能，一般血液検査を確認する．PTU 投与中は MPO-ANCA 関連血管炎症候群を見逃さないために，尿検査と年一回の MPO-ANCA 測定が必要である．1（●●○）

4）機能安定化を目的に少量の MMI に LT$_4$ を併用することもある．2（コンセンサス）

5-5.　少なくとも 18～24 ヵ月間は抗甲状腺薬による治療を継続し，寛解を維持する．2（●○○）

5）抗甲状腺薬による治療を長期継続（5～10 年間）することにより寛解が得られることがある．1（●●○）

C）甲状腺薬の副作用

1）軽度な副作用（皮疹，軽度肝障害，発熱，関節痛，筋肉痛等）出現時は治療をしばらく継続し，軽快しない場合薬剤を変更する．2（コンセンサス）

2）重篤な副作用（無顆粒球症，重症肝障害，MPO-ANCA 関連血管炎症候群等）出現時は直ちに薬剤を中止し，甲状腺機能を悪化させないために無機ヨウ素剤を投与する．外科的治療，場合によりアイソトープ治療に変更する．1（●○○）

3）妊娠第 1 三半期の MMI 投与は新生児の MMI embryopathy（頭皮欠損，臍帯ヘルニア，臍腸管遺残，気管食道瘻，食道閉鎖症，後鼻孔閉鎖症など）との関連性が示唆され，この時期は MMI 投与を避ける．1（●●○）

D）抗甲状腺薬の投与中止基準

1）治療継続後，維持量（MMI で 5 mg/隔日～5 mg/日程度）で甲状腺機能正常が維持できていれば治療中止を考慮する．2（●○○）

2）甲状腺腫大が改善し，TRAb 陰性が持続していれば寛解している可能性が高い．2（●○○）

3）抗甲状腺薬隔日 1 錠を 6 ヵ月以上継続し，機能正常であれば中止する方法もある．2（コンセンサス）

4）受験などの学生生活を考慮して治療を継続することもある．2（コンセンサス）

5）再発は治療中止後 1 年以内に多いが，その後も再発する可能性はあり，寛解中も定期的な管理を要する．1（コンセンサス）

グレードレベル　1. 強い推奨「殆どの患者に利益を生み出す」，2. 弱い推奨「患者にとって利益をもたらすことが多いため，考慮すべきである．当然患者の状況によって最良の選択を行う」．

エビデンスレベル　●○○低コントロールを伴わない症例集積，●●○中コントロールを伴わないコホート研究，●●●高コントロールを伴うコホート研究，非ランダム化比較試験．

さらに研究はないものの，広く認知されるものは「コンセンサス」と表示した．

〔日本小児内分泌学会薬事委員会・日本甲状腺学会小児甲状腺疾患診療委員会（編著）：小児期発症バセドウ病診療のガイドライン 2016　http://www.japanthyroid.jp/doctor/img/Basedow_gl2016.pdf より引用〕

る外科治療，放射線ヨウ素内用によるアイソトープ治療がある．小児の場合は薬物療法が第一選択となる[3]．『小児期発症バセドウ病薬物治療のガイドライン 2016』に記載された推奨事項を表1に示す[3]．

チアマゾール（MMI）が第一選択となっている理由は，MMI は 1 日の服薬回数が少なく治療による血中甲状腺ホルモンの低下が速やかで，さらにプロピルチオウラシル（PTU）は重篤な合併症である重症肝障害および抗好中球細胞質抗体（antineutrophil cytoplasmic antibody：ANCA）による腎炎や血管炎の発生率が MMI より高いことが挙げられる．皮疹や軽度肝機能障害などの副作用出現時はしばらく治療を継続するが，軽快しない

場合は薬剤を変更する．無顆粒球症（顆粒球数が500/μL 未満）などの重篤な副作用出現時には直ちに治療を中止し，ヨウ化カリウムまたはルゴールを使用し，G-CSF 治療も考慮する．ヨウ素治療でエスケープした場合には外科的治療やアイソトープ治療を考慮する．

初期投与量は MMI で 0.2〜0.5 mg/kg/日，分 1〜2，PTU で 2〜7.5 mg/kg/日，分 3 とし体重換算で成人の投与量を超える場合は原則として成人量（MMI 15 mg/日，PTU 300 mg/kg/日）とする．ただし，重症例ではこの倍量を最大量とする．

甲状腺中毒症状が強いと β 遮断薬を併用することがあるが，使用頻度は成人に比べると多くはない．β1 非選択性の β 遮断薬（プロプラノロール等）は，気管支ぜんそくのある患者には，ぜんそく症状を誘発または悪化させる恐れがあり禁忌となっている．経過中の甲状腺機能安定化を目的としてレボチロキシン Na（L-thyroxire：LT$_4$，チラーヂン® S）を併用することもある．

6 治療経過・予後

抗甲状腺薬は最低でも 1.5〜2 年継続し，維持量で甲状腺機能が正常であれば治療中止を考慮する．TRAb が陰性化した場合は寛解している可能性が高くなるが，正確な予後の予測はできない．また，抗甲状腺薬隔日 1 錠で 6 か月以上 TSH 値を含めて甲状腺機能が正常に保たれていれば中止を検討してもよいとされている．予後不良（寛解率低下）の予測因子として，低年齢，甲状腺腫が大きい，治療前の FT$_4$ 高値，TRAb 抗体価の治療による低下が少ない，などがあげられている．

中学生や高校生で受験を控えている場合などは，甲状腺機能が安定していても，ストレスの影響などを考慮して治療を継続することが多い．

薬物治療に反応しない症例，副作用で薬物治療ができない症例，長期薬物治療で寛解に入らない症例，早期の寛解を望む症例などは外科治療の適応となる．実際の手術例は，服薬コンプライアンスが悪いなど患者自体の問題によることが多い．手術による再発や合併症の頻度は成人より小児のほうが高い．

上記症例で外科治療を拒否する場合は放射線内

用療法を考慮する．「小児期発症バセドウ病診療のガイドライン 2016」では，「18 歳以下の症例に対する ^{131}I 内用療法は慎重投与とし，5 歳以下の幼児は原則禁忌とする．」となっている[3,4]．

小児における寛解率は 18〜65％と報告され，多くは 30％程度であり，成人の報告に比べ難治といえる．治療に抵抗する症例が多く，10 年以上内服治療を継続する症例もしばしば経験する．また，再発の可能性は常にあり，寛解中も定期的な管理を必要とする．

2. 橋本病，慢性甲状腺炎[5]

1 疾患概念・疫学

橋本病は，特徴的な病理組織像をもつ甲状腺腫（struma lymphomatosa）として報告されたことにはじまり，その後，典型的な臓器特異的自己免疫疾患として広く認められるに至った．一般集団において成人女性の 10％，成人男性の 5.3％が抗マイクロゾーム抗体（MCHA）陽性であり，橋本病の頻度は非常に高い．ただし，その多くは甲状腺機能が正常で甲状腺腫大も著明でない，いわゆる subclinical autoimmune thyroiditis であるといわれる．ただし，炎症が進行すれば甲状腺の腫大が進み甲状腺濾胞の破壊による機能亢進や機能低下が発症する．

小児期でも思春期の甲状腺腫大を引き起こす原因としては橋本病が最も多い．思春期に女子での発症が増加する理由として，自己免疫反応に対する女性ホルモンの促進効果，男性ホルモンの抑制効果が報告されている．

Down 症候群や Turner 症候群などの染色体異常，自己免疫性の 1 型糖尿病では橋本病を合併する頻度が高い．Down 症候群の小児の 28％で甲状腺自己抗体（主に TPOAb）陽性であり，14％が潜在性甲状腺機能低下症，7％が顕性甲状腺機能低下症，5％が甲状腺機能亢進症であったという報告がある．また，25 歳までに Down 症候群の 35％が甲状腺機能低下症を発症するという報告もある．1 型糖尿病は自己免疫疾患であり，自己免疫性甲状腺疾患の合併が高率であることは，すでに 1960 年代

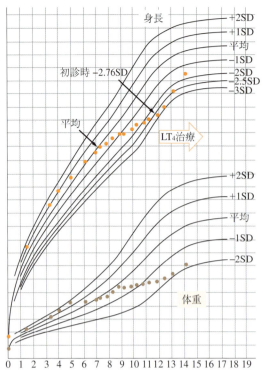

図1　12歳時受診した橋本病女子の成長曲線
初診時の身長は132.2 cm（−2.76 SD）、体重は28.8 kgであった。7〜8歳頃から身長増加率の低下がみられる。LT$_4$治療開始後、身長増加率が改善している。

から知られている。南ドイツの495人（男子234人、女子261人）の小児1型糖尿病患者での検討では、甲状腺自己抗体の陽性率は5歳未満で3.7%であるのに対し、15〜20歳では25.3%と年齢とともに増加した。

橋本病患者では高力価の抗マイクロゾーム抗体（またはTPOAb）、および/または抗サイログロブリン抗体（TgAb）が血中に存在する。これらの甲状腺自己抗体が細胞障害性を持っているとも考えられるが、自己抗体のある橋本病母体からの児で、甲状腺障害がみられないことから、甲状腺自己抗体の細胞障害性は否定的となっている。

2 症状・症候

甲状腺機能低下症の症状として、無気力、易疲労感、眼瞼浮腫、寒がり、体重増加、動作緩慢、嗜眠、記憶力低下、便秘、嗄声等に加え、小児では特に、成長障害（身長増加率の低下）がみられる。図1に成長障害で発見された女児例の成長曲

線を示す。後天性の甲状腺機能低下症の小児で、大腿骨頭すべり症のリスクが高くなるという報告がある。重症の甲状腺機能低下症では小児においても心嚢液や胸水貯留がみられる。

3 診断

TPOAbおよびまたはTgAbが陽性でTRAbが陰性であれば、広義の橋本病と考えられる。FT$_4$低値およびTSH高値であれば、甲状腺機能低下症と診断する。甲状腺機能低下の場合、コレステロール高値、クレアチンフォスフォキナーゼ（CK）高値を示すことが多い。まれにCK異常高値を伴うミオパチー（Kocher-Debre-Semelaigne症候群）がみられる。

4 治療

甲状腺機能低下症は一過性や可逆性の場合もあることに注意する。甲状腺機能低下症となれば、LT$_4$（チラーヂン® S）の内服を行う。

一般的コンセンサスとして、TSH＞10mU/mLであればLT$_4$投与を開始する。TSHが6〜10程度の潜在性甲状腺機能低下症の場合、治療の必要性については議論がある。身長成長率の低下、甲状腺腫の存在、甲状腺自己抗体陽性、脂質異常症の合併などがある場合は、思春期の成長が完了するまで治療を行うべきであろう。

5 自然歴・予後

橋本病の一部の患者では甲状腺機能が徐々に低下し、臨床的にも甲状腺機能低下に陥る。一方、何十年にもわたって甲状腺機能正常を維持するものが多い。小児例での検討は少ないが、数年間での甲状腺機能の正常から低下、および回復といった変動が示されている。イタリア人小児橋本病患者323人での3年間の検討では、甲状腺機能低下へ進行する予測因子としては、初回TSH高値、および初回TPOAb価高値が挙げられた。機能低下に陥るリスクが高いと考えられる症例では、6〜12か月ごとの経過観察が必要であろう。

小児期に橋本病として経過を見ていて、後にBasedow病を発症する症例がまれではあるが経験される。橋本病とBasedow病は自己免疫性甲状腺

炎として一部共通する病因を持っていると考えられているが，異なる病態も指摘されている．一卵性双胎で一人が橋本病，他方が Basedow 病を発症したという報告もある．

Turner Syndrome Consensus Study Group は，Turner 症候群のすべての患者について 4 歳以後には年 1 回，TSH と FT_4 を測定し，自己免疫性甲状腺炎のスクリーニングを行うべきという推奨を出している．

3. 萎縮性甲状腺炎

1 疾患概念

萎縮性甲状腺炎（atrophic thyroiditis）は甲状腺腫大がなく甲状腺機能低下に陥った自己免疫性甲状腺炎であり，その病態を指す特発性粘液水腫と同義語として用いられる．一部の患者で作用阻害型抗 TSH 受容体抗体（TSBAb）の産生が確認され，TSH 作用不全により甲状腺が萎縮すると考えられている．

学童期〜思春期女子に多いが，幼児期に発症した場合は精神運動発達遅滞をきたすこともある．

2 症状・症候

甲状腺腫大を伴わず，甲状腺機能低下症状をきたす．成長曲線による成長率低下，肥満，粘液水腫を呈する．

3 治療

甲状腺機能低下症となれば LT_4 の内服を行う．

4 予後

永続する甲状腺機能低下症となり，生涯にわたる LT_4 補充療法を必要とすることが多い．思春期年齢で発症した場合は，治療開始後思春期が急速に進行し，骨成熟も急速に進行して，成人身長が十分に改善されない．そのような場合，LT_4 補充療法後比較的早期に GnRH アナログ，成長ホルモンの併用も検討する．

4. 急性化膿性甲状腺炎[6]

1 疾患概念・疫学

甲状腺は，血流，リンパ流が豊富であったり，組織内のヨウ素や過酸化水素の作用，被膜で覆われていることなどにより感染が起こりにくいと考えられているが，先天性の下咽頭梨状窩瘻の遺残によって，口腔内病原体が甲状腺内に達し，膿瘍を形成する．発生学的な影響で下咽頭梨状窩瘻の 90％が左葉に生じる．症例の 80％が 10 歳以下の小児である．

口腔内常在菌の感染が多いが，嫌気性菌や弱毒菌の報告もある．混合感染が 30〜50％を占める．

2 症状・症候

高熱，前頸部の限局的な皮膚発赤，腫脹，熱感，疼痛を認め，咽頭痛や嚥下障害を訴える．

検査所見としては，白血球増多，核の左方移動，CRP 高値などの炎症所見を呈する．血中甲状腺ホルモン値は正常であるが，サイログロブリン値が上昇する．一過性に甲状腺ホルモン値が上昇することもある．甲状腺自己抗体は陰性である．超音波検査で炎症や膿瘍形成に一致した境界不明瞭で不均一な低エコー腫瘤を認める．

3 治療

感受性のある抗菌薬の全身投与を行うことが最も重要である．亜急性甲状腺炎と誤診し，副腎皮質ステロイド薬を投与すると増悪する．膿瘍形成時には切開排膿を考慮する．炎症が治まってから，造影 X 線検査で下咽頭梨状窩瘻を確認し，瘻孔摘除術を行う．瘻孔摘除を行わない場合の再発率は 38％以上と報告されている．

5. 無痛性甲状腺炎[1,6]

1 疾患概念・疫学

わが国では甲状腺中毒症の 10％を占め，特に出産後の女性に多い．小児期は頻度が低いが経験する．多くは橋本病や Basedow 病が存在し，何らか

II 甲状腺の臨床／各論

の誘因で甲状腺の炎症が一過性に増大して甲状腺濾胞が破壊され，濾胞腔内容物が血中に漏出し，一過性の甲状腺中毒症となる．その後，約40％の症例で貯蔵甲状腺ホルモンの枯渇と産生低下により甲状腺機能低下となり，数か月後に正常化する．

② 症状・診断

比較的軽度の甲状腺中毒症状を示す．甲状腺部の疼痛は認めない．検査所見としては，TSH は抑制されるが，T_3の上昇が比較的軽い．Basedow 病とは異なり，尿中総ヨウ素は増加する．超音波検査では血流量は乏しく，放射性ヨウ素の甲状腺摂取率は著明に低下する．

③ 治療

破壊性甲状腺中毒症であるため，抗甲状腺薬は原則使用しない．抗甲状腺薬は副作用もあり，PTU は臨床的に T_4 から T_3 への変換抑制作用が期待できる例として明らかにされているものはほとんどない．また無機ヨウ素薬も含め，回復期の甲状腺機能低下を助長する可能性がある．

6. 亜急性甲状腺炎[6]

① 疾患概念・疫学

非化膿性，非自己免疫性甲状腺炎で亜急性に経過し，成人では甲状腺部痛を伴う甲状腺疾患の中で最も多いが，小児ではきわめてまれである．18歳未満の甲状腺炎に占める割合は0.2％と報告されている．ムンプス，麻疹，インフルエンザ，手足口病など多くのウイルス感染の関与が報告されている．

② 症状

高熱，前頸部疼痛がある．感冒様症状の1〜2週間後に発症することが多い．結節状の硬い甲状腺腫で一葉から対側に波及しびまん性となる．50％の症例で，甲状腺濾胞が破壊され，甲状腺中毒症状を呈する．

③ 診断

検査所見としては，白血球数は正常から軽度上昇，CRP 高値，赤沈亢進がみられる．甲状腺自己抗体が，42〜64％の症例で一過性に陽性となる．超音波検査では，甲状腺の圧痛部分に一致して低エコー領域がみられ，血流は減少している．

④ 治療

中等症では非ステロイド性消炎鎮痛薬を用い，重症では副腎皮質ステロイド薬を用いる．効果は顕著で24時間以内に炎症は抑えられる．回復期に甲状腺機能低下症をきたせば，LT_4を補充する．

7. 機能性結節性甲状腺腫（Plummer病）[1]

① 疾患概念

甲状腺の結節病変の中で，結節自体が自律的に甲状腺ホルモンを分泌するものを機能性結節性甲状腺腫（autonomaously functioning thyroid nodule：AFTN）と呼ぶ．報告者にちなんで Plummer 病とも呼ばれている．機能性結節が多発している場合は，中毒性多結節性甲状腺腫（toxic multinodular goiter：TMNG）と呼ぶ．

② 診断

甲状腺ホルモン高値で，Basedow 病とは違い結節性の甲状腺腫であり，シンチグラムで hot spot を証明して診断する．

③ 治療

抗甲状腺薬で甲状腺機能亢進症状が軽快することはあるが，完治はしない．外科療法や経皮的エタノール注入療法が行われる．

8. 薬物による甲状腺機能低下症

（1）抗甲状腺薬：甲状腺機能亢進症に対する MMI や PTU の過量投与による．
（2）抗てんかん薬：フェニトインとフェノバルビタールは，肝 P450 活性を刺激し軽度の甲状

腺機能低下を引き起こす可能性がある. バルプロ酸は TSH 低下を引き起こすことがある.

(3) リチウム：双極性障害などでリチウムの投与をされている小児では，リチウムが甲状腺ホルモンの合成や分泌障害を引き起こし，甲状腺機能低下症になる可能性がある.

(4) 免疫調整薬，抗がん剤：インターフェロンα，チロシンキナーゼ阻害薬，免疫チェックポイント阻害薬，インターロイキン-2 などは，甲状腺機能低下症を引き起こすことがある.

(5) ヨウ素含有薬：アミオダロンなどによるヨウ素過剰で甲状腺機能低下症になる可能性がある. 甲状腺組織の破壊による甲状腺中毒症を起こすこともある[1].

◆ 文　献 ◆

1) 佐藤浩一：甲状腺中毒症. 小児内分泌学 改訂第2版，日本小児内分泌学会（編）：診断と治療社，2016；444-449.

2) Iwama S, Ikezaki A, Kikuoka N, et al：Association of HLA-DR, -DQ, genotype and CTLA-4 gene polymorphism with Graves' disease in Japanese children. Horm Res 2005；63：55-60.

3) 日本小児内分泌学会薬事委員会，日本甲状腺学会小児甲状腺疾患診療委員会：小児期発症バセドウ病薬物治療のガイドライン 2016. http://www.japanthyroid.jp/doctor/img/Basedow_gl2016.pdf および http://jspe.umin.jp/medical/gui.html（2018 年 4 月 30 日確認）

4) Guildelines for the treatment of childhood-onset Graves' disease in Japan, 2016. Committee on Pharmaceutical Affairs, Japanese Society for Pediatric Endocrinology, and the Pediatric Thyroid Disease Committee, Japan Thyroid Association（Taskforce for the Revision of the Guidelines for the Treatment of Childhood-Onset Graves' Disease）. Minamitani K, Sato H, Ohye H, et al：Clin Pediatr Endocrinol. 2017；26（2）：29-62. doi：10.1297/cpe. 26.29. Epub 2017 Apr 22.

5) 杉原茂孝：小児期橋本病の最近の話題. 日本甲状腺学会誌 2012；3：84-88.

6) 南谷幹史：小児科領域でのその他の甲状腺疾患（化膿性甲状腺炎，亜急性甲状腺炎，無痛性甲状腺炎）. 日本甲状腺学会雑誌 2012；3：89-92.

◆ **一般目標**

小児の後天性甲状腺疾患としては，Basedow 病，橋本病，萎縮性甲状腺炎，急性化膿性甲状腺炎などが重要であることを理解する. 小児期では成人とは異なり成長，発達に関連した症状・症候があることを理解し，診断，治療を適切に行うことができること，予後についても説明できることを目標とする.

◆ **到達目標**

1) 小児の後天性甲状腺疾患のうち重要なものを列挙できる.
2) 小児期の成長，発達に関連した甲状腺疾患による症状・症候を説明できる.
3) 小児の後天性甲状腺疾患のうち重要なものを診断できる.
4) 小児の後天性甲状腺疾患の治療について説明できる.
5) 小児の後天性甲状腺疾患の予後について説明できる.

II 甲状腺の臨床／各論

5. 小児甲状腺疾患
③小児甲状腺腫瘍（囊胞，結節を含む）

〔研修レベルA〕

POINT

① 従来，小児甲状腺腫瘍はまれとされてきたが，超音波技術の進歩により，偶然発見される機会が増加している．
② 囊胞は，液状物質を含む袋状の形態のものを呼ぶ．小児では約半数に認められる．
③ 結節は細胞成分を含む塊状のものを呼ぶ．小児全体での頻度は，1～2％である．
④ 良性，悪性腫瘍ともに女性に多い．成人と同様乳頭癌が多いが，成人と比し，結節からの診断頻度が高く，進行性のものが多いが，予後は良好である．
⑤ 異所性胸腺は，小児全体の約1％にみられ，男児に多く，BMI，年齢の上昇とともに消失していく．

緒言

従来，小児特に10歳以下の小児における甲状腺腫瘍は，まれとされてきた．超音波診断技術，特に解像度の飛躍的向上により，また，甲状腺の位置的特徴から容易に非侵襲的に描出できるため，近年，偶然に腫瘍を発見される場合が増えてきた．また，福島県では，震災時18歳以下の小児を対象に大規模な超音波による甲状腺腫瘍の検索が進められている[1]．この項では，超音波所見から近年明らかになりつつある小児甲状腺腫瘍の特徴を，過去の知見と照らし合わせながら解説する．

1. 囊胞

形態学上は，液状物質を含む袋状のものを呼ぶ．甲状腺の場合，ゼリー状のコロイドを含む場合が多いため，コロイド囊胞とも呼ばれる．超音波上，干渉波によるコメットエコーと呼ばれる高エコーを伴うことが多い．福島県における調査では，21歳以下の受診者のうち，約半数に認めた．また，福島県以外の青森，山梨，長崎県の三県調

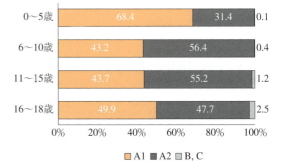

図1 囊胞，結節の割合
A1 は，囊胞，結節ともになし．
A2 は，20.0 mm 以下の囊胞あるいは，5.0 mm 以下の結節．
B，C は，20.1 mm 以上の囊胞あるいは，5.1 mm 以上の結節．
A2 全体の 98.8％は囊胞のみ．B，C 全体の 99.1％は結節のみ．
したがって，A2 のほとんどは囊胞を，B，C のほとんどは結節を表している．

査でも，3歳以上の小児で57％に囊胞を認めている．出生時にはほとんどなく，学童期から上昇，13～15歳でピークとなり，その後漸減していく（図1）．いずれの年代でも女性に多く（図2），13～15歳で約半数に認める．このうち，最大径5.0 mm以下が全体の囊胞の94.9％，10 mm 以下が99.9％を占める（図3）．成人ではヨウ素，自己免疫との

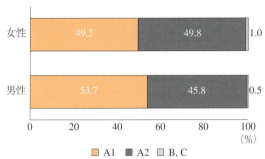

図2 性別における囊胞，結節の割合

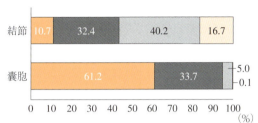

図3 結節，囊胞の大きさ分布
結節，囊胞の大きさを全体の中の割合で示す．超音波の特性上，囊胞は，3mm以下でも同定可能であるが，結節は，小さなものが同定不可能なため，大きさの分布に違いが見られる．

表1 主な甲状腺癌と関連する遺伝性腫瘍症候群

APC 関連ポリポーシス
Carney 複合
DICER1 症候群
PTEN 過誤腫症候群
Werner 症候群
Beckwith-Weidermann 症候群
家族性パラガングリオーマ
Li-Fraumeni 症候群
McCune-Albright 症候群
Peutz-Jegeres 症候群

関与が言われているが，小児では報告がない．

2. 結節

細胞成分を含む塊状のものを呼ぶ．囊胞を伴うもの，囊胞内に形成されるもの，囊胞の集合体（honeycomb様）等，多種多様である．甲状腺自己免疫疾患の30％に結節を認めると報告されている．過去の米国の超音波や病理解剖から，1～1.5％の小児，～13％の青年期に結節が存在すると言われている．福島県における調査では，調査実施者の1.3％に結節を認め，5mm以上の結節は全体の0.8％に認めた．

1 良性結節

腺腫様結節，濾胞腺腫がそのほとんどを占める．各年代を通して，女性に多く，思春期以後から増加していく．

2 悪性腫瘍

米国では，15～19歳において診断される悪性腫瘍のうち8番目に位置し，女性の中では2番目と高頻度である．青年期では，男女頻度は，1：5で女性に多い．結節の大きさやその変化は，悪性の特徴とは関係がない．甲状腺結節から，組織型としては乳頭癌が最もよく発見されるが，リンパ節腫大や遠隔転移からも発見される．乳頭癌は，多発性でリンパ節転移が多い．肺転移は25％に認められる．濾胞癌は単発性が多く，周囲リンパ節への転移は少ないが，血行性転移として肺，骨転移がある．成人の乳頭癌に比し，

(1) 結節からの診断頻度が2～5倍程度高い．
(2) 周囲リンパ節転移，甲状腺外突出，肺転移が多い．
(3) 予後がいい．

リスクとしては，ヨウ素欠乏，放射線照射歴，家族歴，遺伝性が挙げられる．主な遺伝性腫瘍症候群として，表1があげられる．

2015年米国における小児甲状腺癌に対するガイドライン[2]では，次の例外を除き，成人と同様の扱いとする．

(1) 細胞診を行う結節を判断するために，結節の大きさだけでなく，超音波での性状や臨床所見も重視する．
(2) 細胞診では，超音波下での穿刺を原則とする．
(3) 機能性結節に対しては，原則切除が基本で，術前細胞診は必ずしも必要とされない．
(4) びまん性浸潤型乳頭癌は，念頭におく．
(5) 細胞診で明確にならない多くの結節に対し，細胞診を繰り返すよりは，分葉切除＋峡部切除を考慮する．

※なお，このガイドラインはあくまで臨床で見つかった小児甲状腺癌に対するものであって，偶然発見された無症候性甲状腺癌に対するものでは必ずしもないことを付記する．

3. 異所性胸腺

胸腺は胎生期に出現し，小児から成人にかけて消失していく臓器である．この胸腺が，甲状腺内に迷入している場合があり，時として，結節様に散見される．超音波上，高エコー微細構造を伴うことがあり，乳頭癌と判別困難な場合がある．福島の調査では，全体の約1％に異所性胸腺の所見を認めた[3]．0歳から4歳までは，甲状腺内の胸腺消失に伴い，異所性胸腺として同定される頻度が上昇する．その後，年齢の上昇に伴い消失し，15～19歳では，全体の0.2％に低下する（図4）．年代特異的な特徴があり，10～14歳では，男性で女性より優位に多い．またこの年代では，BMIと発生頻度に負の関係があり，BMI上昇に伴い消失

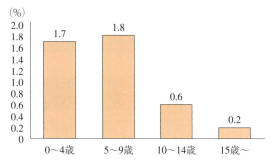

図4　異所性胸腺の年齢別頻度（％）
各年齢群における異所性胸腺の割合を示す．

の可能性が高くなる．

◆ 文　献 ◆

1) 第32回県民健康調査「甲状腺検査」検討委員会資料
2) Francis GL, Waguespack SG, Bauer AJ, et al：Management guidelines for children with thyroid nodules and differentiated thyroid cancer. Thyroid 2015；25：716-759.
3) Fukushima T, Suzuki S, Ohira T, et al：Prevalence of ectopic intrathyroidal thymus in Japan：the Fukushima health management survey. Thyroid 2015；25：534-537.

◆ 一般目標
超音波の普及，技術の発展に伴い，偶然発見される甲状腺腫瘍の症例が増加しており，超音波上での小児甲状腺腫瘍の種類，頻度について理解する．小児甲状腺癌の成人との差異を理解する．

◆ 到達目標
1) 主な甲状腺腫瘍の種類を説明できる．
2) 嚢胞の頻度と，年齢による変化を説明できる．
3) 結節の頻度の性差，年齢による変化を説明できる．
4) 小児甲状腺癌の特徴を成人と比較して説明できる．
5) 異所性胸腺について説明できる．

6. 甲状腺疾患と妊娠

Ⅱ 甲状腺の臨床

各論

6. 甲状腺疾患と妊娠

〔研修レベル A〕

POINT

① 甲状腺疾患は妊娠可能年齢の女性に多くみられる.

② 妊娠中の母体の甲状腺系の変化と胎児の甲状腺機能の発達，甲状腺機能異常が妊娠の転帰や胎児に与える影響，薬物療法の胎児への影響を理解する.

③ Basedow 病では，チアマゾール（MMI）の催奇形性リスクとプロピルチオウラシル（PTU）の重篤な副作用リスクの両者を考慮して良好な甲状腺機能のコントロールを目指す.

④ 器官形成期である妊娠初期は MMI の継続を避け，妊娠中期以降は MMI を第一選択薬とする.

⑤ Basedow 病で抗甲状腺薬治療中の場合，妊娠後期は，FT_4 値を非妊娠時の正常上限値付近に維持することで胎児の甲状腺機能低下を避けるといわれている．FT_4 値を非妊娠時の正常上限値にすると母体の甲状腺機能は亢進状態となるので，妊娠高血圧症候群，糖代謝異常，切迫早産などを合併する場合は母体の機能正常化を優先させる.

⑥ 妊娠後半になっても抗 TSH 受容体抗体高値（TRAb が 10 μIU/mL 以上か TSAb が強陽性）のBasedow 病合併妊娠の場合は，新生児科（小児科）医との連携が必要である.

⑦ 治療中の甲状腺機能低下症の場合，妊娠を考慮した場合には，流早産などの妊娠合併症を予防するために，妊娠前から TSH を下限値～2.5 μIU/mL を目標にレボチロキシン量を調節する.

1. 妊娠中にみられる甲状腺疾患の頻度

Basedow 病や慢性甲状腺炎などの甲状腺疾患は妊娠可能年齢に好発し，わが国における性別・年齢別通院率の調査では，同年齢女性の 1,000 人に6～9 人が同疾患で通院中といわれている．また，妊婦の 1,000 人に 1～3 人に甲状腺機能亢進症や機能低下症が合併するといわれ，潜在性甲状腺機能異常も含めると数パーセントに異常がみられる[1].

2. 妊娠中の甲状腺機能の生理的な変動（図 1）[1]

妊娠時にはエストロゲンの増加によってサイロキシン結合蛋白（TBG）が増加し，血中総サイロキシン（TT_4）は増加する．生理作用を発揮する

遊離 T_4（FT_4）は TBG の増加の影響を受けないので，わが国では妊娠中の甲状腺系の評価には TT_4ではなくて FT_4 を用いることが多い．妊娠 5～15週にかけて甲状腺ホルモンの需要は約 1.4 倍に増大する．それに対応して，妊娠 10 週をピークにわずかな甲状腺刺激作用を有するヒト絨毛性ゴナドトロピン（hCG）が胎盤から分泌される．同時期を中心に FT_4 の軽度上昇と TSH の軽度低下をしばしば認める．妊娠中・後期には，FT_4 値は非妊娠時に比べて低値（キットによりその程度はさまざまである）を示すため，甲状腺機能低下の指標としてはより敏感に甲状腺機能低下を反映する TSH値を用いる．TSH 値の上限は，各施設で使用しているキットでの妊婦の基準値上限以下にする．これがない場合は，アメリカ甲状腺学会では 4.0μIU/mL または（非妊娠時の TSH 上限値－0.5）μIU/mL を推奨している[2]．胎児甲状腺は 10～12

241

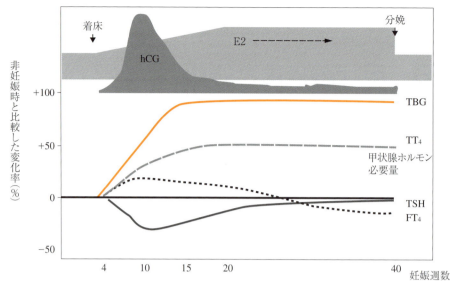

図1 妊娠中の甲状腺機能関連の指標の変化（ヨウ素欠乏や自己免疫性甲状腺疾患を除く）

週に甲状腺ホルモン合成が始まり、18～20週に甲状腺が完成するが、胎児では低T_3状態を保つ．また、母体のT_4は一部胎児に移行することがわかっている．

3. 妊娠性一過性甲状腺機能亢進症 (Gestational transient thyrotoxicosis)

一般妊婦の2～3％に、hCGのTSH受容体刺激作用に由来する妊娠性一過性甲状腺機能亢進症（Gestational transient thyrotoxicosis）をみとめる．hCG値がピークを示す妊娠10週前後に多くみられ、Basedow病や機能性甲状腺腫との鑑別が重要となる．TSH受容体抗体（TRAb）が陰性で明らかな甲状腺腫大をみとめないこと、4～6週後にFT_4の正常化を確認できれば、妊娠性一過性甲状腺機能亢進症と診断する．本症は妊娠悪阻のある例、多胎妊婦にみられることが多い．悪阻などへの対症療法が中心となる．

4. Basedow病と妊娠

1 甲状腺機能亢進症が妊娠に与える影響

未治療やコントロール不良の甲状腺機能亢進症の場合は流早産、死産、低出生体重児、妊娠高血圧症候群、心不全、新生児甲状腺機能異常などの発症リスクが一般妊婦に比較して高いので、妊娠中のみならず妊娠前からの適切な管理が必要である[2～4]．

2 Basedow病の妊娠前管理

Basedow病の大半は妊娠中には軽快し、抗甲状腺薬の減量・中止が可能である．一方で、甲状腺機能のコントロール不良の場合は、流早産、死産、低出生体重児、妊娠高血圧症候群、心不全、胎児甲状腺腫や新生児甲状腺機能異常などの発症頻度が一般妊婦に比較して高くなる[2]．また、それらのリスクは妊娠前からの治療で軽減されるので、妊娠前からのコントロールが重要である．

抗甲状腺薬には、チアマゾール（MMI、メルカゾール®）とプロピルチオウラシル（PTU、プロパジール®またはチウラジール®）の2種類がある．一般的にはMMIのほうが効果、副作用、コンプライアンスの面で優れていることから、非妊娠時

は MMI を第一選択として使用する.

しかし,妊娠初期の MMI の胎児への曝露は,頭皮欠損,食道閉鎖と気管食道瘻,後鼻孔閉鎖,臍腸管遺残,臍帯ヘルニア,顔貌異常,精神発達遅延等の組み合わせを示す奇形症候群(チアマゾール奇形症候群)と関連していることが明らかにされ,日本では,特に臍腸管関連奇形と臍帯ヘルニアとの関連性が強い[1,5].その頻度は少なくとも 1.8% 以上であることから,器官形成期である妊娠初期は可能な限り MMI の継続を避けるべきと考えられる.チアマゾールの催奇形性リスクと PTU の重篤な副作用リスクの両者の最小化を両立させて良好な甲状腺機能のコントロールを目指す必要があり,個々の症例に応じた妊娠前管理方法を選択する.例えば,MMI で妊娠前に甲状腺機能を良好にコントロールし,MMI 維持量(1 日 10 mg 以下)でのコントロールが可能となったら PTU に変更する,もしくは基礎体温測定や妊娠検査薬による早期妊娠確認,妊娠確認後の MMI から PTU やヨウ化カリウムへの薬剤変更や MMI の中止を指導する.難治性の場合や抗甲状腺薬に重篤な副作用を認めた場合などは,外科的治療やアイソトープ治療を考慮する.近い将来妊娠を希望する場合は,アイソトープ治療後の抗 TSH 受容体抗体値の一過性上昇を考慮すると,外科的治療が好ましい.

3 妊娠中の Basedow 病の管理

妊娠中に初めて甲状腺機能亢進を指摘され,かつ TRAb が陽性の場合は Basedow 病の合併と考え抗甲状腺薬による治療を開始する.早急な機能亢進状態の改善が必要な場合,FT$_4$ の改善が認められない場合には,ヨウ化カリウム丸(または末)を 1 日 10〜50 mg 併用する.Basedow 病は妊娠性一過性甲状腺機能亢進症を合併しやすいため,妊娠 10 週前後で,かつ機能亢進の程度が比較的軽い場合,2〜3 週後に FT$_4$,TSH の経過をみて抗甲状腺薬治療を行うか否かを判断することもある.妊娠初期の MMI の使用は,チアマゾール奇形症候群との関連性があるので,妊娠初期は PTU を第一選択薬とするが,妊娠中期以降であれば副作用や効果の観点から MMI を第一選択薬とする.機能

亢進の程度や緊急性によって PTU は 1 日 200〜300 mg(分 2〜分 3),MMI は 1 日 15〜30 mg(分 1〜分 2)で開始し,2 週ごとに FT$_4$ 値(および FT$_3$ 値)をみながら漸減する.妊娠前から管理されている Basedow 病の場合,妊娠初期は前述のとおり可能な限り MMI の使用は避け,PTU もしくはヨウ化カリウムに変更する.妊娠中は薬物の減量・中止が可能なことが多い.妊娠中期以降にコントロール不良で薬量の減量が見込めない場合には MMI に変更する.ヨウ化カリウムの場合も急に中止すると甲状腺機能は増悪するため,甲状腺ホルモン値をみながら漸減・中止する.変更の際には,PTU 150 mg を MMI 10 mg 相当の効果として薬量を調整するのがよい.抗甲状腺薬開始または変更後は 2 週ごとに最低 2 か月間は白血球数,白血球分画および肝機能をチェックし,無顆粒球症の症状出現時(咽頭痛や 38℃ 以上の発熱)には医師に連絡するよう説明する.無機ヨウ素剤を Basedow 病の治療に用いた際の胎児の甲状腺機能抑制作用は抗甲状腺薬より弱いとの報告があり[4],無機ヨウ素剤の母体への副作用はまれで即効性があることから,軽症の場合は 1 日 10〜50 mg のヨウ化カリウム投与のみで様子をみることもあるが,母体に対する甲状腺機能抑制作用は確実なものではないことから,妊娠初期の一時的な MMI 回避目的に限って使用することを原則とする.

胎児甲状腺が機能し始める妊娠 20 週以降は,抗甲状腺薬は胎盤を移行し,母体より胎児の甲状腺機能をより強く抑制する傾向がある(図 2).妊娠後期は,FT$_4$ 値を非妊娠時の基準範囲上限値付近に維持することで胎児の甲状腺機能低下を避けるといわれているが,FT$_4$ 値を非妊娠時の基準範囲上限値にすると FT$_3$ は非妊娠時の上限値を超えて母体の甲状腺機能は亢進状態となる.妊娠高血圧症候群,糖代謝異常,切迫早産などを合併する場合は母体の FT$_3$・FT$_4$ 値の正常化を優先させる.「胎児の一過性甲状腺機能低下が児の精神発達に影響するかどうかは結論がでていない」.妊娠後期までに抗甲状腺薬の中止ができない場合は,胎児甲状腺腫などの胎児モニタリングや新生児甲状腺機能チェックが可能な Basedow 病治療に精通した周産期施設での管理が望ましい.また,抗甲状

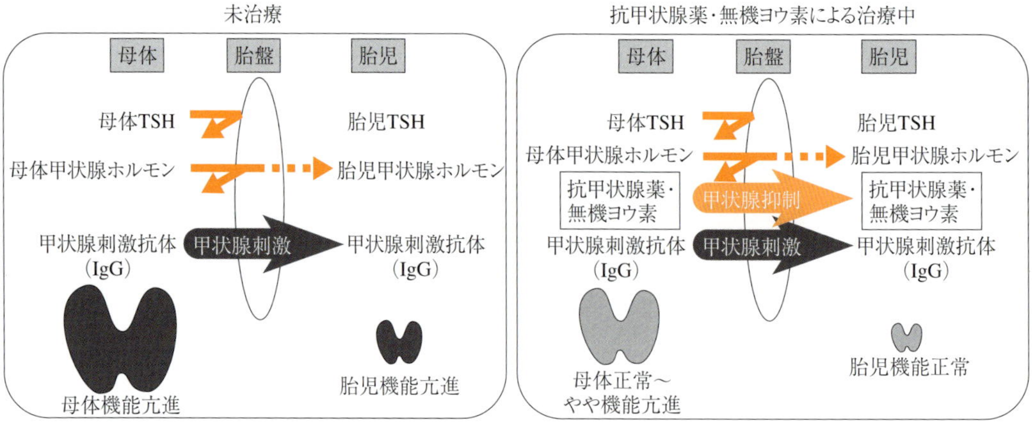

Ⅱ　甲状腺の臨床／各論

図2　母体 Basedow 病の胎児甲状腺機能への影響（母体に手術やアイソトープ治療の既往のない場合）
胎児の甲状腺が完成した妊娠 20 週以降は母体の甲状腺刺激 IgG は胎児の甲状腺も刺激する．抗甲状腺薬も胎盤を通過するために，母体の甲状腺機能亢進症の治療をうまく行えば，同時に胎児の機能亢進症の治療となるが，抗甲状腺薬は母体より胎児の甲状腺機能をより強く抑制する．

腺薬治療で重篤な副作用が出現した場合，高用量の抗甲状腺薬でも甲状腺機能がコントロールできない場合は外科治療を考慮する．外科治療の最も適した時期は妊娠中期といわれている．放射性ヨウ素内用療法は妊娠中および授乳中は禁忌である．

４ 新生児 Basedow 病の予測

　Basedow 病による甲状腺機能亢進症では，甲状腺刺激活性を有する抗 TSH 受容体抗体が胎盤を通過して胎児に移行するために，約 1〜2% の Basedow 病母体の新生児に一過性甲状腺機能亢進症が認められる．多くの Basedow 病の場合，妊娠中に抗 TSH 受容体抗体（TRAb，TSAb）は低下する．一方で，妊娠後半になっても TRAb が 10 IU/L 以上（第 1 世代 TRAb 50% 以上に相当）か TSAb が強陽性の場合は新生児甲状腺機能亢進症発症の可能性を考え，新生児科（小児科）医との連携が重要となる．抗 TSH 受容体抗体高値が持続した術後または放射性ヨウ素内用療法後の Basedow 病合併妊娠の場合は，胎児甲状腺が機能し始める妊娠 20 週以降は胎児 Basedow 病を発症する可能性があるので妊娠中の Basedow 病治療に精通した周産期施設での管理が必要である．

５ 授乳中の薬物療法

　日本甲状腺学会のガイドラインでは[5]，1 日 300

mg 以下の PTU，1 日 10 mg 以下の MMI であれば，完全母乳であっても十分児の甲状腺機能に影響はないとされ，それ以上の抗甲状腺薬内服の場合は，服用から 6 時間までは人工栄養とするか，乳児の甲状腺機能のチェックを勧めている．欧米では，PTU の重篤な肝障害を理由に授乳中の第一選択薬は MMI が推奨され，1 日 20〜30 mg までの MMI でも授乳後に分服すればよいとしている[6]．授乳中の母体への無機ヨウ素投与は，乳腺上皮細胞のナトリウムヨウ素トランスポーターによる母乳中へのヨウ素濃縮のため，極力避けるかやむをえない投与の場合は乳児甲状腺機能のチェックを行う．

5. 甲状腺機能低下症と妊娠

　明らかな甲状腺機能低下症は不妊や流早産，妊娠高血圧症候群，常位胎盤早期剝離，貧血，分娩後出血，帝王切開，新生児集中治療室入院などのリスクが増加することがわかっており，その治療によってそのリスクは軽減されることから適切なレボチロキシン Na 治療が重要となる[2]．

6. 甲状腺疾患と妊娠

表1　妊娠中の甲状腺機能低下症の管理

TSH（μIU/mL）	抗TPO抗体	
	陰性	陽性
2.5以下 2.5～妊娠中の基準値上限*	LT$_4$治療を推奨しない （高い質のエビデンスに基づく強い推奨）	LT$_4$治療を考慮 （中等度の質のエビデンスに基づく弱い推奨）
妊娠中の基準値上限～10	LT$_4$治療を考慮 （低い質のエビデンスに基づく弱い推奨）	LT$_4$治療を推奨 （中等度の質のエビデンスに基づく強い推奨）
顕性甲状腺機能低下	LT$_4$治療を推奨 （低い質のエビデンスに基づく強い推奨）	LT$_4$治療を推奨 （中等度の質のエビデンスに基づく強い推奨）

TSH＞2.5 mU/L の妊娠女性は TPO 抗体を評価するべきである.
*妊娠中の基準値がないときは，4.0 μIU/mL を使用してもよい. この値は［非妊娠者の TSH 基準範囲上限値］－0.5 μIU/mL とほぼ近似値となる.（中等度のエビデンスに基づく強い推奨）
治療目標：妊娠三半期に特有のリファレンスレンジの下半分の TSH 値を目標にするか，TSH 値を 2.5 μU/mL 以下にするのが合理的である（中等度の質のエビデンスに基づく弱い推奨）.

〔Alexander EK, Pearce EN, Brent GA, et al：2017 Guidelines of the American Thyroid Association for the Diagnosis and Management of Thyroid Disease During Pregnancy and the Postpartum. Thyroid 2017；27：315-389.より引用〕

1 妊娠を予定している女性の潜在性甲状腺機能低下症の管理

近年，潜在性甲状腺機能低下症や甲状腺自己免疫と流早産との関連が明らかになり，妊娠成立後に機能低下が予想される場合にはレボチロキシン Na 治療を考慮する[2]. 不妊治療，特に生殖補助医療を用いた治療が行われる場合には，潜在性甲状腺機能低下症に対するレボチロキシン Na 治療は，流産率を有意に低下させ，生児率を改善させるメタ解析結果があることから，甲状腺自己抗体の有無にかかわらず同治療を行う[2]. 治療開始後は TSH 値 2.5 μU/mL 以下を目標としてコントロールする[2].

2 甲状腺機能低下症の妊娠中の管理

妊娠前からレボチロキシン Na 治療をすでに行われている場合は，妊娠前から TSH 値を下限から 2.5 μU/mL 以下にコントロールする. 妊娠初期の甲状腺ホルモン需要の増大のために，妊娠成立後は甲状腺ホルモンの増量が必要になることが多い. 2010 年の甲状腺自己抗体陽性の潜在性甲状腺機能低下症妊婦に対する LT$_4$ 治療介入のランダム化比較試験において，高 TSH 群（妊娠 12 週未満の TSH 値 2.5 μIU/mL 以上かつ TPO 抗体陽性）に LT$_4$ を妊娠早期から投与していた方が流早産など

の妊娠転帰を改善することが報告された[7]. この報告をもとに，妊娠中の抗 TPO 抗体陽性の潜在性甲状腺機能低下症は，積極的に治療すべきとされている. 甲状腺自己抗体陰性の潜在性甲状腺機能低下症の場合には，TSH 値が基準値上限をこえた甲状腺自己抗体陰性女性において，有意な流産率の増加が示されているが[8]，LT$_4$ 治療によって妊娠転帰が改善できるかどうかの十分な証拠は得られていない. 2017 年の米国甲状腺学会ガイドラインに沿った妊娠中の甲状腺機能低下症への対応を**表1**に示す[2]. 潜在性甲状腺機能低下症が判明した場合にはレボチロキシン Na 50～75 μg/日から開始するのがよい.

◆文　献◆

1) 荒田尚子：妊娠と甲状腺疾患. 日本内科学会雑誌 2014；103：924-931.
2) Alexander EK, Pearce EN, Brent GA, et al：2017 Guidelines of the American Thyroid Association for the Diagnosis and Management of Thyroid Disease During Pregnancy and the Postpartum. Thyroid 2017；27：315-389.
3) Garber JR, Cobin RH, Gharib H, et al：Clinical practice guidelines for hypothyroidism in adults：cosponsored by the american association of clinical endocrinologists and the american thyroid association. Endocrine practice：official journal of the American College of Endocrinology and the American Association of Clinical Endocrinologists 2012；18：s988-s984.

Ⅱ　甲状腺の臨床／各論

4）Stagnaro-Green A, Abalovich M, Alexander E, et al：Guidelines of the American Thyroid Association for the diagnosis and management of thyroid disease during pregnancy and postpartum. Thyroid 2011；21：1081-1125.

5）Yoshihara A, Noh J, Yamaguchi T, et al：Treatment of graves' disease with antithyroid drugs in the first trimester of pregnancy and the prevalence of congenital malformation. J Clin Endocrinol Metab 2012；97：2396-2403.

6）Kahaly GJ, Bartalena L, Hegedüs L, et al：2018 European Thyroid Association Guideline for the Management of Graves' Hyperthyroidism. European Thyroid Journal 2018；7：167-186.

7）Negro R, Schwartz A, Gismondi R, et al：Universal Screening Versus Case Finding for Detection and Treatment of Thyroid Hormonal Dysfunction During Pregnancy. J Clin Endocrinol Metab 2010；95：1699-1707.

8）Liu H, Shan Z, Li C, et al：Maternal subclinical hypothyroidism, thyroid autoimmunity, and the risk of miscarriage：a prospective cohort study. Thyroid 2014；24：1642-1649.

◆ 一般目標

Basedow 病・慢性甲状腺炎の妊娠前および妊娠中の管理方法を習得し説明できる．治療方法の変更の指針，予後，日常生活の注意点について説明することができる．

◆ 到達目標

1）妊娠が甲状腺機能に与える影響，甲状腺機能異常や甲状腺自己免疫が妊娠や胎児・新生児に与える影響を説明できる．

2）妊娠中の甲状腺機能亢進症の鑑別診断を説明できる．

3）妊娠前・妊娠中・授乳中の Basedow 病の管理について説明できる．

4）妊娠前・妊娠中の甲状腺機能低下症の管理について説明できる．

7. 出産後の甲状腺機能異常

甲状腺の臨床

各論

7. 出産後の甲状腺機能異常

〔研修レベル A〕

POINT

① 出産後の甲状腺機能異常症は，潜在性自己免疫性甲状腺炎が出産後増悪して発生する，わが国で見い出された病態である．

② 出産後女性の 5〜10％の高頻度に出現し，機能異常の病型は 5 つのタイプに分類される．

③ 出産後 2〜4 か月に破壊性甲状腺中毒症が発生し，出産後甲状腺炎と言われる．その後多くが一過性甲状腺機能低下症を示す．

④ 出産後 4〜10 か月には Basedow 病が発生する．

⑤ 多くは一過性の機能異常であるが，永続性甲状腺機能低下症および出産後 Basedow 病では，それぞれサイロキシン治療および抗甲状腺薬治療が必要である．

1. 概念・定義

出産後に発生する甲状腺機能異常は，古くからSheehan 症候群による下垂体性甲状腺機能低下症が知られていた．しかし 1976 年に網野らにより，甲状腺原発の出産後一過性甲状腺機能低下症が見出された[1]．その後の系統的な研究から，甲状腺原発性の甲状腺機能異常が高頻度に見られることが明らかにされ[2]，出産後甲状腺機能異常症や出産後自己免疫性甲状腺症候群として認識されるに至った[3]．

これらは抗甲状腺自己抗体のみが陽性で臨床症状，所見がない潜在性自己免疫性甲状腺炎が出産後増悪して発生するもので，図 1 に示す 5 つの型に分類される．抗甲状腺自己抗体が認められない症例もあるが，これらも自己免疫性甲状腺炎が増悪して発生するものと考えられている．最も典型的な臨床経過をとり，実際臨床医がしばしば経験するものは図 1 の III 型で，一過性破壊甲状腺中毒症から一過性甲状腺機能低下症へと移行するものである．出産後に発生した無痛性甲状腺炎であることから，出産後甲状腺炎（postpartum thyroiditis）

ともいわれる．出産後発生する Basedow 病も含めて全体を出産後甲状腺機能異常症という．

本症は一般女性の出産後に 5〜10％の頻度で出現するもので，わが国のみならず万国共通の病態である．幸いにして殆どの機能異常は短期で一過性であるが，育児の大事な時期に発症するため，母体の QOL を損なうことが多いので注意が必要である．

2. 病因

妊娠時には種々のホルモン，妊娠特異蛋白，胎児側の免疫抑制因子などが免疫を抑制し，胎児拒絶を防ぎ妊娠継続が可能となる．しかし出産後はこれらの抑制が急に取り除かれるので，ちょうどステロイド薬を急に中止したときのような"はねかえり（反跳）"現象として各種免疫応答が亢進する[3]．実際に甲状腺自己抗体の抗体価は妊娠中低下し，出産後増加する．正常妊娠時には各種リンパ球サブセットが同様の変化を示す．妊娠中細胞障害性 T 細胞は減少するが，出産後増加して 1〜3 か月にピーク値になる．抗体産生を担う B 細胞

247

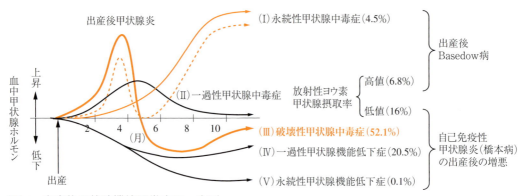

図1 出産後甲状腺機能異常症の5病型
(Amino N, Tada H, Hidaka Y, et al：Postpartum autoimmune thyroid syndrome：A model of aggravation of autoimmune disease. Thyroid 1999；9：705-713. より改変)

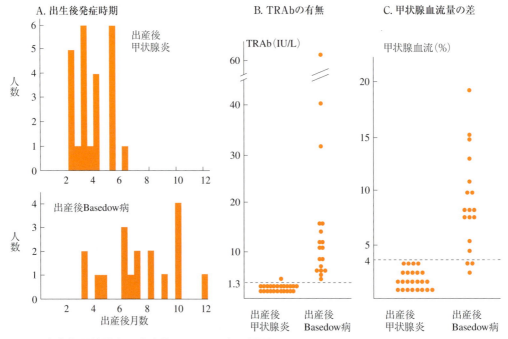

図2 出産後甲状腺炎と出産後Basedow病の鑑別
(Ide A, Amino N, Kang S, et al：Differentiation of postpartum Graves' thyrotoxicosis from postpartum destructive thyrotoxicosis using antithyrotropin receptor antibodies and thyroid blood flow. Thyroid 2014；24：1027-1031. より改変)

も妊娠中減少するが, 出産後はT細胞より少し遅れて6〜9か月にピークとなる. 末梢リンパ球からのサイトカイン産生もこれに合致した変化を示す. 甲状腺自己抗体のみが陽性の潜在性自己免疫性甲状腺炎では, 妊娠に伴うこれらの生理的な変動に影響され, 出産後増悪し甲状腺機能異常が発生する. 出産後の早い時期に橋本病タイプの増悪が起こり出産後甲状腺炎が発生し, 遅れてBasedow病が発症する (図2)[4].

3. 病型と症状

出産後甲状腺機能異常症は前述のように5つの型に大別できる[3]. すなわち, Ⅰ) 出産後4〜7か月より永続性甲状腺中毒症, いわゆるBasedow病

を示すもの，Ⅱ）出産後2～4か月に一過性甲状腺中毒症のみを示すもの，Ⅲ）出産後2～4か月に破壊性甲状腺中毒症を示し，引き続き一過性甲状腺機能低下症を示すもの，Ⅳ）破壊性甲状腺中毒症を認めずに出産後3～5か月から一過性甲状腺機能低下症を示すもの，Ⅴ）永続性甲状腺機能低下症を示すものがある．破壊性甲状腺中毒症とは，炎症の急な増悪によって甲状腺濾胞の広範な破壊が起こり，血中に甲状腺ホルモンが漏出して甲状腺中毒症を発症するものである．病型ⅠとⅡの一部は出産後Basedow病と考えられ，Ⅱの残りとⅢ，Ⅳ，Ⅴは橋本病が増悪したものと捉えることができる．

潜在性自己免疫性甲状腺炎は若年女性の7～8％に存在するが，前述のごとくその約6割で出産後に甲状腺機能異常が発症する．各病型の出現比率を図1の括弧内に示した．出産後発症する甲状腺中毒症は，破壊性甲状腺中毒症が多くを占め，後述のようにBasedow病との鑑別が必要である．Basedow病は出産後機能異常症全体の4.5％を占めるが，出産後発症では一過性で自然軽快するものが約半数ある．Basedow病女性で出産の経験のある患者では，その12～40％が出産後発症であり[4]，出産が疾病発症の大きな誘因になっている．図1の括弧内で示された出現頻度は，出産後のスクリーニング検査から得られたものであるが[2]，実際臨床では軽症の出産後甲状腺炎より，出産後Basedow病のほうが患者は多い．

症状は甲状腺中毒症状と甲状腺機能低下症状に分けられるが，いずれも罹病期間が短いことから，典型的な中毒症および低下症に比較して，軽症である．また育児の多忙な時期であり，甲状腺機能異常症と認識されるよりも，単に産後の肥立ちが悪いとか，育児ノイローゼとして取り扱われることも多いので注意が必要である．

4. 検査と診断

出産後1年以内に甲状腺機能異常の発症があり，TPO抗体またはサイログロブリン抗体が陽性の場合は，出産後甲状腺機能異常症と診断でき

る[3]．甲状腺中毒症（心悸亢進，発汗等の症状，血中甲状腺ホルモン高値・TSH抑制）があれば，出産後甲状腺炎としての破壊性甲状腺中毒症かBasedow病かの鑑別が必要である．出産後2～5か月の比較的早い時期に発症するものの多くは破壊性甲状腺中毒症である（図2A）．一方，出産後4～10か月より起こり，TSH受容体抗体（TRAb）陽性であればBasedow病と考えられる（図2B）[4]．放射性ヨウ素摂取率検査は授乳中母体においては禁忌である．両者の鑑別が困難な場合，超音波で甲状腺血流を測定し，4％以上の高値であればBasedow病と診断できる（図2C）[4]．また対症療法で経過を追い，3～4か月後でもホルモン高値が軽快しなければ，永続性Basedow病と診断できる[3]．

甲状腺機能低下症の診断は，血中甲状腺ホルモン低値・TSH高値から容易である．約90％の症例は一過性で4～8か月の経過で機能正常に復する．甲状腺腫をまったく触れない症例，サイログロブリンが低値の症例では永続性甲状腺機能低下症の可能性があるので比較的長期の経過観察が必要である[3]．

5. 治療

治療は，出産後以外のときのBasedow病，破壊性甲状腺中毒症（無痛性甲状腺炎），および甲状腺機能低下症と大きくは異ならない[3]．Basedow病の場合は，原則として抗甲状腺薬を使用する．プロピルチオウラシル（PTU，チウラジール®）は母乳中への移行も少なく，一日300 mg以下であれば授乳中でも治療可能である．またチアマゾール（メルカゾール®）も一日10 mg以下であれば，使用可能である．破壊性甲状腺中毒症は，つねに一過性なので，症状が強い間の対症療法が中心となる．適宜β遮断薬を投与するが，微量の母乳への移行があるが，通常量では授乳を中止する必要はない．甲状腺機能低下症も，多くの場合一過性であるので，症状が強い場合のみホルモン補充を行う．通常のレボチロキシンNa（T_4）（チラーヂン®S）でもよいが，T_3（チロナミン®）15 μg/日，分3投与で自覚症状はすみやかに改善し，また血

中 FT_4 の上昇で甲状腺機能の自然回復がわかるので，患者にとっては有用である[3]．

　出産後甲状腺機能異常の多くは軽症で一過性ではあるが，ちょうど育児の負荷，不安と重なるために患者の生活の質は著しく損なわれることに注意すべきである．逆に病態をはっきり説明しておくことで，本人の安心と家族の協力が得られ対症的な薬物療法をせずにすむことも期待できる．時に産後の鬱病や精神病が合併することがあるので慎重な対応が必要となる．

6. 予後

　出産後にみられる破壊性甲状腺中毒症や甲状腺機能低下症は上記のごとく自己免疫性甲状腺炎が増悪して発症したものであり，甲状腺機能異常は殆どの例で一過性であり，多くは自然に機能正常へと回復する．しかし一部の例では永続性の甲状腺機能低下症を発症する．抗サイログロブリン抗体または抗 TPO 抗体価が高い例では永続性甲状

腺機能低下症の発症率が高い．また出産後甲状腺機能低下症が一旦回復してもさらに 5 年以上の経過を観察すると，その 20〜30％は永続性甲状腺機能低下症へと進展していく[3]．したがって出産後甲状腺機能低下症の患者はその後 1 年に 1 回は定期的に経過観察していく必要がある．

　出産後 Basedow 病の予後は，一般の Basedow 病と臨床経過は変わらない．

◆文　献◆

1）Amino N, Miyai K, Onishi T, et al：Transient hypothyroidism after delivery in autoimmune thyroiditis. J Clin Endocrinol Metab. 1976；42：296-301.
2）Amino N, Mori H, Iwatani Y, et al：High prevalence of transient post-partum thyrotoxicosis and hypothyroidism. New Engl J Med 1982；306：849-852.
3）Amino N, Tada H, Hidaka Y, et al：Postpartum autoimmune thyroid syndrome：A model of aggravation of autoimmune disease. Thyroid 1999；9：705-713.
4）Ide A, Amino N, Kang S, et al：Differentiation of postpartum Graves' thyrotoxicosis from postpartum destructive thyrotoxicosis using antithyrotropin receptor antibodies and thyroid blood flow. Thyroid 2014；24：1027-1031.

◆ 一般目標

出産後の甲状腺機能異常症は，潜在性自己免疫性甲状腺炎が出産後増悪して発生する病態で，産後の肥立ちが悪い女性では必ず検査・診断すべき病態であることを理解する．

◆ 到達目標

1）一般出産後女性の 5〜10％の高頻度に出現すること，機能異常の病型は 5 つのタイプに分類されることを説明できる．
2）出産後 2〜4 か月には破壊性甲状腺中毒症が発生し，出産後甲状腺炎と言われ，その後多くが一過性甲状腺機能低下症を示すことが説明できる．
3）出産後 4〜10 か月には Basedow 病が発生することを説明できる．
4）多くは一過性の機能異常であるが，出産後の永続性甲状腺機能低下症および出産後 Basedow 病では，それぞれレボチロキシン Na 治療および抗甲状腺薬治療が必要であることが説明できる．

8. 薬剤性甲状腺機能異常

II 甲状腺の臨床

各論

8. 薬剤性甲状腺機能異常

〔研修レベル A〕

POINT

① 種々の領域で使用される多くの薬剤が甲状腺機能に影響を与える.

② 下垂体レベル, 甲状腺直接, 甲状腺ホルモン代謝を介してなど, 薬剤特有の様々な機序があり, 複数の機序で作用する薬剤もある.

③ 甲状腺中毒症では Basedow 病タイプと破壊性甲状腺中毒症タイプがあり, 鑑別診断の上, それに応じて対応する.

④ 治療は原因薬剤を中止することが原則であるが, 薬剤を中止できない場合は投与を続けて対処する.

⑤ ホルモン代謝に影響する薬剤は甲状腺機能予備力のない患者に低下症を発症させたり, T_4 治療中患者を増悪させたりする.

⑥ T_4 製剤の吸収障害をきたす薬剤との併用時は服用時間をあけるなどの注意が必要である.

はじめに

多くの薬剤が甲状腺機能に影響を与える (**表1**). この中には甲状腺疾患の治療薬として用いられる薬剤もあるが, 本稿では, 副作用として甲状腺機能異常をきたす薬剤を中心に述べる[1~3].

1. 主に甲状腺に作用する薬剤

■ ヨウ素[4,5]

ヨウ素 (ヨードはドイツ語 Jod からの慣用語) は甲状腺ホルモン合成に不可欠な元素である. 日本人成人の推定必要量は 1 日 95 μg 程度であり, 推奨摂取量は 130 μg/日である (厚生労働省 2015 年). 日本はヨウ素充足〜過剰地域であり, ヨウ素欠乏による甲状腺機能低下症は, 通常は存在しない. しかし, 過剰ヨウ素は甲状腺機能に様々な作用を示す (**図1**).

過剰なヨウ素を摂取するとヨウ素の有機化抑制

による甲状腺ホルモン合成の抑制 (Wolff-Chaikoff 効果) が起こる. 正常では一過性かつ軽度のホルモン濃度低下のみで, 2〜3 週間で正常化 (escape) する. しかし, 正常人でもヨウ素に影響されやすい人や, 基礎に橋本病があったり Basedow 病寛解中の患者だったりすると, この escape 現象が起こらずにヨウ素の影響が遷延して甲状腺機能低下症に陥ることがある. 機能低下は通常一過性で, 過剰摂取をやめれば回復する. このヨウ素の作用を利用して Basedow 病の治療にも用いられる.

一方, 寛解中や潜在性の Basedow 病, あるいは結節性甲状腺腫患者などでは, ヨウ素投与によりヨウ素誘発性甲状腺機能亢進症を起こすことがある. ヨウ素不足地域で起こりやすく, わが国ではまれである.

種々薬品中のヨウ素含量を**表2**に示す. 特に, ヨウ化カリウム丸やヨウ素含有うがい薬 (イソジン® ガーグルなど) は頻度も高く要注意である. また, OTC 医薬品 (市販薬) (のどぬーる® スプレーなど) や, 民間保健薬, あるいは, 食品であるヨウ素添加卵や海藻類 (特に昆布・根昆布) の

251

Ⅱ　甲状腺の臨床／各論

表1　甲状腺機能異常を起こす薬剤

作用部位※	薬剤	作用機序※	備考
甲状腺に作用するもの	ヨウ素, ヨウ素含有薬剤（表2）	甲状腺ホルモン合成・分泌抑制, ヨウ素誘発甲状腺中毒症	
	アミオダロン	含有ヨウ素による作用, T_4からT_3への転換阻害, 甲状腺直接傷害	
	リチウム	甲状腺ホルモン分泌抑制	
	スニチニブ, ソラフェニブトシル酸塩, アダリムマブなど	破壊性甲状腺炎の誘発, ヨウ素取り込み抑制, vascular endothelial growth factor（VEGF）受容体抑制による甲状腺への血流低下など	
	チアマゾール（メチマゾールとも呼ばれる）, プロピルチオウラシル	甲状腺ホルモン合成阻害〔TPOによるホルモン合成（有機化と縮合）等を抑制〕.	
自己免疫に作用するもの	インターフェロン	サイトカインによる自己免疫変動, 甲状腺直接作用	
	ゴナドトロピン gonadotropin 放出ホルモン（GnRH）誘導体	女性ホルモン変動による自己免疫異常	
下垂体に作用するもの	デキサメタゾン（DXM）, ドパミン, ドパミン作動薬, ソマトスタチンアナログ	TSH 分泌抑制	DXMは5′脱ヨウ素抑制や, Basedow 患者で血中T_4低下作用あり.
甲状腺ホルモン代謝に影響するもの	フェニトイン, フェノバルビタール, カルバマゼピン, リファンピシン	肝での cytochrome p450 complex（CYP3A など）を誘導してT_4代謝促進	橋本病や, 潜在性・顕性機能低下症患者で低下症が発症・増悪. T_4補充中患者で必要量が増加
	フェニトイン, カルバマゼピン	結合蛋白と甲状腺ホルモンの結合を阻害	
	エストロゲン, エストロゲン誘導体, フルオロウラシル	血中 thyroxine binding globulin（TBG）を増加	
	アミオダロン, プロプラノロール, プロピルチオウラシル, デキサメタゾン, 脂溶性造影剤	T_4からT_3への転換を阻害	
T_4の吸収を阻害するもの	（表3）	LT_4吸収阻害	T_4製剤との併用時に注意

※主な作用部位, 機序で分類したが, 複数の作用部位や機序を有するものがあるので重複記載もある.

長期・継続使用でもしばしば甲状腺機能異常が見られる.

❷ アミオダロン[6]（商品名アンカロンなど）

本薬1錠（100 mg）中には大量のヨウ素（37 mg）が含まれている. 1日約10%のヨウ素が放出されるので, 維持量200 mg 内服中は毎日約7.4 mgのヨウ素を継続摂取していることとなる. ヨウ素の耐容上限量とされる3.0 mgと比較して非常に多い量である. さらに, 本薬はT_4からT_3への転換を強く抑制する. そのために, 血中T_3・FT_3が低下し, T_4・FT_4が正常, あるいはむしろ高値となるなど, 甲状腺機能に複雑な特有の影響を与える.

Basedow 病タイプの甲状腺中毒症をアミオダロン誘発性甲状腺中毒症（amiodarone-induced thyrotoxicosis：AIT）Ⅰ型と呼び, 破壊性甲状腺中毒症タイプをAIT Ⅱ型という. AIT Ⅰ型は過剰ヨウ素によるものと考えられ, 寛解 Basedow 病や甲状腺結節などの基礎疾患のある人に起こりやすいが, 日本ではまれである. AIT Ⅱ型は基礎疾患なしに破壊性中毒症を起こすもので, 本薬の直接的細胞毒性によるものと考えられている. Ⅱ型の日本での発生率は10%程度と推測され, 内服開始後2～3年ほど経過してから生じることが多い. 半減期が19～53日と長く, 臓器蓄積性があることから, 内服中止後に発症することもある.

甲状腺中毒症が強くなると, 動悸, 頻脈, 不整脈など, もともとある循環器疾患を増悪させる状

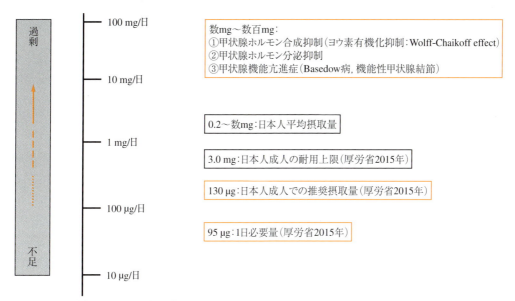

図1 ヨウ素摂取量と甲状腺機能への影響

表2 薬品中のヨウ素含量

薬剤	ヨウ素量
ヨウ化カリウム	50 mg/丸（ヨウ素 38 mg/丸），0.76 g/粉末 1 g
ヨウレチン（ヨウ素レシチン）	ヨウ素として 50，100，200 µg/錠
内用ルゴール液	ヨウ素 1 g と KI 2 g を精製水で 100 mL に調整 ＝ ヨウ素 27 mg/mL など（調整可）
アミオダロン	ヨウ素 37 mg/100 mg（1 錠）
イオパミロン®300，オムニパーク®140	それぞれ，300 mg/mL，140 mg/mL
イソジン®ガーグル	1 mL 当たり，ポビドンヨウ素 70 mg ＝ ヨウ素 7 mg
のどぬーる®スプレー	5 mg/mL
エスタックイブファイン®，新コンタックかぜEX®，ベンザブロックS®など	1 日服用量中にヨウ化イソプロパミド 5〜6 mg ＝ ヨウ素約 1.3 m〜1.6 mg

態となるので，AIT を生じた場合には，循環器専門医や甲状腺専門医に速やかに紹介するのがよい（治療は後述）．

本剤は長期にわたって使用される薬剤なので，投与時には TSH，FT_4，FT_3 と抗甲状腺抗体を最初にはかり，投与開始の 1 か月後，およびその後は 3〜6 か月間隔で甲状腺機能検査を行うことが勧められている．

3 炭酸リチウム（商品名リーマスなど）

リチウムは甲状腺に取り込まれ，合成過程よりも，主にホルモン分泌を抑制する．潜在性甲状腺機能低下症はリチウム投与患者の約 1/3 でみられ，顕性低下症は 15% 程度に発症する．重篤な甲状腺中毒症の治療や放射性ヨウ素（^{131}I）内用療法後の効果増強目的で用いられることがある．

4 ヨウ素含有放射線検査造影剤

すべてのヨウ素含有物は含有ヨウ素の作用で甲状腺機能に影響しうる．加えて，脂溶性で，胆嚢造影に使用されるイオパン酸，イポデートは T_4 の 5'脱ヨウ素反応を抑制する．正常人に投与すると，FT_4 が上昇して FT_3 が低下する．動脈や静脈造影用の水溶性造影剤は脱ヨウ素反応を抑制しない．

Ⅱ　甲状腺の臨床／各論

5 分子標的治療薬（商品名スーテントなど）

　チロシンキナーゼ阻害薬であるスニチニブやソラフェニブトシル酸塩投与で高頻度に甲状腺機能異常を認め，甲状腺機能低下症，甲状腺中毒症のどちらもきたし得る．スニチニブの添付文書では甲状腺機能低下症16.0%，甲状腺機能亢進症1.2%の頻度で起こりうると記載されているが，さらに高い頻度（30～85%）で起こるとの報告もある．甲状腺中毒症は破壊性であり，一過性であることが多い．当初に甲状腺機能低下症となり，その後中毒症をきたす症例もある．

　甲状腺機能異常の機序は様々で，破壊性甲状腺炎の誘発や，ヨウ素取り込み抑制，あるいは本薬の本態である vascular endothelial growth factor（VEGF）受容体抑制による甲状腺への血流低下などが考えられており，患者ごとに感受性や発症の主因が異なる可能性がある．腫瘍壊死因子 TNF-α を標的分子とする治療薬であるアダリムマブでも甲状腺中毒症，低下症いずれもきたし得る．

2.　主に自己免疫が関与するもの

1 インターフェロン（interferon：IFN）

　IFN などのサイトカイン投与により抗甲状腺自己抗体が陽性化したり，また，治療前から陽性の患者ではその値が上昇したりすることがある．このような自己免疫性インターフェロン誘発甲状腺炎（IIT）は橋本病，Basedow 病の臨床像を呈するか，あるいは抗体出現のみの異常を呈する．一方，甲状腺機能異常は自己抗体出現なしでも起こる．甲状腺への直接作用の可能性があり，非自己免疫性 IIT と呼ばれる．非自己免疫 IIT は自己抗体陰性で，初期の中毒期とその後の低下期をきたす甲状腺炎と類似した臨床経過をとる．

　ウイルス性肝炎症例を対象とした報告のメタアナリシスでは，甲状腺中毒症は2.9%に認められた[2]．Basedow 病タイプは0.2%，破壊性甲状腺中毒症タイプは1.0%（タイプ不明は1.7%）であった．発症時期は，タイプ診断が確実なものは IFN 開始後12週以内で，タイプ診断不明のものは12から72週間後であった．予後は，記載されている

24例中4例で，IFN 投与終了後も甲状腺中毒症が持続していた．

　一方，甲状腺機能低下症は4.3%，潜在性甲状腺機能低下症は1.6%に認められ，その発症時期は，IFN 治療開始後12から48週間後であった．予後は IFN 治療終了後でも38%で回復しなかった．

2 ゴナドトロピン（gonadotropin）放出ホルモン（GnRH）誘導体（商品名ゾラデックス，リュープリンなど）

　GnRH 誘導体による，ゴナドトロピンと性ホルモンの変動が自己免疫性甲状腺疾患発症の引き金となる．これまで報告されている甲状腺中毒症の多くは，慢性甲状腺炎が基礎にあるか，Basedow 病寛解中の症例である．しかし，甲状腺疾患の素因のない患者に発症することもある．

　破壊性甲状腺中毒症タイプの甲状腺中毒症は投与開始後数か月以内（2～4か月）に発症する．一方，Basedow 病タイプは投与開始後数か月後から1年程度してから発症している．これらは，出産後のホルモン変動で発症する，破壊性甲状腺中毒症が出産後早期（概ね1～4か月以内）に起こり，出産後 Basedow 病は概ね4か月以降に発症することと類似している．破壊性甲状腺中毒症の後などで甲状腺機能低下症をきたすことがある．

3.　主に TSH 分泌を抑制する薬剤

　デキサメタゾン（DXM）など，大量のグルココルチコイドは TSH の分泌を抑制する．しかし長期にわたって大量のグルココルチコイドが投与されても，一般には甲状腺機能低下症にはならない．その理由は T_4，T_3 の低下による TSH 上昇がグルココルチコイドによる TSH 分泌抑制よりも強力であるためと考えられている．加えて，DXM などは 5' 脱ヨウ素反応を抑えることで T_3 を下げる．さらに，Basedow 病患者では大量 DXM 投与で血中 T_4 も下げる．これは甲状腺からの T_4 分泌低下のためで，それは甲状腺直接作用あるいは TSAb 産生低下作用による．臨床的には術前に Basedow 病患者の T_3 を急速に下げるのに有用であり，また，抗

炎症作用はアミオダロンによる破壊性甲状腺中毒症治療などに有用である.

ドパミンとドパミン作動薬（ブロモクリプチンやカベルゴリン）はドパミン D2 受容体を介して TSH を下げる.

ソマトスタチンアナログは TSH 分泌を直接抑制する. アクロメガリーでオクトレオチド投与 1 か月は TSH が低下するが, 6 か月後は TSH も FT_4 も正常となる.

4. 主に甲状腺ホルモンの代謝・輸送に影響する薬剤

❶ 肝臓での代謝や TBG に影響

抗てんかん薬（フェニトイン, フェノバルビタール, カルバマゼピン）や抗結核薬（リファンピシン）は肝臓における薬物代謝酵素系（cytochrome p450 complex：CYP3A など）を誘導して, 抱合による T_4 代謝を促進する. 正常では視床下部─下垂体系で代償されるが, 橋本病や, 潜在性・顕性機能低下症患者で代償できずに低下症が発症・増悪する. 低下症で T_4 補償中の患者では投与量を増やす必要がある.

フェニトイン, カルバマゼピンは上記の薬物代謝酵素系を誘導するとともに, 結合蛋白と甲状腺ホルモンの結合を阻害するため, 血中総 T_4 は 40％ 程度減少, 総 T_3 はそれより軽度減少する.

エストロゲンとエストロゲン誘導体（selective estrogen receptor modulator：SERM. ラロキシフェン, タモキシフェン, ドロロキシフェンなど）や, 5-フルオロウラシルは, 血中 thyroxine binding globulin（TBG）を増加させるので, 総 T_4 は増加する. 甲状腺ホルモン製剤補充中の患者で, これらを服用している場合には, その補充必要量が 30～50％ 程度増加する.

❷ T_4 脱ヨウ素反応を抑制

甲状腺ホルモン代謝では脱ヨウ素反応が最も重要である. プロピルチオウラシル（PTU）450～600 mg/日を T_4 治療中の低下症患者に投与すると, T_3 は 25～30％, 48 時間以内に低下し, 投与中持続する. また, プロプラノールの中等から大量投与で T_3 は軽度低下する（メトプロロール, ロプレソール, アテノロールなどでは認められない）. この作用はそれほど強いものでなく, 本剤の甲状腺中毒症の臨床的な末梢症状緩和作用は軽度の T_3 低下作用をはるかにしのぐ. 前述の脂溶性造影剤も脱ヨウ素反応を強く抑制する.

5. LT_4 剤吸収に影響する薬剤

正常では経口投与された T_4 は, 空回腸で約 6 時間で 80％ が吸収される. しかし, 表 3 に示す多くの薬剤がこの吸収を阻害する. これらは, 甲状腺ホルモン製剤が同時に投与されている場合, T_4 と結合したり, 複合体を形成したりすることで, 腸管でのその吸収を阻害する.

コレスチラミン, カルシウム塩, 乾燥水酸化アルミニウムゲル, 硫酸鉄, スクラルファートなどは不吸収複合体を形成するか, あるいは直接, 吸収を抑制する. 鉄イオン Fe^{3+} 1 個で T_4 の 3 分子と結合して吸収を阻害する. 炭酸カルシウムやリン結合物（酢酸 Ca, 塩酸セベラマー, 炭酸ランタン）も吸収を阻害する.

甲状腺製剤は空腹時に水で単独で服用することが基本である. 上記の薬剤と併用するときは同時に服用せずに, 4～8 時間あけることを指導する. 特に, 臨床上, 妊娠中など鉄剤との併用やスクラルファート, アルミ含有制酸剤などの胃腸薬との併用に注意すべきである.

6. 甲状腺機能異常をきたした場合の対応

一般に薬剤による副作用が生じた場合は, 直ちに服薬を中止するのが原則である. しかし, 中止できない場合や, 継続したほうがメリットが大きいと考えられる場合には原因薬剤を投与しながら, 甲状腺機能異常の治療を行う. 原因薬剤を中止しても甲状腺機能異常が持続することがある.

❶ 甲状腺中毒症

Basedow 病タイプか, 破壊性甲状腺中毒症タイ

Ⅱ　甲状腺の臨床／各論

表3　T$_4$製剤の吸収を阻害する薬剤

薬剤	商品名（例）など
コレスチラミン，コレスチポール	クエストラン
スクラルファート	アルサルミン
乾燥水酸化アルミニウムゲル	アルミゲル
陽イオン交換樹脂	カリメート，ケイキサレート
ビスフォスフォネート	ダイドロネル，リカルボン，フォサマック，ボナロン
ラロキシフェン	エビスタ
硫酸鉄	フェロ・グラデュメット
リン酸結合物	フォスブロック，レナジェル
カルシウム塩	タンカル，ユニカル，カルシウム含有サプリ
ピコリン酸クロミネート	クロミウムピコリネート
チャコール	活性炭，クレメジン
シプロフロキサシン	シプロキサン，シプロ
プロトンポンプ阻害薬	オメプラール，タケプロン
ヒスタミン H2 受容体拮抗薬	ガスター，タガメット，ザンタック

プかの鑑別のために，抗 TSH 受容体抗体（TRAb）を測定し，甲状腺エコー検査（特にドプラで甲状腺内血流量のチェック）や，^{99m}Tc（または放射性ヨウ素）甲状腺摂取率検査を行う．

Basedow 病タイプ（TRAb 陽性，甲状腺内血流増加，^{99m}Tc〈または放射性ヨウ素〉甲状腺摂取率高値）であれば，抗甲状腺薬（チアマゾールなど）を投与するなど，通常の Basedow 病と同様に治療する．

破壊性甲状腺中毒症タイプ（TRAb 陰性〈時に弱陽性を示すことがある〉，甲状腺内血流低下，甲状腺摂取率低値）では甲状腺中毒症は一過性で，2〜3 か月間で甲状腺機能は正常化する．通常は特別な治療は必要なく，経過観察だけでよい．時に，甲状腺中毒症を経て一過性の機能低下症になることがある．動悸などの症状が強い場合は β 遮断薬を投与する．

❷ 甲状腺機能低下症

甲状腺機能低下症に対しては T$_4$ 製剤投与で対処する．甲状腺機能低下症は一過性で，薬剤中止後に中止可能となる場合があることを念頭におくべきである．

もともと慢性甲状腺炎や甲状腺機能低下症のある患者に T$_4$ の代謝を促進する薬剤を投与する場合は，甲状腺機能低下症が顕在化したり，甲状腺機能低下症の増悪がみられたりするので，T$_4$製剤の投与を開始したり，投与量を増加させたりする．

T$_4$製剤の吸収を阻害する薬剤を服用する場合には，同時に投与せずに，数時間以上の間隔をあけて，両剤を服用する．他剤との服用間隔をあける意味で，T$_4$剤の就寝前投与も勧められる．

❸ アミオダロン誘発甲状腺機能異常

本剤も投与中止できるときは中止するが，致死性不整脈患者に対して処方されていたり，また中止しても血中半減期が長く影響が遷延したりするので，AIT を生じた場合でも本薬は中止せずに対処することが多い．1 型の場合はまず MMI 投与を開始する．臨床的に中毒症が重篤な場合は，同時か遅れて DMX かプレドニゾロンなどのステロイド薬を投与してもよい．

2 型では経過観察するか，症状に応じて β 遮断薬を考慮する．甲状腺中毒症が強い場合は DXM などのステロイド薬を投与する．6〜12 週間以内に正常甲状腺機能になることが多いが，治療はそれ以上必要となることもある．

低下症ではアミオダロンの投薬は中止せずにチラーヂン®S を投与する．T$_4$ から T$_3$ の転換を抑制するので比較的大量が必要になることがある．

◆文　献◆

1）西川光重，日本甲状腺学会重篤副作用疾患別対応マ
ニュアル作成委員会：薬剤誘発性の甲状腺中毒症・
機能低下症．日本甲状腺学会雑誌 2012；3（1）：19-
23.

2）日本内分泌学会マニュアル作成委員会：甲状腺中毒
症．重篤副作用疾患別対応マニュアル第 3 集（日本
医薬情報センター）2009；371.

3）Thalmann S, Meier CA：Effect of drugs on TSH secre-
tion, thyroid hormone absorption, synthesis, metabolism
and action. Werner & Ingbar's The Thyroid, 10th ed.

LWW, 2013；187.

4）Roti E, Vagenakis AG：Effect of excess iodide：clinical
aspects. Werner & Ingbar's The Thyroid, 10th ed. LWW,
2013；242.

5）西川光重：ヨウ素誘発性甲状腺腫，別冊日本臨
牀 領域別症候群シリーズ No. 1「内分泌症候群（第
3 版）I」，2018；468.

6）西川光重：アミオダロン誘発性甲状腺中毒症，別冊
日本臨牀 領域別症候群シリーズ No 1「内分泌症候
群（第 3 版）I」，2018；296.

◆ 一般目標

種々の領域で使用される多くの薬剤が甲状腺機能に影響を与えることを説明でき，そのような甲状
腺機能異常をきたした場合に適切に対処できる．

◆ 到達目標

1）甲状腺中毒症，低下症をきたす薬剤を挙げ，それぞれに特有の機序を説明できる．

2）甲状腺中毒症では，Basedow 病タイプと破壊性甲状腺中毒症タイプがあることを説明できる．

3）薬剤による甲状腺機能異常が生じた場合に適切に治療・対処できる．

4）T_4製剤の吸収を阻害する薬剤を挙げることができる．

5）T_4製剤と T_4吸収障害をきたす薬剤を併用するときに両者を適切に処方できる．

9. 甲状腺眼症（Basedow 病眼症）

〔研修レベル A〕

POINT

① 甲状腺眼症は Basedow 病の 25～50％，橋本病の 2％にみられる．
② 遺伝因子や環境因子を背景に何らかの自己免疫異常が起こり，TSH 受容体に対する自己免疫機序により，Müller 筋，上眼瞼挙筋，外眼筋，脂肪組織，涙腺に炎症をきたす．リンパ球浸潤，グルコサミノグリカンの産生，脂肪組織の増生，外眼筋腫大をきたす．
③ 眼症状は多彩で（上眼瞼後退，眼瞼腫脹，眼球突出，涙液分泌低下，結膜・角膜障害，複視，視力低下など），重症例では quality of life（QOL）が著しく損なわれる．
④ Magnetic resonance imaging（MRI）の導入により，眼症の活動性や重症度を適切に評価し，病態に応じた治療法の選択が推奨されている．
⑤ 点眼薬，ステロイド薬の局所注射，パルス療法，放射線療法，眼科的視機能回復術，眼窩減圧術などが選択される．

1. 甲状腺眼症とは

　甲状腺眼症は，Basedow 病や橋本病に伴ってみられる眼窩組織（眼瞼や涙腺，球後軟部組織の外眼筋や脂肪組織など）の自己免疫性炎症性疾患である[1]．眼症状は多彩で，上眼瞼後退，眼瞼腫脹，眼球突出，涙液分泌低下，結膜・角膜障害，重症例では眼球運動障害や視力低下をきたして，QOL を著しく損なう．

　Basedow 病の 25～50％，橋本病の 2％にみられる．眼症の 80％は甲状腺機能亢進症を伴うが，20％は Basedow 病の既往のない甲状腺機能正常者や低下症の患者にみられる．それぞれ euthyroid Graves' disease，hypothyroid Graves' disease とよばれる．いずれも thyrotropin（TSH）受容体抗体が陽性のことが多いが陰性のこともある．

【除外規定】
　眼窩内の炎症（特発性眼窩炎，IgG4 関連眼疾患など），偽腫瘍，肉芽腫，膿瘍，悪性リンパ腫〔MALT リンパ腫（MALT lymphoma）；粘膜関連リンパ組織型節外性濾胞辺縁帯リンパ腫（extranodal marginal zone lymphoma of mucosa-associated lymphoid tissue type）〕，膿瘤（pyocele），粘液囊胞（mucocele），頸動脈—海綿静脈洞瘻などの 2 次性眼球突出を除外する．

【診断基準】
　①　自己免疫性甲状腺疾患
　②　眼症候
　③　画像診断にて眼球突出，外眼筋の腫大など
①＋②または③を有する場合を甲状腺眼症と診断する．
②または③を有するが①が診断できない場合を甲状腺眼症疑いとする．
但し上記の除外規定を考慮する．

【参考】
　本症の発症は甲状腺機能亢進症とほぼ同時期が多いが，眼症が先行することもある．したがって眼症の診断時には自己免疫性甲状腺疾患の存在が明らかでない場合もある．

【名称】
　甲状腺眼症，Basedow 病眼症，悪性眼球突出症，

9. 甲状腺眼症（Basedow 病眼症）

表1　甲状腺眼症の重症度分類

Class	アメリカ甲状腺学会の（NOSPECS）分類		障害なし (0)	軽度の障害 (a)	中等度の障害 (b)	高度の障害 (c)
0	No physical signs or symptoms					
I	Only signs, no symptoms（lid retraction, lid lag）	眼瞼後退	眼瞼開大 8 mm 未満	8〜10 mm 未満	10〜12 mm 未満	12 mm 以上
II	Soft tissue involvement（sandy sensation, lacrimation, photophobia, lid fullness, conjunctival injection, chemosis, lid edema）	眼瞼腫脹	なし	軽度	中等度	高度 眼瞼睫毛内反 兎眼
		結膜	所見なし	うっ血，充血，浮腫	上方輪部角結膜炎	上強膜血管怒張
III	Proptosis	眼球突出度	15 mm 未満	15〜18 mm 未満	18〜21 mm 未満	21 mm 以上
IV	Extraocular muscle involvement	外眼筋	所見なし	周辺視で複視	第1眼位以外での複視	第1眼位で複視
V	Corneal involvement	角膜	所見なし	兎眼性浸潤 角膜全体およぶ浸潤	潰瘍	穿孔，壊死
VI	Sight loss（optic nerve involvement）	視神経・網膜	所見なし	乳頭発赤・浮腫	球後視神経症	うっ血乳頭，乳頭周辺網膜のびまん性混濁，網脈絡膜皺襞
				視力：0.3〜1.0 未満	0.1〜0.3 未満	0.1 未満
				軽症の眼症	中等症〜重症の眼症	最重症の眼症

〔Bartalena L, Baldeschi L, Dickinson A, et al：Consensus statement of the European Group on Graves' orbitopathy（EUGOGO）on management of GO. Eur J Endocrinol 2008；158：273-285. より一部改変〕

Graves' ophthalmopathy（GO），Graves' orbitopathy（GO），thyroid-associated ophthalmopathy（TAO），thyroid eye disease（TED），dysthyroid ophthalmopathy（DO），dysthyroid orbitopathy（DO）などの名称でよばれているが，同義と考えてよい．

2. 病因

　TSH 受容体，insulin like growth factor 1（IGF-1）受容体などに対する自己免疫機序が想定されているが，詳細は不明である．遺伝因子としては，TSH 受容体遺伝子多型や CTLA-4，PTPN22，CD40，制御性 T 細胞 regulatory T cells（Treg），Forkhead box P3（FOXP3）などの免疫調節分子の遺伝子多型などが，環境因子としては喫煙が報告されている．CD34+眼窩線維芽細胞は TSH 受容体を強発現，抗 TSH 受容体抗体の刺激で interleukin（IL）-6，IL-8，tumor necrosis factor（TNF）-α，ヒ

アルロン酸などを産生，CD34−眼窩線維芽細胞は IGF-1 受容体を強発現し，抗 IGF-1 受容体抗体の作用を受けて，IL-16，RANTES，IL-1α，prostaglandin E2，長鎖のヒアルロン酸を産生し，T 細胞の眼窩組織への遊走を促す．CD90+眼窩線維芽細胞は transforming growth factor（TGF）-β の作用で myofibroblast へ分化し，外眼筋の線維化に寄与する[2]．

3. 診断

　眼症の発症は甲状腺疾患の発症とほぼ同時期が多いが，1 年前後先行したり遅れたりするので，一般眼科医や一般内科医を受診する機会も多い．

　原因不明の視力低下や色覚異常，急激な眼球突出，角膜混濁，兎眼や視神経乳頭浮腫を有する症例は至急専門医を紹介する．

　1 か月以上羞明，眼の違和感，眼球または球後

Ⅱ　甲状腺の臨床／各論

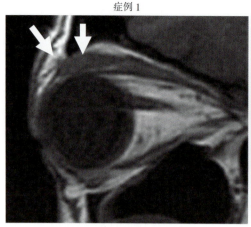
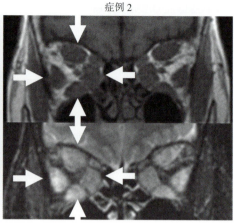

図1　甲状腺眼症のMRIによる評価
症例1：矢状断T1強調画像：左上眼瞼挙筋の腫大，眼球突出と眼瞼における脂肪組織の蓄積を認める．
症例2：（上段）冠状断T1強調画像，（下段）冠状断STIR画像：上直筋，下直筋，内直筋の腫大を認める．信号強度が高く，炎症が強いことが示唆される．
〔廣松雄治：Basedow病眼症．日本内科学雑誌 2010；99：755-762．より一部改変〕

の痛み，眼所見の変化に対する不安感，複視や眼瞼後退，眼瞼や結膜の発赤腫脹，眼球運動障害，複視を避けるための頭位傾斜などの症候がみられる場合や片眼性の場合も専門医を紹介する．

眼症の専門医療機関では，活動性と重症度，QOL，MRIによる評価を行う[1]．

1 甲状腺眼症の重症度の判定

眼瞼，結膜，眼球突出度，眼球運動，角膜，視神経・網膜の各項目について，なし・軽度・中等度・高度の障害と評価し，その結果により下記のように分類する（表1）[1,3]．
(1) 最重症：視神経障害や角膜障害により失明の可能性がある場合．
(2) 中等症～重症：眼症状により日常生活に深刻な障害をきたしており，積極的治療が必要な場合で，2 mm以上の眼瞼後退，中等度ないし重度の軟部組織所見，正常より3 mm以上の眼球突出，常に複視がみられる場合など．
(3) 軽症：眼症による日常生活への障害は僅かで，2 mm未満の軽度眼瞼後退，軽度の軟部組織所見，正常より3 mm未満の眼球突出，一時的な複視，点眼薬で改善する角膜露出などがみられる場合．しかし，MRIにて活動性の病変が明らかになる場合も多く，その場合は適切な治療が必要となる．

2 甲状腺眼症の活動性の判定

後眼窩の自発痛や違和感，眼球運動時の痛み，眼瞼発赤，眼瞼腫脹，結膜充血，結膜浮腫，涙丘の発赤・腫脹の7項目からなるclinical activity score（CAS）が3点以上であれば活動性があると判定，パルス療法や放射線療法などの適応となる．しかしながら，日本人では1～2点でもMRIにて活動性が認められることも多いので，MRIによる評価が推奨される．

3 眼窩MRIによる評価

冠状断（coronal），水平断（axial），矢状断（sagittal），いずれも視神経軸に合わせて撮像する．眼瞼，外眼筋，脂肪組織，涙腺などの病変が描出され，眼症の詳細な病勢の把握に有用である（図1）[1,4]．腫大した外眼筋のT2緩和時間やT2強調画像，short inversion time inversion recovery（STIR）画像での信号強度や信号パターン（均一性）から眼症の活動性を客観的に評価できる．これらの信号強度によりパルス療法の治療効果も予測できる．

4 甲状腺眼症のQOLの判定

視機能の低下によるものと社会心理的な要因に

9. 甲状腺眼症（Basedow病眼症）

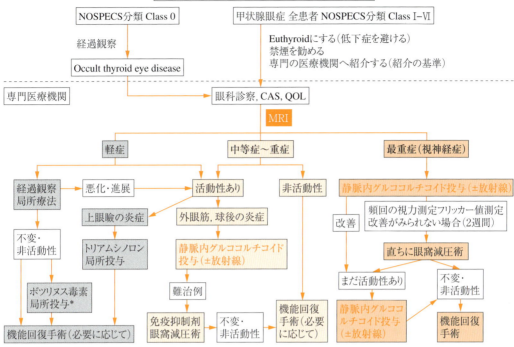

図2 甲状腺眼症の管理チャート
〔日本甲状腺学会（編）：「バセドウ病悪性眼球突出症の診断基準と治療指針」第1次案，2011．http://www.japanthyroid.jp/doctor/img/basedou.pdf（2015/9/4）より一部改変〕

より患者のQOLは損なわれている[3]．

5 甲状腺眼症の自然経過と治療法の選択

甲状腺眼症の自然経過（Rundleの曲線）は，重症度が進行する時期（dynamic phase）と沈静化した時期（static phase）に分けられる．前者は発症後の6～24か月間の活動期で，リンパ球浸潤や線維芽細胞の増殖や浮腫が特徴である．後者は線維化の時期であり，重症例では視機能障害を残す．したがって活動期は免疫抑制療法が適応であり，非活動期は免疫抑制療法の効果はみられないので，視機能回復術などの手術療法が行われている．甲状腺眼症の重症度と活動性の自然経過には時間的ズレがみられる．どの時期に治療するかで，治療効果は大きく異なるので治療のタイミングが大切である[1,5]．

4. 治療

1 全例，禁煙を勧める

非喫煙者と比較して，喫煙者では重症例が多く，免疫抑制療法の効きも悪い．

2 甲状腺機能亢進症の治療

甲状腺機能の正常化を図る．抗甲状腺薬，[131]I内用療法，甲状腺亜全摘術のいずれでもよいが，低下症を避ける．[131]I内用療法を行う場合は15％に眼症の発症や増悪をみるので，喫煙，治療前のT_3高値，TSH受容体抗体高値などのハイリスク症例では3か月間のステロイド薬の予防投与を考慮する[3]．

3 甲状腺眼症の治療方針（図2）

（1）最重症例：視神経症を呈する場合は早急にパルス療法を行う．2クール施行後，改善傾向がみられなければ眼窩減圧術（眼窩壁開放術）

を考慮する[1].

(2) 中等症～重症例：活動性があれば免疫抑制療法（パルス療法，放射線療法の併用またはパルス療法単独），非活動性であれば眼科的機能回復手術が適応である.

(3) 軽症例：保存療法での経過観察でもよいが，13%に増悪がみられる. Dalrymple 徴候や Graefe 徴候のみの患者でも，MRI にて上眼瞼挙筋や上直筋の腫大を認めたり，美容面や QOL への影響から，トリアムシノロンやボツリヌス毒素（保険未収載）の局所投与などの治療が必要なことがある.

4 治療方法

1) 眼科的保存療法

(1) ヒアルロン酸点眼薬や眼軟膏などで角膜や結膜を保護する. ビマトプロスト点眼薬は線維芽細胞の増殖を抑えることから効果が期待されている.

(2) トリアムシノロンの局所注射：有効血中半減期が14～21日持続するため，1回 20 mg を2週間隔で4回眼窩局所へ注射する. STIR 画像で上眼瞼挙筋や Müller 筋およびその周囲が高信号となった場合は適応であり，有効率は約70%である.

(3) ボツリヌス A 型毒素の局所注射：上眼瞼後退に対して行う. 上眼瞼挙筋や Müller 筋を麻痺させて上眼瞼の下降をはかる. 効果は一時的で，数回の注射が必要である.

2) 内科的治療

(1) ステロイド・パルス療法

メチルプレドニゾロン 500～1,000 mg/日を3日間点滴静注する. これを1クールとして，1週間隔で3クール施行する方法が広く行われている. パルス療法の有効率は77%，放射線療法との併用は，有効率88%とそれぞれの単独療法より高い. 0.8%に重篤な肝不全，0.3%に死亡例が出たことから，総投与量 8 g 未満が推奨されている. 原因としてはウイルス肝炎，自己免疫性肝炎の誘発，ステロイド薬の直接作用などが考えられている. わが国では，肝障害による死亡例の報告はないが，約4%に ALT>100 の肝障害が報告され，性，

年齢，メチルプレドニゾロンの投与量やウイルス肝炎の既往などとの関連性が示唆されている. したがって HBs 抗原，HBc 抗体，HBs 抗体をチェックする. B 型肝炎ウイルスのキャリアや既感染者ではウイルスの再活性化をきたし，重症肝炎を発症するリスクが高いので，核酸アナログ薬の予防投与について肝臓専門医にコンサルトする（日本肝臓学会（編）B 型肝炎治療ガイドライン（第3版）2017 年 8 月 http://www.jsh.or.jp/files/uploads/HBV_GL_ver3）. パルス療法終了後1年間は肝機能の検査を行う.

糖尿病，消化性潰瘍，感染症（結核）などの悪化をきたすこともあるので，パルス治療前に75gOGTT，感染症免疫検査（ツベルクリン反応，クオンティフェロンまたは T-spot（interferon gamma release assay：IGRA），便潜血と上部消化管検査，腹部超音波検査，胸部単純 X 線撮影，心電図，骨密度検査などを行う. 心房細動，高血圧症を伴う患者は虚血性心疾患の評価を行う. 長期にわたるステロイド薬の投与は骨粗鬆症のリスクが増大するので，ビスフォスフォネート薬の投与を行う.

(2) ステロイド薬の内服

外眼筋腫大を伴う上眼瞼後退の症例やパルス療法有効例の後療法として行う. プレドニゾロン 20～30 mg/日の経口投与を開始（1か月間），以後2週間ごとに 5 mg ずつ減量する.

3) 放射線治療

1回 1.5～2.0 Gy，10回で計 15～20 Gy を照射する. 有効率は59%. 効果の発現は緩徐である. 眼瞼浮腫，外眼筋腫大，視神経症に対して効果が期待できるが，眼球突出に対する効果は低い. 副作用としては，炎症の増悪，白内障，網膜症の進行，局所の脱毛などがある. 頭頸部腫瘍発生はまれである. 網膜症を有する糖尿病患者や高血圧症患者は禁忌である. 若年者への照射は避ける.

4) 手術療法

最重症例に対する眼窩減圧術と非活動期に行う視機能回復手術である. 原則として術前にステロイド薬や放射線照射などで十分に炎症の鎮静化を図ったうえで行う. パルス療法で効果が不十分な視神経症の患者には急性期にも眼窩減圧術が考慮

される.

（1）眼窩減圧術：眼窩壁開放術や眼窩脂肪組織の摘出により眼窩内の減圧をはかる．眼窩下壁や内側壁の減圧が行われてきたが，術後に視力の回復とともに複視を自覚することから，後日，複視に対する外眼筋手術が必要になる．最近，術後複視の少ない外側壁深部減圧術も考案されている．

（2）外眼筋手術：複視の矯正目的で原因となっている外眼筋の後転，前転，短縮などの処置が行われる．

（3）眼瞼手術：上眼瞼後退，下眼瞼後退，眼瞼腫脹，角結膜障害に対して行われる．

5）新しい治療法

　甲状腺眼症の免疫学的機序の解明に伴い，その病理機序に有効と考えられる薬剤の応用が考えられている．TNF-α に対するモノクローナル抗体であるインフリキシマブや CD20 に対するモノクローナル抗体のリツキシマブ，ソマトスタチンアナログ，COX-2 阻害薬のセレコキシブやセレニウムなどが注目されている．低分子量の TSH 受容体拮抗薬も治療薬としての応用が期待されている．

◆◆ **おわりに**

　甲状腺眼症の治療法に関しては十分なエビデン スが蓄積されていない．研究面では限られた条件の下，抗原・抗体・サイトカインレベルで着実な進展がみられ，分子標的治療薬の開発とその臨床応用への期待が高まっている．臨床面では甲状腺眼症の診断基準や治療指針が作成された．簡便な CAS に加えて MRI が導入され，眼症の病態の把握や病態に応じた治療法の選択に有用である．初期の甲状腺眼症を見逃さないことも大切であり，甲状腺眼症の診療には，内科医，眼科医，放射線科医の連携が必須である．今後日本人でのエビデンスの集積が待たれる．

◆ **文　献** ◆

1）日本甲状腺学会（編）：「バセドウ病悪性眼球突出症（甲状腺眼症）の診断基準と治療指針」第 2 次案，2018.
http://www.japanthyroid.jp/doctor/img/basedou.pdf（2018 年 4 月確認）

2）Bahn RS：Graves' ophthalmopathy. N Engl J Med 2010；362：726-738.

3）Bartalena L, Baldeschi L, Dickinson A, et al：Consensus statement of the European Group on Graves' orbitopathy（EUGOGO）on management of GO. Eur J Endocrinol 2008；158：273-285.

4）廣松雄治：Basedow 病眼症．日本内科学雑誌 2010；99：755-762.

5）Hiromatsu Y, Eguchi H, Tani J, et al：Graves' ophthalmopathy：epidemiology and natural history. Intern Med 2014；53：353-360.

◆ **一般目標**

甲状腺眼症の病因，症候，病態を理解する．MRI を用いた甲状腺眼症の診断基準・治療指針による甲状腺眼症の病態を把握，病態に応じた治療法の選択基準を理解する．甲状腺眼症の診療における内科医，眼科医，放射線科医の連携の重要性を理解する．

◆ **到達目標**

1）甲状腺眼症の概念と病因について説明できる．
2）甲状腺眼症の重症度と活動性の関係について説明できる．
3）甲状腺眼症の MRI 所見について説明できる．
4）甲状腺眼症の治療指針について説明できる．
5）パルス療法およびステロイド薬治療の注意点について説明できる．

10. 加齢と甲状腺疾患

〔研修レベル A〕

POINT

① 高齢者では甲状腺機能低下状態がなくても TSH のみが増加することがある.
② これはヨウ素供給の十分な地域でみられる.
③ ①②のような例には甲状腺ホルモン補充を行わなくてもよい.
④ 甲状腺ホルモン補充がかえって健康上有害であることもある.
⑤ ヨウ素供給が現在または過去に不足である地域では加齢により TSH が低下することがある.
⑥ 高齢者では甲状腺機能亢進・低下ともに症状がマスクされることに注意して診療する.

1. 健常人の加齢に伴う甲状腺機能の変化

最近，80歳をすぎた高校の同級生の健常者10人の健康管理をしていて，TSH が 5～10 mU/L に上昇している例が 3 例に見いだされた．検査上の定義からすれば「潜在性甲状腺機能低下症」といえるが，彼らはそろって健康であり，甲状腺腫もなく甲状腺ホルモンは正常で，抗甲状腺抗体も陰性である．もし，これが潜在性にせよ「機能低下症」でなく，健常として扱われるべきであるなら，TSH の基準値を改めるべきだし，機能低下症なら少量にしろホルモン補充を行うのが筋というものだろう．上記のような疑問は，TSH・FT$_4$・FT$_3$・抗甲状腺抗体の測定感度の高度化が一般化した2000年以降に多くの臨床医にとって問題視されてきた疑問であり，このテーマの日常臨床の背景をなしている．

この問題に最も大規模かつ正統的な取り組みを行ったのは Surks らの研究である．彼らは米国で5年に一回の頻度で行われる国民健康栄養調査（NHNESIII および NH99-02）における 2 万人を超える調査結果を 10 歳から 80 歳以上まで層別化し，それぞれの年齢層において TSH の頻度分布曲線を描き，高齢者では分布曲線が右側，すなわち TSH の高い方にシフトしていることを見出した．高齢者の TSH 分布曲線は 4.5 mU/L 以上の値の人の多くを含んでおり，この中には慢性甲状腺炎から潜在性機能低下症を呈している患者がいるはずで，慢性甲状腺炎の大部分は抗甲状腺抗体陽性であるから，高齢者の検体から抗体陽性者を除去すれば，TSH の頻度曲線は右側にシフトした状態から元の分布曲線に戻るはずである．しかし，実際には頻度曲線のシフトは変化しなかったから，慢性甲状腺炎による潜在性機能低下症の混在が TSH を増加させているのではなく，実際に加齢そのものが TSH の頻度曲線のシフトを起こしていることが明らかとなった[1]．実際に TSH の頻度分布曲線は，80歳以上では抗体の存否にかかわらず TSH の高い値の方にシフトしていた（図1）．また TSH の最高頻度を示す濃度も TSH の高い方にシフトしていた．20～29歳の97.5パーセンタイルと80歳以上の97.5パーセンタイルはそれぞれ 3.56 mU/L と 7.49 mU/L であった.

オーストラリアでも同様の観察が行われ，30歳以下から70歳超までの健常人で抗甲状腺抗体のない 1,751 人について 10 歳ごとに層別して TSH 基準値の上限を見ると 50 歳代以降, 4.09, 4.70, 5.28 と上昇しているし，13年間にわたって追跡調査の成績では平均が 1.49 であったものが 13 年後には

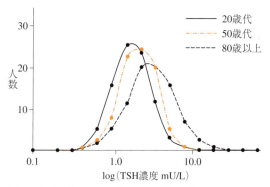

図1 年齢別の TSH 濃度の頻度分布
20歳代に比較して50歳代，80歳以上の群ではTSHの濃度の頻度分布曲線が高濃度の方にシフトすることが明瞭に見て取れる．
〔Surks MI, Hollowell JG：Age-specific distribution of serum thyrotropin and antithyroid antibodies in the US population：implication for the prevalence of subclinical hypothyroidism, J Clin Endocrinol Metab 2007；92：4575-4582〕

1.81と増加し，TSH値の増加が最も大きかったものは初期値の低い人であったという．T_4にはこのような関係がなかった[2]．

　加齢によるTSHの増加が超高齢者にも通用するかどうかを100歳以上の超高齢者（年齢中央値98歳）をそれより若い前期高齢者（年齢中央値72歳）と，またNHNESの被験者比較した成績がある．TSHは年齢とともに，高い方にシフトし，100歳以上の超高齢者でも変わらずに高い．TSHとFT_4の関係も同じで超高齢者でも若年高齢者でも同じであった[3]．このようなことが起こる原因として二つが考えられる．一つはTSHの生物学的活性と測定に関わる免疫学的活性の間の乖離であり，この点で高齢者のTSHは標準物質として測定に用いられているTSHと異なっている可能性，もう一つは高齢者ではTSHのレセプターのdown regulationが生じて甲状腺細胞表面のTSHレセプターの数が減っているか，数が正常でも刺激伝達系の障害が起こって有効な刺激が量的に減少しているかが考えられる．いずれにしても，これを臨床的に証明することはかなり困難であるといえる．このように加齢による甲状腺機能の変化，すなわちTSHやFT_4・FT_3の変化はヨウ素供給状態の現状やその過去の歴史的状況など特有の要因の影響を受けることが知られており，どの地域にも当てはまる単一の結論を導き出すことは現状では

むずかしい．

　上記の加齢によるTSHの増加は，米国の大規模調査から導かれたものであるが，わが国のように，歴史的にもまた現状においてもヨウ素の供給が過剰であった可能性のある地域において，その結論が果たして完全に当てはまるものかどうか，わが国での大規模調査が行われることが強く望まれる．

2. 高齢者におけるTSHのみの上昇は健康上有害か？

　最近のデータの示すところでは85歳以上で軽度の甲状腺機能低下を示す患者において死亡のリスクが低くなっていることを示すデータがある[4]．組織レベルにおいて，甲状腺ホルモンの作用が低いことが，これら超高齢者には有利な結果をもたらしているのではないかという推測がある．このような軽微な甲状腺機能異常は異なる年齢のグループで異なっているかもしれない．潜在性甲状腺機能低下症が動脈硬化症や心血管病変や死亡のリスクを高めているという報告のほとんどは55ないし60歳ぐらいの比較的若い年齢の高齢者を調べた結果である．軽度の甲状腺機能低下は比較的若年の高齢者にはリスクを増すかもしれないが，超高齢者の場合にはこれらの有害な影響から生体を保護しているかもしれないのである．もし，そうだとすれば，TSHが上昇している高齢者に対して甲状腺ホルモンの補充を行うことについては否定的な報告が多いはずである．以下に紹介する報告では高齢者の「潜在性甲状腺機能低下症」との用語が使われているが，これは抗体陽性者を除いては，高齢者のTSH増加を意味するものである．

1 TSHのみが上昇している高齢者に対して甲状腺ホルモン補充療法を避けたい場合

　高齢者でTSHの増加がみられることは明らかであるが，甲状腺ホルモン補充を極力避ける方がよい場合がある．加齢黄斑変性症の場合である．動物実験では，甲状腺ホルモンが存在しない状態では網膜のフォトレセプターは保持されることが

Ⅱ　甲状腺の臨床／各論

多いが，大量の甲状腺ホルモンを与えると網膜の変性が起こることが知られている．55歳以上の患者についてTSHとFT4を測定し，加齢黄斑変性症とその前駆状態である網膜色素変性症との関係も調べ，年齢および性別を調整したコックスハザードモデルを用いてTSHまたはFT4と加齢黄斑変性症の関係を調べた成績がある．甲状腺ホルモンもTSHも正常範囲にあるものについて層別化し，TPO抗体も調べた．5,573人の調査対象者についてフォローアップしたが，中央値では6.9年のフォローアップであるが，この期間の4分位の順番で高い方は10.8年である．このうち805人が加齢黄斑変性症を発症した．TSHのレベルは加齢黄斑変性症のリスクとは無関係であった．FT4の基準値内に収まっていても基準値の4分位の高い濃度にある人は中間位にある人たちに比べて加齢黄斑変性症を起こす確率は1.34倍であった．FT4の高い人は加齢黄斑変性症のリスクが高く，網膜色素変性症のリスクも高かった．結論として，FT4が高い場合には，加齢黄斑変性症やその前駆状態である網膜色素変性症を起こすリスクが高くなるという．甲状腺ホルモンが病因に重要な関与をしていることを推測させるものである[5]．

❷ TSHのみが上昇している高齢者に対して甲状腺ホルモン補充が望ましいとは言えない場合

甲状腺に関する薬剤を服用していない高齢者において正常範囲内の甲状腺機能と心血管に関する有害事象の間の関係を明らかにすることを目的とした2,843人のアメリカ人を対象とした研究がある[6]．通常の地域居住者についてTSHとFT4, total T3の濃度が正常の人を集めた．そして心房細動・心房粗動・冠動脈疾患・心不全・大腿骨折・認知症・その他のすべての原因による死亡の発生数を調べた．TSHは高い方が死亡率が低く（逆相関），FT4と正相関関係がある．FT4が高いと心房細動の頻度と心不全が増える．正常値の範囲内ではあるがTSHの高さを層別すると4分位TSHが高い方の人は4分位の低い位置にある人に比べると認知症になる頻度が低い[7]．FT4が4分位（高めのところ）にある人は心房細動・冠動脈疾患・心不全・死亡率が優位に高い．total T3はこれらに全く関係

しなかった．結論としてTSHが高く，FT4が低いが，それでも，甲状腺正常の基準値にある人は高齢者のいろいろな有害事象のリスクが少ないといえる．もちろん死亡数も少ない．このことは甲状腺ホルモンが低くてTSHが多少上がっていてもそれで良いのであって，高齢者にすぐに甲状腺ホルモン補充療法を始めるかどうかに関しては，リスクとbenefitを個々人について慎重に検討する必要がある．

地域に居住している70〜89歳の男性を長期間調べ知能テスト・TSH・FT4の測定が行われた成績が報告されている．最初から認知症・精神疾患・甲状腺疾患のある人やMMSEのスコアが24以下の人はフォローアップから除外した．新規に発生した認知症に関する診断はICTコードに基づいて行った．3,401名のうち，フォローアップ期間に4.3％が新規に発生した認知症と診断された．この期間に認知症と診断された人は試験参加当初においてFT4が優位に増加していたが，TSH値は認知症の診断を受けなかった人と同じであった．交絡因子を調整してみると，FT4が高いことはあらたな認知症の発生を11％増やすと考えられた．FT4基準値を4分割した上位の4位と下位の1位を比べてみると，ハザード比1.76で高い方が優位に認知症を発生する可能性が高かった．TSHついてはこのような関係は見られなかった．検討初期から甲状腺正常者のみについて見てもFT4が高い人の方がそうでない人よりも11％認知症の発生率が高いことが示された．FT4が高いことは男性高齢者において新しく発生する認知症のリスクが高いことを示している．その他の認知機能の障害を起こす様々なファクターとはまったく独立にFT4が認知症の発生を高めているのである[7]．

❸ 同じく甲状腺ホルモン正常，TSH増加で潜在性甲状腺機能低下症といっても，65歳以下と65歳以上の高齢者とでは意味が違うこと

潜在性甲状腺機能低下症が卒中のリスクになるかどうかを明らかにするために47,573人の成人（このうち3,451人が潜在性甲状腺機能低下症）が17のグループから集められ，1972年から2014年まで観察された．全体としての甲状腺機能低下症

の卒中のリスクはその他のもろもろのリスクに比較して優位に高いものではなかった（ハザード比1.05）．年齢を層別化してみると，65歳から79歳の高齢者グループや80歳以上のグループにおいて，ハザード比が高くなるということはなかった．ただ，65歳以下のグループにおいては，潜在性甲状腺機能低下症は，卒中のリスクが優位に増していることを明らかにした研究がある[8]．認知症についても同様の研究があって，65歳以上の高齢者にいわゆる潜在性甲状腺機能低下症を見ても，甲状腺ホルモン補充は行わなくてもよいというよりももしろ，行わない方がよいとする成績である[9]．

◾4 甲状腺ホルモン補充が望ましいとする根拠

上記のごとくTSH上昇，甲状腺ホルモン正常値以内のいわゆる潜在性甲状腺機能低下症に対するホルモン補充療法については，懐疑的な意見が多いのであるが，脂質に関しては事情が異なるかもしれない．中国で行われた研究で40歳以上の合計17,046人についてSCH（いわゆる潜在性甲状腺機能低下症）群8,827と対照群8,819の比較対照試験が行われた．全体を通じてTSHは総コレステロールとまたLDL-Cと60歳に至るまでの年齢を通して正の相関を示す．甲状腺ホルモン濃度やその他の交絡因子を補正すると，TSHが1 mU/L上昇するごとにコレステロールは0.0147 mmol/L（40〜49歳のグループ），また0.0551 mol/L（60〜69歳のグループ）とそれぞれ増加する．同様にLDLもTSHが1 mU/L増加すると加齢が進むにつれて増加の度合いが大きくなる傾向が見られた．60〜69歳という中等度高齢の群について，若い年齢層と比較してみるとTSHが10 mU/mL以下の群は総コレステロールの増加率が1.03倍であるのに，10 mU/L以上の群では1.36倍でありLDLコレステロールは1.19倍から1.65倍に増加した．TSHはTCとLDL-Cを増加させるがこれは中等度加齢群でより著明である．したがってホルモン補充療法が望ましいことになるが，これは69歳以下の年齢の話であり，70歳以上の高齢者を含んでいない[10]．前掲の論文にも見るように，いわゆる潜在性甲状腺機能低下症といっても70歳以上と以下

では，成因も甲状腺ホルモンに対する反応も異なっている可能性に留意する必要がある．

◆ 3. 加齢に伴いTSHが低下し，FT$_4$の上昇を見る場合（ヨウ素欠乏から回復後の状態にある地域について）

これまでに述べた加齢によるTSHの上昇を主な現象とする問題は，長期間にわたってヨウ素供給が十分であった地域での話である．ところが，ヨウ素欠乏が過去50〜60年くらい前まであり，それ以後ヨウ素供給正常となった地域（欧州の一部）においては，加齢に伴って起こる甲状腺機能の変化は全く正反対である．オランダでは西部海岸地方のアムステルダム，ライデン，ハーレムなどはヨウ素供給が長期間適当であった地域であるが，東部，南部は1951年ごろまでヨウ素不足の地域であった．これが是正されたのは1987年以降のことで現在はオランダのすべての諸都市がヨウ素供給適正となっている．これら8都市から33万余件のTSH測定値，10万余件のFT$_4$測定値について年齢との関係を調べると，過去に軽度のヨウ素不足であった諸都市では，TSHの濃度は加齢とともに減少し，FT$_4$は加齢に伴って次第に増加することが示されている．過去にヨウ素供給が十分であった人々に関してはTSHは加齢によって増加も減少もしない．過去にヨウ素が充分であった地域においても，ヨウ素が欠乏していた地域においてもFT$_4$レベルは加齢に伴って増加することが認められた．甲状腺機能と年齢の間には過去におけるヨウ素の供給状態によって関係は一様ではなく異なっている．現在のヨウ素の状況が適切であっても，である．現在のヨウ素の状態だけではなく過去におけるヨウ素の状態もTSHとFT$_4$の関係に大きな影響を与えている[11]．現在80歳くらいの高齢になっている人はヨウ素欠乏時代にそれに適応した甲状腺組織の状態，例えば小さな腺腫様の構造ができ上がっていて，それはヨウ素供給が適正化しても，すぐには退縮しないことが原因であろう．

このような状況を背景として，Laurbergらは地域においてヨウ素の摂取状態が高齢者において生じる甲状腺疾患の質と頻度を決める上で重要な役

割を果たしているのではないかと考えている。デンマークのユトランド半島において中央登録から68歳の住民の423検体を抽出、同じ人種が住むアイスランドは比較的ヨウ素供給の多い地域で、ここからも同様に100検体を取り出した。ユトランド半島の女性は甲状腺腫の発生やそのために甲状腺腫の外科手術を受けた頻度が12.2%である。アイスランドの女性は甲状腺腫または甲状腺手術の割合は女性が1.9%男性が2.2%であった。ユトランド半島でもアイスランドでも甲状腺機能異常は日常的にみられた。ユトランド半島では、13.5%の人々にTSHが基準値から外れている例が見つかり、アイスランドでは19%の住民が基準値から外れていた。その内容はユトランド半島では、主に甲状腺機能亢進であり、9.7%がTSH低値3.8%がTSH高値を示した。ところがアイスランドでは甲状腺機能障害が多く、18%がTSH高値1%がTSH低値を示した。TSHが10 mU/Lを超えている人々のすべてが血中に自己抗体を発現していたが、アイスランドに比べてユトランド半島の人の方が抗体陽性の頻度は高かった。このようにヨウ素摂取の低い地域の住民における甲状腺ホルモン異常はヨウ素の摂取が十分な地域の甲状腺異常とはまったく反対方向の方向性を持っている。ヨウ素摂取が低い地域では甲状腺腫と甲状腺機能亢進症がみられるのに対してヨウ素摂取が十分な地域の甲状腺は機能低下を示している。自己免疫性甲状腺異常が甲状腺機能低下へと向かう方向性を持つのに対して、ヨウ素不足そのものが甲状腺を保護している可能性がある[12]。または、抗甲状腺自己抗体は甲状腺腫が発生するときに二次的に生じたもので機能を障害する作用はない可能性も考えなくてはならない。

このようなヨウ素環境を背景にして、潜在性甲状腺機能低下症も潜在性甲状腺機能亢進症も高齢者に存在しうる。オランダのライデンにおいて606人の70〜82歳までの高齢者を対象とした研究がある。606人の参加者の平均年齢は75歳で、41%は女性であるが、彼らは抗うつ薬の使用はしておらず、うつ病診断のGDSスコアは潜在性甲状腺機能低下症と亢進症で観察開始時点において変わらなかった。観察のendpointは、3年間の観察期間におけるGDSスケール検査でのうつ病診断陽性者の割合である。すなわち、潜在性甲状腺機能低下症ではGDSは3年後においても当初の施行時と優位には変わらなかったが、潜在性甲状腺機能亢進症ではGDSスコアが1.13と増加した。潜在性甲状腺機能低下症は心血管合併症の多い高齢者においてもうつ病症状を伴うことは少なかったが、逆に、潜在性甲状腺機能亢進症においては、うつ病症状を伴うことが多いと報告されている[13]。

4. 加齢による甲状腺疾患の病態の変化

1931年のLaheyによる「apathetic hyperthyroidism」の提唱以来、甲状腺機能亢進症でも低下症でも高齢者においては症状が出にくくなっていることは日本でも広く臨床医に知れ渡っている。Samuelsらは、1998年の総説において高齢者では症状のうちのどの点が最も違うかを比較対照している[14]。それによれば、甲状腺機能低下症では、若年者の59%が体重増加を訴えるのに高齢者では24%に過ぎない。また、いわゆるcold intorelance（寒がり）に関しても、若年者の63%が訴えるに対して高齢者では33%にすぎないし、しびれや筋肉のけいれんは、若い人では61〜65%が訴えるのに対して高齢者では18〜20%に過ぎない。

甲状腺機能亢進症では疲労感の訴えが多いが、若者では84%に達する場合もあるのに高齢者では27%程度と少なくなっている。また混迷状態に関しては、若い人は0%であるのに高齢者ではこれが8〜52%にもみられるのである。また、食欲の増加に対しては若い人では38〜61%が亢進を訴えるのに対して高齢者では0〜36%と明らかに違っている。食欲が逆に低下するのは若年者では4%しかないが、これが高齢者では32〜36%と比較的多くなっている。また震えに関しても、若年者では84〜97%がこれを訴えるのに対して高齢者では8〜55%と明らかに少なくなっている。このような臨床症状の違いをもう一度再確認しておくことも普段の臨床の役にたつことであろうと思われる。

フランスで3か月以内に甲状腺機能亢進症を発症した患者1,572人について263人の臨床内分泌専門医に質問票を送り回答を得た.78.9％は女性で,平均年齢は48歳であった.潜在性甲状腺機能亢進症は全症例のうち86人にみられた.甲状腺機能亢進症の症状は頻度の順から動悸・筋力低下・温度感覚の異常・睡眠障害であった.65％の患者が体重の減少を自覚していた.若いBasedow病の患者では症状・徴候は高齢者よりも明瞭で検査成績の異常も顕著で症状と検査値異常の程度は大体比例していた.高齢の患者では,心疾患の徴候(例えば心房細動)以外には徴候は穏やかであった.潜在性甲状腺機能亢進症の患者でも一般的な甲状腺機能亢進症の徴候の一つまたは二つを呈していた[15].高齢者では若い患者に比べて甲状腺機能亢進の徴候が少ないことはこの研究でも確かめられたが,それでも高齢者は,心疾患に関しては若年者よりもリスクが大きいことを考慮して慎重に対応すべきである.

まとめ

高齢者の甲状腺機能は現在および過去のヨウ素供給状態によって影響を受ける.

A. 現在も過去もヨウ素供給に不足のない地域の高齢者における変化

① 高齢・超高齢健常人では甲状腺機能検査に変化が起こり,年齢別の基準値設定を考慮する必要がある.さもないと潜在性甲状腺機能低下症と過剰に診断する恐れがある.

  a. 加齢によりTSHが増加し,若年者や前期高齢の正常基準値を超える例が多発する(欧州の一部以外のヨウ素供給が適切で過去にもヨウ素欠乏のない地域で最も一般的).

  b. 加齢によりTSHが増加する症例は潜在性甲状腺機能低下症によると考えられていたが抗甲状腺抗体陰性者でも増加を見ることから,健常者でもTSHは増加することが確かめられた.

  c. 100歳以上の超高齢健常者で他の検査値異常のない人でもTSHの上昇が認められる.

  d. TSHの増加に伴いFT$_4$は減少する傾向にあるが,軽度なので変化なく見えることもある.

② 健常高齢者のTSH上昇に対して甲状腺ホルモン補充を行うかどうかは賛否両論あり.

  a. 加齢黄斑変性症のある場合,行わない方が良い.

  b. その他は主治医の状況判断によるが,補充の理由を明記しておく.

B. 現在ヨウ素供給正常でも50〜60年前にヨウ素不足があった地域の高齢者における変化

    健常高齢者で加齢とともにTSHが減少し,FT$_4$が上昇する地域も知られている.現在はヨウ素供給正常でも過去にヨウ素欠乏の合った地域,ヨーロッパの一部(デンマーク・オランダなど).

C. 加齢による甲状腺疾患の症状の変化

    高齢者の甲状腺異常は臨床症状を呈しにくいといわれていたが注意してみれば臨床症状を検出できることが多い.

◆文　献◆

1) Surks MI, Hollowell JG：Age-specific distribution of serum thyrotropin and antithyroid antibodies in the US population：implication for the prevalence of subclinical hypothyroidism, J Clin Endocrinol Metab 2007；92：4575-4582.

2) Bremner AP, Feddema P, Leeman PJ, et al：Age-related changes in thyroid function：a longitudinal study of a community-based cohort, J Clin Endocrinol Metab 2012；97（5）：1552-1562.

3) Atzmon G, Barzilai N, Hollowell JG, et al：Extreme longevity is associated with increased serum thyrotropin, J Clin Endocrinol Metab 2009；94：1251-1254.

4) Mariotti S, Cambuli VM：Cardiovascular risk in elderly hypothyroid patients, Thyroid 2007；17（11）：1067-1073.

5) Chaker L, Buitendijk GH, Dehghan A, et al：Thyroid function and age-related macular degeneration：a prospective population-based cohort study-the Rotterdam Study, BMC Med 2015；13：1-8.

6) Cappola AR, Arnold AM, Wulczyn K, et al：Thyroid function in the euthyroid range and adverse outcomes in older adults. J Clin Endocrinol Metab 2015；100：1088-1096.

7) Yeap BB, Alfonso H, Chubb SA, et al：Higher freee thyroxine levels predict increased incidence of dementia in older man：the Health in Men Study, J Clin Endocrinol

Metab 2012；97：2230-2237.

8）Chaker L, Baumgartner C, den Elzen WP, et al：Subclinical hypothyroidism and the risk for stroke events and fatal stroke：an individual participant data analysis, J Clin Endocrinol Metab 2015；100：2181-2191.

9）Akintola AA, Jansen SW, van Bodegom D, et al：Subclinical hypothyroidism and cognitive function in people over 60 years：a systematic review and meta-analysis, Front Aging Neurosci 2015；7：150.

10）Zhao M, Yang T, Tang X, et al：Subclinical hypothyroidism might worsen the effects of aging on serum lipid profiles：a population-based case-control study, Thyroid 2015；25：485-493.

11）van de Ven AC, Netea-Maier RT, Smith JW, et al：Thyrotropin versus age relation as an indicator of historical iodine intake, Thyroid 2015；25：629-634.

12）Laurberg P, Pedersen KM, Hreidersson A, et al：Iodine intake and the pattern of thyroid disorders：a comparative epidemiological study of thyroid abnormalities in the elderly in Iceland an in Jutland, Denmark, J Clin Endocrinol Metab 1998；83：765-769.

13）Blum MR, Wijisman LW, Virgini VS, et al：Subclinical thyroid dysfunction and depressive symptoms among elderly：a prospective cohort study. Neuroendocrinology 2015；103：291-299.

14）Samuels MH：Subclinical thyroid disease in the elderly, Thyroid 1998；8：803-813.

15）Goishot B, Caron P, Landron F, et al：Clinical presentation of hyperthyroidism in a large representative sample of outpatients in France：relationship with age, etiologu and hormonal parameters. Clin Endocrinol（Oxf）2016；84：445-451.

◆ 一般目標

人口の高齢化の進行に伴い加齢による甲状腺機能の変化が FT_4，FT_3，TSH に反映される．高齢者によるどのような変化を病的と判断して対応するか，この点をはっきり認識し，行うべき対応と，行うべきでない対応を明確に認識する必要がある．

◆ 到達目標

1）加齢により甲状腺諸検査値がどのように変化するかを説明できる．

2）ヨウ素供給が歴史的にも長期間にわたって十分な地域（例えば日本・米国など）と，ヨウ素供給がかつて不足していた地域（ヨーロッパの一部・オーストラリアなど）について加齢による甲状腺機能指数の変化の違いを説明できる．

3）高齢者の検査値異常，例えば TSH の増加を認めた場合，実施すべき対応・実施すべきでない対応について具体的に述べることができる．

11. 甲状腺疾患と心臓

Ⅱ 甲状腺の臨床

各論

11. 甲状腺疾患と心臓

〔研修レベル A〕

POINT

① 甲状腺疾患は，genomic と non-genomic action により心臓・循環動態に様々な影響を及ぼす．

② 臨床的に問題となるのは不整脈や心不全であり，その悪化は致命的になる．

③ 甲状腺機能異常を認めた場合，不整脈，心不全や虚血性心疾患の合併も考え診察に当たり，逆に循環動態の異常をみた場合は甲状腺機能検査を考慮する．

④ 甲状腺機能異常に対する治療と同時並行で循環動態への治療も開始する．心房細動に対しては心拍数のコントロールを優先する．心不全に対しては呼吸・脈拍・血圧・尿量を管理し病態や程度を鑑みて治療を選択する．

1. 甲状腺疾患の心臓への影響とは

甲状腺機能の異常は，心臓・循環動態に様々な影響を及ぼし（図1），不整脈や心不全を引き起こす（表1）[1].

2. 病因

甲状腺ホルモンは，核内 T_3 受容体を介する遺伝子発現（ミオシン重鎖，筋小胞体 Ca^{2+}-ATP アーゼなど）への作用と（genomic action），核内 T_3 受容体を介さない細胞膜イオンチャンネルやアクチン重合への作用（non-genomic action）により心筋収縮性と電気特性を調整している[2].

1 不整脈

頻脈は，洞結節に対する交感神経作用と活動電位の持続時間および不応期が短縮することによって生じる．心房細動は，T_3 による肺静脈起始部の異所性心房組織の変化や心拍出量増加による両心房圧の上昇・左室拡張障害などの血行動態の異常により誘発される．

洞性徐脈は，T_3 により転写レベルが制御されている心臓ペースメーカー遺伝子（HCN2）の発現低下により起こる．QT 延長は，T_3 低下で活動電位持続時間が延長することにより起こる．

2 心不全

甲状腺中毒症では，頻脈・心筋収縮能亢進・心拍出量増加（50～300％）・末梢血管抵抗低下・心室充満圧上昇・肺血管圧上昇により高心拍出状態となり，心不全に至る[3].高拍出性心不全から，

表1　甲状腺機能異常による心臓への影響

	甲状腺中毒症	甲状腺機能低下症
不整脈	洞性頻脈，心房細動，上室性・心室性期外収縮　まれに心房粗動，心室頻拍，心室細動	洞性徐脈，心室性期外収縮，QT 延長症候群，心室頻拍
心不全	初期に高拍出性心不全　重症化と伴に低拍出性心不全	心嚢液貯留，左室収縮能低下による心機能低下，心不全

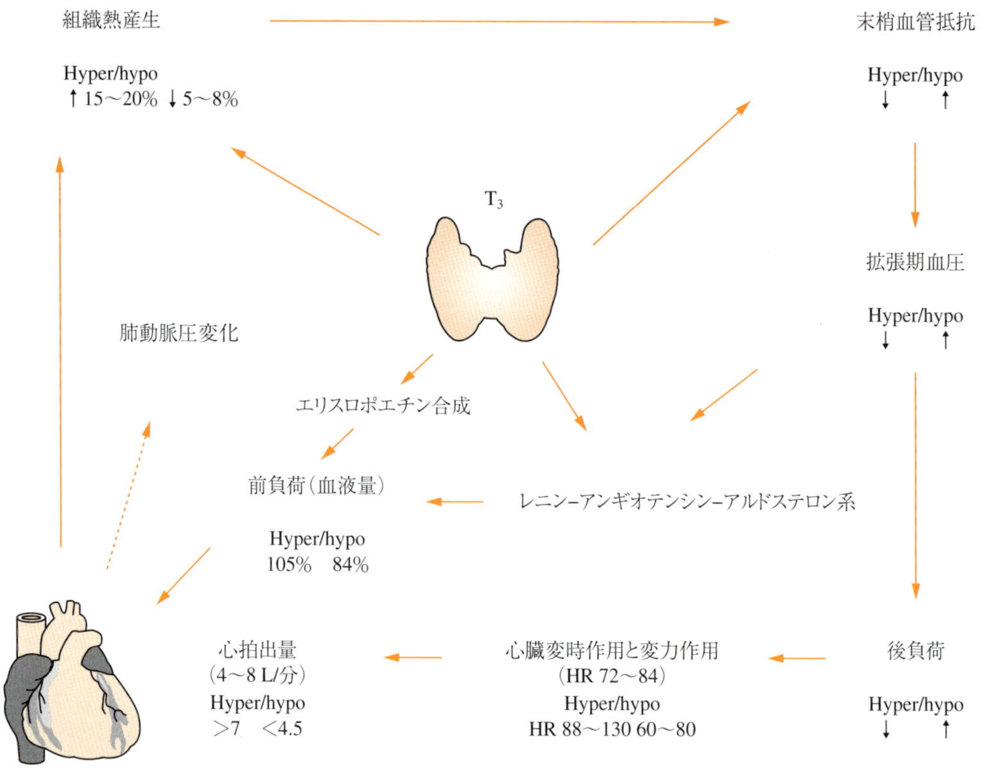

Ⅱ　甲状腺の臨床／各論

組織熱産生　　　　　　　　　　　　　　　　　　　　　　末梢血管抵抗

Hyper/hypo　　　　　　　　　　　　　　　　　　　　　　Hyper/hypo
↑15〜20%　↓5〜8%　　　　　　　　　　　　　　　　　　↓

T₃

拡張期血圧

Hyper/hypo
↓　　↑

肺動脈圧変化

エリスロポエチン合成

前負荷（血液量）　　　　　　　　レニン–アンギオテンシン–アルドステロン系

Hyper/hypo
105%　　84%

心拍出量　　　　　　　　心臓変時作用と変力作用　　　　　　後負荷
（4〜8 L/分）　　　　　　　（HR 72〜84）
Hyper/hypo　　　　　　　Hyper/hypo　　　　　　　　　　　Hyper/hypo
＞7　　＜4.5　　　　　　HR 88〜130　60〜80　　　　　　　↓　　↑

図1　甲状腺ホルモンの循環動態に及ぼす影響
〔Klein I, Danzi S：Thyroid Disease and the Heart. Circulation 2007；116：1725-1735. より一部改変〕

不整脈による循環動態悪化や前負荷増加・左室充満不全・左室収縮期容量低下により両心不全に進行し低拍出性心不全となる[4]．

　甲状腺機能低下症では，1回拍出量減少と心拍数減少により心拍出量は減少する（30〜50%）．また，心筋制御蛋白の発現量変化・循環血液量減少・体血管抵抗増加などにより，心室の収縮力低下と拡張機能低下をきたし心不全となる．

3.　症状・症候

■ 症状
1）不整脈

　甲状腺中毒症では動悸，胸部不快，胸痛，気分不良，眩暈などがあり，甲状腺機能低下症では眩暈，労作時息切れ，浮遊感，眼前暗黒感，失神などを認める．

2）心不全

　甲状腺中毒症による左心不全では呼吸困難，息切れ，頻呼吸，起坐呼吸を認め，右心不全では右季肋部痛，食思不振，腹満感，心窩部不快感，易疲労感などを認める．低拍出性心不全に至ると不穏や記銘力低下，意識障害をきたす．甲状腺機能低下症の心機能低下では疲労感，脱力感，労作時呼吸困難を認める．

■ 症候
1）不整脈

　甲状腺中毒症では脈の触診時や聴診時の不整，血圧低下や四肢冷感などがあり，甲状腺機能低下症では触診時や聴診時の徐脈，精神活動低下による認知症様症状などを認める．

2）心不全

　甲状腺中毒症の高拍出性心不全では末梢が温かく感じられる．
　左心不全では湿性ラ音，喘鳴，ピンク色泡沫状

痰，Ⅲ・Ⅳ音聴取などを，右心不全では肝腫大，肝胆道系酵素の上昇，頸静脈怒張などをきたす．右心不全が高度な場合は肺うっ血所見が乏しくなることに注意する．低拍出性心不全に至ると冷汗，四肢冷感，チアノーゼ，低血圧，乏尿を認める．甲状腺機能低下症では心尖拍動消失，心音減弱，浮腫（圧痕性，重度で長期の場合に非圧痕性）を認める．収縮期血圧は低下し拡張期血圧は上昇（甲状腺機能低下症の20～40％）するため脈圧は小さくなる．

4. 診断

甲状腺機能異常と前述の症状・症候から各不整脈や心不全を疑う．

① 頻脈性不整脈

甲状腺中毒症の主な原因であるBasedow病に関して，初診で受診した際の動悸を自覚している率は12％，他覚的所見としての頻脈は70％程度に認める．心拍数が130拍/分以上の場合は，甲状腺クリーゼ診断基準項目の一つに該当するため他項目の有無の確認が必要である．

心房細動合併率はわが国の報告では2.5％に認める．男女比は通常の心房細動と同様に男性に多く，高齢になるほど合併率は高くなる（70歳以上で8％）[5]．放置した場合は難治性になることや，心房内血栓形成を促進し脳塞栓を起こす危険性があることから，心房細動合併の可能性を常に念頭におき診察に当たる必要がある．上室性期外収縮が引き金となり心房細動を誘発することがあるため，頻発する期外収縮の有無にも注意する．甲状腺機能の正常化で上室性期外収縮は改善するが，心室性期外収縮は改善しないこともある．

② 徐脈性不整脈

徐脈を自覚する率は数％と低いが，QT延長を合併していると多形成心室頻拍（torsades de pointes）に繋がる恐れもあるため，その存在の可能性を常に考えておく．

③ 高拍出性あるいは低拍出性心不全

甲状腺中毒症患者で心不全を認めた場合は心房細動発症のリスクが約4倍に高まる．また，心不全に結びつく心房細動リスクが60歳以上の患者では増加するため特に注意する．低拍出性心不全へと進行し高度の心不全（NYHA分類4度またはKillip分類Ⅲ度以上）を認めた場合は，甲状腺クリーゼ診断基準項目の一つに当たるため他項目の有無の確認を行う．

④ 粘液水腫心

左右心室の拡張・減弱した心臓の動き・低電位心電図が特徴．甲状腺ホルモン補充療法による機能改善に伴いこれら循環動態も改善するが，効果発現に時間がかかること，まれに心不全や心タンポナーデをきたしていることもあるため注意を要する．

5. 臨床検査 (表2)

① 不整脈検査のポイント

実際には症候を捉えられないケースもあるため，甲状腺機能異常を認めれば12誘導心電図検査をするのが望ましい．心拍数が100拍/分以上を頻脈，50拍/分以下を徐脈とする．波形の特徴により心房細動，上室性または心室性期外収縮，心室頻拍を判定する．修正QT時間（QTc）440 msec以上がQT延長と定義され，特に500 msec以上で突然死のリスクが高まる．不整脈が同定されない場合，ホルター心電図が有用であり無症候の不整脈を検出できる．必要性により電気生理学的検査を検討する．

② 心不全検査のポイント

一般バイタル所見の確認，血液ガス分析，血算生化学検査の他に，心電図モニターまたは12誘導心電図による心拍数の確認と不整脈の有無の確認が必要である．心エコーにより得られる心拍出量（高低拍出性の判断），IVC径（右心不全の程度），肺動脈圧，LVEF（左室収縮障害の程度），LAD（左室拡張障害の程度）などの情報から血行動態を推

Ⅱ　甲状腺の臨床／各論

表2　循環器系検査と治療

> 1）検査
> ①一般バイタル所見：ショックバイタルの有無
> ②心電図モニターまたは12誘導心電図，ホルター心電図：心拍数，不整脈の有無
> ③心エコー：血行動態の推定
> ④BNPまたはpro-BNP：心不全の有無と程度
> ⑤胸部X線：心拡大・胸水・肺水腫の有無
> ⑥Swan-Ganzカテーテル：厳格な心不全の管理
>
> 2）頻脈の治療（120回/分以下を目標に）
> ①外来：β遮断薬（プロプラノロール），ジギタリス製剤，カルシウム拮抗薬
> ②入院で緊急対応：
> 　　重症心不全なし：超短時間β1遮断薬（保険適応は術中術後の緊急時のみ）
> 　　重症心不全あり：ジギタリス
>
> 3）心房細動の治療
> ①レート治療：β遮断薬（プロプラノロール），ジギタリス製剤，カルシウム拮抗薬
> ②抗凝固薬：ダビガトラン，ワルファリンカリウム
> ③洞調律化：電気または薬物除細動（アミオダロン，ベプリジル），カテーテルアブレーション
>
> 4）急性心不全の初期対応
> ①呼吸管理：酸素投与，NPPV，気管内挿管
> ②収縮期血圧が100 mmHg以下：昇圧薬（ドパミン，ノルアドレナリン）
> 　収縮期血圧が保たれている：硝酸薬（ニトログリセリン，硝酸イソソルビド）
> ③利尿薬：フロセミド
> ④薬物治療で無効，ショック状態：機械的補助循環（IABP，PCPS）

定する．BNPまたはpro-BNPの測定や胸部X線による心拡大・胸水・肺水腫の有無の確認，またSwan-Ganzカテーテルによる血行動態測定の下に心不全の管理を行う．

❸ 粘液水腫心に関する検査のポイント

12誘導心電図において低電位や非特異的ST変化を認めることがある．胸部X線上心拡大や胸水を認めることがあるが肺うっ血はきたさない．甲状腺機能低下症の3〜6%に心エコーで少量から心嚢液貯留が確認でき，重度で長期間の場合は大量貯留することもある．

6.　最終診断・鑑別診断

（1）甲状腺疾患があれば不整脈の合併や，甲状腺機能異常による心不全状態が起こることを知っておく．逆に，不整脈や心不全状態をみた場合には甲状腺機能異常がないかを鑑別する必要がある．

（2）外来において不整脈の診断や心不全の状態把握には限界があり，また治療に緊急を要する場合もあるため，診断がつかない場合や状態不良の場合は速やかに循環器専門医に紹介する．

（3）甲状腺機能低下症が長期にわたる場合は虚血性心疾患のリスクになる．心収縮能と拡張能障害，末梢血管抵抗上昇，血管内皮由来弛緩因子減少，脂質異常，高感度CRP上昇，ホモシステイン増加などによりリスクが高まる．甲状腺機能低下状態が長期と推察される患者をみた際は，動脈硬化進展の度合いや虚血性心疾患の有無を評価する．虚血性心疾患が疑われる場合，急速な甲状腺機能低下症の改善により発作を誘発する可能性があるため，少量投与から開始し緩徐の改善を目指す．

7.　治療（表2）

甲状腺疾患に対する治療開始で甲状腺機能が改善するのに伴い不整脈や心不全も改善する．しかし，甲状腺機能の改善までに時間がかかることを

考慮すると循環動態への治療も同時並行で行うべきである．また急変する病態や慢性化した不整脈にも対処する必要がある．

❶ 洞性頻脈に対して

β遮断薬を心不全の有無や程度を考慮して投与する．

❷ 心房細動に対して

β遮断薬やジギタリス製剤，カルシウム拮抗薬を用いて心拍数を低下させる．T_3 が高い時期は抗不整脈剤や電気除細動で洞調律後も再発しやすいため心拍数のコントロールを優先する．T_3 が正常すれば70％は洞調律になる．ならない場合は抗凝固薬（ダビガトラン，ワルファリンカリウム等）を CHADS2 スコアに基づき開始する．

慢性化した心房細動に対しては除細動の適応となる．慢性化が持続すると難治性となるため，甲状腺機能正常化3か月後で消失していなければ，電気除細動，薬物的除細動（ベプリジル等），カテーテルアブレーションの検討をする（心房細動治療〈薬物〉ガイドライン（2013年改訂版）．日本循環器学会：http://www.j-circ.or.jp/guideline/pdf/JCS2013_inoue_h.pdf　2018年6月確認）．

❸ 急性心不全の初期対応

最新のフローチャートに準じて早期に治療介入し，循環動態と呼吸状態の安定化を図る必要がある．10分以内にトリアージを行い，血行動態が不安定なら ICU/CCU で補液・強心薬・IABP・PCPS を行う．安定なら呼吸不全や急性冠症候群の有無を確認し対する治療を行う．動脈血酸素飽和度95％以上を常に確保するために，酸素投与・非侵襲的陽圧呼吸・気管内挿管などを検討する．脈拍，尿量，血圧をモニタリングし，必要に応じて鎮静剤，利尿剤，血管拡張薬，強心薬，昇圧薬，心筋保護薬，抗不整脈薬を使い分ける（急性・慢性心不全診療ガイドライン（2017年改訂版）．日本循環器学会/日本心不全学会：www.asas.or.jp/jhfs/pdf/topics20180323.pdf　2018年6月確認）．

(1) 呼吸管理：酸素療法は呼吸困難の改善と臓器低灌流の改善のために必須であり，95％以上の血中酸素飽和度，80 mmHg 以上の血中酸素分圧を目指す．鼻カニューレやフェイスマスクを用いた酸素投与でも改善されない場合は非侵襲的陽圧呼吸（NPPV）を開始する．NPPV 無効例，意識レベル低下例，喀痰排出困難例，誤嚥の可能性が高い例では，気管内挿管に踏み切る．

(2) 強心薬，血管拡張薬の選択：収縮期血圧が100 mmHg 以下で臓器低灌流所見のある患者では昇圧薬（ドパミン，ノルアドレナリン）を投与する．後負荷を軽減することで呼吸困難を速やかに軽減させる．

(3) 利尿薬：効果的な除水により速やかに臓器うっ血を改善する．収縮期血圧が保たれている例では血管拡張薬を主に使用して，利尿薬の併用は必要最小限とする．

(4) β遮断薬を使用する際は，ドブタミンなどの強心薬・昇圧薬の併用も検討する．

(5) 薬物治療で無効，ショック状態の場合：機械的補助循環である大動脈内バルーンパンピング（IABP）や経皮的心肺補助装置（PCPS）を行う．

8. 予後

不整脈および心不全ともに早期の診断と治療介入により予後は良好となる．甲状腺機能異常を認めた場合は心臓・循環動態への影響も鑑みて診療に当たる必要がある．循環器専門領域の高度な判断や処置が求められるケースに遭遇する可能性も少なからずあり，その際は循環器専門医に遅滞なくコンサルトすることが予後の改善に繋がる．

◆文　献◆

1) Klein I, Danzi S：Thyroid Disease and the Heart. Circulation 2007；116：1725-1735.
2) 中澤博江：甲状腺ホルモン/不整脈を中心とした循環系への影響と治療方針．日本甲状腺学会雑誌 2012；3：100-104.
3) 森本達也：甲状腺ホルモン/心不全を中心とした循環系への影響．日本甲状腺学会雑誌 2012；3：105-108.
4) Biondi B：Mechanisms in endocrinology, Heart failure

Ⅱ　甲状腺の臨床／各論

and thyroid dysfunction. Eur J Endocrinol. 2012；167：
609-618.
5）國井　葉：甲状腺疾患診療の手引き―伊藤病院・大

須診療所式―. 伊藤公一，北川亘，向笠浩司，他
（編）：全日本病院出版会，2012；96-99.

◆ **一般目標**

甲状腺ホルモンは遺伝子発現や細胞膜イオンチャンネル等への影響を介して心筋収縮性と電気特性に関与しており，甲状腺機能異常により心臓・循環動態に様々な影響を及ぼすことを理解する．甲状腺機能異常に対する治療のみならず，循環動態への治療の必要性を理解する．

◆ **到達目標**

1）甲状腺機能異常により起こる循環動態異常の病態について説明できる．
2）不整脈・心不全の症状と症候について説明できる．
3）不整脈・心不全の検査と診断について説明できる．
4）不整脈・心不全の治療について説明できる．

12. 甲状腺疾患と糖・脂質代謝

Ⅱ 甲状腺の臨床

各論

12. 甲状腺疾患と糖・脂質代謝

〔研修レベル A〕

POINT

① 甲状腺中毒症では腸管からの糖の吸収・肝臓での糖新生が亢進する.
② 糖尿病患者が Basedow 病を発症すると血糖コントロールが悪化する.
③ 脂質異常症の診断に際し甲状腺機能異常の可能性を念頭におく.
④ 甲状腺機能低下症では LDL コレステロールが高値となる.

1. 甲状腺疾患と糖代謝

❶ 甲状腺ホルモンの糖代謝への作用

甲状腺ホルモンは,消化管の蠕動運動を亢進することで,腸管からの糖吸収を増加する.一方,甲状腺ホルモンは,肝臓で糖新生系酵素である phosphoenolpyruvate carboxykinase（PEPCK）の発現を増加し,さらに,膵 α 細胞を刺激しグルカゴン分泌を促進する.これらの作用により,甲状腺ホルモンは,肝臓における糖新生を促進する（**表1**）.

甲状腺ホルモンは,カテコラミンによる脂肪の分解を促進し,血漿遊離脂肪酸を増加させる.

糖輸送担体（glucose transporter：GLUT）は,グルコースを細胞内に取り込むための輸送蛋白質である.GLUT4 は,骨格筋,心筋,脂肪細胞などに発現する.甲状腺ホルモンは,GLUT4 の骨格筋における発現を増加させ,糖の取り込みを促進する.

甲状腺ホルモンは,インスリンの分解を促進し,インスリンクリアランスを増加する.

❷ 甲状腺ホルモンの膵 β 細胞およびインスリンシグナルへの作用

T_3 は,細胞質内において T_3 受容体を介さない nongenomic な作用としてインスリンシグナル経路（PI-3 Kinase/AKT）を介し膵 β 細胞のアポトーシスを抑制する.さらに,T_3 は,T_3 受容体 α を介

表1 各種臓器における甲状腺ホルモンの糖代謝への影響

臓器	糖代謝への影響
腸管	糖吸収の増加
肝臓	PEPCK 発現増加⇒糖産生増加
脂肪組織	脂肪分解促進⇒血中遊離脂肪酸増加
骨格筋	GLUT4 発現増加⇒糖取り込み促進
膵 β 細胞	アポトーシス抑制,増殖・分化促進,インスリン分泌増強
膵 α 細胞	グルカゴン分泌促進

し細胞周期を調節する cyclin D1 の発現を増加し膵 β 細胞の増殖を促進する[1].これらの結果より,T_3 は,膵 β 細胞数を増加させる作用を有していると考えられる.T_3 は,インスリン受容体基質（IRS)-1 のリン酸化を増強し,インスリン感受性を増強する.

MafA は,膵 β 細胞特異的インスリン遺伝子発現に重要な転写因子である.MafA 欠損マウスでは,加齢に伴ってブドウ糖応答性インスリン分泌が障害され,膵島構造に異常をきたす.すなわち,MafA は,インスリン遺伝子発現だけではなく,インスリンの生合成,分泌,糖代謝など β 細胞機能にかかわるさまざまな遺伝子の発現を調節する転写因子である.T_3 は,MafA の発現を増加させてグルコース応答性のインスリン分泌を増加させる[2].

277

Ⅱ　甲状腺の臨床／各論

表2　甲状腺機能低下症と潜在性甲状腺機能低下症の血清脂質への影響

	甲状腺機能低下症	潜在性甲状腺機能低下症
総コレステロール	↑	不変〜↑
LDL コレステロール	↑	不変〜↑
HDL コレステロール	不変〜僅かに↑	不変
トリグリセリド	不変〜↑	不変
Lp（a）	↑	不変
酸化 LDL	↑	↑

3 甲状腺中毒症

甲状腺ホルモンは，腸管の蠕動運動亢進や肝臓での糖新生の促進作用により血糖値の上昇に作用する一方，脂肪細胞や骨格筋ではインスリン抵抗性の改善に作用するなど，甲状腺機能と耐糖能は，各臓器で複雑に関係している．

甲状腺中毒症では，30〜70％に糖代謝異常が認められる．糖負荷後30分に一過性の高血糖を呈する oxyhyperglycemia が多いことが特徴．これは，腸管からのブドウ糖吸収亢進が主な原因と考えられる．治療により甲状腺中毒症が改善すると，糖代謝異常は改善することが多い．

4 甲状腺機能低下症

通常，糖代謝に変化はみられないが，インスリン抵抗性が増大する場合もある．甲状腺機能低下症でインスリン抵抗性が増大する機序としては，骨格筋などでの GLUT4 の作用が障害されるためと考えられる．

5 甲状腺疾患と糖尿病の合併

糖尿病の経過中に Basedow 病が発症または Basedow 病のコントロールが悪化すると，血糖値が高値となる．この場合，糖尿病そのもののコントロールが悪化したのか，Basedow 病のコントロールが悪化したのかを見極める必要がある．甲状腺中毒症によって血糖コントロールが悪化した場合，投与するインスリンの必要量が増大したり経口血糖降下薬の投与量が増大する[3]．Basedow 病などの治療に伴い，甲状腺機能が改善すると，インスリンなどの投与量を調節する必要がある．

甲状腺中毒症では，脂肪細胞での脂肪の分解が促進しているためケトーシスに陥りやすく，ケトアシドーシスの発症に注意が必要である．甲状腺中毒症に糖尿病ケトアシドーシスを合併すると，甲状腺クリーゼを惹起する可能性もある．

Basedow 病や慢性甲状腺炎などの自己免疫性甲状腺疾患と糖尿病が合併した場合，1型糖尿病の合併の可能性に留意し，抗 GAD 抗体などの検査が勧められる．1型糖尿病と診断された場合，自己免疫性多内分泌腺症候群（autoimmune polyglandular syndrome：APS）の可能性を念頭に副腎皮質機能低下症など他の自己免疫疾患の鑑別をする必要がある．

6 抗甲状腺剤による治療患者とインスリン自己免疫症候群

インスリン注射の既往がない症例に認めるインスリン抗体をインスリン自己抗体と呼ぶ．インスリン自己抗体は，インスリンに対する親和性が低く，インスリンと抗体が解離して血中インスリン濃度が上昇するため，空腹時に低血糖を起こす．インスリン自己抗体による低血糖の病態をインスリン自己免疫症候群と呼ぶ．インスリン自己免疫症候群は，Basedow 病の治療薬であるチアマゾール（MMI）やプロピルチオウラシル（PTU）など SH 基を含む薬剤が誘因となることが報告されている．

2. 甲状腺疾患と脂質代謝

1 甲状腺ホルモンのコレステロール代謝への作用

甲状腺機能低下症では血中コレステロールが高値となり，甲状腺中毒症では低値となる（表2）．臨床においては，高コレステロール血症の約10〜15％は甲状腺機能低下症が原因である．

表3 脂質代謝に及ぼす甲状腺ホルモンの影響

LDL 受容体	発現増加
SREBP-2	発現増加
HMG-CoA 還元酵素	発現増加
Apo A-Ⅰ	発現増加
コレステロールエステル転送蛋白（CETP）	発現増加
肝性中性脂肪リパーゼ（HTGL）	発現増加
Niemann-Pick C1-like 1 protein（NPC1L1）	発現低下

LDL（low-density lipoprotein）受容体は，コレステロールを主要成分とするリポ蛋白質 LDL を細胞外から細胞内へ取り組む役割を担い，コレステロールの過剰産生や蓄積を防ぐためのフィードバック機構において中心的な役割を果たしている．甲状腺ホルモンは，肝臓における LDL 受容体の発現を増加させる（**表3**）．

細胞レベルでのコレステロールのホメオスターシスは，細胞内コレステロール量に応じ，外因性経路と内因性経路により調節されている．外因性経路とは，LDL 受容体を介するものであり，内因性経路とは，アセチル-CoA よりコレステロールを生合成する経路である．HMG-CoA（β-hydroxy-β-methylglutaryl-CoA）は，この経路の律速酵素である．甲状腺ホルモンは，HMG-CoA 還元酵素の発現および活性を増加させる．このため，甲状腺中毒症ではコレステロール合成が増加し，甲状腺機能低下症ではコレステロール合成が低下する．しかし，甲状腺ホルモンの LDL-受容体の発現亢進などの効果が，HMG-CoA 還元酵素の発現増加効果を上回るため，血中 LDL コレステロール値は低下する．

SREBP（sterol regulatory element-binding protein）は，LDL 受容体や HMG-CoA 合成酵素遺伝子プロモータ領域の sterol 応答配列に結合し，これらの遺伝子の転写を活性化する転写因子である．そのアイソフォームである SREBP-2 は，HMG-CoA 還元酵素や LDL コレステロール受容体などの発現を誘導し，細胞内コレステロール濃度を増加させる．甲状腺ホルモンは，LDL 受容体遺伝子プロモータ上の甲状腺ホルモン応答配列を介する作用と，SREBP-2 の発現の増加を介する作用により，LDL 受容体の発現を増加する[4]．

甲状腺機能低下症では，小腸における Niemann-Pick C1-like 1 protein の発現が亢進し，コレステロールの吸収が増加する．

末梢組織では，コレステロールを細胞内で代謝できないため，ApoA-Ⅰを介して ATP 結合カセットトランスポーター（ABC）A1 トランスポーターによって遊離コレステロールを HDL-コレステロールに送り込む．甲状腺ホルモンは ApoA-Ⅰを増加させる．

さらに，甲状腺ホルモンは，肝性中性脂肪リパーゼ（HTGL）やコレステロールエステル転送タンパク（CETP）の活性を増加させる．

❷甲状腺ホルモンのトリグリセリド代謝への作用

血中 VLDL（very-low-density lipoprotein）は，レムナント・IDL（intermediate-density lipoprotein）から LDL へ代謝される．この代謝には，リポ蛋白リパーゼ（LPL）が重要な働きをする．甲状腺ホルモンは，LPL 活性を増加する．甲状腺機能低下症では LPL 活性が低下しているために，血中に VLDL やレムナントが停滞し高 VLDL 血症，高レムナント血症すなわち高トリグリセリド血症を呈する．

❸甲状腺機能低下症における脂質異常

甲状腺機能低下症では，血清総コレステロールおよび LDL コレステロールが高値となる（**表2**）．甲状腺機能低下症において血中 LDL コレステロールが高値となるのは，主に LDL 受容体の発現低下による．血清トリグリセリド濃度は正常または増加する．HDL コレステロールも正常または軽度増加する．甲状腺機能低下症に伴う脂質異常症では，はじめに，甲状腺機能の正常化を図る．L-T4 製剤の補充により甲状腺機能が正常化後も，脂質異常が十分に改善されない場合，食事療法及び運動療法を遵守させる．それでも改善がみられない場合には，HMG-CoA 還元酵素阻害剤などを使用する．

❹潜在性甲状腺機能低下症における脂質異常

潜在性甲状腺機能低下症は，血中 FT_4 値が正常範囲内にもかかわらず，血中 TSH 値が正常上限を

Ⅱ　甲状腺の臨床／各論

超えるものと定義されている．わが国において検診受診者を対象とした検討では，潜在性甲状腺機能低下症と診断されたものでは，LDL コレステロール値が有意に高値であったことが報告されている．LDL コレステロール高値を伴う潜在性甲状腺機能低下症の患者には，脂質異常症治療薬を用いる前に，LT$_4$ 製剤の補充を行う[5]．

5 甲状腺中毒症における脂質異常

甲状腺中毒症では，血清総コレステロールおよび LDL コレステロールが低値となる．血清トリグリセリド濃度は正常または軽度低下する．HDL コレステロールは低下する．

◆文　献◆

1) Furuya F, Shimura H, Yamashita S, et al：Liganded thyroid hormone receptor-α enhances proliferation of pancreas β-cells. J Biol Chem 2010；285：24477-24486.
2) Aguayo-Mazzucato C, Zavacki AM, Marinelarena A, et al：Thyroid hormone promotes postnatal rat pancreatic β-cell development and glucose-responsive insulin secretion through MAFA. Diabetes 2013；62：1569-1580.
3) 西川光重, 豊田長興：内分泌疾患と糖尿病. 糖尿病の療養指導 2009. 診断と治療社, 2009；81-86.
4) 橋本貢士, 森　昌朋：甲状腺ホルモンと脂質代謝. 日内会誌 2012；101：1000-1006.
5) 網野信行, 小澤安則, 阿部好文, 他：Subclinical hypothyroidism 潜在性甲状腺機能低下症：診断と治療の手引き. ホルモンと臨床 2008；56：705-724.

◆ 一般目標

甲状腺ホルモンが，糖代謝に関与する種々の臓器にいかに影響しているかを理解する．Basedow 病患者が糖尿病を合併する場合，ケトアシドーシスをきたしやすく，甲状腺クリーゼの誘因となること，糖尿病の患者が Basedow 病を発症すると血糖コントロールが悪化することを理解する．高コレステロール血症，高 LDL コレステロール血症の診断に際しては，まず甲状腺機能低下症の可能性を念頭におくようにする．

◆ 到達目標

1) 甲状腺ホルモンが糖代謝に関与する種々の臓器に及ぼす影響を説明できる．
2) 甲状腺中毒症でみられる耐糖能異常の特徴を説明できる．
3) 甲状腺ホルモンが脂質代謝に及ぼす影響を説明できる．
4) 甲状腺機能低下症でみられる脂質異常症のパターンを説明できる．

13. 甲状腺疾患の救急医療
①甲状腺クリーゼ

〔研修レベル A〕

POINT

① 甲状腺クリーゼは生命危機に直面している病態であり，致死率が高い．
② 臨床症状より迅速に診断する必要がある．
③ 疑いのある場合には直ちに治療を開始する．

1. 甲状腺クリーゼとは

　甲状腺クリーゼはコントロール不良の甲状腺中毒症が存在し，誘因となる何らかの身体的，精神的ストレスが加わった時に，甲状腺ホルモン過剰に対する代償不全となり，多臓器の機能不全を発症することにより生じる予後不良な病態である（図1）．急速に進行することもあり，早期に診断し，迅速に治療を開始することが必要である[1,2]．

2. 病因と疫学

　わが国における疫学調査では甲状腺クリーゼの原疾患はほとんどがBasedow病であったが，破壊性甲状腺炎の患者も存在した．また自殺目的の甲状腺ホルモン薬の大量服用やTSH産生下垂体腺腫によるクリーゼの症例報告もある．発症の誘因としては抗甲状腺薬の服薬中止や不規則な服用が一番多く，次に感染症が多かった．糖尿病性ケトアシドーシス，外傷，重篤な精神ストレスによる発症も存在した．甲状腺手術による発症は認められなかったが，アイソトープ（RI）治療後に発症した症例もあり，死亡例も存在した．また甲状腺クリーゼにて初めてBasedow病と診断された症例も約20％存在した[2]．
　また，疫学調査に基づく年間発症件数は100症例以上であり，発症年齢は10歳未満から80歳代と幅広く分布した．また致死率は10％以上であった[2]．

3. 症状・症候

　一般の甲状腺中毒症と同様に頻脈，振戦，発汗過多等の甲状腺ホルモン過剰による症状を伴う．また，基礎疾患がBasedow病の患者では眼球突出や甲状腺腫等の特異的な症状を伴う．
　一方，甲状腺クリーゼとして特徴的な症状としては甲状腺ホルモン過剰による非代償性多臓器不全であり，神経系では意識障害，代謝系では発熱，循環器系では重症心不全，高度の頻脈，消化器系では消化管症状や黄疸を伴う肝障害がある．甲状腺中毒症による非代償性の臓器不全が診断基準の症状項目となっている[2,3]．

4. 診断

　甲状腺クリーゼは臨床的に診断し，早期に治療を開始することが重要である．意識障害や心不全を発症した患者において，甲状腺中毒症の既往，誘因となる感染症や外傷の既往が存在する場合には，速やかに診断基準に合致するか否かを臨床的に判定して，治療を開始すべきである[2〜5]．

II 甲状腺の臨床／各論

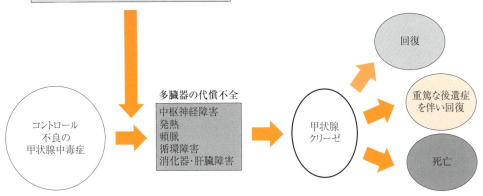

図1　甲状腺クリーゼの病態と誘因

5. 臨床検査

❶ 一般検査のポイント

(1) 全身状態の評価のためのルーチン検査として電解質, 腎機能, 血糖関連, 肝酵素, ビリルビン, 脳性ナトリウム利尿ペプチド（BNP）等の一般検査を行う.

(2) 重症患者では心電図や酸素飽和度のモニターを行うとともに, 動脈血ガス分析や心臓超音波検査を行い, 心肺機能を評価する.

(3) 感染症にたいしては起因菌同定のための適切な検査を行うとともに, 播種性血管内凝固症候群（DIC）の診断と予知のために FDP や D-ダイマー等の検査を行う.

❷ 内分泌検査のポイント

(1) 甲状腺中毒症を確認するために, TSH, FT_4, FT_3 を測定する. しかし, 血中甲状腺ホルモン値と甲状腺クリーゼ患者の重症度は相関しない. 重症患者では FT_3 および FT_3/FT_4 比も低下して, いわゆる Non-thyroidal illness と同様な病態を示す.

(2) 抗甲状腺薬や無機ヨウ素が有効である Basedow 病であることを確認するため, 不明の場合には TRAb を測定する.

(3) 頸部ドプラ超音波検査における甲状腺内血流の増加は Basedow 病の診断に役立つ.

6. 診断と鑑別診断

甲状腺クリーゼの診断は臨床的に行う必要があり, その1つの基準として Burch-Wartofsky スコアが用いられてきたが[1], 点数が複雑であることと臨床的検証が行われていなかったことより, 日本甲状腺学会では全国調査に基づいて診断基準を作定した[2,3]. 表1にその診断基準を抜粋したものを示す. 診断基準の特徴の一つは甲状腺中毒症の存在が必須項目となっていることである. しかし, 臨床的に Basedow 病の存在が疑われる患者では疑い例として積極的に治療を開始すべきである. 第二の特徴としては症状項目においては中枢神経症状の有無で判定が異なることである. 中枢神経症状はクリーゼに特徴的であるとともに予後にも大きな影響を与える[2].

臨床的に問題となることは表1の除外項目にも記載されているように誘因となる疾患とクリーゼ

13. 甲状腺疾患の救急医療

表1　甲状腺クリーゼの診断基準（第2版）（日本甲状腺学会・日本内分泌学会より抜粋）

必須項目	甲状腺中毒症の存在（FT_4およびFT_3の少なくともいずれか一方が高値）
症状項目	1. 中枢神経症状（不穏，せん妄，精神異常，傾眠，けいれん，昏睡（JCS 1以上またはGCS14以下） 2. 発熱（38℃以上） 3. 頻脈（130/分以上） 4. 心不全症状（肺水腫，肺野の50％以上の湿性ラ音，心原性ショックなどの重症な症状，NYHA分類4度またはKillip分類Ⅲ度以上） 5. 消化器症状（嘔気，嘔吐，下痢，黄疸〈血中総ビリルビン値>3 mg/dL〉）
確実例	必須項目および以下を満たす a. 中枢神経症状＋他の症状項目1つ以上，または， b. 中枢神経症状以外の症状項目3つ以上
疑い例	a. 必須項目＋中枢神経以外の症状項目2つ，または， b. 必須項目を確認できないが，甲状腺疾患の既往・眼球突出・甲状腺の存在があって，確実例のaまたはbの条件を満たす場合.
除外項目	明らかに他の原因疾患があって発熱（肺炎・悪性高熱症），意識障害（精神疾患や脳血管障害など），心不全（急性心筋梗塞など）や肝障害（ウイルス性肝炎や急性肝不全など）を呈する場合は除く．しかしこのような疾患の中にはクリーゼの誘因となるため，クリーゼによる症状か単なる併発症か鑑別が困難な場合には誘因により発症したクリーゼの症状とする.

の症状が鑑別困難なことである．しかし，その目的は早期に治療を開始して，救命率をあげ，後遺症を軽減することであり，疑い例においても治療が優先されるべきである．

7. 治療

　甲状腺クリーゼ中毒症に対する治療は抗甲状腺薬，無機ヨウ素薬，糖質ステロイド薬の使用が三大柱となる．**図2**に日本甲状腺学会・日本内分泌学会による「甲状腺クリーゼ診療ガイドライン2017」の初期治療案を示す．

　抗甲状腺薬についてはわが国における調査結果でもチアマゾール（MMI）が多く使われており，重症例ではその吸収効率を考慮して静脈内投与も考慮すべきである．欧米では，プロピルチオウラシル（PTU）が脱ヨウ素酵素を抑制するため好ましいと記載しているものもあるが，重症患者ではすでにT_3への変換は抑制されており，FT_3は重症度に応じて低下することが判明していて，その優位性は疑問視されている．また，わが国における調査でもMMIとPTUは同等の治療成績であった[5]．

　無機ヨウ素は甲状腺からのホルモン放出を速や

かに抑制することができる唯一の薬剤である．急速に血中甲状腺ホルモンを低下させる必要がある甲状腺クリーゼにおいてはヨウ素アレルギーのある患者以外は使用すべきである．成書には抗甲状腺薬投与後1時間あけてから投与すべきとの記載もあるが，エビデンスはないため，重症患者では救命のために速やかに投与することが望ましい．

　コルチゾールの分泌はストレス時には増加し，その分泌量は一日300 mg程度まで増加する．しかし，甲状腺ホルモンが上昇している場合にはその分解・代謝が促進して，末梢組織への配分量が不足し，相対的副腎皮質機能不全を惹起する．この不足を補うためヒドロコルチゾンを一日300 mg程度投与する必要がある．また糖質ステロイドには末梢組織におけるT_4からT_3への変換，甲状腺ホルモン分泌，末梢における甲状腺ホルモン作用に対して抑制作用を有する．このような作用を期待して重症患者では糖質ステロイドを薬理量投与することが勧められる．デキサメタゾンとして初期投与量8 mg/日程度が必要とされる．**図3**に示すように甲状腺中毒症のコントロールがついたらこれらの薬剤は減量する．

　甲状腺ホルモン高値により頻脈が生じるが，そのコントロールは重要である．β遮断薬が使用されるが非選択性β遮断薬の使用は予後を悪化させ

Ⅱ 甲状腺の臨床／各論

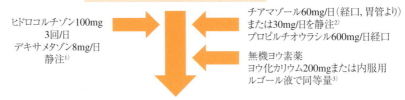

1) 8時間毎に100mgを投与する. 重症患者では甲状腺ホルモン産生抑制と抗ショック作用を期待してデキサメタゾンを初回8mg.
2) チアマゾールは経口または胃管より投与. 重症患者では注射薬が好ましい.
3) 無機ヨウ素はその吸収の障害も考慮して200mg投与する. チアマゾール投与後1時間以上あけると成書に記載があるが, ヨウ素自体にも有機化抑制作用があるため重症患者では速やかに投与することが望まれる.

図2 クリーゼ患者の検査と初期治療
〔日本甲状腺学会：甲状腺クリーゼガイドライン2017. 金原出版 2017 より改変〕

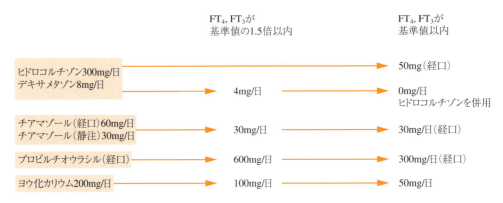

抗甲状腺薬およびヨウ化カリウムについては反応を見ながら適宜増減する.
デキサメタゾンを1週間以上使用した場合は副腎機能不全が生じている可能性があり必ずヒドロコルチゾンに変更して減量

＊甲状腺ホルモン高値が持続する場合は血漿交換も考慮する.

図3 甲状腺機能亢進症に対する治療と減量のアルゴリズム
〔日本甲状腺学会：甲状腺クリーゼガイドライン2017. 金原出版 2017 より改変〕

る可能性が示唆されており, 特に重症患者ではβ1選択性が高く, 半減期の短いランジオロール等が推奨される[5].

1 全身状態の管理

予後改善のためには呼吸・循環系を含めた全身管理が重要であり, 重症患者においては集中治療室において集学治療を行う必要がある.

高体温に対してはアイスパック等にて物理的な冷却を行なうとともにアセトアミノフェンの投与を行なう. サルチル酸をはじめとするいくつかの非ステロイド系解熱鎮痛薬はサイロキシン結合蛋

白に作用して遊離型甲状腺ホルモンを増加させることより，甲状腺クリーゼを悪化させる可能性があり，その使用はさけるべきである．

また感染症は甲状腺クリーゼの誘因となるばかりでなく，その併発は予後を悪化させる可能性があるため，感染症のコントロールは重要であり，起因菌の同定を試みるとともに適切な抗菌薬を使用する．

抗甲状腺薬，無機ヨウ素，糖質ステロイド薬の使用によっても甲状腺ホルモンが低下しない患者においては，血漿交換や血液透析によって血中甲状腺ホルモンを低下させることも行われる．また，急性腎不全等に対しても適切に対処するため透析専門医にコンサルテーションすることも必要である．

ショック等の循環不全を伴う患者では専門医にコンサルテーションを行い，適切な昇圧剤の使用や体外循環の使用を検討する．

8. 予後

わが国における全国調査では，近年でも甲状腺クリーゼの死亡率は10％を超えることが判明した．早期の治療が予後を改善すると想定されるため，診断基準[2,3]と甲状腺クリーゼ治療ガイドライン4, 5の活用が望まれる．一方で，甲状腺クリーゼの発症を予防することも重要と考えられ，日常診療における Basedow 病患者に対する十分な服薬指導に加えて，甲状腺クリーゼという致死的病態に関する啓蒙および甲状腺以外の手術，分娩や出産後，あるいはアイソトープ治療前後などにおける適切な甲状腺機能の管理が大切である．

◆文　献◆

1) Wartofsky L：*Thyrotoxic crisis*. In Werner's and Ingbar's the Thyroid, 10th ed（ed. Braverman L. E. & Cooper D. S.）. 481-486, Wolters Kluwer/Lippincott Williams & Wilkins, 2013.

2) Akamizu T, Satoh T, Isozaki O, et al：Diagnostic criteria, clinical features, and incidence of thyroid storm based on nationwide surveys. Thyroid 2012：22；661-679.

3) 日本甲状腺学会・日本内分泌学会：甲状腺クリーゼの診断基準，第 2 版．
http://www.japanthyroid.jp/doctor/img/crisis2.pdf（2018 年 10 月確認）

4) Satoh T, Isozaki O, Suzuki A, et al.：2016 Guidelines for the management of thyroid storm from The Japan Thyroid Association and Japan Endocrine Society（First edition）. Endocr J. 2016：63：1025-1064.

5) 日本甲状腺学会・日本内分泌学会　甲状腺クリーゼ診療ガイドライン 2017　南江堂　2017：21-107. Digest 版（簡略版）
http://www.japanthyroid.jp/doctor/img/thyroid_storm_or_crisis.pdf（2018 年 10 月確認）

◆ **一般目標**

甲状腺クリーゼは生命の危機を伴う緊急状態であり，迅速な診断と適切な治療を速やかに開始する必要があることを理解する．

◆ **到達目標**

1）甲状腺クリーゼの概念と病態について説明できる．
2）甲状腺クリーゼの診断基準について説明できる．
3）甲状腺クリーゼの治療の原則について説明できる．

II 甲状腺の臨床／各論

13. 甲状腺疾患の救急医療
②粘液水腫性昏睡

[研修レベルC]

POINT

① 重度の甲状腺機能低下症から直接に，あるいは何らかの誘因が重層することにより，循環・呼吸不全，低体温等を介した中枢神経機能障害に至る内分泌緊急症である．
② まれだが死亡率が高いので，疑ったら「大胆・迅速・細心」に検査と集学的治療を行う．
③ 甲状腺ホルモン製剤の投与（可能なら静注）を中心とし，呼吸／循環管理，誘因除去，抗菌薬，副腎皮質ステロイドの投与の全てを並行して行う．

1. 粘液水腫性昏睡とは

　甲状腺機能低下症（原発性または中枢性）を基盤に発症し，直接あるいは何らかの誘因が重層することにより，循環・呼吸不全，低体温等を介した中枢神経機能障害に至る内分泌緊急症である．まれな病態だが1990年以後でも死亡率が25～60％と高い．意識障害などの特異性の低い症状を主訴として救急搬送されることが多いため，救急現場における正しい診断と迅速な初期対応が生死を左右する．疑った際には，甲状腺ホルモンを測定しつつ，躊躇せずホルモン補充と集学的管理を開始する．日本甲状腺学会でも臨床重要課題に指定し診断・治療基準案を策定している．

2. 病因・病態

　本症の基盤となる甲状腺機能低下症としては，原発性甲状腺機能低下症［特に慢性甲状腺炎（橋本病）］が最も多い．他に下垂体前葉機能低下症に伴う中枢性甲状腺機能低下症，甲状腺全摘術後や放射性ヨウ素内用療法後，頸部放射線照射後，炭酸リチウム・アミオダロン・スニチニブ等での薬剤誘発性甲状腺機能低下症による例も報告されて

いる．本症は，中～高齢者に多く，若年者はまれで性差は少ない[1]．冬季の発症が多いのも特徴である．

　甲状腺機能低下症による代謝低下・低換気・心機能低下等が単独で，あるいはそこに誘因（呼吸器疾患，心疾患，寒冷曝露，薬剤，感染症，脳神経疾患等）が重なることで，低体温症・高CO_2血症・低O_2血症・アシドーシス・循環不全・低Na血症が惹起され，それらが単独～複合的に中枢神経機能不全を惹起する（図1）．

　主病態は重度の甲状腺機能低下症で甲状腺ホルモン投与が治療の要となる病態を指すべきで，誘因（寒冷，麻酔薬，向精神薬，脳血管障害）自体が意識障害の主因である場合には，本症とは扱わないのが適切である[2]．本症の誘因と増悪因子を表1にまとめた[3]．

　本症の死亡率は高く，1990年以降も，スペインで36％[4]，インドで52％[5]，日本（1999年）で25％[6]との報告がある．日本甲状腺学会が2008年に行った実態調査では18％，Onoらが最近行ったDPCデータの分析では29.5％と諸外国の報告よりも低い[7]．わが国の高い医療水準の反映ではあろうが良性疾患としては看過しがたい高さでもある．死亡率を表2にまとめた．

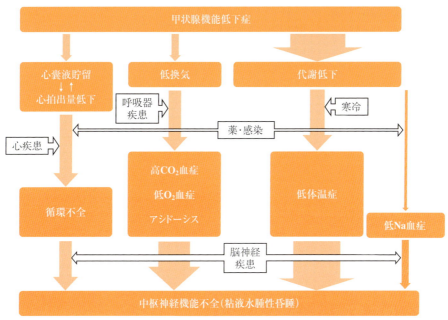

図1　粘液水腫が昏睡に至る病態生理
矢印の太さは病態形成上の重要性・頻度を表す．
病態形成には，ある程度長期の機能低下症の持続が必要と考えられる．
原発性機能低下と中枢性機能低下とでは，病像が若干異なる．

表1　粘液水腫性昏睡の誘因と増悪因子

- 感染症・敗血症
- 寒冷曝露
- 脳血管障害
- 心筋梗塞・心不全
- 消化管出血
- 外傷
- 昏睡を増悪させる代謝異常
  - 低血糖・低Na血症
  - 低O_2血症
  - 高CO_2血症
  - アシドーシス
- 薬物
  - 麻酔薬
  - 抗不安薬
  - 向精神薬
  - 睡眠薬
  - アミオダロン
  - スニチニブ

〔小西美絵乃，盛田幸司，田中祐司：粘液水腫性昏睡．日内会誌 2010；99：769-775．より改変〕

3. 症状・症候

「昏睡」と呼称されているが，実際の意識障害の程度は Japan Coma Scale（JCS）10以上，Glasgow Coma Scale（GCS）12以下と幅広い．中枢神経症状としては昏迷状態や不活発も含み，程度としては傾眠から昏睡まで様々で，並行した精神症状として，うつ・パラノイア・四肢運動失調がある．甲状腺機能低下症の徴候では，甲状腺腫大（触れないことも多い），乾燥した皮膚，顔面は無気力で浮腫状，眼瞼浮腫，眉毛の外側が薄い，厚い口唇，舌腫大，粗雑な毛髪，アキレス腱反射回復相の遅延，四肢の非陥凹性浮腫（nonpitting edema）などを認める．また，低体温，低血圧，徐脈，呼吸不全，心不全などを伴う．低体温は高度な場合が多いが，感染症の影響のためか顕著でない場合もある．

4. 粘液水腫性昏睡の検査所見

心電図で徐脈・低電位，胸部X線で粘液水腫心（心陰影拡大）・胸水貯留，心エコーで心嚢液貯留，動脈血ガスで低O_2血症・高CO_2血症・呼吸性アシドーシスなどを認める．心陰影拡大や胸水貯留は，やや陽性率が落ちることは注意すべき事項かもしれない．脳CT・MRIには大きな変化はない．脳波の徐波化がみられる例がある．血液検査では

Ⅱ　甲状腺の臨床／各論

表2　粘液水腫性昏睡の死亡率

発表年	文献	国	全体	原発性	中枢性
2008〜	1)	日本	3例/17例 18%	1（〜2例）/13例 7（〜14）%	1例/2例 50%
1999	4)	日本	2例/8例 25%	2例/8例 25%	
2004	2)	スペイン	4例/11例 36%	3例/8例 38%	1例/3例 33%
2008	3)	インド	12例/23例 52%	9例/19例 47%	3例/4例 75%

表3　粘液水腫性昏睡の診断基準（3次案）

診断基準
○必須項目
　1．甲状腺機能低下症 (注1)
　2．中枢神経症状（JCS で 10 以上，GCS で 12 以下）(注2)
○症候・検査項目
　1．低体温（35℃以下：2点，35.7℃以下：1点）
　2．低換気（$PaCO_2$ 48 Torr 以上，動脈血 pH 7.35 以下，あるいは酸素投与：どれかあれば 1 点）
　3．循環不全（平均血圧 75 mmHg 以下，脈拍数 60/分以下，あるいは昇圧剤投与：どれかあれば 1 点）
　4．代謝異常（血清 Na 130 mEq/L 以下：1点）
確実例：必須項目 2 項目＋症候・検査項目 2 点以上
疑い例：a．甲状腺機能低下症を疑う所見があり必須項目の 1 は確認できないが，必須項目の 2 に加
　　　　　え症候・検査項目 2 点以上
　　　　b．必須項目（1，2）および症候・検査項目　1 点
　　　　c．必須項目の 1 があり，軽度の中枢神経系の症状（JCS で 1〜3 または GCS で 13〜14）に
　　　　　加え症候・検査項目 2 点以上
（注1）原発性の場合は概ね TSH 20 μU/mL 以上，中枢性の場合はその他の下垂体前葉ホルモン欠乏症状に留意する．
（注2）明らかに他の原因疾患（精神疾患や脳血管障害など）あるいは麻酔薬，抗精神薬などの投与があって意識障害
　　　　を呈する場合は除く．しかし，このような疾患あるいは薬剤投与などは粘液水腫性昏睡の誘因となるため粘液
　　　　水腫性昏睡による症状か鑑別が困難な場合，あるいはこれらの薬剤投与により意識障害が遷延する場合には誘
　　　　因により発症した粘液水腫性昏睡の症状とする．
（注3）鑑別すべき疾患
　　　　橋本脳症は橋本病に合併する稀な疾患で，甲状腺機能は正常〜軽度低下を示す．最も頻度の高い症状は意識障
　　　　害であるが，精神症状（幻覚，興奮，うつ症状など），認知機能障害，全身痙攣などを示す例もある．ステロ
　　　　イド反応性の脳症で，αエノラーゼの N 端に対する自己抗体が認められることが多い．

低血糖，低 Na 血症，CK（-MM 分画）上昇，LDH 上昇，正球性貧血，白血球減少を認めることがある．「昏睡」に特異性が高いのは高 CO_2 血症のみで，他の検査はいずれも非昏睡の重症甲状腺機能低下症例と差がない．高コレステロール血症の頻度は意外と高くない．甲状腺機能検査で，FT_4 低値・FT_3 低値・TSH 高値（中枢性では正常〜低値）を確認する．副腎不全合併の可能性を考慮し，ACTH・コルチゾール値も測定する[8]．

5. 診断基準

　日本甲状腺学会による粘液水腫性昏睡の診断基準（3 次案）（日本甲状腺学会ホームページ：http://www.japanthyroid.jp）を**表3**[9]に示す．脳血管障害やその他の代謝性脳症などを鑑別するが，粘液水腫性昏睡を疑った場合は，遅滞なく甲状腺ホルモンを測定し，結果を待たずに治療を開始する．低 Na 血症や低血糖を伴う場合は，中枢性副腎不全の関与がどの程度あるかを鑑別し治療する．本症を想起するきっかけとなる病歴，身体所見，一般検査成績などのポイントを**表4**にまとめた[10]．

13. 甲状腺疾患の救急医療

表4　粘液水腫性昏睡診断のポイント

◆臨床症候
　□意識障害，けいれん
　□低体温（35.7℃以下）
　□低血圧，ショック状態，除脈，心不全
　□呼吸不全（低換気，呼吸性アシドーシス，CO_2ナルコーシス）
◆身体所見
　□粘液水腫顔貌（顔面は無気力で浮腫状，眼瞼浮腫，眉毛の外側が薄い，厚い口唇，舌腫
　　　大，粗雑な毛髪）
　□甲状腺腫大（甲状腺は触れないことも多い），甲状腺手術痕
　□腹部膨満，腸蠕動音減弱
　□乾燥した皮膚
　□アキレス腱反射の回復相の遅延
　□四肢の非陥凹性浮腫（nonpitting edema）
◆問診
　□甲状腺ホルモン剤の服用中断
　□甲状腺切除術，頸部放射線照射，アイソトープ治療の既往
　□薬剤服用歴（メチマゾール，プロピルチオウラシル，ヨウ素剤，アミオダロン，インター
　　　　　　　フェロン，炭酸リチウム，GnRH誘導体，エストロゲン製剤，サリドマイ
　　　　　　　ド，スニチニブなど）
◆検査所見
　□血液検査：低血糖，低Na血症，LDH上昇，CK（-MM分画）上昇，正球性貧血，白血
　　　　　　球減少
　□心電図：徐脈，低電位
　□胸部X線：心拡大（心嚢水貯留），胸水貯留
　□心エコー：心嚢液貯留
　□腹部X線：腹水貯留

〔大野洋介，田中祐司：甲状腺機能低下症．Medicina 2013；50（10）：1764-1767．より改変〕

6. 鑑別診断

　混同されやすい病態として橋本脳症がある．これは橋本病に随伴することがあり，甲状腺自己抗体のみならずαエノラーゼN端に対する自己抗体が認められるステロイド奏効性のまれな脳症である．甲状腺機能は正常〜軽度低下に留まりホルモン不足は病態形成に関与しないので本症とは全く異なる．

7. 治療指針

　甲状腺ホルモン補充・呼吸/循環/体温管理・副腎皮質ホルモン補充・発症誘因の除去を遅滞なく開始することが重要である．基本的には集中治療室（ICU）に入室させ，バイタルサイン（JCS，GCS，体温，心拍数，血圧，脈拍，SpO2，呼吸数）のモニタリングの下の集学的管理が必要である．

1 甲状腺ホルモンの投与

　種類：甲状腺ホルモン製剤には，レボチロキシンNa（LT_4製剤），リオチロニンNa（LT_3製剤）がある．LT_4製剤はプレホルモンなので緩やかに甲状腺ホルモンを供給できるが，効果発現に時間を要し（約14時間），腸管吸収に個人差があることが難点である．LT_3製剤は実効ホルモンであるため，効果が迅速（約2〜3時間）・確実なホルモン作用が期待できる反面，血中濃度の変動が大きく，心血管病変を持つ個体への過量投与は悪影響（不整脈，心筋梗塞誘発など）を及ぼす可能性がある．

　投与経路：欧米ではLT_4静注が標準法[11]で必要に応じてLT_3製剤が併用されている．これは，粘液水腫性昏睡では腸管の吸収不良があり，静注製剤の方が確実な効果を得やすいことによる．一方，わが国で市販される甲状腺ホルモン製剤は，経口LT_4（錠剤と散剤），経口LT_3（錠剤と散剤）のみである．注射製剤を使用するためには自家調製（実験試薬より溶解・滅菌）[12]や個人輸入（高価で有効期限が短い）が必要だが，本症の発症頻度の低さや試薬の有効期限，倫理委員会の必要性な

Ⅱ　甲状腺の臨床／各論

表5　外注射剤，院内調製薬の比較検討

	100 μg 価格	形態	溶解液 NaOH 濃度	保存方法	有効期間 活性経時変化	備考
Levothyroxine Sodium® の個人輸入	3,500 円 +輸入費	粉末	非表示	冷暗所	1 年	・16～17 万円／最小単位（20 筒） ・輸入後の分割・譲渡は不可
Sigma 試薬からの院内調製	77 円 +調整費	溶液 N_2 置換	0.1 N （pH13）		6 か月以上 （6 か月後活性99%）	・強アルカリ ・N_2 封入に技術要
			0.002 N （pH10）		6 か月 （6 か月後活性91%）	・価格・安定性・安全性のバランス良 ・N_2 封入に技術要
			0.0005 N （pH10）		10 日 （10 日後91%）	・pH 低い分，安定性が低下 ・N_2 封入に技術要

注射薬の安定性を得るには LT_4 溶解液の NaOH 濃度を上げる必要がある．

ども考えると常備できる施設は少ない（表5）．一般には変法としての経口薬胃管投与や自家調整坐薬などの現場での工夫で治療が行われている．現在，これらの課題を解決すべく，日本甲状腺学会（日本内分泌学会，日本救急医学会，日本病院総合診療医学会との合同）として厚生労働省に対して LT_4 静注製剤の「臨床上必要性の高い未承認薬・適応外薬」としての認可を申請中である．

投与量：以前は大量投与が推奨されていたが，最近では少量～中等量を推奨する報告が多い．理由として，粘液水腫性昏睡は高齢者に多く，甲状腺ホルモンの大量投与により不整脈や心筋梗塞を誘発する危険性があることや，ホルモン欠乏症の治療は「少量から漸増」が王道である（長期ホルモン欠乏後に生じる内分泌学的適応，いわゆる"up-regulation"現象のため，用量反応性がシフトしている）ことが再考されたためと考える．

症例数が少ないため，エビデンスレベルをつけた治療推奨法を出せる域にはないが，最近は LT_4 と LT_3 の長所・短所を考慮しつつ，「大量投与を避け LT_4 & LT_3 を併用する」方向にある．また，日本甲状腺学会の集計では，初日 LT_4 12.5～200 μg/日，LT_3 25～50 μg/日を使用しているケースが多かった．以上を鑑み暫定案では，「経鼻胃管より LT_4 50～200 μg/day を投与し，意識障害が改善するまで継続，あるいは翌日から 50～100 μg/day を投与し，LT_3 ～50 μg/day を併用することもある」としている．私見にはなるが「LT_4 中等量の静注＋ LT_3 持続点滴静注で少量から漸増」が最も理論的かつ実際的な投与法と思える．

② 副腎皮質ステロイドの投与

副腎不全を合併することがあり，なくても相対的副腎不全併存の可能性があるので，ヒドロコルチゾン 100～300 mg を静注し，以後 8 時間ごとに 100 mg を追加投与する．副腎不全が否定されるまでは投与あるいは漸減継続することが望ましい．色素沈着，高 K 血症，高 Ca 血症，副腎皮質ステロイドの服用歴が確認された場合は，副腎不全合併の可能性を疑い，甲状腺ホルモン製剤に先行してヒドロコルチゾンを投与する．甲状腺ホルモン製剤を先に投与すると，コルチゾールの代謝が亢進し，副腎不全を悪化させるからである．

③ 呼吸管理

中枢性の呼吸抑制や呼吸筋障害による肺胞低換気に伴い，高 CO_2 血症・低 O_2 血症・呼吸性アシドーシスを示すことが多く，重篤例では CO_2 ナルコーシスとなる．早期に気管内挿管下の人工呼吸管理を考慮する．鼻カニューレによる酸素投与は 0.5～1.0 L/分より開始する．

④ 循環管理

心拍出量・循環血漿量の低下による血圧低下を示し，ショック状態に陥る場合もある．初期は 5～10% ブドウ糖を含んだ 0.45% 生理食塩液を用い，低 Na 血症の際は生理食塩液を使用する[13]．循環動態は刻々と変化するので，中心静脈圧を測定しながら輸液量をコントロールする．血圧低下（収縮期で＜80 mmHg 程度）があり，補液や副腎皮質ステロイドの投与にも関わらず改善しない場

13. 甲状腺疾患の救急医療

表6　粘液水腫性昏睡の治療のポイント

◆甲状腺ホルモンの投与
　□レボチロキシン（LT₄）：経鼻胃管より LT₄ 50〜200 μg/日を投与し，意識障害
　　が改善するまで継続，あるいは翌日から 50〜100 μg/日を投与
　□リオチロニン（LT₃）：〜50 μg/日の併用を考慮
◆副腎不全の合併と予防的対策
　□ヒドロコルチゾン 100〜300 mg を静注し，以後 8 時間ごとに 100 mg を追加
　　投与（副腎不全が否定されるまで漸減継続）
◆全身管理（基本的には ICU 管理）
　□酸素投与：鼻カニューレにて 0.5〜1.0 L/分より開始
　□重篤例では早期に気管内挿管下の人工呼吸管理を考慮
　□循環管理：中心静脈圧を測定しながら輸液量を調整
　　　　　　　収縮期血圧 80 mmHg 未満が続く場合は昇圧剤の投与を検討する
　□低体温対策：毛布や室温の調節による保温（電気毛布は禁忌）
　□電解質異常（特に低 Na 血症）の是正
◆誘因への対策
　□抗菌薬の投与
　□誘因と考えられる薬剤の中止

〔大野洋介，白石美絵乃，田中祐司：粘液水腫性昏睡の診断と治療．森昌朋・編．新しい診断と
治療の ABC　甲状腺疾患　改訂第 2 版．最新医学社，2012：189-198．より改変〕

合は，昇圧剤を投与する．心拡大，胸腹水貯留，浮腫に対して利尿薬を使用することは慎重を要する．心拍出量低下により循環血漿量は減少しており，利尿薬使用により血管が虚脱して急激な血圧低下をきたす危険性があるためである[14]．心嚢水貯留により心電図は低電位となるため，心筋梗塞の除外が難しいことにも注意する．

5 低体温対策

甲状腺ホルモン補充による体温回復には時間を要する．電気毛布等による急激な能動的加温は末梢血管拡張により低血圧や循環の虚脱を招く危険性があるため用いるべきではない．毛布や室温の調節などによる保温を行う．

6 電解質異常の補正

糸球体濾過率の低下と過剰なバソプレシンの分泌により水排泄は低下し，低 Na 血症をきたしやすい．尿中 Na 排泄は正常〜上昇しており，尿浸透圧＞血清浸透圧である．重度な低 Na 血症（＜120 mEq/L）がある場合は，意識レベル低下に関連するので高張食塩水（ブドウ糖加）での補正も考慮する[13]．過剰な輸液は低 Na 血症・循環不全を悪化させるので注意する．低 Na 血症の病態生理を考慮すると，バソプレシン拮抗薬のトルバプタン（サムスカ®）も今後検討される必要があるか

もしれない．

7 抗菌薬の使用

本症は，意識障害のため誤嚥性肺炎を合併しやすい．低体温により発熱などの感染症徴候がマスクされてしまうというピットフォールがあり，本症で体温が正常であったら積極的に感染症を疑う．本症で死亡した 52％の患者（23 例中 12 例）を検討したところ，敗血症が死亡率と強く関連していたとの報告[5]もある．感染症が否定されるまで，広域スペクトラムの抗菌薬投与を躊躇しないことが重要である．

8 誘因の除去

誘因と考えられる麻酔薬，向精神薬，その他の薬剤の投与を中止する．

以上の治療のポイントを表6 にまとめた[15]．治療効果の指標を FT₄ や FT₃測定値で判断したり，意識回復を早急に求めがちだが，昏睡の病態生理に低体温・高 CO₂血症・低循環の関与が大きいことを考慮すると，「体温・PaCO₂・循環動態の改善傾向を得たら意識回復は緩徐に待つ」が賢明なスタンスと考える[16]．昏睡の鑑別・評価のために腰椎穿刺を施行しても得られるのは髄液中のタンパク濃度が高いといった非特異的な情報くらいであ

Ⅱ　甲状腺の臨床／各論

り勧められない.

8. 粘液水腫性昏睡の予後

　予後は発見の早さ・治療開始の時期・治療管理の徹底の程度による. 日本甲状腺学会の中間集計では「神経障害を残さず治癒」という症例が大多数であった.

◆文　献◆

1) 田中祐司：粘液水腫性昏睡の診断と治療. 田上哲也, 西川光重, 伊藤公一, 成瀬光栄（編）：甲状腺疾患診療マニュアル. 診断と治療社, 2009；89-90.
2) 白石美絵乃, 大野洋介, 山本頼綱, 他：粘液水腫性昏睡の診断と治療. Current Therapy 2013；31（1）：24-29.
3) 小西美絵乃, 盛田幸司, 田中祐司：粘液水腫性昏睡. 日内会誌 2010；99：769-775.
4) Rodriguez I, Fluiters E, Perez-Mendez LF, et al：Factors associated with mortality of patients with myxedema coma：prospective study in 11 cases treated in a single institution. J Endocrinol 2004；180：347-350.
5) Dutta P, Bhansali A, Masoodi SR, et al：Predictors of outcome in myxedema coma：a study from a tertiary care centre. Crit Care 2008；12：R1.
6) Yamamoto T, Fukuyama J, Fujiyoshi A：Factors associated with mortality of myxedema coma：report of eight cases and literature survey. Thyroid 1999；9：1167-1174.
7) Yousuke Ono, Sachiko Ono, Hideo Yasunaga, et al：

Clinical characteristics and outcomes of myxedema coma: analysis of national inpatient database in Japan. Journal of Epidemiology（in press）.
8) 笠井貴久男：粘液水腫性昏睡の診断と治療―新しいガイドラインを踏まえて―. Medical Practice 2011；28（11）：1977-1980.
9) 日本甲状腺学会：「粘液水腫性昏睡の診断基準と治療指針」作成委員会. 粘液水腫性昏睡の診断基準第3次案（2010年12月）
http://www.japanthyroid.jp/doctor/img/shindan.pdf（2018年10月確認）
10) 大野洋介, 田中祐司：甲状腺機能低下症. Medicina 2013；50（10）：1764-1767.
11) Zainah H, Mahmud H, Brooks H：Intravenous Levothyroxine Drip as an Initial Treatment of Myxedema in a High-Risk Cardiac Patient. Endocr Rev 2011；32（03_Meeting Abstracts）：P3-624.
12) Stadalman KA, Kelner MJ, Box K, et al：Stability of levothyroxine sodium 0.4 μg/mL in 0.9% sodium chloride injection. Prog Transplant 2009；19（4）：354-356.
13) 田中祐司, 白石美絵乃, 大野洋介, 他：粘液水腫性昏睡の診断基準と治療方針. 日本甲状腺学会雑誌 2013；4（1）：47-52.
14) 松下明生, 中村浩淑：甲状腺機能亢進症・甲状腺クリーゼ/甲状腺機能低下症・粘液水腫性昏睡. 救急・集中治療 2006；18（7-8）：1081-1084.
15) 大野洋介, 白石美絵乃, 田中祐司：粘液水腫性昏睡の診断と治療. 森昌朋（編）. 新しい診断と治療のABC　甲状腺疾患　改訂第2版. 最新医学社, 2012；189-198.
16) 大野洋介, 白石美絵乃, 山本頼綱, 他：粘液水腫性昏睡. 内分泌・糖尿病・代謝内科 2014；38（2）：117-123.

◆ 一般目標

重症甲状腺機能低下症に諸要因が重層して発症する致死的緊急症で, 迅速な診断・病態把握と的確かつ集学的治療の遂行ができる.

◆ 到達目標

1) 意識障害・体液平衡異常・低体温症などを呈する患者において本疾患を想起できる.
2) 甲状腺ホルモンの安全かつ的確な補充量と方法を理解できる.
3) 意識状態・呼吸循環動態に配慮した甲状腺ホルモン補充と全身管理を実行できる.

II 甲状腺の臨床 / 各論

14. 甲状腺ホルモンと骨代謝

〔研修レベル C〕

POINT

① Besedow 病では骨吸収優位の骨代謝回転の亢進を認め，骨密度の低下と骨折リスクの上昇をきたす．
② 潜在性甲状腺中毒症についても，明らかな骨折リスク上昇を認める．
③ 分化型甲状腺癌における TSH 抑制療法は骨折リスク上昇に関わることから，TSH 抑制療法のリスクとベネフィットを考慮した実施が推奨される．
④ 甲状腺中毒症の治療により，骨折リスクは改善するが，骨折リスクの高い例には骨粗鬆症治療の介入を要する．

甲状腺ホルモンは成長期における骨格の発達に必須であり，成人期においても骨の新陳代謝，すなわち骨再構築（骨リモデリング）の調節に重要な役割を果たす[1]．骨芽細胞や破骨細胞には，甲状腺ホルモン受容体（TR）のみならず，甲状腺ホルモントランスポーター（monocarboxylate transporter 8：MCT8）や脱ヨウ素酵素（deiodinase：DIO）が発現しており，甲状腺ホルモンの骨への作用が明らかにされてきている．さらに，これらの細胞には TSH 受容体も発現しており，末梢の甲状腺ホルモンのみならず，下垂体から分泌される TSH もまた骨代謝に直接作用する可能性がある．甲状腺疾患が骨代謝に影響することは古くから知られており，甲状腺中毒症が持続する Basedow 病は続発性骨粗鬆症の代表的疾患である．さらに，潜在性レベルの甲状腺中毒症も長期間続くことで骨粗鬆症や骨折リスクとなることが報告された．甲状腺ホルモンと骨代謝には密接な関係があることから，甲状腺疾患を診療するうえで骨代謝異常の可能性を常に考慮する必要がある．本項では，甲状腺ホルモンが骨代謝に与える影響と，各甲状腺疾患における骨代謝への影響について述べる．

1. 甲状腺ホルモンの骨関連細胞への作用

骨は単球由来の破骨細胞による骨吸収と間葉系細胞由来の骨芽細胞による骨形成を繰り返し，常にリモデリングが行われている．この骨吸収と骨形成が平衡を保ちながら骨リモデリングが行われることで骨量と骨強度が維持されている．骨芽細胞には TR が存在しており，甲状腺ホルモンは骨芽細胞に直接影響を及ぼす（図1）．つまり，甲状腺ホルモンは骨芽細胞分化を促進し骨形成を増加させるとともに，破骨細胞分化因子（receptor activator of nuclear factor-κB ligand：RANKL）の発現を増加させ破骨細胞を活性化させることで骨吸収にも促進的に作用する（図2）．破骨細胞もまた TR を発現しており，in vivo での検討において甲状腺ホルモンは破骨細胞の分化や活性化を促進することが報告されている．しかしながら，破骨細胞に対する甲状腺ホルモン作用は直接作用か，骨芽細胞や骨細胞といった他の細胞からの因子を介した間接作用が主であるかは明らかになっていない（図1，2）．

近年，骨組織の90％以上を占める骨細胞が，様々な因子を介して，骨芽細胞と破骨細胞の働きを制御し，骨リモデリングの調節に中心的役割を

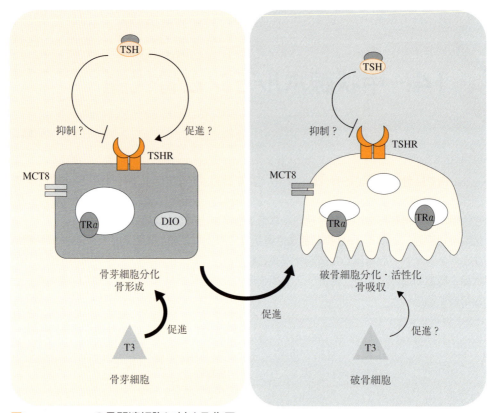

図1 T_3・TSH の骨関連細胞に対する作用
〔Bassett JHD, et al：Role of Thyroid Hormones in Skeletal Development and Bone Maintenance. Endocr Rev 2016；37：135. より作成〕

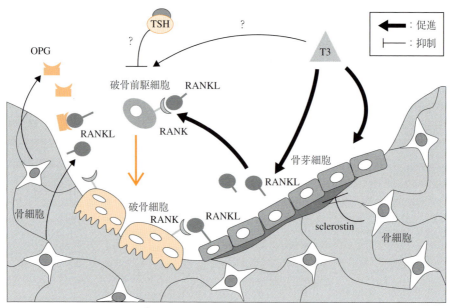

図2 T_3・TSH と骨リモデリング
〔Bassett JHD, et al：Role of Thyroid Hormones in Skeletal Development and Bone Maintenance. Endocr Rev 2016；37：135. より改変〕

担っていることが示されている．骨細胞は，破骨細胞分化促進作用を有する RANKL や，そのデコイ受容体として作用する osteoprotegerin（OPG），さらに骨芽細胞分化に抑制的に働く sclerostin などを発現し骨リモデリングを調整している．骨細胞に対する甲状腺ホルモンの作用についてはこれまでに明らかにされておらず，今後の検討課題である．

2. TSH の骨代謝への作用

骨芽細胞と破骨細胞は TSH 受容体を発現している（図1）．TSH ノックアウトモデル動物や，骨芽細胞系細胞を用いた検討がなされてきたが，TSH が骨芽細胞増殖や分化に与える影響については一定の見解が得られていない．一方，破骨細胞に対する作用として，TSH は破骨細胞分化を抑制するとの報告が多い（図1, 2）．これらの基礎的研究の結果からは，TSH は骨吸収抑制作用を有すると考えられるが，臨床検討の結果は必ずしもそうではない．ヒトにおいて，甲状腺分化癌術後患者に対するリコンビナント TSH 投与前後の骨代謝指標を評価した複数の報告がある．しかし，骨形成，あるいは骨吸収指標への作用に関して各報告で結果が異なっており，現時点では TSH が骨代謝に与える影響は十分に解明されていない．

3. 甲状腺疾患による骨代謝異常

1 Basedow 病

Basedow 病は破壊性甲状腺炎と異なり，TSH 受容体抗体の作用により持続的な甲状腺ホルモン過剰分泌をきたす．これにより骨形成，骨吸収とも亢進状態が続くが，骨吸収がより亢進する．また，甲状腺中毒症が続くと，骨リモデリング時間の短縮により骨形成後に十分な石灰化が得られない．この骨吸収優位な骨代謝回転の亢進と石灰化時間の短縮が，Basedow 病における骨密度の低下と骨折リスクの増加につながる．Basedow 病では海綿骨，皮質骨いずれの骨量も低下をきたすが，皮質

骨の骨量低下がより大きいことが特徴の1つとされる．また，TSH 受容体抗体（TSH receptor antibody：TRAb）との関係については，TRAb の抗体価と骨密度に有意な負の相関を認めることが報告されているが，正相関するとの報告もある．一方で，Basedow 病の治療後においてもなお，TRAb 抗体価高値は骨量減少のリスク因子であるとされる．TRAb の骨への影響については TSH と異なるようであるが詳細は明らかとなっていない．

Basedow 病では骨折リスクが高まることが，いくつかの疫学研究やメタ解析で示されている．Basedow 病を含む甲状腺機能亢進症では，メタ解析において椎体，大腿骨近位部，および全骨粗鬆症性骨折リスクが有意に高いとされる．骨折リスクは年齢とともに高まるが，甲状腺機能亢進症による大腿骨近位部骨折リスクの上昇は，発症時の年齢が高いほどより高まることが報告されており，高齢者の Basedow 病では骨粗鬆症に留意することが極めて重要である．一方，Basedow 病は筋力低下をきたすが，これが転倒リスクの上昇やそれに伴う骨折リスクの上昇に関わるかは不明である．

Basedow 病の治療により骨量は改善するが，回復には1〜4年を要するとされる．また，国内の閉経後女性を対象とした検討では，抗甲状腺薬による2年間の治療後も74％で骨密度が骨粗鬆症領域にとどまるとしている．一方，骨折リスクについても Basedow 病治療後対照群と同程度まで改善するとされるが，椎体骨折リスクについては治療後も有意に高いとの報告もある．また，閉経後女性において，甲状腺機能亢進症の既往歴の存在が骨密度とは独立した骨折のリスク因子との報告もある．Basedow 病における骨粗鬆症治療介入の指針はないが，高齢や多発骨折，著明な骨密度低下を有する例，Basedow 病治療後骨密度の改善を認めなくなった例などでは，骨粗鬆症の治療介入を考慮する必要がある．

2 潜在性甲状腺中毒症

甲状腺ホルモンは基準値内ではあるが，TSH が基準値未満に抑制されている潜在性レベルの甲状腺中毒症において，未閉経女性および男性では骨密度の低下は認めないか，ごく軽度の低下にとど

まるが，閉経後女性では骨密度の低下を認める．また，潜在性の甲状腺中毒症であっても骨粗鬆症性骨折のリスク因子であるとするメタ解析の結果が報告された[2]．そして TSH の抑制の程度が高いほど骨折リスクは高く，TSH<0.1 μU/mL ではより骨折リスクが高まる．各国のコホート研究でも潜在性甲状腺中毒症は大腿骨近位部骨折のリスク因子であることが報告されている．これらの報告から，潜在性甲状腺中毒症は骨粗鬆症リスクであると認識して，その原因を確認し対処する必要がある．

❸ 甲状腺機能低下症

甲状腺機能低下症では，甲状腺ホルモンの低下により骨代謝回転が低下することが知られている．疫学調査で甲状腺機能低下症に罹患後数年間は骨折リスクが高まっているとの報告もあるが，変わらないとの報告もあり，甲状腺機能低下症と骨折リスクの関係については未だ明らかではない．転倒の予測因子について検討した報告によると，有意な転倒リスク因子の 1 つとして甲状腺機能低下症が挙げられている．甲状腺機能低下症では，グリコサミノグリカンの沈着に伴うミオパチーによる筋力低下や筋強直が引き金となり転倒リスクが高まる可能性がある．骨粗鬆症患者や閉経後女性などでは甲状腺機能低下症による転倒についても注意が必要である．

一方，橋本病患者において認められる Thyroid peroxidase antibody（TPOAb）や，Thyroglobulin antibody（TgAb）についても骨代謝との関連を示唆する報告が散見され，TPO 抗体価が高値の群で踵骨超音波骨密度が有意に低い，あるいは，甲状腺機能正常例を対象とした検討において，TPOAb や TgAb 陽性が骨折のリスク因子であるとの報告もある．各自己抗体が直接的に骨代謝に影響を与えるのか，抗体が陽性となる状態が間接的に骨代謝に関与するのかについては明らかになっていない．

❹ 分化型甲状腺癌に対する TSH 抑制療法

甲状腺全摘後に残存病変を有する場合や，再発リスクが高い分化型甲状腺癌症例に対して TSH 抑制療法が行われる．レボチロキシン投与により TSH を抑制することで，TSH 受容体を発現する癌細胞の増殖や再発を抑制する．TSH 抑制は，再発リスクの高い対象に対しては有益とされる一方，心血管あるいは骨代謝への影響を考慮する必要性が論じられている．メタ解析において，男性や未閉経女性と異なり閉経後女性では，TSH 抑制療法により有意な骨密度低下をきたすことが報告されている．骨折についてはコホート研究において，TSH 抑制群は TSH 基準範囲群と比較して有意に全骨折リスクが高いことが明らかとなった．また，少なくとも 1 年以上 TSH 抑制療法を行った分化型甲状腺癌を対象とした検討では，6 年以上の TSH 抑制期間あるいは TSH<0.5 mU/L への抑制群で有意に椎体骨折リスクが高く，多因子解析でも TSH 抑制期間と TSH<1.0 mU/L への抑制が椎体骨折リスクに関与した．さらに，米国甲状腺学会のガイドラインにおける低〜中等度リスクの乳頭癌患者において，TSH≦0.4 mIU/L への TSH 抑制療法は癌の予後改善には寄与せず，骨粗鬆症発症率を 4 倍以上増加させた．このことから，TSH 抑制療法は再発防止や腫瘍の制御に利する対象においてのみ，骨粗鬆症に対して注意をはらいながらリスクとベネフィットを考慮した実施が推奨されてきている．分化型甲状腺癌は治療介入により長期予後が見込めるため，TSH 抑制療法を行う場合は骨折リスク増加を念頭に置き適切な評価と介入を行う必要がある．

4. 甲状腺疾患に続発する骨粗鬆症の治療

甲状腺疾患により続発性骨粗鬆症をきたした場合には，原疾患の治療が重要である．Basedow 病では，Basedow 病治療後，骨形成の急激な改善のため，血清アルカリホスファターゼ（ALP）は一旦上昇し，その後約 1 年をかけ徐々に低下し正常化する．これに伴い骨密度の改善や骨折リスクの低減を認める．しかし，高齢，多発骨折，著明な骨密度低下を有するなど骨折リスクが高い例では，原疾患の治療中に骨折する可能性も高く，骨粗鬆症の治療介入を考慮する必要がある．しか

14. 甲状腺ホルモンと骨代謝

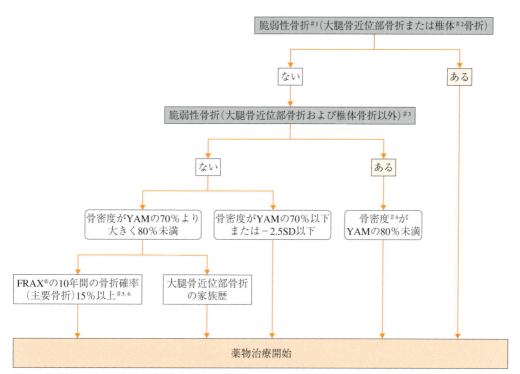

図3　原発性骨粗鬆症の薬物治療開始基準
#1：軽微な外力によって発生した非外傷性骨折．軽微な外力とは，立った姿勢からの転倒か，それ以下の外力をさす．
#2：形態椎体骨折のうち，3分の2は無症候性であることに留意するとともに，鑑別診断の観点からも脊椎X線像を確認することが望ましい．
#3：その他の脆弱性骨折：軽微な外力によって発生した非外傷性骨折で，骨折部位は肋骨，骨盤（恥骨，坐骨，仙骨を含む），上腕骨近位部，橈骨遠位端，下腿骨．
#4：骨密度は原則として腰椎または大腿骨近位部骨密度とする．また，複数部位で測定した場合にはより低い％値またはSD値を採用することとする．腰椎においてはL1～L4またはL2～L4を基準値とする．ただし，高齢者において，脊椎変形などのために腰椎骨密度の測定が困難な場合には大腿骨近位部骨密度とする．大腿骨近位部骨密度には頚部またはtotal hip（total proximal femur）を用いる．これらの測定が困難な場合は橈骨，第二中手骨の骨密度とするが，この場合は％のみ使用する．
#5：75歳未満で適用する．また，50歳代を中心とする世代においては，より低いカットオフ値を用いた場合でも，現行の診断基準に基づいて薬物治療が推奨される集団を部分的にしかカバーしないなどの限界も明らかになっている．
#6：この薬物治療開始基準は原発性骨粗鬆症に関するものであるため，FRAX®の項目のうち糖質コルチコイド，関節リウマチ，続発性骨粗鬆症にあてはまる者には適用されない．すなわち，これらの項目がすべて「なし」である症例に限って適用される．
YAM：Young adult mean，FRAX：Fracture Risk Assessment Tool．
〔骨粗鬆症の予防と治療ガイドライン作成委員会：骨粗鬆症の予防と治療ガイドライン2015年版．ライフサイエンス出版株式会社．2015．より引用〕

し，甲状腺疾患に続発する骨粗鬆症に対し，治療介入のための基準やガイドラインは定められていない．このことから，現状では原発性骨粗鬆症の治療開始基準を用いて介入を行うこととなる（図3）[3]．その場合，Basedow病治療にビスホスホネート製剤を併用することが骨密度増加に有用であるとの報告がある．

おわりに

多くの甲状腺疾患が続発性骨粗鬆症の原因となることが明らかにされてきている．甲状腺疾患は生命予後が良好であり，骨折によるADLやQOL低下の予防のため適切な評価と介入が求められる．

Ⅱ　甲状腺の臨床

◆文　献◆

1）Bassett JHD, et al：Role of Thyroid Hormones in Skeletal Development and Bone Maintenance. Endocr Rev 2016；37：135.
2）Blum MR, et al：Subclinical thyroid dysfunction and fracture risk：a meta-analysis. JAMA 2015；313（20）：2055.
3）骨粗鬆症の予防と治療ガイドライン作成委員会：骨粗鬆症の予防と治療ガイドライン 2015 年版．ライフサイエンス出版株式会社．2015.

◆ 一般目標

続発性骨粗鬆症をきたす甲状腺疾患とその病態を理解する．さらに，甲状腺疾患における骨粗鬆症の評価と治療について理解する．

◆ 到達目標

1）骨粗鬆症，骨折リスクの上昇をきたす甲状腺疾患について説明できる
2）Basedow 病における骨代謝マーカー，骨密度の検査所見について説明できる．
3）Basedow 病に伴う骨粗鬆症の評価と治療について説明できる．

15. 潜在性甲状腺機能異常症とそのリスク

甲状腺の臨床

Ⅱ

各論

15. 潜在性甲状腺機能異常症とそのリスク

〔研修レベル A〕

POINT

① 潜在性甲状腺機能異常は，血中遊離サイロキシン（FT_4）は基準範囲内であるが，血中甲状腺刺激ホルモン（TSH）が基準値を外れ高値あるいは低値を示す病態である.

② 潜在性甲状腺機能異常症は無症候であることが多いが，潜在性甲状腺機能低下症は動脈硬化や心血管障害，潜在性甲状腺中毒症は心房細動や骨粗鬆症などの危険因子とされる.

③ 持続的に TSH が $10\,\mu U/mL$ 以上の潜在性甲状腺機能低下症や，TSH が $0.1\,\mu U/mL$ 未満の潜在性甲状腺機能中毒症は，顕性の甲状腺機能異常症に進行するリスクや，合併症のリスクから治療を検討する症例もある.

---

1. 潜在性甲状腺機能異常症とは

潜在性甲状腺機能異常症は，血中遊離サイロキシン（FT_4）は基準値内であるが，血中甲状腺刺激ホルモン（TSH）が基準値を外れ高値あるいは低値を示す病態であり，一方，顕性の甲状腺機能異常は，血中のFT_4は高値あるいは低値を示す（図1）[1]. この病態は，厳密には甲状腺を原因とする機能異常があり，正常な視床下部—下垂体—甲状腺系の機能があることを前提とした「潜在性原発性甲状腺機能異常症」を示している. 血中 TSH は甲状腺ホルモン不足，過剰を反映する最も鋭敏な検査であり，わずかな血中 FT_4 の変化であっても血中 TSH がより大きく Log スケールで変動を示す（図1）. そのため血中 TSH の異常値は，血中 FT_4値が基準値内であっても個々にとっては正常ではないと考えられ，血中 TSH が高値の場合は潜在性甲状腺機能低下症，低値の場合は潜在性甲状腺中毒症と診断される.

潜在性甲状腺機能低下症は，ヨウ素摂取の多い地域で多く認められる傾向にあり，健常人の4〜20％に認められる. わが国でも特に女性に多く年齢が上がるにつれ増加する[2]. 潜在性甲状腺中毒

症も女性に多く年齢が上がるにつれ増加する. ヨウ素欠乏地域でより多く認められ，欧米では，0.63〜1.8％と報告されている[1].

2. 病因

1 潜在性甲状腺機能低下症

潜在性甲状腺機能低下症の原因は，約60〜80％が甲状腺自己抗体陽性の慢性甲状腺炎（橋本病）に関連する[1]. 橋本病は女性に多いが，男女ともに年齢と共に罹患率は上昇する. その他の原因として甲状腺亜全摘後や放射性ヨウ素内用療法などの既往，Basedow 病で抗甲状腺治療薬治療後，慢性的に甲状腺機能が障害される病態（ヘモクロマトーシスなど），薬剤性（アミオダロン，リチウム，ヨウ素含有物，リファンピシン，抗けいれん薬），ヨウ素過剰摂取（可逆性）がある.

2 潜在性甲状腺中毒症

潜在性甲状腺中毒症の原因としては外因性の甲状腺ホルモン薬過剰投与によるものと，Basedow病に代表される内因性の甲状腺機能亢進症とに分類される[3]. その他，Basedow 病の治療後や亜急性

299

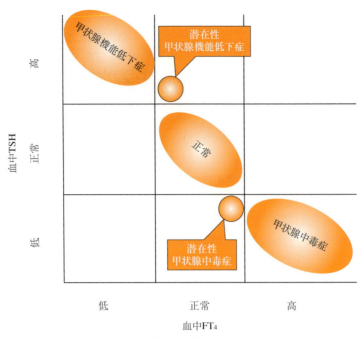

図1　血中TSHと血中FT₄値と疾患
視床下部―下垂体―甲状腺系のフィードバック機構が正常であれば，血中TSH値と血中FT₄値を併せて評価し，甲状腺機能異常を評価する．

甲状腺炎，無痛性甲状腺炎，産後甲状腺炎などの一時期も潜在性甲状腺中毒症の状態となるが，これらは通常一過性である．また，喫煙者で血中TSH値が低下するとの報告もある[1]．

3. 症状・症候

潜在性甲状腺機能異常症は無症候であることが多い．顕性の機能異常症で認められるような甲状腺機能異常に起因する自覚症状が，潜在性でも多く認められるというエビデンスもない．しかし，潜在性甲状腺機能低下症は脂質異常症や動脈硬化症，心血管障害などが，潜在性甲状腺中毒症では心房細動や骨粗鬆症などの有病率が増加するとの報告も多い．

4. 診断と臨床検査

◼ 潜在性甲状腺機能低下症

わが国では日本甲状腺学会の研究班により[4]，潜在性甲状腺機能低下症は「同時に測定したFT₄値とTSH値の組み合わせで診断し，FT₄が基準値内でTSHが基準値上限を超える値であること」と定義されている．潜在性甲状腺機能低下症は血中TSHの値により軽症（TSH 4.5〜9 μU/mL）および重症（10 μU/mL以上）に分類されることもあり，その多くは軽症に分類される[4]．わが国ではヨウ素摂取過剰による一過性潜在性甲状腺機能低下症の症例も少なくないため，ヨウ素摂取（昆布などの海草類，ヨウ素含有のうがい薬）の問診は必ず行う．持続性の判定は1〜3か月ごとに血中TSH値を測定し，3〜6か月を目安に判定する．

◼ 潜在性甲状腺中毒症

潜在性甲状腺中毒症は，FT₄並びにFT₃が基準値内でTSHが低値あるいは測定感度以下と定義される．潜在性甲状腺中毒症に関しては，TSHが0.1〜0.4 μU/mLの群と，TSH感度以下（＜0.1 μU/mL）の群に分け，後者を重症と分類することもある[1]．

5. 鑑別診断

潜在性甲状腺機能低下症の鑑別すべき疾患や病態として，non-thyroidal illness（NTI, euthyroid sick syndrome）や，副腎皮質機能低下症，甲状腺ホルモンの補充療法を開始して TSH が改善中の一時期などがあり，潜在性甲状腺機能低下症と同様の検査値を示すことがある[4]．潜在性甲状腺中毒症の鑑別では，NTI や精神神経疾患，薬剤性（高容量ステロイド，ドパミン製剤等），中枢性甲状腺機能低下症，妊娠第1三半期，高齢（甲状腺ホルモンクリアランスの減少による）などがある[1]．これらの疾患の鑑別診断についての詳細はそれぞれの項をご参照いただきたい．

6. リスクと治療

■ 潜在性甲状腺機能低下症のリスク

1）甲状腺機能低下による自覚症状など

甲状腺機能低下症の典型例では，無気力，易疲労感，耐寒性低下，動作緩慢，記憶力低下，嗜眠傾向など活動性の低下した病態に加え，眼瞼浮腫，便秘，脱毛，月経不順などの症状も認められる．これらの症状は潜在性でも認められることがあるが，甲状腺機能低下症に特異的なものでもなく甲状腺ホルモン補充療法の治療有益性のエビデンスも十分でない．

2）動脈硬化症性疾患

潜在性甲状腺機能低下症は，冠動脈疾患や動脈硬化症の危険因子であるとされているが，特に高齢者では甲状腺ホルモン補充療法がこれらの発症頻度を軽減させるかは明確なエビデンスはない．Razvi らの報告[5]した英国における大規模臨床試験では，70歳未満では甲状腺ホルモン補充療法で虚血性心疾患のリスクが軽減するが，70歳以上では治療による虚血性心疾患のリスク軽減効果はないとしている．また，最近の英国の二重盲検試験でも，高齢者の潜在性甲状腺機能低下症に対する甲状腺ホルモン補充療法は有効性があきらかでないとしている[6]．

3）脂質代謝異常

これまでの多くの疫学調査で潜在性甲状腺機能低下症では，総コレステロールや LDL コレステロールが対照群と比較し有意に高く，甲状腺ホルモン補充療法によりこれらは低下するとされているが，甲状腺ホルモン補充の有益性に関しては疑問視する報告もある．

上記のようなリスクを考慮して，妊婦および超高齢者以外の成人では，TSH 値が 10 μU/mL を超える持続性潜在性甲状腺機能低下症においては，将来顕性の甲状腺機能低下症に進行する可能性が高いことや動脈硬化や心血管障害リスクから甲状腺ホルモン補充療法が勧められる[1,4]．血中 TSH 値が 10 μU/mL 未満の軽症の場合での治療効果に関しては議論が多いところであるが，実際には潜在性甲状腺機能低下症の大多数は軽症に分類される．最近の米国甲状腺学会（ATA）と米国臨床内分泌学会（ACEE）の共同声明では，軽症の潜在性甲状腺機能低下症で，自覚症状を認める場合や，抗甲状腺ペルオキシダーゼ抗体陽性例，アテローム性動脈硬化性疾患や心不全の既往，あるいはこれらの危険因子を持つ症例では治療を考慮すべきとしている[7]．薬剤性の場合，可逆性であっても中止できない場合はホルモン補充療法の対象となる[4]．

補充療法の際の注意点としていくつか挙げられる．LDL コレステロールの高値を示す例では，スタチン系などの薬剤を使用する前に潜在性甲状腺機能低下症の治療を行うことが勧められる．また心機能の低下した症例では基礎に心疾患が存在する場合が多く，甲状腺ホルモンは心仕事量と心筋酸素消費量を増加させるので，補充療法により生じる危険性も大きく，利点があるとしてもその評価は困難とされる．ことに急性心筋梗塞や重症心不全では慎重であるべきで入院を要するような心疾患は治療対象から除外される[4]．前述のように高齢者は補充療法には特に注意が必要である．血中 TSH 値は年齢とともに高くなり，さらに高齢者での軽度の潜在性甲状腺機能低下症では生命予後や ADL がむしろ良いとの報告もある．高齢者では代謝への影響も考慮し，個々の症例ごとに慎重な評価が必要である．

Ⅱ　甲状腺の臨床／各論

❷ 妊娠と潜在性甲状腺機能低下症

顕性の甲状腺機能低下症では妊孕性の低下，流産や早産の増加，妊娠中毒症の増加および児の精神神経発育の障害などが知られているが，潜在性甲状腺機能低下症においてもこれらの病態が認められる可能性がある．国際ガイドラインでは妊娠前および妊娠第1三半期においてはTSHの基準値上限を2.5 μU/mL 以下，第2三半期においては3.0 μU/mL 以下，第3三半期においては3.0 ないしは3.5 μU/mL 以下とし，三半期の基準値内に速やかに調節し維持することが推奨されている[4]．

妊娠と潜在性甲状腺機能低下症の詳細に関しては「甲状腺疾患と妊娠」の項（p241）を参照いただきたい．

❸ 潜在性甲状腺中毒症

1）心機能や心血管系への影響，死亡率

潜在性甲状腺中毒症では，心拍数の増加や左室重量，心筋収縮能の増大により心拡張機能障害や心房性不整脈を引き起こすと考えられている．最近の Collet ら[8]の報告したメタアナリシスによれば，潜在性甲状腺中毒症では，全死亡率，心疾患による死亡率，虚血性心疾患などの発症リスクや心房細動の発症リスクが増加し，潜在性甲状腺中毒症症例の死亡例の14.5％，心房細動の41.5％は甲状腺機能亢進が原因の可能性があるとされている[8]．さらにこの傾向は TSH が 0.1 μU/mL 以下のグループでより顕著とされる．しかし治療有益性に関しては大規模な疫学調査はほとんどない．

2）心房細動

心房細動は顕性の甲状腺中毒症と同様に潜在性甲状腺中毒症でも増加することが報告されている．60歳以上の患者を10年間経過観察した Framingham study では心房細動の相対危険度は約3倍増加するとしている．また上記の Collet ら[8]のメタアナリシスでも心房細動の発症のリスクを増加させると報告されている．一方，顕性の甲状腺中毒症による心房細動は，動脈塞栓症の危険因子として知られるが，潜在性甲状腺中毒症では十分な検討はされていない．

3）精神神経症状など

発汗，動悸などの甲状腺中毒状態で認められる

自覚症状は，潜在性甲状腺中毒症において認められることが小規模な疫学調査で報告されている．しかし，ドイツにおいて行われた大規模疫学調査においては甲状腺機能正常群と潜在性甲状腺中毒症群との間にこれらの症状で有意な差は認められなかった[1]．

4）骨粗鬆症

顕性甲状腺中毒症は骨粗鬆症の危険因子であることが多くの疫学調査で報告されている．しかし，潜在性甲状腺中毒症における検討は十分なされていない．閉経後女性の潜在性甲状腺中毒症患者における検討では，コントロール群と比較し有意な骨量の減少をみとめ，抗甲状腺薬により TSH 値を正常化すると骨量の減少を抑えられたとの報告もあり[1]，閉経後の女性で骨粗鬆症のリスクがある場合は治療による TSH 値の正常化が推奨されている．また，65歳以上の高齢男性では大腿骨頭頸部骨折が，潜在性甲状腺中毒症で有意に多いという報告もある．

上記のようなリスクを総合的に考慮して，血中TSH が 0.1 μU/mL 未満の潜在性甲状腺中毒症は，顕性の甲状腺機能異常に進行するリスクや，心房細動や骨粗鬆症のリスクから治療を検討することが多い．内因性の持続性潜在性甲状腺中毒症で，高齢者の心疾患合併例や閉経後女性の骨密度低下や骨粗鬆症を認める例には，抗甲状腺薬や放射性ヨウ素治療が考慮されるべきと考えられ，米国のガイドラインでは65歳以上で血中 TSH が 0.1 μU/mL 未満の場合や65歳以下で甲状腺中毒症状や骨粗鬆症などがある場合に治療が勧められている．

また，甲状腺機能低下症の甲状腺ホルモン製剤補充療法の際には，血中 TSH 値を基準値範囲内にコントロールすべきとされ，TSH 低値を目標とする甲状腺癌の再発予防や甲状腺腫の縮小目的でのTSH 抑制療法では，個々の症例において担当医が判断すべきとされる．

7.　予後

潜在性甲状腺機能低下症は特に軽度の TSH 上昇例では自然に TSH が正常範囲に戻る症例も多

15. 潜在性甲状腺機能異常症とそのリスク

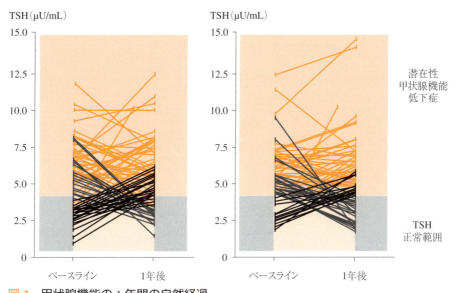

図2　甲状腺機能の1年間の自然経過
潜在性甲状腺機能低下症の男性の44％，女性の48％が1年後の検査でTSHは基準範囲となっている．

〔Nakajima Y, Yamada M, Akuzawa M, et al：Subclinical Hypothyroidism and Indices for Metabolic Syndrome in Japanese Women: One-Year Follow-Up Study. J Clin Endocrinol Metab 2013；98：3280-3287. より引用〕

い．Diez JJらの報告では，TSHが10 μU/mL以下の症例の52％でTSHは正常化し，TSH 10～14.9 μU/mLのグループでは13％の正常化にとどまったと報告している[9]．TSHの正常化は1年以内が37.5％，1～2年以内が67.5％であった．またTSHが基準値より低下した症例も認められた．実際わが国の検診受診者の検討でも，潜在性甲状腺機能低下症の男性の44％，女性の48％が1年後の検査でTSHは正常範囲となっていた[2]（図2）．潜在性甲状腺機能低下症の顕性甲状腺機能低下症への移行に関しては，高TSH値（血中TSH値10 μU/mL以上）が最も強力な危険因子と考えられている．その他，女性，高齢，甲状腺自己抗体陽性なども関連がある．

　潜在性甲状腺中毒症でも経過中TSHが変動することが多い．Vadiveloo らの最近の疫学調査では，潜在性甲状腺中毒症では，0.5～0.7％が顕性へ移行し，20～40％は正常化したと報告している[10]．TSHが正常化する傾向はTSHが0.1～0.4のグループで高いとされる一方で，5年の経過で50％以上は正常化するとの報告もある[2]．

◆文　献◆

1) Cooper DS, Biondi B：Subclinical thyroid disease. Lancet 2012；379：1142-1154.
2) Nakajima Y, Yamada M, Akuzawa M, et al：Subclinical Hypothyroidism and Indices for Metabolic Syndrome in Japanese Women: One-Year Follow-Up Study. J Clin Endocrinol Metab 2013；98：3280-3287.
3) Biondi B, Cooper DS：The clinical significance of subclinical thyroid dysfunction. Endocr Rev 2008；29：76-131.
4) 網野信行，小澤安則，阿部好文，他：Subclinical hypothyroidism 潜在性甲状腺機能低下症：診断と治療の手引き．ホルモンと臨床 2008；56：705-724.
5) Razvi S, Weaver JU, Butler TJ, et al：Levothyroxine treatment of subclinical hypothyroidism, fatal and nonfatal cardiovascular events, and mortality. Arch Intern Med 2012；172：811-817.
6) Ston DJ, et al：Thyroid Hormone Therapy for Older Adults with Subclinical Hypothyroidism. N Engl J Med 2017；376：2534-2544.
7) Garber JR, Cobin RH, Gharib H, et al：Clinical practice guidelines for hypothyroidism in adults：cosponsored by the American Association of Clinical Endocrinologists and the American Thyroid Association. Thyroid 2012；22：1200-1235.
8) Collet TH, Gussekloo J, Bauer DC, et al.：Subclinical hyperthyroidism and the risk of coronary heart disease

Ⅱ　甲状腺の臨床／各論

and mortality. Arch Intern Med 2012；172：799-809.
9) Díez JJ, Iglesias P：Spontaneous subclinical hypothyroidism in patients older than 55 years：an analysis of natural course and risk factors for the development of overt thyroid failure. J Clin Endocrinol Metab 2004；

89：4890-4897.
10) Vadiveloo T, et al：The Thyroid Epidemiology, Audit, and Research Study（TEARS）：morbidity in patients with endogenous subclinical hyperthyroidism. JCEM 2011；95：1344-1351.

◆ **一般目標**

潜在性甲状腺機能低下症は，動脈硬化や心血管障害の，潜在性甲状腺中毒症は心房細動や骨粗鬆症などの危険因子とされ，TSH 値が 10 μU/mL 以上や TSH が 0.1 μU/mL 未満の潜在性甲状腺機能異常症では，治療が必要な症例があることを理解する．

◆ **到達目標**

1) 潜在性甲状腺機能異常症の概念と病因について説明できる．
2) 潜在性甲状腺機能異常の診断と鑑別疾患について説明できる．
3) 潜在性甲状腺機能異常の治療について説明できる．

16. 多発性内分泌腫瘍症 2 型

Ⅱ 甲状腺の臨床

各論

16. 多発性内分泌腫瘍症 2 型

〔研修レベル B〕

POINT

① 多発性内分泌腫瘍症 2 型（MEN2）は，甲状腺髄様癌，褐色細胞腫を生じる常染色体優性遺伝性疾患である．

② MEN2 は臨床像や遺伝型から MEN2A と MEN2B に分類される．

③ すべての甲状腺髄様癌症例について遺伝性か散発性かを鑑別するために MEN2 の原因遺伝子である RET の変異解析を行うことが推奨される．

④ 甲状腺手術の前に褐色細胞腫の合併を確認し，合併している時は褐色細胞腫の手術を優先する．

⑤ わが国では未発症の RET 変異保有者（通常小児）に対する予防的甲状腺全摘術はほとんど行われていない．

1. 多発性内分泌腫瘍症 2 型とは

多発性内分泌腫瘍症 2 型（MEN2）は甲状腺髄様癌と褐色細胞腫を主徴とする常染色体優性遺伝性疾患である．以前から臨床像と家族歴に基づいて MEN2A，MEN2B，家族性甲状腺髄様癌（familial medullary thyroid carcinoma：FMTC）の 3 病型に分類されていたが，2015 年に米国甲状腺学会が公開した甲状腺髄様癌の診療ガイドライン（ATA ガイドライン）では FMTC を独立の病型として扱うのをやめ，MEN2A を新たに「古典的 MEN2A」，「MEN2A およびアミロイド苔癬」，「MEN2A および Hirschsprung 病」，「FMTC」という 4 つのバリアントに分類した[1]．MEN2 全体の 95％ 以上が MEN2A に分類される．

MEN には原発性副甲状腺機能亢進症，膵消化管神経内分泌腫瘍，下垂体腫瘍を 3 主徴とする MEN1 があるが，両者は原因も臨床像も異なる別個の疾患である．

2. 病因

MEN2 の唯一の原因遺伝子として，第 10 番染色体長腕に位置し，チロシンキナーゼドメインを有する膜貫通型受容体タンパクをコードする RET 癌遺伝子が知られている．RET タンパクは TGFβ スーパーファミリーに属する増殖因子である GDNF（glial cell line-derived neurotrophic factor）ファミリーをリガンドとするが，GDNF は RET には直接結合せず，アンカータンパクである GFRα1（GDNF family receptor α1）を必要とする．2 量体を形成した GDNF が GFRα1 を介して RET に結合することにより，RET のチロシンキナーゼが活性化し，下流へシグナルが伝達される．

MEN2 患者ではほぼ全例で RET 遺伝子の機能獲得型のミスセンス変異が認められ，変異の位置と臨床像には強い相関がある．すなわち MEN2A では主にシステインリッチ細胞外ドメイン（エクソン 10，11），MEN2B では 95％ 以上でエクソン 16 の p.M918T 変異を認める．システインリッチドメインに機能獲得型変異を生じた変異 RET タンパクはリガンド非存在下でも二量体を形成すること

305

Ⅱ 甲状腺の臨床／各論

表1 *RET* 変異と甲状腺髄様癌リスクレベルおよび他の併発病変

RET 変異	エクソン	甲状腺髄様癌リスクレベル	PHEO	PHPT	CLA	HD
G533C	8	MOD	＋	－	No	No
C609F/G/R/S/Y	10	MOD	＋／＋＋	＋	No	Yes
C611F/G/S/Y/W	10	MOD	＋／＋＋	＋	No	Yes
C618F/R/S	10	MOD	＋／＋＋	＋	No	Yes
C620F/R/S	10	MOD	＋／＋＋	＋	No	Yes
C630R/Y	11	MOD	＋／＋＋	＋	No	No
D631Y	11	MOD	＋＋＋	－	No	No
C634F/G/R/S/W/Y	11	H	＋＋＋	＋＋	Yes	No
K666E	11	MOD	＋	－	No	No
E768D	13	MOD	－	－	No	No
L790F	13	MOD	＋	－	No	No
V804L	14	MOD	＋	＋	No	No
V804M	14	MOD	＋	＋	Yes	No
A883F	15	H	＋＋＋	－	No	No
S891A	15	MOD	＋	＋	No	No
R912P	16	MOD	－	－	No	No
M918T	16	HST	＋＋＋	－	No	No

PHEO：褐色細胞腫，PHPT：原発性副甲状腺機能亢進症，CLA：アミロイド苔癬，HD：Hirschprung 病.
〔Wells SA Jr, Asa SL, Dralle H, et al：Revised American Thyroid Association Guidelines for the management of medullary thyroid carcinoma. Thyroid 2015；25：567-610. より作成〕

によってチロシンキナーゼが活性化し，一方，チロシンキナーゼ領域に存在する p.M918T 変異を生じた RET タンパクは，キナーゼの立体構造の変化によって単量体のままで異常な活性化が起きる．変異 RET タンパクのトランスフォーミング活性は，甲状腺髄様癌の悪性度と正の相関がある．ATA ガイドラインでは，*RET* 変異を悪性度に基づいて HST（highest），H（high），MOD（moderate）の 3 つのリスクレベルに分類している（**表1**）[1]．レベル HST には MEN2B の原因となる p.M918T 変異のみが分類され，レベル H には MEN2A の原因として最も頻度が高いコドン 634 に生じる変異とともに，一部の MEN2B 患者に認められる p.A883F 変異が分類されている．それ以外の変異はすべてレベル MOD としてまとめられた．

3. 症状・症候

1 甲状腺髄様癌

MEN2 患者のほぼ全例に発症し，多くは成人前に甲状腺傍濾胞細胞の過形成または微小癌を発症する．しかしながら臨床症状に乏しいため，診断のきっかけは頸部腫瘤の自覚もしくは健診等での指摘が多い．発端者における診断時年齢の中央値は 40 歳代であり，診断までにすでに長期間経過している．

2 褐色細胞腫

MEN2 患者の約 60％に褐色細胞腫が発生する．それらのうち約 80％は甲状腺髄様癌が先に診断されており，スクリーニングの過程での発見が多い．スクリーニング以外では持続型もしくは発作型の高血圧の精査の過程で見つかることが多いが，最近は健診や他の目的での腹部画像検査の際に偶然発見される例が増えている．約 60～70％の

16. 多発性内分泌腫瘍症 2 型

表2　MEN2 の診断基準

1）以下のうちいずれかを満たすものを MEN2（MEN2A または MEN2B）と診断する.
　①甲状腺髄様癌と褐色細胞腫を有する.
　②上記 2 病変のいずれかを有し, 一度近親者（親, 子, 同胞）に MEN2 と診断された者がいる.
　③上記 2 病変のいずれかを有し, *RET* 遺伝子の病原性変異が確認されている.
2）以下を満たすものを FMTC と診断する.
　家系内に甲状腺髄様癌を有し, かつ甲状腺髄様癌以外の MEN2 関連病変を有さない患者が複数いる.
　（注：1 名の患者の臨床像をもとに FMTC の診断はできない. MEN2A における甲状腺髄様癌以外の病変の浸透率が 100％ではないため, 血縁者数が少ない場合には, MEN2A と FMTC の厳密な区別は不可能である. MEN2B は身体的な特徴から MEN2A や FMTC と区別できる.）

RET 遺伝子変異が同定された患者の血縁者で, 発症前遺伝子診断によって変異が同定されたが, まだいずれの病変も発症していない者を「未発症 *RET* 変異保有者（キャリア）」とよぶ.

MEN2：multiple endocrine neoplasia type 2, 多発性内分泌腫瘍症 2 型, FMTC：familial medullary thyroid carcinoma, 家族性甲状腺髄様癌.

症例では同時性, もしくは異時性に両側褐色細胞腫を発症する. *RET* 変異コドンによって褐色細胞腫の浸透率が異なり, 甲状腺髄様癌の悪性度と相関がある[2]. 発症は 20～40 歳代にピークを認める. 異所性発生や悪性例が少ないのが特徴である.

3 原発性副甲状腺機能亢進症

MEN2A 患者の約 10～20％に発生するが, 臨床的には軽度の高カルシウム血症にとどまることが多く, 尿路結石や骨密度低下などの所見を呈する例は少ない. 診断時年齢の中央値は 30 歳代である.

4 粘膜神経腫

MEN2B 患者では全例で眼瞼, 舌, 口唇に神経粘膜腫が発生し, 思春期以降に目立ってくる. このため, 面長で口唇が厚く, 眼瞼が反転した特徴的な顔貌を呈するようになる. また MEN2B の多くの症例で, 痩身で手足が相対的に長いマルファン症候群様の体型を呈する.

4. 診断

1 患者の診断

MEN2 の診断については, わが国では MEN コンソーシアムと日本内分泌学会により, 表2 の診断基準が示されている[3]. すなわち, ①複数腫瘍の診断, ②1 病変と家族歴, ③1 病変と遺伝子変

異, のいずれかを満たす場合, 臨床的に診断が確定する. 現実的には①や②を満たす場合も, 遺伝型による悪性度や臨床経過の予測, 血縁者への介入を目的として遺伝学的検査を実施することが必要となる（甲状腺髄様癌患者本人に対する RET 遺伝学的検査は保険収載されている）. 変異陰性の場合は MEN2 をほぼ否定できる.

2 血縁者の診断

MEN2 は浸透率がほぼ 100％の遺伝性腫瘍であり, 早期の診断・治療が予後を改善することが明らかであるので, ひとたび患者の診断が確定した場合には, 同じ *RET* 変異を有している可能性がある血縁者（同胞, 子ども）へのアプローチが重要であり, 発症前診断に関する適切な情報を患者に提供することは医療者の義務である. 血縁者に対する発症前遺伝学的検査（2018 年 8 月現在わが国では保険適用外）は, 適切な遺伝カウンセリングを行ったのちに実施する. 発症前診断によって変異保有者と確定した場合は, すでに発症している病変を確認するための検索を行い, 未発症の場合は早期発見を目的とした定期的サーベイランスを開始する.

5. 臨床検査

1 生化学検査

甲状腺髄様癌はカルシトニンと CEA を分泌す

Ⅱ　甲状腺の臨床／各論

るため，これらが診断や経過観察のよい指標となる．CEAは人間ドックや消化器疾患の診断に際して頻繁に測定されるため，これが甲状腺髄様癌診断の契機になることもある．カルシトニンは甲状腺髄様癌に特異性の高いマーカーであるため，診断の他，治療方針の判断や予後の予測においても重要である．カルシトニンは甲状腺髄様癌以外でも，腎不全や慢性甲状腺炎，他の悪性腫瘍（肺癌，前立腺癌），神経内分泌腫瘍で高値を示す．

　MEN2の褐色細胞腫は相対的にアドレナリン優位の分泌動態を示すのが特徴である．診断の感度としては血漿遊離ノルメタネフリン／メタネフリンが有用であるが，わが国ではまだ利用できないので，24時間尿中ノルメタネフリン／メタネフリンや血中カテコラミン分画の定量を行う．

　発症前診断によって*RET*変異陽性と診断された者に対して，わが国では予防的甲状腺全摘術はほとんど実施されておらず，甲状腺髄様癌の早期発見を目的とした定期的（年1回）なカルシトニン分泌負荷試験（カルシウム刺激試験）を行う．

❷ 病理学的検査

　甲状腺髄様癌に限らず甲状腺結節において，穿刺吸引細胞診による病理学的検索が極めて重要であることはあらためて言うまでもない．ただし散発例とMEN2を鑑別するための情報は得られない．

❸ 画像検査

　甲状腺超音波検査は，甲状腺髄様癌の診断よりも手術前の中心領域や側頸部のリンパ節転移の評価に用いられる．カルシトニン値が高値で遠隔転移が疑われる症例に対しては，造影CT/MRIや骨シンチグラフィによる検索を行う．

　褐色細胞腫の画像診断としては，腹部CT/MRIやMIBGシンチグラフィが用いられる．

6.　診断と鑑別診断

　「4.　診断」で述べたようにMEN2の診断には遺伝情報が重要である．MEN2での*RET*遺伝子変異は感度も特異度もほぼ100％であり，数多い遺伝

性腫瘍の中でも遺伝情報の臨床的有用性が最も高い疾患であると言える．したがって，鑑別診断が問題になるのは単発の甲状腺髄様癌や褐色細胞腫の患者からMEN2患者を適切に拾い上げる点に集約される．甲状腺髄様癌の約30％はMEN2を背景として発症するため，この領域の診療に関するガイドラインでは例外なく，すべての甲状腺髄様癌患者に対して*RET*変異検索を強く推奨している[1,3]．一見散発性の甲状腺髄様癌患者でも数％は*RET*遺伝子変異が確認されるので，家族歴のないことをMEN2否定の根拠にしてはならない．一方褐色細胞腫でも約30％が遺伝性と言われているが，原因遺伝子が数多く同定されているのでそれほど単純ではない．甲状腺髄様癌が確認されればMEN2の診断基準を満たすので問題はないが，それ以外の場合では，若年発症，両側発症，正所性，良性の症例はMEN2を疑う根拠となる．遺伝性褐色細胞腫の原因遺伝子解析については，今後は次世代シークエンサーを用いて複数遺伝子を同時に解析する手法が導入されていくと考えられる．

　原発性副甲状腺機能亢進症がMEN2Aの診断の契機になることはほとんどない．

　また，MEN2Bは75％以上が*de novo*変異によるもので，家族例は少ない．思春期以降に現れる特徴的な顔貌はそれ自体でMEN2Bを診断する契機になる．

7.　治療

❶ 手術

　MEN2に伴う甲状腺髄様癌の治療は甲状腺全摘術とリンパ節郭清である．手術の前に褐色細胞腫がないことを確認し，もし併発している場合は褐色細胞腫の手術を優先する．リンパ節転移が明らかでない場合でも，予防的な中心領域郭清を行う．両側側頸部の郭清については腫瘍径やカルシトニン値を参考にして決定する．ATAガイドラインでは，基礎カルシトニン値が500 pg/mLを超えるか否かで，遠隔転移を確認するための全身画像検索の要否について対応を分けている[1]．

　MEN2Aでは原発性副甲状腺機能亢進症を合併

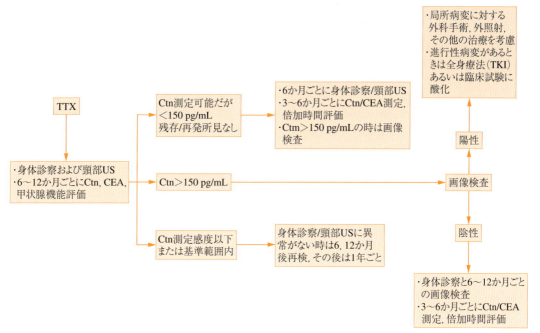

図1　甲状腺髄様癌の術後管理方針
TTX：甲状腺全摘術，Ctn：カルシトニン，TKI：チロシンキナーゼ阻害薬．
〔Wells SA Jr, Asa SL, Dralle H, et al：Revised American Thyroid Association Guidelines for the management of medullary thyroid carcinoma. Thyroid 2015；25：567-610. より作成〕

することがあるが，その頻度は低く（日本人データでは10%）また軽症であることが多いため，予防的な対応はとらない．甲状腺全摘術時にも原則として副甲状腺は温存する．原発性副甲状腺機能亢進症が合併している場合も，腫大腺のみを切除し，MEN1のように予防的に正常腺を含めた全腺を切除することは推奨されていない．

2 進行例に対する手術以外の治療

遠隔転移を有する進行例では，これまでも細胞障害性抗腫瘍薬による化学療法や放射線療法が試みられてきたが，その効果は限定的である．根治切除不能な甲状腺髄様癌に対する分子標的薬として，バンデタニブ，レンバチニブ，ソラフェニブが保険適用となっている．

3 予防的手術

ATAガイドラインでは，MEN2患者の子どもに対しては乳幼児期に発症前遺伝学的検査を行い，変異陽性例には変異コドンの位置やカルシトニン値に基づいて適切な時期に予防的甲状腺全摘術を施行することを推奨している[1]．

甲状腺髄様癌は進行が緩徐で生命予後も比較的良好であるため，小児期の予防的手術が生命予後に与える影響を判断するのは現実的には困難であり，実際には将来の発症のリスクの軽減，小児に対する手術自体のリスク，甲状腺ホルモン内服の継続，といった事項に対する評価を一概に論じることは難しい．またわが国においては未発症者に対する予防的手術は倫理審査を必要とする医療行為に相当し，当然ながら保険適用はなく，費用は受益者の負担となる．こうした限定的なエビデンスや医療制度の中で，MEN2の診療経験が豊富なわが国の甲状腺外科医のほとんどは，厳密な意味での予防的甲状腺全摘術は実施せず，定期的なサーベイランスを行ったうえで，カルシトニン値上昇や画像所見などで発症を確認できた時点で手術を実施している．いずれにしても，変異陽性小児の手術時期の決定には，当事者（親）の疾患の自然歴や手術の影響に対する正確な理解が不可欠であり，必要かつ十分な情報を提供し，その上で親（と子ども）の意思決定を支援するための綿密

Ⅱ　甲状腺の臨床／各論

な遺伝カウンセリングが極めて重要である.

8.　予後

　2002 年に日本甲状腺外科学会が実施した集計では, 術後 5 年生存率は, MEN2A が 96.9%, MEN2B が 73.8% で, FMTC では 100% であった[4]. 甲状腺全摘術後の予後を予測する因子としては, 術後カルシトニン値, カルシトニン値の増加速度, リンパ節転移の個数, 遠隔転移の有無があげられる. したがって術後サーベイランスはこれらの指標を追跡することになる.

　甲状腺髄様癌の術後サーベイランスについて, ATA ガイドラインは図 1 に示すようなアルゴリズムを示している. MEN2 に伴う甲状腺髄様癌の場合も基本的に方針は同様である. 術後にカルシトニンや CEA の値が底値に達するのに一定の時間を要するため, これらの測定は術後 3 か月の時点で行い, 基準範囲もしくは検出感度以下の場合には 6 か月後と 12 か月後, 以後は 1 年ごとのフォローを推奨している. 術後にカルシトニン値が感度以下を達成できた症例は完全に治癒したと考えられ, 再発リスクは非常に低い. カルシトニン値が 150 pg/mL を超える場合には, 遠隔転移を想定した画像検査を行う.

　経過観察において, カルシトニンと CEA の倍加時間の算出は予後の推定に有用な情報である. MEN2 と散発例を区別していない調査ではあるが, 術後カルシトニンが測定可能な症例で, 倍加時間が 6 か月未満, 6〜24 か月, 24 か月以上のそれぞれにおける 10 年生存率が 8%, 37%, 100% だったという報告がある[5]. それゆえ, たとえ画像検査で陽性であっても, カルシトニンや CEA の倍加時間が 2 年以上の場合には全身化学療法は不要と考えられる.

◆文　献◆

1) Wells SA Jr, Asa SL, Dralle H, et al：Revised American Thyroid Association Guidelines for the management of medullary thyroid carcinoma. Thyroid 2015；25：567-610.
2) Imai T, Uchino S, Okamoto T, et al：High penetrance of pheochromocytoma in multiple endocrine neoplasia 2 caused by germ line *RET* codon 634 mutation in Japanese patients. Eur J Endocrinol 2013；168：683-687.
3) 多発性内分泌腫瘍症診療ガイドブック編集委員会, （編）多発性内分泌腫瘍症 2 型. 多発性内分泌腫瘍症診療ガイドブック. 金原出版, 2013；95-144.
4) Kameyama K, Takami H：Medullary thyroid carcinoma：nationwide Japanese survey of 634 cases in 1996 and 271 cases in 2002. Endocr J 2004；51：453-456.
5) Barbet J, Campion L, Kraeber-Bodere F, et al：Prognostic impact of serum calcitonin and carcinoembryonic antigen doubling-times in patients with medullary thyroid carcinoma. J Clin Endocrinol Metab 2005；90：6077-6084.

◆ 一般目標

多発性内分泌腫瘍症 2 型の原因と臨床像について理解する. 遺伝性疾患としての適切な診断・治療は, 本人のみならず血縁者への適切な介入にもつながることを理解する.

◆ 到達目標

1) MEN2 の病型とそれぞれの臨床像について説明できる.
2) MEN2 の原因遺伝子の機能と, 変異に基づくリスク分類について説明できる.
3) 甲状腺髄様癌患者に対する *RET* 遺伝学的検査の意義を説明できる.
4) MEN2 の甲状腺髄様癌に対する治療法について説明できる.
5) MEN2 患者のサーベイランスについて説明できる.

Ⅱ 甲状腺の臨床　各論

17. 自己免疫性内分泌腺症候群

〔研修レベル B〕

POINT

① 自己免疫性内分泌腺症候群（APS）は自己免疫性内分泌疾患が複数合併した病態である.

② 自己免疫性甲状腺疾患は主に 2 型（Schmidt 症候群/Carpenter 症候群）と 3 型でみられる.

③ APS の病因が明らかにされているのは AIRE 遺伝子の異常による 1 型（APECED）と foxp3 遺伝子の異常による IPEX である.

④ 比較的頻度の高い自己免疫性甲状腺疾患に 1 型糖尿病の合併を認めたときには，APS の可能性も考え，副腎皮質機能や副甲状腺機能についても考慮する.

⑤ 副腎皮質機能低下症を合併した甲状腺機能低下症に対する甲状腺ホルモン補充療法では，副腎皮質ステロイド薬の治療を先行させる. 甲状腺中毒症では副腎皮質機能低下症の治療を平行して行う.

---

1. 自己免疫性内分泌腺症候群とは

　自己免疫性内分泌腺症候群（Autoimmune poly-endocrine syndrome：APS）は臓器特異的なあるいは全身性の自己免疫を病因とする疾患が副腎皮質や甲状腺といった内分泌腺を中心に複数生じる病態を指し，現在 4 ないし 5 つのタイプに分類されている[1,2]. 慢性原発性副腎皮質機能低下症（Addison 病）と他の自己免疫性内分泌疾患の組み合わせが代表的で古くから HAM 症候群（APS1 型）やSchmidt 症候群（APS2 型）として知られていた（表 1）. 自己免疫性内分泌疾患の病因を考える上で興味深い症候群で，自己免疫性甲状腺疾患は主に 2 型と 3 型でみられる.

2. 病因

(1) 現在 2 つのタイプ，APS1 型と IPEX（immune dysregulation, polyendocrinopathy, enteropathy, X-linked syndrome）において原因遺伝子が明らかにされている. APS1 型は染色体 21q22.3 に存在する autoimmune regulator（AIRE）遺伝子の異常による単一遺伝子疾患であり，人種による偏りがある創始者効果がみられる[3]. AIRE 遺伝子は現在 100 以上の変異が知られているが，臨床像に違いがみられることがある. APS1 型は Addison 病と特発性副甲状腺機能低下症，さらに細胞性免疫の低下に伴うカンジダ症と外胚葉性の形成異常を生じることから autoimmune polyendocrinopathy-candidia-sis-ectodermal dystrophy（APECED）とも呼ばれた. 早期卵巣機能不全，エナメル質低形成，吸収不全症候群，白斑などの症候も伴う. 甲状腺機能低下症を伴うことがあるが頻度は低い.

(2) APS2 型は HLA 特に HLA-DR3 および DR4 と関連が深い. Addison 病と慢性甲状腺炎（橋本病）の合併は Schmidt 症候群，さらに 1 型糖尿病を合併した症例は Carpenter 症候群と呼ばれる. 慢性甲状腺炎（橋本病）あるいは萎縮性甲状腺炎以外に Basedow 病が自己免疫性甲状腺疾患として合併し，頻度はほぼ等し

311

Ⅱ　甲状腺の臨床／各論

表1　自己免疫性内分泌腺症候群（APS）の分類

型	1型	2型	IPEX症候群	3型	4型
慣用名	APECED/HAM症候群	Schmidt症候群/Carpenter症候群	IPEX症候群		
自己免疫性甲状腺疾患	±	+（橋本病）	+（橋本病，甲状腺機能低下症）	+（橋本病，Basedow病）	―
甲状腺以外の疾患	Addison病 副甲状腺機能低下症 ±1型糖尿病 脱毛 自己免疫性肝炎 悪性貧血 吸収不全 結合組織病	Addison病 1型糖尿病 脱毛 白斑 結合織病	自己免疫性腸疾患 1型糖尿病 湿疹 免疫不全 溶血性貧血 自己免疫性血小板減少，腎障害	1型糖尿病 自己免疫性肝炎 白斑 悪性貧血 吸収不全 結合組織病	Addison病 性腺機能低下 脱毛 白斑 結合織病
病因	AIRE遺伝子変異	HLA　DR3-DQ2/DRB1*04：04-DQ8 制御性T細胞（Treg）	Forkhead box P3（foxp3）遺伝子変異による制御性T細胞機能低下	HLA DR3-DQ2/DRB1*04：01-DQ8	HLA
自己抗体	抗21水酸化酵素抗体	抗Tg抗体 抗TPO抗体 抗TSH受容体抗体（TRAb） 抗21水酸化酵素抗体 抗GAD抗体	抗GAD抗体 抗TPO抗体	抗Tg抗体 抗TPO抗体 抗TSH受容体抗体（TRAb） 抗GAD抗体	抗21水酸化酵素抗体 抗ステロイド合成酵素抗体
主要症状	テタニー 倦怠感 皮膚・粘膜色素沈着 慢性カンジダ症	甲状腺腫 倦怠感 皮膚・粘膜色素沈着 高血糖	難治性下痢，感染症 高血糖，甲状腺機能低下，貧血， ネフローゼ 湿疹，気管支喘息	甲状腺腫 倦怠感 高血糖	

〔Betterle C, Dal Pra C, Mantero F, et al：Autoimmune adrenal insufficiency and autoimmune polyendocrine syndromes：autoantibodies, autoantigens, and their applicability in diagnosis and disease prediction. Endocr Rev 2002；23：327-364. より一部改変〕

い．自己反応性T細胞を末梢において能動的に抑制しているCD4$^+$CD25$^+$制御性T細胞の機能が障害されている可能性がある[4]．CD4$^+$CD25$^+$制御性T細胞に発現している転写因子foxp3（forkhead box p3）の異常はIPEXを生じ，1型糖尿病や自己免疫性腸炎，食物アレルギーなどに加えて甲状腺機能低下症がみられることがある．

（3）自己免疫性甲状腺疾患にAddison病以外の自己免疫性内分泌疾患を合併すると3型と呼ばれ1型糖尿病との組み合わせは比較的よくみられる．まれに副腎皮質機能低下症が後で顕在化する場合がある[5]．

（4）1～3型以外の自己免疫性内分泌疾患の組み合わせである4型には自己免疫性甲状腺疾患の合併はない．

3. 症状・症候

1 自己免疫性甲状腺疾患からみた症状

（1）甲状腺中毒症では，動悸，頻脈，食欲亢進，体重減少，下痢・軟便，発汗過多，耐暑性低下，月経異常などがあり，甲状腺機能低下症では，倦怠感，皮膚乾燥，体重増加，耐寒性低下，便秘などを認める．

（2）Addison病があると，全身倦怠感，体重減少，食欲低下，悪心・嘔吐などの消化器症状がみられる．

（3）1型糖尿病を合併すると，口渇，多飲・多尿，体重減少などの症状がみられる．

（4）APS1型ではテタニー症状など副甲状腺機能低下症がみられる．

（5）性腺機能低下症に伴う性欲低下，月経異常な

17. 自己免疫性内分泌腺症候群

どがみられる.

(6) IPEX 症候群では湿疹や免疫不全など甲状腺以外に多彩な症状がみられる.

2 症候

(1) 橋本病あるいは Basedow 病によるびまん性の甲状腺腫を認める. 萎縮性の場合には甲状腺腫がみられない.

(2) 皮膚粘膜, 特に歯肉, 口唇を中心とした色素沈着が Addison 病には特徴的である.

(3) 性腺機能低下症を伴うと性腺の委縮を認める.

(4) 白斑, 脱毛などの皮膚症状を認める.

(5) 結合組織病の合併では, 関節炎, 強皮症, レイノー症状などを認める.

4. 診断

(1) 自己免疫性甲状腺疾患が診断され, 他に多彩な症状・所見を伴うときは APS の存在を疑う. このうち自己免疫性甲状腺疾患と合併がみられるのは APS2 型と 3 型である.

(2) 頻度の高い慢性甲状腺炎 (橋本病) に他の自己免疫性内分泌疾患が合併することが多い. 日本人には少ない特発性 Addison 病をみたときには APS の可能性を考え, 甲状腺疾患, 副甲状腺機能低下症, 1 型糖尿病の合併に注意する.

(3) 1 型糖尿病は自己免疫性甲状腺疾患を合併する頻度が比較的高く, 1 型糖尿病の診断に際しては, 自己免疫性甲状腺疾患の合併の可能性を常に考えておく. さらに副腎皮質機能や副甲状腺機能についても評価しておく.

5. 臨床検査

1 一般検査のポイント

(1) 甲状腺中毒症があると, 血清コレステロールや血清アルカリフォスファターゼの上昇を認め, 逆に機能低下症では血清総コレステロール, CK の増加を認める.

(2) 萎縮性胃炎による鉄欠乏性貧血や抗内因子抗体による巨赤芽球性貧血を認めることがある.

(3) Addison 病では好酸球増多症や低ナトリウム血症と高カリウム血症を認める.

(4) 副甲状腺機能低下症では低 Ca 血症と高 (正) P 血症がみられる.

2 内分泌検査のポイント

(1) Basedow 病では血中 FT_3 および FT_4 の上昇と血清 TSH の抑制, 甲状腺機能低下症では血中 FT_3 と FT_4 の低下および TSH の増加を認める. 慢性甲状腺炎 (橋本病) の甲状腺機能は正常もしくは低下しており, 時に中毒症を呈する.

(2) 自己免疫性甲状腺疾患により抗 TSH 受容体抗体 (TRAb, TSAb), 抗サイログロブリン抗体, 抗 TPO 抗体が陽性になる.

(3) Addison 病があると, 血漿コルチゾール低値, ACTH 高値とそれらの日内変動の消失, 尿中遊離コルチゾールの低下を認める. 内因性副腎皮質ホルモンの欠乏は TSH の中等度の増加をもたらす.

(4) Addison 病では抗副腎 (P450c21) 抗体が陽性になる.

(5) 1 型糖尿病では抗 GAD 抗体あるいは抗 IA-2 抗体が陽性になる. APS では臨床的に 1 型糖尿病を呈さなくても抗 GAD 抗体が高値を示すことがある.

(6) その他, 各種のサイトカインに対する自己抗体がみられるが日常検査では測定できない.

3 画像診断のポイント

(1) 自己免疫性甲状腺疾患では甲状腺超音波で甲状腺腫を認める. 慢性甲状腺炎 (橋本病) ではびまん性に腫大し内部エコーが不均一で表面が凸凹した甲状腺腫と峡部の肥厚を認める. 萎縮した甲状腺を認めることもある. Basedow 病では表面平滑でびまん性に腫大し, 内部は等エコーで, カラードプラにより血流の増大がみられる.

(2) Addison 病では, CT などで癌の転移や結核性でみられる石灰化などを除外する.

Ⅱ 甲状腺の臨床 ◆ 各論

313

Ⅱ 甲状腺の臨床／各論

6. 診断と鑑別診断

（1）頻度の高い自己免疫性甲状腺疾患にはほかの自己免疫性内分泌疾患が合併することがあることを知っておく．その上で，特発性のAddison病，副甲状腺機能低下症などをみたときにはAPSを鑑別する．自己免疫性甲状腺疾患からみた鑑別点を表に示す．

（2）自己免疫性甲状腺疾患に1型糖尿病を合併したときには，3型のAPSか潜在性のAddison病の合併がある4型かの鑑別が必要である．疑わしいときは迅速ACTH負荷試験を行う．

（3）自己免疫性甲状腺疾患や1型糖尿病はAddison病に先行するので，あらかじめ副腎皮質機能低下症の発症に注意する．

（4）自己免疫性甲状腺疾患に合併した副腎不全の病態は，原発性（Addison病）か下垂体性かについて，皮膚粘膜の色素沈着の有無や血中ACTH値により鑑別する．

7. APSの治療について

甲状腺機能に応じて自己免疫性甲状腺疾患の治療を行う．すなわちBasedow病では抗甲状腺薬により加療を開始し，甲状腺機能低下症ではレボチロキシンによる補充療法を行う．ただし，副腎皮質機能低下症を合併する1型や2型あるいは下垂体性副腎皮質機能低下症を合併した場合には副腎皮質ステロイドによる補充療法を行い，先に副腎皮質機能を正常化してから甲状腺機能低下症に対する治療を行う．甲状腺機能亢進症の場合には副腎皮質機能低下症の治療を平行して行う．副腎皮質機能低下症では鉱質コルチコイドや副腎由来性腺ホルモンの低下症状にも注意し，重篤な場合には補充が必要となる．

8. APSの予後について

治療により一般に予後は良好である．副腎皮質機能低下症があると甲状腺機能により副腎皮質ステロイド薬の調整が必要となるため，緊急時の対応を説明し理解することが必要である．APS1型では悪性腫瘍の発生にも注意する必要がある．Addison病は心血管イベント，悪性腫瘍あるいは感染症により一般人口より死亡率が高いとする海外の報告[6]もある．

◆文 献◆

1) Neufeld M, Maclaren N, Blizzard R：Autoimmune polyglandular syndrome. Pediatr Ann 1980；9：154-162.
2) 伊藤光泰：自己免疫性多発性内分泌腺症候群の診断基準・病型分類．内科 2005；95（6）：1860-1866.
3) 伊藤光泰：多腺性内分泌不全症（PGA）の病因・病態と治療．医学のあゆみ 2005；21（5）：439-444.
4) Kriegel MA, Lohmann T, Gabler C, et al：Defective suppressor function of human CD4＋CD25＋ regulatory T cells in autoimmune polyglandular syndrome typeⅡ. J Exp Med 2004；199：1285-1291.
5) Betterle C, Dal Pra C, Mantero F, et al：Autoimmune adrenal insufficiency and autoimmune polyendocrine syndromes：autoantibodies, autoantigens, and their applicability in diagnosis and disease prediction. Endocr Rev 2002；23：327-364.
6) Bergthorsdottir R, Leonasson-Zachrisson M, Oden A, et al：Premature mortality in patients with Addison's disease：A population-based study. J Clin Endocrinol Metab 2006；91：4849-4853.

17. 自己免疫性内分泌腺症候群

◆ 一般目標

代表的な自己免疫性内分泌疾患である自己免疫性甲状腺疾患は他の自己免疫性内分泌疾患と併発することがあり，その病因により臨床的な表現型が異なることを理解する．相互が影響しあうことで病態が複雑となり，治療や予後にも影響することを理解する．

◆ 到達目標

1）自己免疫性内分泌腺症候群（Autoimmune polyendocrine syndrome：APS）の概念と病因について説明できる．
2）APS の病型と重症度について説明できる．
3）APS の予後決定因子について説明できる．
4）APS の治療について説明できる．

II 甲状腺の臨床／各論

18. 甲状腺ホルモン受容体異常症

［研修レベル B］

POINT

① おもな甲状腺ホルモン受容体異常症として RTHβ と RTHα がある．
② RTHβ の特徴は不適切 TSH 分泌症候群（SITSH）である．
③ RTHα は SITSH を呈しない．
④ SITSH を呈し RTHβ の臨床像を示すが，TRβ 遺伝子に異常がみつからないものを nonTR-RTH という．
⑤ 類縁疾患として MCT8 異常症と SBP2 異常症がある．

1. 甲状腺ホルモン受容体異常症とは

　甲状腺ホルモン受容体（TR）には TRβ と TRα がある．いずれもほぼ全身に分布しているが，TRβ は特に視床下部・下垂体・甲状腺枢軸（TRβ2），肝臓・腎臓（TRβ1）に，TRα は心臓，骨格筋，中枢神経，骨，小腸にその発現が多い．1967 年，Refetoff らは血中の甲状腺ホルモンが高値であるにもかかわらず甲状腺中毒症状に乏しい常染色体劣性遺伝の 1 家系を「甲状腺ホルモンに対する標的臓器の作用が減弱している家族性症候群」として報告した[1]．聾唖，点状骨端症，甲状腺腫を認めたが，全身の代謝状態は正常で，TSH は完全に抑制されておらず［不適切 TSH 分泌症候群（syndrome of inappropriate secretion of TSH：SITSH）］，甲状腺ホルモン不応症（resistance to thyroid hormone：RTH）とよばれるようになった．1986 年に TRα（第 17 染色体）と TRβ（第 3 染色体）がクローニングされると，SITSH を呈する多くの RTH 患者で TRβ の異常が確認された（RTHβ）．TRα 異常症（RTHα）は 2012 年に初めて報告されたが，SITSH ではなかった．逆に，SITSH を呈し臨床的には RTHβ であるが，TRβ に異常が見つからないものを nonTR-RTH という．また，SITSH 様になるものに MCT8 異常症や SBP2 異常症があり，これらを総称して甲状腺ホルモン抵抗症ということがある．

　本稿では従来の RTHβ（全身型と下垂体型）と最近発見された RTHα（いわば末梢型）の総称として，甲状腺ホルモン受容体異常症ということとする．

2. RTH の病因

　甲状腺ホルモンの作用は TR を介して発揮される．TR は標的遺伝子のプロモーターに結合して T_3 非依存的・依存的に標的遺伝子の転写を調節する核受容体ファミリーに属する転写因子である．Refetoff らが最初に報告した家系は *TRβ* の欠損（ホモ接合体で発症）であったのに対し，その後の症例はすべて *TRβ* の点変異やフレームシフト（ヘテロ接合体で発症）であった．点変異やフレームシフトの部位は立体構造上 T_3 が結合するポケットの近傍に限られており，一次構造ではホルモン結合領域の 3 か所に集中する．変異 TRβ では T_3 結合能や標的遺伝子の転写調節能が低下または欠失しているが通常 DNA 結合能は保たれており，正常アリル（対立遺伝子）の TRβ の機能に干渉し

18. 甲状腺ホルモン受容体異常症

て（ドミナントネガティブ作用），ヘテロ接合体で RTH を発症する．一方，まれな TRβ の片アリル欠損の場合は正常アリルが機能を代償するためヘテロ接合体では発症せず，ホモで発症する．RTHβ では TSH のネガティブフィードバックを担う下垂体の TR（TRβ2）も変異しているため（ホルモン結合領域が TRβ1 と TRβ2 で共通），その障害により SITSH を呈する．TRβ の変異部位によって，T_3 結合能や受容体以降の共役因子との結合能における障害の程度に差を生じるため，不応性の程度は様々である．また，変異 TRβ は正常の TRα の機能にも干渉するが，TRα と TRβ の発現する割合は臓器により異なるため，全身の不応性は不均一となる．例えば，心臓では TRα の発現が優位であり，変異 TRβ の発現は少ないため，過剰の甲状腺ホルモンに反応して頻脈となる．RTHβ はまれな疾患で，推定頻度は約 4 万人に 1 人であり，男女差はない．現在までに 300 家系・1,000 例以上の報告があるが，最初の 1 家系（点変異でホモでしか発症しない軽症例の報告あり）を除けばすべて常染色体優性遺伝である．3 割は孤発例である．世界で約 200 種類，日本で約 50 種類の TRβ 変異が報告されている．一方，TRα と TRβ は in vitro では受容体としての機能は同等であるが，TRα は TSH のネガティブフィードバックに関与していない（TRα 異常マウスは SITSH を呈さない）ため，SITSH を呈する RTH から TRα の異常は見つかっていない．最近，成長障害，発達障害，骨異形成，重度の便秘といった甲状腺機能低下症を認める症例から TRα の異常が発見されたが，甲状腺機能は TSH の上昇を伴わない軽度の低 T_4 血症であり，SITSH ではなかった[2]．その後の症例の追加から，RTHα は甲状腺ホルモン値の異常に乏しい（FT_4/FT_3 比の低下が特徴），甲状腺機能低下症を臨床症状とする症候群であると考えられている．一方，SITSH を呈するが TRβ に異常が認められない症例が約 15% 存在し，nonTR-RTH とよばれる．その病因として，TR との複合体形成に関わる共役因子の異常が想定されているが，ヒトでの異常はまだ確認されておらず，現時点では原因遺伝子は不明である．甲状腺ホルモンに対する組織の反応性が低下する理由として，①細胞内への甲状腺ホルモン取り込みや移送の障害，②細胞内における T_4 から T_3 への転換の障害，③TR の異常，④TR 以降のシグナル伝達の異常などが考えられていたが，細胞内甲状腺ホルモン輸送蛋白（monocarboxylate transporter 8：MCT8）の遺伝子異常や脱ヨウ素酵素の翻訳に関わる蛋白（selenocysteine insertion sequence-binding protein 2：SBP2）の遺伝子異常で SITSH 様になることが報告されている．MCT8 異常症では T_4 から T_3 への変換が亢進し高 T_3 低 T_4（TSH は正常〜軽度高値）に，SBP2 異常症では T_4 から T_3 への変換が低下し低 T_3 高 T_4（TSH は正常〜軽度高値）となる．MCT8 異常症は前述の反応性低下理由の①に，SBP2 異常症は②に相当する．これらをまとめて，甲状腺ホルモン感受性低下症（reduced sensitivity to TH：RSTH）という．

3. RTH の症状・症候

RTH とその類縁疾患の特徴を**表 1**に示す.

(1) RTHβ は臨床的には全身型と下垂体型に大別される．下垂体での甲状腺ホルモンに対する TSH の不応性により TSH は過剰分泌され，血中甲状腺ホルモンは高値となるが，末梢組織の不応性も同程度であれば理論的には全身の代謝状態は正常のはずである．しかし，前述のように，TRβ と TRα の発現比率は臓器ごとに異なるため，実際には全身の不応性は不均一となる．末梢組織の不応性の方が下垂体の不応性より強ければ，全身状態としては機能低下症となり，低身長や知能低下，骨発育不全を認めることがある（全身型）．逆に，下垂体の不応症の方が末梢組織より強ければ機能亢進症となる（下垂体型）．しかし，多くの RTHβ において甲状腺腫，洞性頻脈，ADHD（注意欠陥多動性障害）を認める．さらに，臨床的に全身型や下垂体型と分類されていた別家系の遺伝子異常が同一であった事実が報告され，同じ TRβ 異常が全身型と下垂体型の表現型をとりうることがわかった．逆に，同一家系で同一遺伝子異常であるにもかかわらず，表現型が異なる場合もあるが，その原因

II

甲状腺の臨床◆各論

317

Ⅱ　甲状腺の臨床／各論

表1　RTH とその類縁疾患の特徴

機能	甲状腺ホルモン（核内）受容体		輸送	代謝
蛋白/遺伝子	TRβ/*THRB*	TRα/*THRA*	MCT8/*SCC16A2*	SBP2/*SECISBP2*
症状・症候				
神経学的	ADHD，一部で精神遅滞	精神および運動発達障害	重度の精神遅滞と運動・神経発達障害	精神および運動発達障害（軽度）
成長	半数以下で骨年齢の遅延と低身長	骨年齢の遅延と成長障害（下肢）	小児期の低体重	骨年齢の遅延と成長障害
その他	甲状腺腫，頻脈	便秘，大頭症，皮弁	摂食障害，X 連鎖（男）	免疫不全，低血糖
検査所見				
TSH	→～軽度↑	→	→～軽度↑	→～軽度↑
FT_4	↑	正常低値～↓	正常低値～↓	↑
FT_3	→～↑	正常高値	↑	正常低値～↓
rT_3	↑	↓	↓	↑

〔Visser WE, van Mullem AA, Visser TJ, et al：Different causes of reduced sensitivity to thyroid hormone：diagnosis and clinical management. Clin Endocrinol（Oxf）. 2013；79：595-605. より改変〕

はいまのところ不明である（epigenome の関与が想定される）．SITSH を呈する疾患として，TSH 産生腫瘍（TSHoma）があるが，TSHoma では末梢組織の甲状腺ホルモンに対する反応性は正常であるため，下垂体型 RTHβ の病態（甲状腺機能亢進症状）を呈する．

しかし，TSHoma と RTHβ（全身型と下垂体型にかかわらず）の間で，SITSH の程度（FT_4 と TSH の関係）に差はない．

（2）RTHα は成長障害（骨異形成，特に下肢）による低身長（成長ホルモン抵抗性，甲状腺ホルモン反応性），発達障害（精神遅滞，てんかん），重度の慢性便秘，舌の肥大，徐脈，緩徐な言語といった甲状腺機能低下症の症候を認める．丸く平坦な顔と大きな頭が特徴的である．検査所見では CK の高値と軽度の貧血，脂質異常症，IGF1 の低値および基礎代謝の低下を認める．TSH の上昇を伴わない軽度の低 T_4 血症と軽度の高 T_3 血症（したがって FT_4/FT_3 比は低下する）を示し，RTHβ の特徴である SITSH は呈さない．FT_4/FT_3 比の低下は末梢での脱ヨウ素酵素 D1 活性の上昇と D3 活性の低下による．

（3）MCT8 異常症では精神運動遅滞と種々の神経症状を，SBP2 異常症では精神発達遅滞と成長障害を認める．

4. RTH の診断

日本甲状腺学会「甲状腺ホルモン不応症の診断基準作成委員会」では RTH は「甲状腺ホルモンの作用機構上の何らかの異常により組織の甲状腺ホルモンに対する応答性が減弱し，SITSH を示す症候群」と定義されている（http://www.japanthyroid.jp/doctor/img/hormone01.pdf）．上述のように，これまで RTH は SITSH の表現型（血中甲状腺ホルモンが高値にもかかわらず血中 TSH は正常値～軽度高値を示す状態）を指標に発見されてきており，おもに RTHβ を見据えた表現である．逆に RTHα の明確な診断基準はまだない．したがって，まずは SITSH からのアプローチについて説明する．血中甲状腺ホルモンとは，具体的には FT_4 と FT_3 のことであるが，小児の FT_3 は成人の基準値より少し高いので FT_4 高値を基本とする．SITSH を呈する主要な疾患は RTH と TSHoma であるが，いずれもまれな疾患である．臨床現場で SITSH を見出した場合は，まずその持続性を確認する．なぜなら，RTH では遺伝的に，TSHoma は腫瘍性に TSH の分泌過剰があるからである．したがって，まず一時的な SITSH 状態を除外する．たとえば，甲状腺機能低下症に対し甲状腺ホルモン薬補償中で，患者の服薬コンプライアンスが悪い

318

ときに SITSH になることがある．すなわち，飲み忘れが続いて TSH が上がってきたときに，内服を再開すると血中の甲状腺ホルモン濃度は高くなるが，TSH が下がるまでに時間がかかるので，下がりきらない時点で血液検査をすると TSH 高値のまま FT_4 高値となる．破壊性甲状腺炎などで急激なホルモン上昇が起こったときも同様（FT_4 高値，TSH 正常）である．したがって，SITSH をみたときには 1〜2 か月後に再検査し，その持続性を確認する．ただし，軽度の RTH で SITSH と正常の間を変動することがあるので注意が必要である[3]．また，抗不整脈薬のアミオダロンや抗凝固薬のヘパリンなどの薬剤で SITSH になることがある．こちらは必ずしも一時的ではないので，服薬歴の聴取が重要である．

5. SITSH の臨床検査

持続性が確認でき，薬剤性が否定されたら，次に，みかけ上の SITSH を除外する．みかけ上の SITSH は検査上の問題であり，症状はない．抗 T_4 抗体，抗 T_3 抗体，抗 TSH 抗体，ヒト抗マウス抗体（HAMA）などの動物免疫グロブリンに対する異好抗体など，患者血清に FT_4 や TSH のアッセイ系に干渉する物質の存在による．アッセイでは動物由来の抗原や抗体を利用しているため，甲状腺ホルモン自己抗体症候群（FT_4 や FT_3 の測定に干渉する自己抗体）では，通常 FT_4 や FT_3 がみかけ上高値になる（TSH は正常である）．基礎疾患として Basedow 病や橋本病，Sjögren 症候群などの自己免疫疾患や甲状腺癌，肝癌があることが多いが，まれには正常と考えられる人においてもその出現が報告されている．最近のアッセイキットでは異好抗体や異常アルブミンの影響を受けないような工夫がなされているが，それでも甲状腺ホルモン自己抗体の影響を受ける例の報告がある．総 T_4 や総 T_3 を測定してみて，FT_4 や FT_3 との間に乖離がみられたらその可能性が高い．アッセイキットの変更により解決することがある（間に洗浄過程の入る 2 ステップ法が推奨される）．成因として，サイログロブリン（Tg）に結合した甲状腺ホルモンがハ

プテンとして作用し，甲状腺ホルモン自己抗体を産生すると考えられているが，不明な点も多い．なお，家族性異常アルブミン性高サイロキシン血症（familial dysalbuminemic hyperthyroxinemia）はアルブミン遺伝子の変異によりアルブミンの T_4 結合能が上昇する疾患で，総 T_4 高値（FT_4 は正常〜軽度高値），TSH 正常で臨床症状は認めない．

6. RTHβ の確定診断と鑑別診断

みかけ上の SITSH が除外され，真の SITSH である可能性が高くなったら，RTH と TSHoma の鑑別へと進む（図 1）．比較的高齢で家族性がなく，TSHoma が疑われる場合は下垂体 MRI を施行する．ただし，下垂体インシデンタローマ（TSHoma 以外の非機能性の偶発腫瘍）が見つかる頻度は最大約 10% と比較的高いので，下垂体腫瘍の存在＝TSHoma と診断するのは早計である．比較的若年で家族性がある場合は RTH を疑い，本人の同意取得のもとに $TRβ$ 遺伝子検査を行う（研究レベル）．家族の遺伝子検査には事前の遺伝カウンセリングが必要である．既報の変異が $TRβ$ に認められれば診断は確定する．未知の変異であった場合は，変異 TR の機能検査が必要となる（研究レベル）．下垂体 MRI や遺伝子検査で異常が認められない場合は，甲状腺ホルモンに対する不応性を確認（臨床診断）するための検査を行う．T_3 抑制試験や TRH 試験が施行される．表 2 に甲状腺ホルモン不応症の診断基準作成委員会による甲状腺ホルモン不応症（RTHβ）の診断基準（1 次案）を示す．

7. RTH の治療

RTHβ の治療は症候により異なるが，多くの場合高 FT_4 血症により代償されており不要である．遺伝子異常に対する治療法はないので必要に応じて対症療法を行う．頻脈に対しては β 遮断薬が用いられる．甲状腺機能低下症状を示す場合は合成 T_4 製剤（レボチロキシン Na：LT_4）の補充を行う．少量から投与を開始し，末梢代謝機能を表すいく

Ⅱ　甲状腺の臨床／各論

表2　甲状腺ホルモン不応症（RTHβ）診断基準

Ⅰ　主要症候
（1）明らかな臨床症状はないことが多い．
　　しかし，甲状腺機能亢進症あるいは低下症の症状いずれもとりうる．
　　さらに同一症例にこれらの症状が混在することがある*1.
（2）軽度のびまん性甲状腺腫大や頻脈を認めることが多い．
（3）血中の甲状腺ホルモン濃度と全身の代謝状態が合致しない*2.

Ⅱ　検査所見
（1）血中遊離サイロキシン（T_4）値が高値にもかかわらず血中甲状腺刺激ホルモン（TSH）は基準値内～高値を示す不適切 TSH 分泌症候群（SITSH）が持続する*3～*5.
（2）甲状腺ホルモン受容体β（TRβ）遺伝子（*THRB*）に変異を認める．

Ⅲ　参考事項
（1）TRH 試験により血中 TSH は正常反応を示す．
　　トリヨードサイロニン（T_3）を投与した際の TSH の抑制が不十分．
（2）血中αサブユニットあるいはαサブユニット/TSH モル比の上昇を認めない．
（3）血縁者に発生する．

Ⅳ　除外項目
診断のアルゴリズムに従い，TSH 産生下垂体腺腫（TSHoma）やアルブミン遺伝子異常による家族性異常アルブミン性高サイロキシン血症（FDH）との鑑別を必要とする．

[診断の基準]
確実例：ⅠとⅡの（1），（2）を満たす症例（RTHβ）．
疑診例：Ⅰの一部とⅡの（1）を満たす症例（RTHβ または nonTR-RTH*6）

遺伝子診断について：
遺伝子診断は，文書による説明・同意に基づいて行う．また，関連学会からのガイドラインを遵守する*7.
TRβ 遺伝子解析の結果，変異があり以下の1～3のいずれかの条件を満たせば RTH の診断は確定する．
1．第1度近親者に SITSH 症例が存在する．
2．TRβ 遺伝子変異が RTH 症例において既報の変異である．
3．これまでに報告のない新規変異であるが，その変異が RTH において変異が収束する3つのクラスター上に位置する．
4．（参考）以上のいずれも該当しないが，*in vitro* で TRβ の機能異常が確認された変異である．

脚注
*1　かつては甲状腺機能亢進症状が強い症例を下垂体型，その他の症例を全身型と定義していた．同じ TRβ 遺伝子変異でも両方の型を取りうる．
*2　甲状腺ホルモン値上昇による全身の代謝亢進を示す参考所見として，コレステロールやクレアチンキナーゼ（CK）の低下，フェリチンや性ホルモン結合グロブリン（SHBG）の上昇などがある．
*3　測定系（1ステップアッセイ法と2ステップアッセイ法）や測定時期（1か月後とさらにそれから3か月後）を変更し，真の SITSH であるかを確認する．
*4　T_3 はほとんどの場合高値である．
*5　SITSH ではないが甲状腺ホルモンに対する感受性が低下する遺伝子異常症がある．
　　・甲状腺ホルモントランスポーターである monocarboxylate transporter 8（MCT8）の異常症では，T_3 高値，T_4 低値，TSH 正常～軽度高値を示す．
　　・脱ヨウ素酵素などの合成に関わる selenocysteine insertion sequence-binding protein 2（SBP2）の異常症では，T_3 低値，T_4 高値，TSH 正常～軽度高値を示す．
　　・TRα 異常症では，T_3 および TSH 正常または軽度高値，T_4 正常または軽度低値を示す．
*6　疑診例には SITSH を呈するが TRβ 遺伝子変異を認めない症例（nonTR-RTH）を含む．
*7　文部科学省および厚生労働省からの「人を対象とする医学系研究に関する倫理指針」，日本医学会からの「医療における遺伝学的検査・診断に関するガイドライン」，9学会および家族性腫瘍研究会からの「遺伝学的検査に関するガイドライン」，文部科学省，厚生労働省および経済産業省からの「ヒトゲノム・遺伝子解析研究に関する倫理指針」を遵守する．

〔www.japanthyroid.jp/doctor/img/hormone03.pdf より一部引用〕

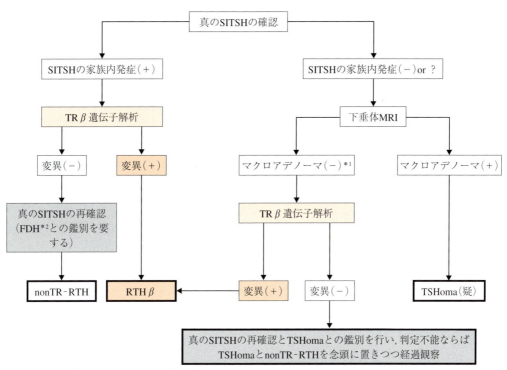

図1 RTH 診断のためのアルゴリズム
*1 ミクロアデノーマ症例を含む． *2 家族性異常アルブミン性高サイロキシン血症．

つかの指標（睡眠中の脈拍，体重，コレステロール，CK，フェリチンなど）をモニターしながら症例毎に至適維持量を決定する．小児では骨の成長や精神発達などにも注意を払う．TSHが高く甲状腺腫が大きい症例では，少量の合成 T_3 製剤（リオチロニン Na：LT_3）の投与が，TSH の抑制と甲状腺の縮小に有効である．甲状腺機能亢進症状を示す場合はTSHomaに準じてTSH 分泌を低下させ甲状腺ホルモンレベルを下げるのが望ましい．抗甲状腺薬を投与して甲状腺ホルモンレベルを低下させるとTSH 分泌は促進され，甲状腺腫の増大やTSH 産生細胞の過形成・腺腫形成を引き起こす可能性がある．TSH 分泌を抑制する薬剤として，ドパミン作働薬のブロモクリプチンやカベルゴリン，ソマトスタチン誘導体が試みられている（保険未収載）．現在，日本甲状腺学会では，臨床重要課題のひとつとして，甲状腺ホルモン不応症診療ガイドラインを作成中である．RTHαでは甲状腺ホルモン（レボチロキシン Na）の補充により一部の甲状腺ホルモン低下症状は軽減（眠気や便秘は改善）するが，心機能や貧血，認知機能や細かな運動技能は比較的抵抗性であると報告されている．

8. RTH の予後

RTHβ の予後については，国際的にも詳細な調査成績はないが，ヘテロ接合体の生命予後には影響しないと考えられている．アズレス諸島の調査ではRTH 症例の自然流産率が高く，子のTRβ が正常であれば低体重出生児となりやすい．RTHαやnonTR-RTH については世界的にも十分な経験がない．

おわりに

ドパミン作働薬の使用やTR 遺伝子の解析に対する保険収載が望まれる．

Ⅱ 甲状腺の臨床／各論

◆文　献◆

1) Refetoff S, DeWind LT, DeGroot LJ：Familial syndrome combining deaf-mutism, stuppled epiphyses, goiter and abnormally high PBI：possible target organ refractoriness to thyroid hormone. J Clin Endocrinol Metab 1967；27：279-294.

2) Bochukova E, Schoenmakers N, Agostini M, et al：A mutation in the thyroid hormone receptor alpha gene. N Engl J Med 2012；366：243-249.

3) Ueda Y, Tagami T, Tamanaha T, et al：A family of RTHβ with p. R316C mutation presenting occasional syndrome of inappropriate secretion of TSH. Endocr J 2015；62：251-260.

◆ 一般目標

甲状腺ホルモン受容体にはαおよびβのアイソフォームがあり，それぞれに対応した異常症（RTHβとRTHα）があることを理解し，その表現型である不適切TSH分泌症候群（SITSH）の概念とその鑑別の進め方について理解する．

◆ 到達目標

1) RTHβの特徴について説明できる．
2) RTHαの特徴について説明できる．
3) nonTR-RTH，MCT8異常症，SBP2異常症の概要について説明できる．

19. 甲状腺疾患の遺伝医療

Ⅱ 甲状腺の臨床

各論

19. 甲状腺疾患の遺伝医療

〔研修レベル B〕

POINT

① 遺伝性甲状腺疾患では患者自身だけでなく血縁者にも影響が生じる可能性がある.

② 遺伝性甲状腺疾患の中で，多発性内分泌腫瘍症 2 型（MEN2），甲状腺髄様癌，甲状腺ホルモン不応症などは日常臨床で遭遇する機会も多く，遺伝子診断が必要となる.

③ 遺伝子診断を施行する際は遺伝学的検査に関するガイドラインを遵守する.

④ 発端者の遺伝子診断は基本的には主治医が文書による説明書を用いて遺伝カウンセリングを行い，文書による同意を得て施行する.

⑤ 保因者診断や未成年者など倫理的問題が発生することが予想される場合は，臨床遺伝専門医による遺伝カウンセリングが望ましい.

⑥ 遺伝子診断は，未成年者などを含む場合も多く，当該施設での倫理委員会などにて承認が必要な場合が多い.

Ⅱ 甲状腺の臨床 ◆ 各論

1. 遺伝医療とは

インターネット上のいたる所で，癌や生活習慣病になる確率を診断する遺伝子診断の宣伝が氾濫している時代になった．これらの遺伝子診断広告の是非は別として，国民は「病気が予想できる」ということを期待するのと同時に，「自分は病気にはならない」という保証がほしいのかもしれない.

甲状腺診療においても，遺伝性を考慮して診療しなくてはならない疾患がいくつかあり，甲状腺専門医は熟知している必要がある．そして遺伝性であるにも関わらず，患者さんや家族にその事実を告知しなかった場合，医療訴訟の対象となることもある．逆に患者さんの「知らないでいる権利」を無視して告知した場合，予期できない問題が発生することもある．実際に主治医として担当している患者の甲状腺疾患が遺伝性である可能性があり，遺伝子診断を試みようとした場合には，

「どこへ依頼すればよいのか？」

「同意書や説明の文章は必要か？」

「倫理委員会の承認は必要か？」

「遺伝カウンセリングは誰が行うのか？」

「遺伝子診断して陽性であった場合どうすればよいのか？」

「兄弟や親戚には誰が伝えるのか？」

など様々な疑問が生じてくるであろう.

したがって，通常の診療では目の前の患者さんの診断や治療に集中していればよいことでも，ひとたび遺伝性疾患であった場合，種々の事象を考慮して診療にあたる必要が生じる.

遺伝医療とは，「遺伝学的要因が疾患の病因として重要と考えられる患者およびその血縁者に対する，臨床医学的，検査医学的な医療」と定義される．近年，次世代シークエンサーや蛋白質レベルでのオミックス解析も普及し，遺伝子治療も含めて広義の「遺伝医療」は拡大し続けているが，現在の医療現場において，一般医家が医療サービスの一環として患者さんや家族に提供する遺伝医療は,「遺伝カウンセリング」および「遺伝学的検査」となる.

323

Ⅱ　甲状腺の臨床／各論

表 1　遺伝医療の対象となる甲状腺疾患と責任遺伝子

	疾患	責任遺伝子
甲状腺腫瘍	多発性内分泌腫瘍症 2 型（MEN2） 家族性大腸腺腫症 Cowden 症候群 Carney 複合 DICER1 症候群 Werner 症候群 Beckwith-Wiedemann 症候群 Li-Fraumeni 症候群 McCune-Albright 症候群 Peutz-Jeghers 症候群	*RET* *APC* *PTEN* *PRKAR1A* *DICER1* *WRN* *p57 KIP2*（？） *p53* *GSα* *STK11/LKB1*
甲状腺ホルモン受容体異常症	甲状腺ホルモン不応症	*TRβ*，*TRα*
中枢性甲状腺機能低下症	先天性中枢性甲状腺機能低下症	*TSHβ*，*TRH-R*，*POU1F1*，*PROP1*，*HESX1*，*LHX3*，*LHX4*，*TBL1X* など
原発性甲状腺機能低下症	甲状腺形成障害 ホルモン合成障害	*TITF1*，*TITF2*，*PAX8*，*TSH-R* （多くは不明） *NIS*，*Tg*，*TPO*，*DUOX2*，*PDS*
甲状腺機能亢進症	先天性甲状腺機能亢進症	*TSH-R*

「遺伝学的検査」とは，遺伝子を対象とした種々の検査のうち，「遺伝する生殖細胞系列変異を検索すること」を指し，被験者本人のみならず，次世代に伝わる可能性がある遺伝情報を扱う検査である．病変部位に限局した体細胞変異（突然変異）や次世代に継承されないウイルスの遺伝子検査などの情報を検索する遺伝子検査とは区別される[1]．

本稿では，遺伝カウンセリングおよび遺伝学的検査を医療サービスとして提供するうえで，知っておくべき倫理面，必要な医療体制などにつき概説する．

2. 遺伝医療の対象となる甲状腺疾患（表 1）

遺伝カウンセリングならびに遺伝学的検査の対象となりうる主な甲状腺疾患および，甲状腺病変が疾患の主症候とはならないが，疾患の表現型（合併する病気）の一部となる疾患について表 1 に代表的疾患をまとめた．それぞれの疾患および責任遺伝子の詳細については，本ガイドブックの該当箇所を参照されたい．表 1 にあげた疾患群の遺伝学的検査については，検査会社に受注可能なものから，研究室レベルでの検査のみ可能なものまで多岐にわたる．また疾患によっては遺伝学的検

査を施行せずとも臨床症状，各種検査所見から診断可能なものもあれば，遺伝子変異陽性率が100％でない疾患も多く含まれ，遺伝学的検査の必要性，精度については個々の症例に応じて，慎重に判断する必要がある．

3. 遺伝カウンセリングの定義と基本理念（表 2）

遺伝カウンセリングの定義および基本理念については，文献[1,2]に詳述されているが，同書より要点を抜粋して下記に記載する．

米国人類遺伝学会の提案に基づけば，「遺伝カウンセリングとは，ある家系の遺伝疾患の発症や発症のリスクに関連した人間の問題を扱うコミュニケーションの過程」と定義され，この過程には，適切な訓練を受けた 1 人以上の担当者が当事者や家族に以下の①〜⑤の援助を行うことが含まれる．
①診断，疾患のおおよその経過，実施可能な治療法などの医学的事実を理解すること．
②その疾患に関与している遺伝様式および特定の血縁者に再発するリスクを正しく評価すること．
③再発のリスクに対応するためのいくつかの選択肢を理解すること．
④リスクと，その家族の最終目標，その家族の倫

表2 遺伝カウンセリングの基本理念

①自発的な遺伝カウンセリングの開始：遺伝的問題で悩む人が，その問題解決のために自発的に遺伝カウンセリングを希望して初めて開始されるべきである．
②開かれた遺伝カウンセリング体制：遺伝カウンセリング希望者が，どの地域でも自由に受けられるような体制が必要となる（臨床遺伝専門医や遺伝子診療部などの施設の充足の必要性）
③十分な情報提供：クライエントの理解力に応じて，最終的な意思決定を行うのに十分な情報を伝える．
④得られた情報の完全な開示：遺伝学的検査の結果得られた情報は，原則として全てクライエントに開示されるべきである．しかしながら，クライエントの知りたくない権利も尊重される．
⑤非指示的カウンセリング：自己決定権の尊重の立場から，遺伝カウンセリングは原則として非指示的であるべきである．
⑥心理的援助：専門医と心理職，看護職がチームで取り組み，これらメディカルスタッフが心理的援助の中心的役割を担う．
⑦守秘義務：家系図，家族歴，診断名，保因者かどうか，将来発病する可能性，障害のある子が生まれる可能性などは守秘の対象となる．守秘に関して特に問題になるのは，クライエントから得られた情報が，その血縁者の発症予防や治療に確実に役立つ可能性のある場合である．クライエントの承諾が得られれば問題ないが，承諾が得られない場合，血縁者に開示してよいかどうかが問題となる．
⑧生命倫理の尊重：予防法・治療法のない遺伝疾患の発症前診断や，出生前診断など倫理的問題を含むケースを扱うことがある．遺伝医学に関連した種々の倫理指針を参照すべきである．

理的・宗教的価値基準などを考慮した上で，適切と思われる一連の方策を選択できるようにし，その決断に従って実行できるようにすること．
⑤患者，またはリスクのある家族に対して，実行可能で最も良い調整を行うこと．

実際の遺伝カウンセリングの手順としては，クライエントの要請に対応して，およそ下記の手順での実施となる．

1. 病歴の聴取
2. 家族歴の聴取と家系図の作成
3. 遺伝学的なリスク（確率）の評価
4. 遺伝学的な確率についての情報提供とカウンセリング
5. 疾患の自然史や予後，治療法に関する情報提供
6. 遺伝学的検査に関する情報提供と実施についての話し合い
7. 遺伝学的検査結果の開示と説明
8. 心理社会的状況のアセスメント
9. 心理社会的状況に対する支援
10. 社会資源やサポートグループに関する情報提供
11. 他の医療専門職との連携や診療の調整，紹介
12. フォローアップ

なお，遺伝カウンセリング施行上の基本理念に

ついては，文献[2]より，表2にまとめた．

4. 遺伝医療と生命倫理

遺伝医療で扱われる生殖細胞系列の遺伝情報は，
(1) 家系内共有性（遺伝情報が家系内〈血縁者，親戚〉で共有される），
(2) 不変性（遺伝情報は生涯変わらない〈出生前診断や未成年者で診断もできる〉），
(3) 個人特異性（個人を特定する際に利用されうる〈究極の個人情報〉）

といった特徴を有するため，他の検査（ヒト生体試料情報）とは区別した対応が求められる．

また，医療における4つの倫理の大原則として，
①利益・慈恵（beneficence）
②無危害（non-maleficence）
③人に対する敬意・尊重/自律（respect for persons/autonomy）
④正義（justice）

があげられ[3]，これらは，遺伝カウンセリングや遺伝学的検査に関連する倫理的問題にも厳格に当てはめる必要がある．

医療の中で広く遺伝情報が扱われるようになった現在においては，こうしたヒト遺伝情報の扱いをはじめとした遺伝医療における倫理問題などに

Ⅱ　甲状腺の臨床／各論

ついては，国や学術団体による指針が作成されている．したがって，すべての医療者は，遺伝医療に関するガイドラインについて理解し，遵守する必要がある．

2003 年に遺伝医学関連 10 学会により「遺伝学的検査に関するガイドライン」が策定された[4]．このガイドラインでは，遺伝学的検査を実施する前には必ず臨床遺伝の専門家（臨床遺伝専門医）による遺伝カウンセリングを実施すること，検査結果は一般の診療録とは別に施錠可能な棚などに保管すること，などが示されている．遺伝情報を厳格に取り扱い，遺伝情報の特殊性を理解し，被検者に不利益を生じることのないことを重視した内容である．しかし，現在では一部の遺伝学的検査は保険収載され，また臨床遺伝専門医の絶対数の不足などわが国での遺伝医療体制が不十分なままであり，このガイドラインは現実的でないことがわかる．

これらの問題を解決すべく，2011 年 2 月に日本医学会から「医療における遺伝学的検査・診断に関するガイドライン」が公表された[5]．このガイドラインの最大の特徴は，発症者に対する検査と血縁者に対する遺伝子検査が明確に分けられたことにある．そして「すでに発症している患者（発端者）の診断を目的として行う遺伝学的検査」では，検査の事前の説明と同意・了解の確認は，「原則として」主治医が行うことを明記している．さらに検査結果は，他の臨床検査結果と同様に，患者の診療に関係する医療者が共有する情報として診療録に記載する旨が明記された．すなわちこの基本方針は，診療現場での遺伝学的検査において，主治医の裁量の範囲をより拡大し，遺伝情報を医療者が共有し，チーム医療をより円滑に進めるものと理解できる．逆にすべての医療者は，基本的な遺伝カウンセリング技術を身につけ，すべての医師が遺伝医療の問題を理解し認識することが要請されたものである．さらに，遺伝情報の共有という事象は，被験者の不利益が生じることのない対応が求められることでもあり，個々の医療機関における安全管理措置（情報管理体制の整備，情報アクセス監視，人的教育・研修など）が十全に満たされなくてはならない．

一方，倫理的な問題が発生しやすい常染色体劣性遺伝性疾患や X 連鎖性疾患の非発症者における保因者診断，遺伝性腫瘍や神経系疾患のような成人発症型常染色体優性遺伝性疾患の発症前診断，さらには出生前診断など現時点で罹患していない被検者（保因者診断）の遺伝子検査は，これまでと同様に事前に適切な遺伝カウンセリングを行うことが求められ，専門の遺伝医療部門に紹介するなどの対応が妥当であろう．ちなみに現在，わが国には遺伝カウンセリング担当者を養成するものとして，医師を対象とした"臨床遺伝専門医制度"（http://jbmg.org/）と非医師を対象とした"認定遺伝カウンセラー制度"（http://plaza.umin.ac.jp/~GC/）がある．

5. 遺伝子診断の実際

甲状腺髄様癌や甲状腺ホルモン不応症では，遺伝子診断が必要になることが多い．

一般に発端者（疾患を発症している）を対象として，①遺伝子診断の臨床的意義が確立されており，②研究的側面がない場合，一般医家（主治医）が直接，検査会社や研究機関に依頼することが可能な場合もある．その場合でも，遺伝子変異が陽性だった場合/陰性だった場合の，その後の医療対応，血縁者への影響，子孫への遺伝の有無，結婚や就職の際の問題など倫理的側面を含む情報について，文書での説明書が必要で，さらに文書で同意を得ることが必要である．

未成年者の遺伝子診断や種々の倫理的問題が発生する可能性がある場合，あるいは研究的側面が少しでもある場合は，施設内の倫理委員会での承認が望ましい．したがってこのような場合，大学病院や倫理委員会体制のある大きな病院での実施となる．

発端者以外の保因者診断は，上記のように臨床遺伝専門医や遺伝カウンセラーによる遺伝カウンセリングが必要となる．研究的側面がある検査では，遺伝子診断の解釈や精度などの説明も必要である．

おわりに

　本項で示したように，実際の医療の現場で遭遇する倫理問題は，それぞれの事例ごとに問題の性質は変化に富んでおり，原則をあてはめ，指針等に即して考えても答えが出ないこともあり，あくまで個々に考慮し対応していく姿勢が求められる．

◆文　献◆

1）櫻井晃洋：甲状腺専門医に必要な遺伝医療に関する基本認識．日本甲状腺学会雑誌 2014；5：102-105.
2）新川詔夫（監），福嶋義光（編）：遺伝カウンセリングマニュアル，改訂第 2 版．南江堂，2003.
3）Beauchamp TL, Childress JF：Principles of Biomedical Ethics. Oxford University Press, 1st ed. 1979, 6th ed. 2009.
4）日本人類遺伝学会ホームページ．
http://jshg.jp（2018 年 10 月確認）
5）日本医学会ホームページ．
http://jams.med.or.jp（2018 年 10 月確認）

◆ 一般目標

遺伝医療の対象となる甲状腺疾患に実臨床の現場で遭遇した際に，遺伝医療における生命倫理を遵守し，実際に遺伝カウンセリングや遺伝子診断などの遺伝医療を医療サービスとして提供できる．

◆ 到達目標

1）遺伝医療の概念を理解できる．
2）遺伝医療の対象となる甲状腺疾患を列挙できる．
3）遺伝カウンセリングの理念と実際の手順につき説明できる．
4）遺伝医療における生命倫理につき説明できる．
5）遺伝子診断を実践できる．

Ⅱ　甲状腺の臨床／各論

Ⅱ 甲状腺の臨床
各論

20. 非甲状腺疾患（non-thyroidal illness：NTI），低 T₃ 症候群

〔研修レベル A〕

POINT

① 飢餓や全身性および消耗性疾患では視床下部-下垂体-甲状腺系および甲状腺ホルモンの代謝に異常をきたす.

② T_3 低値であるが TSH は反応性に上昇せず，むしろ低値を示すこともある.

③ 甲状腺機能低下症（とくに中枢性（視床下部性および下垂体性））との鑑別が重要である.

④ Non-thyroidal illness（NTI）に対しては原則，甲状腺ホルモンの補充は行わず，まず原疾患の治療を行う.

1. Non-thyroidal illness (NTI) とは

Non-thyroidal illness（NTI）は甲状腺以外の疾患や病態で甲状腺機能検査値に異常をきたす症候群である. 従来, Euthyroid Sick 症候群とも呼ばれるが, 必ずしも NTI の患者が「euthyroid」とは言えないため, その呼称は適切でない[1]. NTI における最も一般的な甲状腺機能検査値の異常は T_3（トリヨードサイロニン, 総 T_3 および遊離（F）T_3）の低値であるため, 低 T_3 症候群（Low T_3 syndrome）とも称される. NTI では主に, ①ヨードサイロニン脱ヨウ素酵素（D1, D2 および D3）の発現および活性の変化（**表1**）[2]と②TRH-TSH の発現および分泌の変化の 2 つが挙げられる（**図1**）. ①により, 血中の T_3 が減少し, リバース T_3（rT_3）が増え, ②においては, TRH の発現および分泌の低下によって血中 TSH 値が低下する.

表1 ヨードサイロニン脱ヨウ素酵素と NTI における発現, 活性の変化

特徴 ＼ 脱ヨウ素酵素	Ⅰ型（D1）	Ⅱ型（D2）	Ⅲ型（D3）
触媒する反応	$T_4 \rightarrow T_3, rT_3 \rightarrow T_2$	$T_4 \rightarrow T_3, rT_3 \rightarrow T_2$	$T_4 \rightarrow T_3, rT_3 \rightarrow T_2$
ヒトとラットでの発現組織	肝臓, 腎臓, 甲状腺, 下垂体	脳, 下垂体, 褐色脂肪組織, 甲状腺(a), 心臓(a), 骨格筋(a)	脳, 皮膚, 子宮, 胎盤
NTI での発現および活性の変化	低下（肝臓, 腎臓）	骨格筋, 脳のグリア細胞および視床下部, 下垂体で増加.	肝臓および骨格筋で増加. 心筋梗塞もしくは心不全時, 心筋で増加. 細菌感染時, 好中球で増加（注）.

（a）はヒトのみ

注：これらの臓器, 組織では健常時には D3 の発現, 活性は認められない.

20. 非甲状腺疾患（non-thyroidal illness：NTI），低T₃症候群

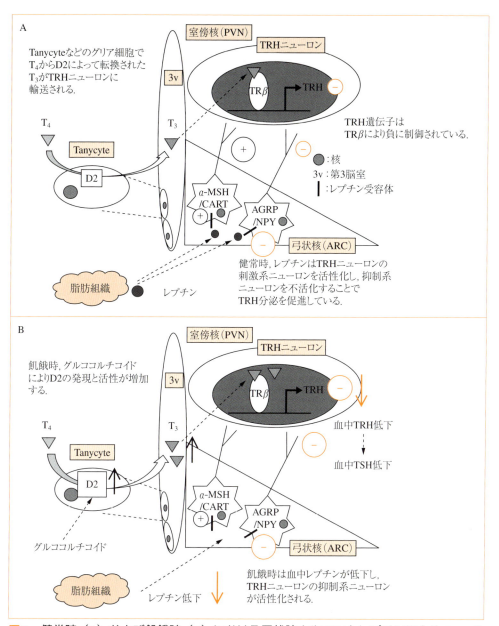

図1 健常時（A）および飢餓時（B）における甲状腺ホルモンとレプチンによるTRHの制御

2. 病因と病態

1 NTIをきたす疾患および病態

NTIをきたす疾患，病態を表2にあげる[3,4]．飢餓・絶食，神経性食思不振症や蛋白漏出症などの低栄養状態をはじめ，敗血症，急性心筋梗塞，急性肝炎などの急性疾患，糖尿病，慢性ウイルス性肝炎，肝硬変，慢性腎臓病，妊娠高血圧症候群，精神疾患などの慢性疾患，そして悪性腫瘍とくに悪性腫瘍末期の悪液質（カヘキシー）などの消耗性疾患でNTIは認められる．さらに外科手術，骨髄移植や外傷，熱傷でも認められ，多くの全身性の重篤な疾患でNTIを呈しうる．さらに種々の薬剤によってもNTIが引き起こされる．特にステロイド薬，β遮断薬，ドパミンなどの集中治療室で

Ⅱ　甲状腺の臨床／各論

表2　NTI をきたす疾患，病態，薬物

1．低栄養状態	飢餓，絶食，神経性食欲不振症，タンパク漏出症候群
2．全身性，消耗性疾患	発熱性疾患，感染症（敗血症），急性心筋梗塞，心不全，糖尿病，急性および慢性肝炎，肝硬変，ネフローゼ症候群，腎不全，妊娠高血圧症候群，悪性腫瘍末期（悪液質〈カヘキシー〉），精神疾患，その他の重症消耗性疾患
3．侵襲性疾患や手技	外科手術，骨髄移植，外傷，熱傷
4．薬物投与	ステロイド（デキサメタゾンなど），β遮断薬（プロプラノロールなど），ドパミン，ドブタミン

汎用される薬剤は血中 T_3 および TSH 値を低下させる．

❷NTI における視床下部‒下垂体‒甲状腺系の異常（図1）

　NTI では血中の T_3 および T_4 が低値にもかかわらず，血中の TSH が増加しないことが特徴であり，視床下部‒下垂体‒甲状腺系における閾値（set-point）が変化していると考えられる．視床下部の TRH ニューロンは室傍核（paraventricular nucleus：PVN）に存在し，視床下部‒下垂体‒甲状腺系における閾値の設定に大きな影響を与えている．

　TRH ニューロンは甲状腺ホルモントランスポーターである monocarboxylate transporter 8（MCT8），D3，甲状腺ホルモン受容体（TRβ）を発現している．TRH ニューロンは T_4 から T_3 を産生できないため，第3脳室床に位置するグリア細胞の一種である tanycyte に T_4 が取り込まれ，D2 を介して T_3 へと転換され，その T_3 が TRH ニューロンに輸送されることで，TRβ を介して TRH 発現を抑制する（ネガティブフィードバック）（図1A）．その後，この tanycyte 由来の T_3 は TRH ニューロン内の D3 によって T_2 に変換され不活性化する．飢餓時には血中グルココルチコイドレベルが上昇し，D2 活性が亢進する（図1B）．このため TRH ニューロンにおける局所の T_3 が増加し，PVN での TRH 遺伝子発現の低下が促進される（図1B）．したがって NTI 時の血中 T_3 の低下が必ずしも血中 TSH 値に反映されない．

❸レプチンの TRH 遺伝子発現への関与と NTI

　視床下部弓状核（arcuate nucleus：ARC）において α‒melanocyte stimulating hormone（α‒MSH）産生ニューロンは cocaine and amphetamine‒regulated transcript（CART）も発現し，後シナプス的に TRH ニューロンを刺激することで TRH 遺伝子発現を促進する．一方，neuropeptide Y（NPY）産生ニューロンは，agouti‒related protein（AGRP）を共発現し，TRH ニューロンの抑制を介して，TRH 遺伝子発現を抑制する（図1A）．

　脂肪細胞由来のホルモンであるレプチンは疾病罹患時の神経内分泌学的変化に重要な役割を果たしている．レプチンは飢餓時に血中レベルが低下する（図1B）．レプチン受容体は α‒MSH/CART 産生ニューロンおよび，NPY/AGRP 産生ニューロンに発現しており，血中レプチンレベルが低下すると α‒MSH/CART 産生ニューロンからの TRH ニューロンへの刺激が減少し，NPY/AGRP 産生ニューロンからの TRH ニューロンへの抑制効果が促進されるため，TRH 遺伝子発現は抑制される（図1B）．レプチンはこれに加えて直接 TRH 遺伝子発現を促進する作用をもつため，血中レプチンレベルの低下は間接的かつ直接的に TRH 遺伝子発現を抑制する．

　このように NTI における視床下部‒下垂体‒甲状腺系の異常は血中 T_3 および T_4 値の低下にもかかわらず，血中 TSH 値が上昇しない，ひいては低下してしまう現象を惹起する．

　さらに TRH の分泌低下が TSH 分泌の日内変動（夜間に上昇し，早朝から日中に低下する）も消失させ，生物学的活性の低い TSH が分泌される原因となっている．なお TSH 分泌の日内変動の消失は，中枢性甲状腺機能低下症でも認められるため注意が必要である[1]．

4 ヨードサイロニン脱ヨウ素酵素（D1，D2および D3）の発現と活性の異常（表1）

肝臓や腎臓での D1 の遺伝子発現と活性は NTI で一般的に低下する．このため血中 T_3（および FT_3）は低下し，rT_3 は増加する．

NTI 時に骨格筋における D2 発現は増加するが，循環血中の T_3 への影響は少ない．視床下部や下垂体のような組織における局所的な T_3 供給に D2 は大きく影響する．

D3 の発現と活性は重篤な疾患罹患時に肝臓と骨格筋などの健常時には D3 が発現していない臓器，組織で増加する．以上から，D1 の減少と D3 の増加が NTI での低 T_3 と高 rT_3 に寄与していると考えられている．ではなぜ NTI において D1 は発現および活性が減少し，D3 は増加するのだろうか？

飢餓時には肝臓および腎臓での D1 活性が低下するが，レプチン投与によって復旧することから，飢餓時の血中レプチン低下が D1 活性の低下を導いていると考えられる．

NTI においてサイトカインの影響も重要である．実際，血中 T_3 濃度は血清 IL-6 レベルと逆相関する．IL-6 ノックアウトマウスでは疾患誘導性の血中 T_3 および肝臓での D1 活性の低下が野生型マウスに比較して認められない．さらに IL-6 は D3 による T_3 の不活性化を促進するため，IL-6 は D1 の発現および活性の減少と D3 の増加に大きな影響を与えているサイトカインである[1]．また低酸素状態では D3 遺伝子プロモーターに転写因子である hypoxia-inducible factor-1α（HIF1-α）が結合することで D3 発現と活性を促進することが知られている．

3. 症状・症候

主に原疾患による症状・症候を呈し，NTI に特有のものは認めない．なお原則として甲状腺腫大は認めない．

4. 診断

表2 に挙げるすべての疾患，病態で NTI は起こりうることを念頭におく．しかし合併疾患のない重篤な甲状腺中毒症患者では，NTI を呈することがあり，その際には T_3 値があまり上昇しないが，T_4 値だけ高値であるという「T_4-thyrotoxicosis」と呼ばれる状態となるので注意が必要である[1]．

5. 臨床検査

NTI では血中 T_3 および FT_3 値の低値を認める．原疾患が長期化もしくは重篤化すると血中 T_4 および FT_4 も低下する．血中 TSH 値は通常，正常もしくは低値を示し，甲状腺中毒症時のような測定限界以下になることはない．抗サイログロブリン抗体，抗マイクロソーム抗体，抗甲状腺ペルオキシダーゼ抗体などの自己抗体は甲状腺自己免疫疾患の合併がない限り陰性である．

6. 鑑別診断

1 原発性甲状腺機能低下症

NTI と原発性甲状腺機能低下症の最も重要な鑑別点は血中 TSH 値である．前者では正常もしくは低下するのに対して，後者では上昇する．特に血中 TSH 値が $10\,\mu U/mL$ 以上となる場合は overt hypothyroidism として明確に NTI と鑑別できる．

2 中枢性（視床下部もしくは下垂体性）甲状腺機能低下症

NTI では血中 TSH 値が低下することが多いため，鑑別は難しい．まず原疾患の有無を把握し，血中 ACTH 低値，コルチゾール低値などの他の中枢性内分泌異常がないかを確認する．他の下垂体ホルモンが低下していれば，中枢性甲状腺機能低下症である可能性が高い．NTI では血中 FT_3 が FT_4 値より低下する傾向にあるのに対し，中枢性甲状腺機能低下症では FT_4 値が低下する傾向にあるの

Ⅱ　甲状腺の臨床／各論

で，鑑別点となりうる．

し NTI の治療の大原則は現疾患の治療である．

7. 治療

　NTI は飢餓時や重篤な疾患罹患時の生体の適応反応と考えられており，NTI に対する T_3 および T_4 の補充はほとんどの場合有益でない．しかし細菌性ショック罹患時などの急性期の NTI において，極端な T_3 および T_4 の低下は必ずしも有益でないことがあるが，その際の甲状腺ホルモン補充の是非についてはまだ結論が得られていない．

　NTI における甲状腺ホルモン補充があまり有益でないのに対し，NTI に対する growth-hormone-releasing peptide 2（GHRP2）と TRH の同時投与は，TSH 分泌の日内変動を回復し，穏やかに血中 T_3，T_4 値を正常化させる．さらに蛋白分解や骨吸収などの異化反応を血中レプチンおよびオステオカルシンの増加などの同化反応にシフトさせ，NTI の安全な治療として注目されている[1]．しか

8. 予後

　NTI では血中 FT_3，FT_4，TSH 値が低ければ低いほど，rT_3 が高ければ高いほど予後が不良である．とくに重篤な状態での致死率は FT_4 値の低値に相関する．

◆文　献◆

1）Wiersinga WM, Van Den Berghe G：THE THYROID. 10th ed, In：Braverman LE, *et al.*（eds）, Lippincott WW 2013；203-217.
2）橋本貢士，森　昌朋：甲状腺ホルモンの合成と分泌の機構．総合臨床 2009；58：1491-1498
3）豊田長興：甲状腺疾患治療マニュアル，改訂第2版．田上哲也，西川光重，伊藤公一，他（編），診断と治療社，2013，126-128.
4）廣岡良文：よくわかる甲状腺疾患のすべて，改訂第2版．伴　良雄（編），永井書店 2009，420-425.

◆ 一般目標

全身性疾患や消耗性疾患では甲状腺ホルモン値の異常（とくに低 T_3）をきたすことがあり，それは甲状腺疾患ではない Non-thyroidal Illness（NTI）であることを理解する．
また NTI の病態には視床下部-下垂体-甲状腺系とヨードサイロニン脱ヨウ素酵素の変化が関与することを理解する．

◆ 到達目標

1）NTI の概念について説明できる．
2）NTI の病態生理について説明できる．
3）NTI の鑑別診断について説明できる．
4）NTI の治療について説明できる．
5）NTI の予後について説明できる．

III 臨床研究に関する倫理

1. 臨床研究に関する倫理

〔研修レベル C〕

POINT

① 倫理的事項に関する理解は，研究者自らを守るためにも必要である．
② 「人を対象とする医学系研究に関する倫理指針」が平成27年4月から施行された．研究計画時や実施時はこれに準拠する．
③ 研究者は研究計画書を作成し，倫理審査委員会で研究の倫理的妥当性・科学的信頼性に関する審査を受け，研究機関の長の許可を受けて初めて研究を実施できる．
④ インフォームド・コンセントを受ける場合，新たに試料・情報を収集するのか，侵襲や介入があるのかによって，その方法が異なる．
⑤ 臨床研究法が平成30年4月1日に施行された．特定臨床研究ではこれに準拠することが義務付けられている．
⑥ 論文執筆時に出版倫理として留意すべき事項は，利益相反の不適切な記載，捏造，剽窃，自己剽窃，二重出版，著者資格などである．

　人間は弱い．論語の中で，従心（心の欲するところに従って矩をこえず）の境地に達するのは漸く70歳になってからである．多くの事件・事例が，患者の利益や医師の職業上の責務よりも医師個人の利益が優先されたことを示している．降圧剤の医師主導臨床研究でおこったディオバン事件は，そのような一例であろう．患者や社会を守るためにひいては研究者自身を守るためにも，社会のシステムとしてこのようなことを防ぐ仕組みが必要である．臨床研究の計画・実施に関しては倫理指針が定められており，その遵守が求められる．また国内の臨床研究の信頼性を確保するために臨床研究法が平成30年に施行された．論文執筆時に留意すべき出版倫理として利益相反の記載，捏造，剽窃，自己剽窃，二重出版，著者資格などがある．本章ではこれらについて記載する．
　「臨床研究」という用語は多様な意味で用いられる．本項では臨床研究という用語として，断りが無ければ，基礎研究とは異なり診療現場の課題を取り扱う医学研究一般として広義の意味で取り扱った．

1. 「人を対象とする医学系研究に関する倫理指針」と関連する法律

　臨床研究の計画・実施に関しては倫理指針に準拠する必要がある．人を対象とする医学系研究においてすべての関係者が遵守すべき事項を定めたものが，「人を対象とする医学系研究に関する倫理指針」[1]である．個人情報保護法の改正に伴い，平成29年2月に一部改正された．倫理審査委員会では，この指針を基準として研究計画の倫理的妥当性や科学的信頼性が審査される．この指針は一読しておくべきである．また指針のガイダンス[2,3]も公開されており参照されたい．ヒトゲノム・遺伝子解析研究については，「ヒトゲノム・遺伝子解析研究に関する倫理指針」に準拠する．
　ディオバン事件以来，国内の臨床研究に対する信頼性の確保が求められるようになった．そして平成30年4月1日から臨床研究法が施行された．

Ⅲ 臨床研究に関する倫理

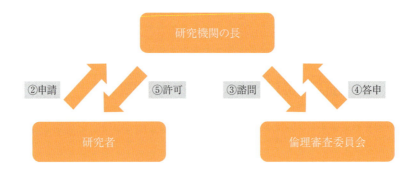

図1 研究者が研究計画書を作成してから研究実施許可となるまでの流れ
研究者が，研究計画書を作成し研究機関の長に申請する①②．研究機関の長は倫理審査委員会に諮問し③，倫理審査委員会は研究計画の倫理的妥当性・科学的信頼性を審議して研究機関の長に答申する④．これに基づいて研究機関の長は研究者に研究の実施を許可する⑤．研究機関の長は倫理審査委員会が承認していない研究を許可することはできない．その後研究者は研究を開始できる⑥．このような手続きを経て，医師は業務の中で研究を実施することが認められる．
〔人を対象とする医学系研究に関する倫理指針（http://www.mhlw.go.jp/file/06-Seisakujouhou-10600000-Daijinkanboukouseikagakuka/0000153339.pdf）より〕

表1 研究を倫理的なものとするための基本方針

①社会的及び学術的な意義を有する研究の実施
②研究分野の特性に応じた科学的合理性の確保
③研究対象者への負担並びに予測されるリスク及び利益の総合的評価
④独立かつ公正な立場に立った倫理審査委員会による審査
⑤事前の十分な説明及び研究対象者の自由意思による同意
⑥社会的に弱い立場にある者への特別な配慮
⑦個人情報等の保護
⑧研究の質及び透明性の確保

人を対象とする医学系研究に関する倫理指針の「第1章 総則第1 目的及び基本方針」に上げられている．
〔人を対象とする医学系研究に関する倫理指針（http://www.mhlw.go.jp/file/06-Seisakujouhou-10600000-Daijinkanboukouseikagakuka/0000153339.pdf）より〕

後述する特定臨床研究は，この臨床研究法に則って実施される．

また医薬品の製造販売承認のための臨床試験である治験は，医薬品医療機器法や「医薬品の臨床試験の実施に関する省令」（GCP）に準拠する．これらは法律であり，臨床試験の実施に際して高度の厳密性を求めている．人を対象とする医学系研究に関する倫理指針は，法律ではなく罰則規定はない．しかし重大な違反があった場合，公表や厚生労働大臣への報告が義務付けられている．そのような場合，研究機関全体の科学研究費支給が差し止められうる．施設としても研究者個人を処分する場合がある．

2. 「人を対象とする医学系研究に関する倫理指針」の要点[1〜3]

この指針の前文ではヘルシンキ宣言と同様に，研究対象者の福利は，研究の科学的および社会的な成果よりも優先されることが明記されている．そして人を対象とする臨床研究を実施しようとする場合，倫理審査を受け研究機関の長の許可を受けることが定められている（図1）．このような手続きを経て，業務の中で研究を実施することが施設の中で認められる．総則において，研究において遵守すべき基本方針が上げられている（表1）．この基本方針は，研究を倫理的にするための要件といえる．自分の研究計画立案時には，このよう

1. 臨床研究に関する倫理

表2　新たに試料・情報を取得する場合のインフォームド・コンセントの手続

研究対象者のリスク・負担		試料・情報の種類	IC 等の手続	研究の例
侵襲	介入			
あり	―	―	文書 IC	未承認の医薬品・医療機器を用いる研究，既承認薬等を用いる研究，終日行動規制を伴う研究，採血を行う研究　等
なし	あり		文書 IC or 口頭 IC＋記録作成	食品を用いる研究，うがい効果の有無の検証等の生活習慣に係る研究，日常生活レベルの運動負荷をかける研究　等
	なし	人体取得試料		唾液の解析研究　等
		人体取得試料以外	文書 IC or 口頭 IC＋記録作成 or オプトアウト	匿名のアンケートやインタビュー調査，診療記録のみを用いる研究　等

〔人を対象とする医学系研究に関する倫理指針　ガイダンス平成 27 年 3 月 31 日一部改訂（http://www.mhlw.go.jp/file/06-Seisakujouhou-10600000-Daijinkanboukouseikagakuka/0000080275.pdf）より〕

な点で問題がないか検討する．

　この指針では，侵襲や介入の有無により，インフォームド・コンセントなどで求められる要件が異なってくる．侵襲とは，通常の診療を越える研究目的の行為で，研究対象者の身体または精神に傷害または負担が生じることとされる．心的外傷に触れる質問なども含まれる．「軽微な侵襲」の範囲であるが，一般健康診断で実施される採血や胸部単純 X 線は軽微な侵襲と理解される．介入とは，対照群の有無に関わらず割り付けを伴う行為や通常の診療では実施されない新規の治療である．なお介入を伴う研究では，最初の患者登録前に臨床試験登録を完了しておく．

　研究対象者からインフォームド・コンセントを受ける方法の類型として，①文書同意，②口頭にてインフォームド・コンセントを受け記録を残す，③オプトアウト，がある．オプトアウトとは，研究の内容や実施に関する情報公開と拒否の機会の保障である．どの方法のインフォームド・コンセントが必要かは，新たに試料・情報を収集するのか既存試料・情報のみの利用か，他施設への試料・情報の提供があるのか，などによって異なる．新たに試料・情報を収集する場合でも，侵襲や介入の有無などによって異なる．新たに試料・情報を収集する場合で侵襲があれば，文書によるインフォームド・コンセントが必要となる（表2）．一

方，自施設の既存試料・情報のみを用いた後ろ向き観察研究などでは，オプトアウトのみで可能と考えられる．

　利益相反とは，外部との経済的な利益関係等によって，プロとしての適正な判断が損なわれる危険性が存在する状況である．この指針の中では，研究責任者は商業活動に関連する研究を実施する場合，利益相反の状況を研究計画書に記載し，インフォームド・コンセントで説明することが求められている．一般に利益相反の管理は，研究が計画・実施される研究者の所属研究機関において，また研究結果が発表される学術団体においての 2 段階でなされる．厚生労働科学研究においては，研究者は厚生労働科学研究費補助金の交付申請書提出時までに，所属研究機関の利益相反委員会の審査を受けることが定められている[4]．

　過去の倫理指針とは異なり今回の倫理指針では新たに，モニタリングと監査について記載された．侵襲を伴う介入研究ではモニタリングが義務付けられ，監査を必要に応じて行うことが定められている．モニタリングは，研究が適正に行われていることを確保するため，進捗状況や，倫理指針や研究計画書の準拠，収集されたデータの正確性などを調査する．研究責任者が指定した者に行わせる調査であり，実施者は研究グループ内の者である．その方法は様々であり，研究機関での現

Ⅲ　臨床研究に関する倫理

地調査からデータセンターでの中央モニタリングまでありうる.

監査は，研究結果の信頼性を確保し保証するために，モニタリングと同様の調査を行う．ただし，実施者は研究グループ外の第三者が独立して実施する.

3. 臨床研究法[5]

医薬品の安全性や有効性を調べる介入研究はこの法律の臨床研究（狭義といえる）に該当する．臨床研究法では特に「特定臨床研究」についてその厳格な実施が求められている．特定臨床研究とは，製薬企業等から資金提供を受けて実施される臨床研究，そして未承認・適応外の医薬品等の臨床研究である．このような特定臨床研究では研究計画の審査が厚生労働大臣の認定を受けた認定臨床研究審査委員会（全国で平成30年3月31日現在49箇所）で審査される．そして実施計画が厚生労働大臣に提出される．また臨床研究実施基準の遵守が義務化され，治験と同等の厳格な研究実施が求められている.

4. 出版倫理[6,7]

論文執筆時に問題となる事項として，利益相反の不適切な記載，捏造（fabrication），剽窃（plagiarism），自己剽窃（self-plagiarism），二重出版（duplicate publication），著者資格（authorship）などがある．このようなことが起これば，出版社は著者の施設に調査を依頼する．最悪の場合，論文は取り消しとなって公表され，自身のキャリアを危うくする．筆頭著者ではなく共著者も論文の内容には責任を負う．著者全員が留意すべきである.

利益相反は，学会や出版社の基準に従って明確に記載するべきである．利益相反の有無は読者の判断に影響する可能性がある．近年，製薬企業は医師への支出を公開している.

捏造は許されるものではない．データの統計学的検討から，捏造が明らかになった事例も報告されている.

剽窃はいわゆる盗作である．無断で他の研究者の記載などをコピー＆ペーストして利用することである．近年，剽窃検知ツールが利用されており，電子的に他の論文との一致を容易に確認できる．自分自身の過去の論文からのコピーペーストなども自己剽窃といわれ，行うべきではない．ある著者の一連の論文を収集して読んだ時に，文章までほぼ同じ論文があれば読者は失望する.

二重出版は，版権の侵害となる．そもそも二重投稿ではないと申告して雑誌に掲載されているはずである．異なる研究のように偽るとすれば，読者の信頼を裏切るものである．学会発表した抄録の論文化など二次的な出版が容認される場合があるが，出版社や関係者の許諾のもとで透明性に配慮してなされるべきである.

著者資格として，誰が著者になるのか，どの順で著者名を記載するかが問題となりうる．研究グループ内で論文執筆前に相談するが，国際医学雑誌編集者委員会の勧告[6]に従うべきである．著者として一般に評価が高いのは，筆頭著者，第二著者，最終著者，corresponding author であろう.

◆文　献◆

1）人を対象とする医学系研究に関する倫理指針.
http://www.mhlw.go.jp/file/06-Seisakujouhou-10600000-Daijinkanboukouseikagakuka/0000153339.pdf（2018年4月22日確認）
2）ガイダンス（本編）　平成29年5月29日一部改訂
http://www.mhlw.go.jp/file/06-Seisakujouhou-10600000-Daijinkanboukouseikagakuka/0000166072.pdf（2018年4月22日確認）
3）ガイダンス平成27年3月31日一部改訂
http://www.mhlw.go.jp/file/06-Seisakujouhou-10600000-Daijinkanboukouseikagakuka/0000080275.pdf（2018年4月22日確認）
4）厚生労働科学研究における利益相反（Conflict of Interest：COI）の管理に関する指針．（平成29年2月23日一部改正）
http://www.mhlw.go.jp/file/06-Seisakujouhou-10600000-Daijinkanboukouseikagakuka/0000152586.pdf（2018年4月26日確認）
5）厚生労働省，臨床研究法について
http://www.mhlw.go.jp/stf/seisakunitsuite/bunya/0000163417.html（2018年4月26日確認）
6）International Committee of Medical Journal Editors.
http://www.icmje.org/recommendations/（2018年4月22日確認）
7）Committee of Publication Ethics.

http://publicationethics.org/（2018 年 4 月 22 日確認）

◆ **一般目標**

臨床研究の計画，実施，報告時に留意すべき倫理的事項を理解している.

◆ **到達目標**

1）「人を対象とする医学系研究に関する倫理指針」の概要を説明できる.

2）研究計画書が「人を対象とする医学系研究に関する倫理指針」に合致しているか確認できる.

3）研究を倫理的なものとするための基本方針について説明できる.

4）臨床研究におけるインフォームド・コンセントの方法について説明できる.

5）臨床研究法の概要を説明できる.

6）出版倫理として問題となる事項について説明できる.

IV 安全管理・リスクマネージメント

1. 安全管理

〔研修レベル C〕

① 医療安全管理とは「患者や医療者双方が無意味な災禍に巻き込まれずに，適切で安心できる医療を享受，もしくは提供するための諸活動」である．
② インフォームド・コンセントの概念の中心は患者の人格と尊厳の尊重である．
③ インフォームド・コンセントの成立要件は，患者の同意能力，患者への医療者からの適切な説明，患者の説明の理解，患者の自発的な同意の4点である．
④ 説明時には患者が何を求めているか（患者のニーズ）を把握するよう努める．

はじめに

安全管理とは「企業内の安全を維持し災害を未然に防止するための諸活動」と定義されている．医療の現場で求められる医療安全管理とは「患者や医療者双方が無意味な災禍に巻き込まれずに，適切で安心できる医療を享受，もしくは提供するための諸活動」であると考えられる．人間は「エラーをおかす」という前提に立ち，間違いを誘発しない環境の整備や，間違いや事故を未然に防ぐことができる体制の構築を組織として行うことが重要であるとともに，個人の質の向上を目指すことが必要となる．

本項では，甲状腺に関連した疾患についてではなく，医療の質向上の原点となるインフォームド・コンセントの考え方と取り組みについて解説する．

1. インフォームド・コンセント (Informed Consent) とは

インフォームド・コンセントの概念が医療者の間で語られるようになったのは2000年前後からと考えられているが，法律家の中ではかなり以前からその議論がなされていた．乳腺症切除事件として知られている昭和46年5月19日東京地方裁判所判決では，「承諾を得ないでなされた手術は患者の身体に対する違法な侵害である」との判断が下されている．舌癌手術に関する秋田地方裁判所大曲支部の裁判（昭和48年3月27日）では「患者の意思が拒，諾いずれとも判断できない場合ならともかく，拒否していることが明らかな場合にまで，右の医学上の立場を強調することは許されない」としている．説明義務違反に関する最高裁判所での判断が出るまでには15年の時間が必要ではあったが，昭和56年に「手術の内容及びこれに伴う危険性を患者またはその法定代理人に対して説明する義務がある」と説明義務の存在を認める判断を下している[1]．

インフォームド・コンセントはかつて「説明と同意」と訳されていたが，正確には「適切な説明に基づく同意」のことであり，医療に必要な説明を示す言葉ではない．現在ではインフォームド・コンセントと訳さずにそのまま用いることが多くなっている．インフォームド・コンセントとは「医師の適切な説明により，十分な理解をした患者から自発的な承諾が与えられないかぎり，医師は治療行為を実施することができない」という，医療行為の実施のための必須の要件であると考えられ

る．すなわち，検査や治療を行う前に医療者から患者（もしくは家族）に対して実施予定の検査や治療に関して十分な説明を行い，その承諾を得る必要性を示しており，その結果，はじめて医療者は患者に対して医療行為を実施することができると解される．インフォームド・コンセントの概念の中心は，患者の自律，ないしは自由に価値をおいており，それは，患者の人格と尊厳の尊重に他ならない．

2. インフォームド・コンセントが成立するためには

インフォームド・コンセントは，単なる「説明と同意」ではなく，説明と理解，そしてそれに基づいた同意のことである．同意とは双方の意見の一致であるが，患者が医療者の提案を受け入れるだけでなく拒否する権利も含まれる．インフォームド・コンセントが成立するためには，同意能力がある患者に対し，これから行おうとしている治療や検査について十分な説明がなされ，患者がその説明を理解したうえで，自発的にその医療に同意する必要があり，表1に示すような4つの要件

表1 インフォームド・コンセント成立のための4要件

1 患者に同意能力がある
2 医療者から患者へ適切な説明がなされる
3 患者が説明を理解する
4 患者が自発的な同意をする

を満たす必要がある[2,3]．

1 患者の同意能力とは

有効なインフォームド・コンセントのためには患者の同意能力は必須であり，患者に同意能力がない場合には，本人の同意には効力がなく家族や後見人による代諾が必要になる．同意能力の前提となるのは

①自らの置かれている状況を正しく認識し，医療者からの説明を理解できること
②説明・状況の評価・検討と決定の意味の理解ができること
③医療行為の実施・不実施について理性的な決定ができること

である．しかし，臨床現場ではこれらのことを明確に判断できないことも少なくない．未成年者や高齢者，知的障害者などでは，個々の事例に合わせて判断することになるが，本人の同意能力の有無について医療チームとして判断することが最も重要である

2 患者への医療者からの適切な説明とは[4]

病状，医療従事者の提示する医療行為の内容・目的とそれに伴う危険，他の方法とそれに伴う危険，何もしない場合に予測される結果等について，十分説明を尽くす必要がある（表2）．これらの説明に関しては口頭によるものだけではなく，説明文書を用いる，患者が考える時間を十分に準備するなどの配慮も重要である．

表2 診療情報の提供等に関する指針における原則的説明事項（平成15年9月12日）

1 現在の症状及び診断病名
2 予後
3 処置及び治療の方針
4 処方する薬剤について，薬剤名，服用方法，効能及び特に注意を要する副作用
5 代替的治療法がある場合には，その内容及び利害得失（患者が負担すべき費用が大きく異なる場合には，それぞれの場合の費用を含む.）
6 手術や侵襲的な検査を行う場合には，その概要（執刀者及び助手の氏名を含む.），危険性，実施しない場合の危険性及び合併症の有無
7 治療目的以外に，臨床試験や研究などの他の目的も有する場合には，その旨及び目的の内容
注）患者が「知らないでいたい希望」を表明した場合には，これを尊重しなければならない．

〔診療情報の提供等に関する指針：(http://www.mhlw.go.jp/shingi/2004/06/s0623-15m.html) (2016年2月17日確認)より〕

1. 安全管理

表3　超音波下穿刺吸引細胞診の説明文書で必要な説明項目

		記載内容
1	検査の目的	甲状腺腫瘍の細胞を採取して正しい診断（良悪性の判断）をし，適正な治療法選択の根拠とすること．
2	検査の手順	図や写真を用いて具体的に手順を示す．特に用語に関してはわかりやすく，平易な言葉で記載する．
3	検査の注意点	検査前，中，後の注意すべき事項について明示する．特に穿刺時の注意事項について事前に理解を促すようにする．
4	検査で起こりうる合併症	副作用や合併症，細胞が採取できなかったときの対処などについて明示する．可能な限りその発生頻度についても記載する．
5	検査しなかった場合に推測されること	検査しなかった場合に予測される事項について明示する．可能であればその代替案についても記載する．
6	検査への同意・撤回に関して	同意・撤回の権利について明示する．
7	連絡先	連絡責任者を記載する．

❸ 患者の説明の理解とは

患者の理解を促すために，患者に応じて説明内容や方法を変えることが必要となる．しかし，本当に理解したかを測ることは不可能であり，最大限，患者が理解できるように努力することが重要である．

❹ 患者の自発的な同意とは

説明を受けた患者が，意思決定における強制や情報の操作のない状況で，任意の意識的な意思決定により同意したことを意味する．説明を行う段階で，医療の有用性の誇張や，副作用や合併症の過小評価は情報操作であり，それらが確認されれば無効な同意とみなされる．有効な同意により，患者は医療行為の実施を認め，医療行為に過失がない限り，その結果を受容することとなる．

これらの成立要件を満たして初めて，第三者から適正なインフォームド・コンセントであると認識されることを理解しなくてはならない．

3. 患者への説明で注意すべき点

患者への説明時の主役は「あくまでも患者」であり，医療者は患者の理解を促進させ，患者の自己決定を促し，尊重する役割である．その観点からみると，患者が何を求めているか（患者のニーズ）を医療者は把握する必要がある．表2に示し

たような内容は最低限，患者に説明する必要があるが，対話の中で患者が必要としていると思われる情報を探るように心がけるべきである．具体的には，対話の姿勢（患者に向いて話す，コンピュータ画面を向かないなど），声の調子や説明のスピード（声の大きさや高さ，ゆっくりしゃべる，一方的にしゃべり続けない），専門的な用語を用いない（当然であるが患者は「甲状腺の位置や働き」すら知らないことが多く，一度聞いても覚えていない）などに配慮する必要がある．実際，東邦大学医療センター大森病院総合相談部の窓口に寄せられる苦情・意見のうち約30％が医療者の接遇に関する内容であり，医師の説明態度や内容に対するものが多く含まれている[5]．

診療現場で十分な説明を行うためには，事前にしっかり準備をする必要がある．必要な内容を記載した説明文書の作成は必須なものであり，現在では多くの医療施設で準備されていると思われる．しかし，必要十分な内容を含んでいるかを改めて確認する必要がある．表3に超音波下甲状腺穿刺吸引細胞診の説明文書で必要な説明項目を示す．1の検査の目的では，甲状腺に腫瘍や結節性病変があることを説明するとともに，その細胞を採取し良悪性の判断のために病理検査を実施することを記載する．その結果が適正な治療法選択の根拠となり，手術治療の決定に役立つことも伝える必要がある．2の手順では，図や写真を用いて具体的に手順を示す必要がある．3の注意点では，

341

検査前，中，後の注意すべき事項について明示する．穿刺吸引細胞診では検査前には特に留意点はないが，食事や飲水，内服は通常通りでよい旨記載する．特に穿刺時の注意事項については，事前に理解ができるように検査の手順に沿って記載する必要がある．「超音波で腫瘍を見ながら針を刺す」だけではなく，針の太さや穿刺する位置，回数，麻酔の有無，穿刺時には唾液を飲み込まないなど，詳細なことに触れることで患者の不安が軽減すると思われる．穿刺後では，特に日常生活に制限はないが，内出血の可能性やそのときの対処法，必要時には救急外来棟の受診の指示など説明する．4の合併症では，穿刺後の疼痛や出血，感染などの一般的な合併症とともに，細胞が採取できなかったときの対処などについて説明する．東邦大学医療センター大森病院では「検査者の熟練度にもよるがおおむね5〜10%程度で採取できないことがある」「そのときには再度検査が必要となる」など事前に説明している．5の検査しない場合の利害得失では，悪性腫瘍であった場合に放置すると転移等がみられる可能性，早期発見のために継続的に経過観察は必要であるなど伝える．同時に甲状腺癌全般についての情報提供を行う必要がある．これらを文書化するとかなりの分量（おおむねA4サイズで3〜4枚）となるが，患者は後日読み直すことが可能であり，理解が深まると思われる．

た結果が望ましくないものの場合，説明が不十分であったといわれるケースも少なからず見られる．しばしば，インフォームド・コンセントはそのような状況を回避するために行われるものであると，誤って解釈されることがある．冒頭にも記したように医療安全とは「適切で安心できる医療を享受，もしくは提供するための諸活動」であることを踏まえると，その解釈が誤っていることは明確である．患者と医療者がともに安心した医療を享受，提供できるような現場を構築していくための手段であると理解すべきである．

◆文 献◆

1）甲斐克則：インフォームド・コンセントと医事法．信山社，2010.
2）前田正一：医療におけるインフォームド・コンセントとその法律上の原則　前田正一（編），「インフォームド・コンセント　その理論と書式実例」．1-15，医学書院，2005.
3）古川俊治：説明義務　メディカルクオリティアシュアランス　判例に見る医療水準．医学書院，2005，27-62.
4）診療情報の提供等に関する指針：〈http://www.mhlw.go.jp/shingi/2004/06/s0623-15m.html〉（2018年10月確認）
5）廣井直樹，大坪利恵，成田康弘，他：東邦大学医療センター大森病院での総合相談部の取り組み．医療コンフリクト・マネジメント 3 2014；37-40.

おわりに

医療者がどんなに説明を尽くしても，患者が得

◆ 一般目標

医療安全の重要性について理解し，医療現場で実施するための理論を修得する．

◆ 到達目標

1）インフォームド・コンセントの概念について説明できる．
2）インフォームド・コンセントの成立要件を説明できる．
3）患者への適切な説明をについて説明できる．
4）適切な説明に必要な説明文書の要件について説明できる．

V トピックス

1. IgG4 関連甲状腺疾患

〔研修レベル B〕

POINT

① 橋本病や Basedow 病では，高 IgG4 血症を 4〜6％程度認める
② Riedel 甲状腺炎でも時に著しい IgG4 陽性形質細胞浸潤と線維化を認める症例がある．
③ 甲状腺エコーにおける低エコー領域が特徴的である
④ 橋本病手術例の病理組織では IgG4 陽性形質細胞浸潤と線維化が著しい．
⑤ Basedow 病では抗甲状腺薬に感受性が高く，甲状腺機能正常または低下する傾向がある

1. IgG4 関連甲状腺疾患とは

　IgG4 関連疾患（IgG4-related disease：IgG4-RD）は全身性疾患であり，時間的空間的に種々の臓器を侵し，種々の組織における IgG4 陽性形質細胞の浸潤や線維化を特徴とする．甲状腺においても IgG4 関連疾患との連関が注目され，橋本病，Riedel 甲状腺炎，Basedow 病などに関する報告がある．まず，自己免疫性膵炎（autoimmune pancreatitis：AIP）において甲状腺機能低下症や甲状腺自己抗体陽性が高頻度に検出され[1]，橋本病の手術例の一部に IgG4 関連疾患と考えられる病理的所見と臨床的特徴が認められた[2]．非手術例橋本病の 4％においても高 IgG 血症を呈し，その一部には Mikulicz 病や自己免疫性下垂体炎合併例が認められた[3]．甲状腺およびその周辺組織における著明な炎症と線維化を特徴とする Riedel 甲状腺炎においてもその一部において IgG4 関連疾患を示唆する報告がある[4,5]．Basedow 病においては，約 6％の患者に高 IgG4 血症が認められ，臨床的特徴として甲状腺内低エコー領域の増加と抗甲状腺薬感受性の上昇があったという報告がなされている[6]．

　このように，血中 IgG4 高値を示し，甲状腺組織中に IgG4 陽性形質細胞が高頻度に認められ，

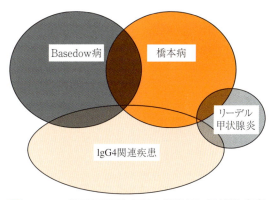

図1 IgG4 関連甲状腺疾患の概念図：甲状腺疾患と IgG4 関連疾患との重なり合う領域

かつ他臓器に IgG4 関連疾患を合併する甲状腺疾患症例があり，IgG4 関連甲状腺疾患の存在が示唆される．一方で，血中 IgG4 値や免疫組織染色で IgG4 関連疾患の包括的診断基準を満たすにもかかわらず，他臓器病変が皆無の甲状腺疾患症例が大半を占めることから，IgG4 関連疾患として扱うことに慎重であるべきとも考えられる．今後，全身性 IgG4 関連疾患における甲状腺組織の網羅的解析が望まれる．以上より，IgG4 関連甲状腺疾患とは甲状腺疾患と IgG4 関連疾患がお互いに一部重なり合うような形で存在するというコンセプトが現時点では妥当と考えられる（図1）．

V　トピックス

2. 病因

　IgG4関連疾患自体の病因が，自己抗原を介した自己免疫的機序であるのか感染などによって引き起こされる自然免疫的機序であるのか不明である．免疫反応としては，Th2細胞と制御性T細胞の活性化があり，これらのT細胞から分泌されるサイトカイン（IL-2, 5, 10, 13, TGF-β）が上昇し，IgE上昇，好酸球増多，IgG4上昇，線維化亢進が認められる．IgG4は全IgG中の3〜6%を占め，補体結合能欠如やIgG重鎖内のS-S結合を有することによる不均等かつ二重特異的な抗体形成能の特徴を示す．IgG4関連疾患における組織内IgG4陽性形質細胞の増加や血中IgG4濃度が病因的意義を持つのか単なる結果に過ぎないのかに関しては今後の検討課題である．

3. 症状・症候

1 橋本病

　手術例においては年齢が比較的若かったが[2]，非手術例では他のIgG4関連疾患と同様，より高齢者に多かった[3]．それ以外には有意な症状・症候を認めていない．全身性IgG4関連疾患の合併は少なく，Mikulicz病や自己免疫性下垂体炎合併例がそれぞれ一例ずつ認められた程度である[3]．

2 Riedel甲状腺炎

　症例数が少なく，特徴的な症状・症候は不明である．わが国においてRiedel甲状腺炎が強く疑われた10症例のうち一例は後腹膜線維症の合併を伴い，ステロイド治療が奏効しており，全身性IgG4関連疾患に合致していた[5]．

3 Basedow病

　非手術例の橋本病と同様に，より高齢者に多く，眼症の合併には差がないと考えられる[6]．他臓器IgG4関連疾患合併はほとんどない．

4. 検査

1 橋本病

　135 mg/dLを超える高IgG4血症を呈する橋本病サブタイプの検査上の特徴として，甲状腺エコー上の低エコー領域の増加が認められる[2,3]．手術例では甲状腺自己抗体価が高いとの報告[2]があるが，非手術例では甲状腺機能や甲状腺自己抗体価には差がなかった[3]．手術例の病理組織では著しいIgG4陽性形質細胞浸潤，線維化，濾胞細胞の変性が認められる[1]．術前の血中IgG4濃度は高く，術後低下していた[2]．

　一方，甲状腺以外の臓器に発症したIgG4関連疾患にしばしば橋本病が合併する．たとえば，自己免疫性膵炎（AIP）では甲状腺機能低下症や抗サイログロブリン抗体陽性率が高く，ステロイド治療によって甲状腺機能や甲状腺腫縮小がみられる[1,7]．しかしながら，このような症例の病理組織学的検討は未だなされていない．

2 Riedel甲状腺炎

　これまでIgG4-RDと考えられたRiedel甲状腺炎は病理組織学的検討によるものであり，血中IgG4濃度高値を確認できたものはない．実際，病理組織学的に典型的なIgG4関連疾患像を呈していても血中IgG4濃度正常例の報告がある．わが国においてRiedel甲状腺炎が強く疑われた10症例の臨床的特徴の検討では甲状腺機能や抗甲状腺自己抗体に関しては様々である[5]．

3 Basedow病

　病理組織と血中IgG4濃度の両方を多数例で検討した報告は皆無である．通院Basedow病患者109例の検討では，高IgG4血症を認める群では低エコー領域の有意な増加を認めたが，抗TSH受容体抗体や甲状腺機能には差がなかった[6]．前述の比較的大きな甲状腺腫を有し甲状腺機能亢進症から甲状腺機能低下症に変化したBasedow病3例の甲状腺エコーでも低エコー領域を示すことが特徴的であった[6,8,9]．

5. 診断

現時点では IgG4 関連疾患の包括的診断基準，すなわち血中 IgG4 濃度と病理的診断に基づいて診断することになる．血中 IgG4 濃度に関しては 135 mg/dL を超えるかどうかで判断するが，病理的診断に関しては論議がある．すなわち，包括的診断基準では IgG4$^+$細胞>10/HPF かつ IgG4$^+$/IgG$^+$比>40％であるが，橋本病手術例での検討では IgG4$^+$細胞>20/HPF かつ IgG4$^+$/IgG$^+$比>30％を診断基準としている．基準によって陽性率が多少変動するので，どちらの基準がより妥当であるかどうかは今後の検討課題である．

6. 治療

1 橋本病

手術例においては，術前の血中 IgG4 濃度は高く，術後低下していた．他の臓器病変を伴う例はほとんどなかった．甲状腺以外の臓器に発症した IgG4 関連疾患に合併した橋本病がある．たとえば，AIP に合併した甲状腺機能低下症や抗サイログロブリン抗体陽性症例でステロイド治療によって甲状腺機能や甲状腺腫縮小がみられという報告があるが[7]，このような症例での病理組織学的検討は未だなされていない．

2 Riedel 甲状腺炎

Riedel 甲状腺炎の治療としてステロイド治療が有効という報告が多いが，IgG4 関連 Riedel 甲状腺炎と診断された症例に関しては partial response を認めた 1 症例報告があるのみである[4]．

3 Basedow 病

血中 IgG4 高値を呈した Basedow 病眼症に対するステロイドパルス療法の効果が興味を持たれるが，未だ報告がない．

7. 予後

1 橋本病

IgG4 陽性手術例では罹病期間が短い症例が多く，非 IgG4 陽性手術例に比して甲状腺腺腫増大速度が早く，甲状腺機能低下症を呈しやすいと報告されている[6]．非手術例では甲状腺腫の大きさや甲状腺機能等に差がなかった．

2 Riedel 甲状腺炎

症例数が少なく不明である．

3 Basedow 病

血中 IgG4 濃度の変動に関しては詳細な報告がないが，甲状腺機能に関しては抗甲状腺薬感受性が高く，少量の抗甲状腺薬で甲状腺機能改善や甲状腺機能低下症に陥る症例が多い[6]．

◆文 献◆

1) Komatsu K, Hamano H, Ochi Y, et al：High prevalence of hypothyroidism in patients with autoimmune pancreatitis. Dig Dis Sci 2005；50：1052-1057.

2) Li Y, Bai Y, Liu Z, et al：Immunohistochemistry of IgG4 can help subclassify Hashimoto's autoimmune thyroiditis. Pathol Int 2009；59：636-641.

3) Takeshima K, Ariyasu H, Inaba H, et al：Distribution of serum immunoglobulin G4 levels in Hashimoto's thyroiditis and clinical features of Hashimoto's thyroiditis with elevated serum immunoglobulin G4 levels. Endocrine J 2015；62：711-717.

4) Dahlgren M, Khosroshahi A, Nielsen GP, et al：Riedel's thyroiditis and multifocal fibrosclerosis are part of the IgG4-related systemic disease spectrum. Arthritis Care Res 2010；62：1312-1318.

5) Takeshima K, Inaba H, Ariyasu H, et al：Clinicopathological features of Riedel's thyroiditis associated with IgG4-related disease in Japan. Endocr J. 2015；62：725-731.

6) Takeshima K, Inaba H, Furukawa Y, et al：Elevated serum immunoglobulin G4 levels in patients with Graves' disease and their clinical implications. Thyroid 2014；24：736-743.

7) Watanabe, T, Maruyama M, Ito T, et al：Clinical features of a new disease concept, IgG4-related thyroiditis. 2013；Scand J Rheumatol. 42：325-330.

8) Nishihara E, Hirokawa M, Takamura Y, et al：Immunoglobulin G4 thyroiditis in a Graves' disease patient with a

V　トピックス

large goiter developing hypothyroidism. Thyroid. 2013；23：1496-1497.

9）Kawashima ST, Tagami T, Nakao K, et al：Serum levels of IgG and IgG4 in Hashimoto thyroiditis. *Endocrine* 2014；45：236-243.

◆ **一般目標**

IgG4 関連疾患の概念を理解し，その中に自己免疫性甲状腺疾患の合併がしばしば見られること，また，自己免疫性甲状腺疾患や Riedel 甲状腺炎においても IgG4 関連疾患の包括的診断基準に合致するような症例が存在することを周知しておくこと．

◆ **到達目標**

1）IgG4 関連疾患の概念と診断基準を説明できる．
2）IgG4 関連疾患に合併する甲状腺疾患の種類や頻度を説明できる．
3）自己免疫性甲状腺疾患や Riedel 甲状腺炎の中で IgG4 関連疾患の可能性がある場合の頻度と臨床的特徴を説明できる．

2. 甲状腺癌の分子標的治療

〔研修レベルC〕

POINT

① 放射性ヨウ素治療抵抗性，根治切除不能の甲状腺癌で進行性の症例に分子標的薬の適応が考慮される．
② 分子標的薬は甲状腺癌患者の無増悪生存率を改善させる．
③ 重篤な有害事象の可能性があるので適応を慎重に検討する．

はじめに

　甲状腺分化癌は一般に予後の良い腫瘍であるが，一部の症例では根治切除不能，遠隔転移のために不良の予後をとることがある．甲状腺分化癌の治療の第一選択は手術であり，再発や遠隔転移に対しては放射性ヨウ素内用療法が追加されるが，放射性ヨウ素内用療法に抵抗性を示す症例の治療手段としてはTSH抑制療法しかなかった．近年，甲状腺分化癌の増殖に *RET* 再構成，*BRAF* 変異，*RAS* 変異，MAPK 経路，PI3K/AKT 経路の活性化，血管内皮成長因子受容体（vascular endothelial growth factor receptor：VEGFR），血小板由来成長因子受容体（platelet-derived growth factor receptor：PDGFR）の発現亢進などが関与していることが明らかにされ，これらを標的とする新たな薬剤の開発が進んでいる．わが国において保険収載されているソラフェニブとレンバチニブは，根治切除不能，放射性ヨウ素治療抵抗性の甲状腺分化癌，髄様癌に対して適応が認められている．レンバチニブは未分化癌も適応症である．また根治切除不能な髄様癌に対してバンデタニブの保険適応が認められている．

　なお，放射性ヨウ素治療抵抗性とは，甲状腺全摘後の患者で1〜2週間の厳密なヨウ素制限を行いTSHが十分に上昇した状態で放射性ヨウ素[131]Iが投与され，かつ，①全身シンチグラムで放射性ヨウ素の集積取り込みが全く認められないか，極めて淡い集積しか示さない病変が存在する，②放射性ヨウ素の集積が良好であるにも関わらず，3〜4回の放射性ヨウ素治療に増大あるいは増加を示す病変が存在する場合のいずれかに該当するものとされている[1]．

1. ソラフェニブ

1 作用機序

　ソラフェニブは腫瘍増殖に関与するRAF，RETを阻害する．またVEGFR，PDGFRを阻害することにより血管新生を抑制する．

2 適応

　根治切除不能な分化型甲状腺癌に適応が認められている．実際には放射性ヨウ素治療抵抗性で進行性の乳頭癌，濾胞癌，または低分化癌の症例が適応となる．髄様癌に対しても保険適応が認められている．

3 有効性

　ソラフェニブの第Ⅲ相試験（DECISION試験）[2]は，417例の放射性ヨウ素抵抗性で過去14か月の間に増悪を認める局所の進行病変または遠隔転移

V　トピックス

をもつ甲状腺癌を対象とした研究である．207例がソラフェニブ群に，209例がプラセボ群に無作為に振り分けられた．両群とも年齢中央値は63歳であった．ソラフェニブ群では乳頭癌が57.0％，濾胞癌が24.2％，低分化癌が11.6％を占めた．また，27.5％の例は骨転移，86.0％が肺転移を持っていた．

無増悪生存期間の中央値はソラフェニブ群で10.8月，プラセボ群で5.8月とソラフェニブ群で有意に（p＜0.0001）延長がみられた．ソラフェニブは増悪または死亡のリスクを41％低下させた．奏効率はソラフェニブ群で12.2％，プラセボ群で0.5％とソラフェニブ群が有意に（p＜0.0001）優れていた．また，*BRAF*や*RAS*などの変異の状態による治療効果の差は認められなかった．

4 有害事象

ソラフェニブ投与群の98.6％に何らかの有害事象を認めたが，grade 1または2の症例が多かった．薬剤の休薬，減量，中止に至った症例はそれぞれ66.2％，64.3％，18.8％であった．頻度の高い有害事象は手足症候群（76.3％），下痢（68.6％），脱毛（67.1％），皮疹（50.2％），倦怠感（49.8％），体重減少（46.9％），高血圧（40.6％），食欲低下（31.9％）などであった．ソラフェニブが関連すると考えられた死亡例は1例であった[2]．

2. レンバチニブ

1 作用機序

レンバチニブは腫瘍血管新生に関与するVEGFR1-3，線維芽細胞成長因子受容体（fibroblast growth factor receptor：FGFR1-4），PDGFRα，KIT，RET等の受容体チロシンキナーゼを阻害する薬剤である．

2 適応

放射性ヨウ素治療抵抗性の甲状腺分化癌，根治切除不能な進行性の甲状腺癌が適応である．分化癌だけでなく髄様癌や未分化癌にも適応がある．

3 有効性

SELECT試験[3]は392例の放射性ヨウ素治療抵抗性の甲状腺癌を対象としたレンバチニブの第Ⅲ相試験である．261例がレンバチニブ群に，131例がプラセボ群に無作為に振り分けられた．レンバチニブ群の年齢中央値は64歳，乳頭癌が50.6％，低分化癌が10.7％，濾胞癌が20.3％，Hürthle細胞癌が18.4％であった．また，39.8％の例は骨転移，86.6％が肺転移を持っていた．これらの患者背景はプラセボ群との間に有意差はなかった．

無増悪生存期間の中央値はレンバチニブ群で18.3月，プラセボ群で3.6月でありレンバチニブ群で有意に（p＜0.001）延長がみられた（図1）．奏効率はレンバチニブ群で64.8％，プラセボ群で1.5％とレンバチニブ群が有意に（p＜0.001）優れていた．また，*BRAF*や*RAS*などの変異の状態による治療効果の差は認められなかった．

4 有害事象

SELECT試験[3]ではレンバチニブ群の97.3％に何らかの有害事象が観察された．頻度の高いものは高血圧（67.8％），下痢（59.4％），倦怠感（59.0％），食欲低下（50.2％），体重減少（46.4％），悪心（41.0％），口内炎（35.6％），手足症候群（31.8％），蛋白尿（31.0％）などであった．有害事象のために投薬が中止された例は14.2％，薬剤関連の有害事象で死亡した例は6例（2.3％）であった．

3. バンデタニブ

バンデタニブはRET，VEGFR，上皮成長因子受容体（epidermal growth factor recepyor：EGFR）の活性を抑制する薬剤であり，根治切除不能な甲状腺髄様癌に適応が認められている．進行した髄様癌を対象とした第Ⅲ相試験（ZETA試験）[4]の成績が報告されている．観察期間中に37％の症例で腫瘍が進行し，15％の症例が死亡した．バンデタニブは無増悪生存率を有意に改善させた（HR 0.46；95％ CI，0.31 to 0.69；p＜0.001）．観察開始から6月での無増悪生存率はバンデタニブ群91％，プラ

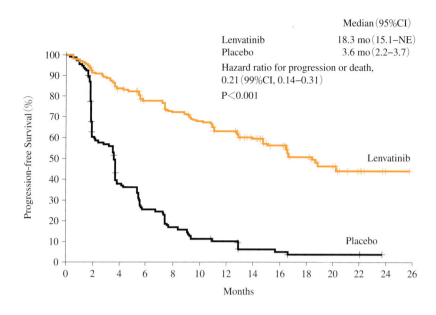

図1 無増悪生存曲線（SELECT試験）
〔Schlumberger M, Tahara M, Wirth LJ, et al：Lenvatinib versus placebo in radioiodine-refractory thyroid cancer. N Engl J Med 2015；372：621-630 より作成〕

表1 その他の主な分子標的薬

薬剤	主な標的分子	対象の腫瘍
Sunitinib	VEGFR1-3, RET, PDGFR, KIT	DTC, MTC
Motesanib	VEGFR1-3, PDGFR, KIT	DTC, MTC
Axtinib	VEGFR1-3, PDGFR, KIT	DTC, MTC
Pazopanib	VEGFR1-3, PDGFR, KIT	DTC
Cabozantinib	VEGFR2, RET, MET	MTC, DTC
Vemurafenib	BRAF	PTC with BRAF^{V600E}
Everolimus	mTOR	DTC, MTC, ATC

DTC：differentiated thyroid cancer
MTC：medullary thyroid cancer
PTC：papillary thyroid cancer
ATC：anaplastic thyroid cancer

セボ群74％であった．奏効率はバンデタニブ群45％，プラセボ群13％でバンデタニブ群が有意に（p＜0.001）優れていた．さらに，*RET*遺伝子にM918Tの変異を持つ群のほうが変異のない群に比べてより有効であった．主な有害事象は下痢（56％），皮疹（45％），悪心（33％），高血圧（32％）などであった．

4. その他の分子標的薬

上記以外の分子標的薬を用いた臨床試験が主に分化型甲状腺癌や髄様癌を対象として数多く進められている．現在開発が進められている主な分子標的薬を表1に示す．米国では進行性転移性甲状腺髄様癌に対してカボザンチニブの適応が認めら

Ⅴ　トピックス

れている.

まとめ

　進行性の甲状腺癌に対する新たな薬剤を得て，一部の症例では癌の進行を遅らせることが可能になった．しかし，いずれも腫瘍の増殖を抑制する薬剤であり，根治させるものではない．投薬を中止すれば再増大をきたす可能性もある．また頸動脈や気管・食道に浸潤している例では大出血や瘻孔形成を引き起こす可能性がある．さらに，重篤な有害事象を引き起こす可能性もあるので，分子標的薬の適応については慎重に判断する必要がある．治療開始後は有害事象の早期発見と管理が重要であり，内分泌医だけでなく，腫瘍内科医，皮膚科医などのチームで治療に当たるべきである．なお，日本甲状腺学会を含む5つの学会の連携により，分子標的薬適正使用のサポートと治療成績向上とを目的として「甲状腺癌診療連携プログラム」[1]が作成されている.

　一方，甲状腺分化癌では遠隔転移があり放射性ヨウ素治療抵抗性であっても，進行が緩徐で長期間の担癌生存を果たす例も経験する．このような症例に分子標的薬を投与すれば有害事象のためにかえってQOLを悪くする可能性も考えられる．癌の増大の速度や血清サイログロブリン値の動きなども勘案して適応症例を慎重に選ばねばならない.

◆文　献◆

1) 甲状腺癌診療連携プログラム
http://www.jsmo.or.jp/thyroid-chemo/（2016年7月確認）
2) Brose MS, Nutting CM, Jarzab B, et al：Sorafenib in radioactive iodine-refractory, locally advanced or metastatic, differentiated thyroid cancer：a randomized, double-blind, phase 3 trial. Lancet 2014；384：319-328.
3) Schlumberger M, Tahara M, Wirth LJ, et al：Lenvatinib versus placebo in radioiodine-refractory thyroid cancer. N Engl J Med 2015；372：621-630.
4) Wells SA Jr, Robinson BG, Gagel RF, et al：Vandetanib in patients with locally advanced or metastatic medullary thyroid cancer：a randomized, double-blind phase Ⅲ trial. J Clin Oncol 2012；30：134-141.

◆ **一般目標**

分子標的薬による進行甲状腺癌に対する治療を理解する．腫瘍内科医等との治療連携のあり方を理解する.

◆ **到達目標**

1) 分子標的薬の適応を説明できる.
2) 分子標的薬の有効性を説明できる.
3) 分子標的薬の有害事象を説明できる.

3. 福島県 県民健康調査における甲状腺検査後の小児・若年者甲状腺癌について

〔研修レベル C〕

POINT

① 福島県 県民健康調査における甲状腺検査の進捗状況はすでに3巡目の予定が終了し，4巡目が開始されている．

② 福島での甲状腺検査で発見された小児・若年甲状腺癌は，乳頭癌（通常型）が大半を占め，術後リンパ節転移，甲状腺被膜外浸潤が多く，また大半が片葉切除を施行されている．

③ これらの甲状腺癌の遺伝子プロファイルは，*RET-PTC* の再配列異常は少なく，*BRAF* 点突然変異が多く，チェルノブイリと大きく異なっている．

④ 現時点では明らかな放射線の影響とは言えず，スクリーニングバイアスによる甲状腺癌の発見増加と考えられる．また，一方では過剰診断・治療を防ぐためにあらかじめ診断，精査基準を設け遵守しており，術後病理結果からも，切除微小癌の大半は浸潤・転移例であった．

2011年3月11日に東日本大震災が発生し，それによる大津波の影響で東京電力福島第一原子力発電所の1号機から4号機までが全電源喪失による冷却不能で母屋の水素爆発等を生じ，福島県を中心に東日本地域の大気中に放射性物質が拡散された．そのため，健康への影響が取りざたされ，福島県では県民健康管理調査（のちに県民健康調査）が開始されることになった．そのなかでチェルノブイリの原発事故を教訓に事故当時小児であった福島県民に甲状腺超音波による大規模スクリーニングが開始された．甲状腺専門医を擁する日本甲状腺学会も現在まで支援を続けている．また学会として本件について臨床重要課題として取り上げている．7年を経た現在までの検査の進捗と発見された甲状腺癌について解説する．

1. 福島での放射線被曝状況

県民健康調査の基本調査は事故後約4か月間の行動記録によって個人の外部被曝の推定を行った．2018年3月31日現在，465,286人中1 mSv未満が62.2％，1〜2 mSvが31.7％，2〜3 mSvが5.5％で99.4％が3 mSv未満であり，最大でも25 mSvと100 mSvを超えるような人はいなかった．また，内部被曝は，事故当時は半減期の短い^{131}Iの測定が十分なされておらず，わずかに甲状腺を直接測定したデータやホールボディカウンターなど様々な測定値から推計し算出するため振れ幅が大きかったが，それでも最大でも50 mSVを超える内部被曝はなかったのではないかとされている[1]．

2. 福島県 県民健康調査「甲状腺検査」の開始について

福島県や国の支援のもと，福島県立医科大学が甲状腺検査を実施した．事故以前に小児の甲状腺超音波スクリーニングはなされていないことから3年後には地元の医療機関で実施を予定した．実際は，日本内分泌外科学会，日本甲状腺外科学会（現在，両学会は一般社団法人日本内分泌外科学会として統合），日本甲状腺学会，日本超音波医学会，日本内分泌小児学会，日本超音波検査学会，日本乳腺甲状腺超音波医学会の7学会が支援し，一次検査，二次検査の実施資格要件を策定したところ，福島県内では該当専門医が少なく，福島県

表1 判定基準（1次検査）

判定	判定基準	方針
A	正常範囲と思われるもの	
（A1）	嚢胞や結節を認めない*	2年後の健診受診
（A2）	5.0 mm 以下の結節** or/and 20.0 mm 以下の嚢胞	2年後の健診受診
B	5.1 mm 以上の結節 or/and 20.1 mm 以上の嚢胞	2次検査受診
C	直ちに精査が必要と思われるもの	直ちに2次検査受診

*嚢胞内に充実部分を認めるものはすべて「結節」に入れている．
**A2想定のものでも2年後の健診受診では不十分と思われる場合にはB判定として再度精査をしている．

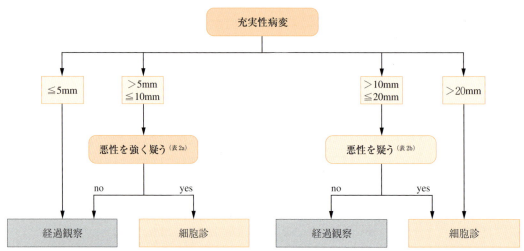

図1 甲状腺充実性病変の精査基準
〔日本乳腺甲状腺超音波医学会甲状腺用語診断基準委員会：甲状腺超音波診断ガイドブック　改訂第3版．2016；48-53．より〕

では本検査に特化した資格認定のための講習会，実技講習，筆記および実技試験が実施されるようになった．検査は一次検査の診断基準を作成し（表1），二次検査は日本乳腺甲状腺超音波医学会編『甲状腺超音波診断ガイドブック』（図1，表2）での精査基準に基づいて進めた[2]．

3. 甲状腺検査の進捗状況

先行検査は2011年10月9日から約2か月は土日祝日の福島医大病院で開始し，システムの整備後は月〜金曜日までの出張検査を行い，現在の本格検査にまで継続されている．2014年3月末で予定検査は終了した．震災直後の空間線量の高い地域からの実施で行っている．また，小学生，中学生，途中から高校生も学校での検診を行った．本格検査1回目（2巡目の検査）は2014年4月から2016年3月末の予定で実施された．2016年4月から2018年3月末まで本格検査（3巡目に検査）はすでに予定を終了している．手術症例との整合性から今回は本格検査1回目までの結果を提示する．2016年3月末時点で300,476名（81.7％）に1次検査が実施され，うち二次検査はB判定2,293名（0.8％），C判定1名の2,294名が対象となり，92.8％が受診して再度精査超音波を施行し，精査基準から，次回検診，経過観察，細胞診の適応に分かれ，細胞診実施例のうち116例が悪性ないし悪性疑いとなった．うち，102例が手術施行し，101例が甲状腺癌，1例が良性結節の診断であった．本格検査1回目では267,769名（70.2％）に1次検査が実施され，2,061名（0.8％）がB判定と

3. 福島県 県民健康調査における甲状腺検査後の小児・若年者甲状腺癌について

表2a　甲状腺結節（腫瘤）超音波診断基準　*悪性を強く疑う

		＜主＞			＜副＞	
	形状	境界の明瞭性・性状	内部エコー		微細高エコー	境界部低エコー帯
			エコーレベル	均質性		
良性所見	整	明瞭平滑	高～低	均質	（－）	整
悪性所見	不整	不明瞭粗雑	低	不均質	多発	不整/無し

表2b　甲状腺結節（腫瘤）超音波診断基準　**悪性を疑う

		＜主＞			＜副＞	
	形状	境界の明瞭性・性状	内部エコー		微細高エコー	境界部低エコー帯
			エコーレベル	均質性		
良性所見	整	明瞭平滑	高～低	均質	（－）	整
悪性所見	不整	不明瞭粗雑	低	不均質	多発	不整/無し

〔日本超音波医学会用語・診断基準委員会, 甲状腺結節（腫瘤）超音波診断基準, 超音波医学 2011；38：27-30.〕

なり二次検査対象となり, うち65.3％が受診済みで, 57例が悪性ないし悪性疑いとなった. うち, 30例が手術施行し, 全例が甲状腺癌の診断であった.

4. 小児・若年者甲状腺癌の病理組織学的特徴と治療

前項での甲状腺癌131例中124例が福島県立医科大学で手術施行され, 7例は他施設で実施された. この2016年3月末までの124例とその直後に施行された福島県立医科大学施行例の1例を加えた125例で検討した[3]. 精査は1：1.8で若干女性に多く, 平均年齢は震災時14.8歳, 診断時17.8歳であった. 最大腫瘍径は5～53 mmで平均は14 mmであった. 術前のTNM分類では術前のcTNMでは, cT1 cT2, cT3がそれぞれ80.8％, 9.6％でcT4（EX2）は認めなかった. cT1a, cT1bはそれぞれ35.2％, 45.6％であった. cT3はすべてcEX1であったが, うち4 cmを超えているものは2例あった. cN0 77.6％, cN1 22.4％であった. Mは3例にMlを認め, いずれも術前CT検査で肺転移と診断されている.

術後のpTNMでは, pT1 59.2％, pT2 1.6％, pT3 39.2％, pT4 0％であった. pT1a 34.4％, pT1b 24.8％である. 術前と比較し, T1b, T2は激減し, pT3（pEX1）が著明に増加している. また pN0 22.4％, pN1 77.6％と術前（cN0 77.6％, cN1

22.4％）と全く逆に転移陽性が著明に増加している. 外側のN1bはほぼ同率であったが, N1aは4％から60.8％と増加している. すなわち, 外側郭清（D2, D3）はCTや超音波などの画像診断や穿刺吸引細胞診で診断されたものしか実施していないので, 術前後で大きな差はない. 一方, 気管周囲リンパ節郭清（D1）は, 術前CT, 超音波で診断しにくいことと再発時の損傷を考慮し全例患側に関しては予防的郭清を実施していることによるものと思われる. 甲状腺手術に関しては8.8％が甲状腺全摘, 91.2％が甲状腺半切ないし片葉切除であった.

わが国の乳頭癌のガイドラインでは高リスクや両側症例以外は全摘, 内照射療法を強く推奨していない. ましてや小児で放射線被曝に不安を抱えている方々に安易には勧められない. また, 全摘後の長期甲状腺ホルモン剤の内服に関する保護者の思いと若者の服薬コンプライアンスによるリスクを考えると, 全摘には消極的であり, わが国の専門家のコンセンサスも一致した.

RET-PTC 再配列異常乳頭癌が大半でリンパ節郭清が重要で, また胸腺組織等の発達から反回神経処理も成人より困難を極めることから内視鏡手術は行わず, 術中神経モニタリング装置を使用し, 皮膚は小切開（全摘4～5 cm, 片葉切除3 cm）で行い, 創縁の保護のためラッププロテクターを使用した. リンパ節郭清は全例に行い, N0症例でも患側気管周囲（中心区域D1）は郭清を実施し

た．D1 82.4% D2（外側区域）17.6%（D2a 1.6%，D2b 14.4%，D3 1.6%）であった．

チェルノブイリ症例の大半は全摘ないし亜全摘で術後内照射療法が実施されている．一方福島では大半が片葉切除であり，そこは大きく異なっている．

病理組織型は 123 例が乳頭癌，1 例が低分化癌，1 例がその他の甲状腺癌であった．その他の 1 例は結節性硬化症に合併した嫌色素性腎癌に類似した甲状腺癌として報告されている．既報告では低分化癌は 3 例で，乳頭癌は 121 例であったが，『甲状腺癌取扱規約 第 7 版』での低分化癌の診断基準が異なり，2 例は乳頭癌の充実型亜型に変更された．

したがって乳頭癌 123 例中 110 例は通常型，4 例は濾胞型，3 例はびまん性硬化型，2 例が充実型，4 例が篩状モルラ型であった．篩状モルラ型は *APC* 遺伝子変異による家族性大腸腺腫症の女性に認められる甲状腺乳頭癌である．腺内散布像や石灰化が 60%，73% に認められ，また 10 mm 以下の微小癌症例の大半は浸潤型乳頭癌で被胞型は 1 例もなかった．

5. 小児・若年者甲状腺癌の超音波所見の特徴

小児・若年者甲状腺癌症例の超音波所見の特徴としては以下があげられる．
（1）乳頭癌（通常型）が多い
（2）浸潤型が多く境界不明瞭
（3）リンパ節転移が多い
（4）びまん性硬化型乳頭癌類似の腺内散布像を認める
（5）特殊型もあることを念頭に置くが，乳頭癌の術前診断が重要
（6）ドプラ法，エラストグラフィも有用
（7）術前術後のリンパ節の超音波診断が重要

6. 小児甲状腺癌の遺伝子検査の現状

福島での小児・若年者甲状腺癌症例の遺伝子検査を実施した．チェルノブイリでは *RET-PTC* 再配列異常が 64%〜86%（術後発症まで短期間症例）50〜60%（術後発症まで 9〜10 年以上），特に *RET-PTC3* が最も多く特徴的とされた．これに比して福島では *RET-PTC* 再配列異常は 10.3% と極めて少なく，*RET-PTC3* はほとんど認めなかった．一方成人の非被曝甲状腺乳頭癌症例に多いとされる *BRAF* 点突然変異は 63.2% と高率に認めた．甲状腺癌遺伝子体細胞変異に関しては，チェルノブイリ事故後の小児甲状腺癌と福島での甲状腺検査発見甲状腺癌での遺伝子プロファイルは大きく異なっていることがわかった[4]．

7. 福島の小児・若年者甲状腺癌とチェルノブイリでの比較

福島の小児甲状腺癌とチェルノブイリでの甲状腺癌の特徴を比較すると，福島では以下といえる．
（1）治療時平均年齢が高い
（2）被曝線量が低い
（3）事故当時 5 歳以下の超低年齢の甲状腺癌を認めない
（4）全摘術が極めて少ない．
（5）アイソトープ治療がほとんど施行されていない
（6）乳頭癌充実型亜型がほとんどない
（7）*RET-PTC* 再配列異常が少なく，*BRAF* 変異が多い

8. 甲状腺検査での問題点

◼ 放射線被曝の影響

発見治療された甲状腺癌について現時点では以下の点から放射線の影響とは言いがたい．
・放射線の被曝線量が高くない．
・空間線量に差がある地域でも甲状腺の発見率（細胞診での悪性ないし悪性疑いの比率）には差がない．
・5 歳以下の超低年齢症例に甲状腺癌が多発していない．
・遺伝子変異や病理組織型がチェルノブイリと異なる．

3. 福島県 県民健康調査における甲状腺検査後の小児・若年者甲状腺癌について

2 過剰診断理論

一方で，超音波スクリーニングに対するハーベスト効果，スクリーニング効果で発見されたことは考えられるが，一生取らなくていいものを発見し切除しているという過剰診断・治療がなされているのでは，という意見があり，検査の縮小を唱える人も出現した．

過剰診断・治療ではないと思われる理由は以下の通りである．

・病理診断は米国のようなNIFTPなど境界病変を悪性に含んでいない．
・すでに過剰診断を意識した診断基準がある
・精査基準は5mm以下の結節は二次検査にならず，二次検査後の精査基準も5〜10mmではより厳格な基準で細胞診を実施し，韓国のようにほとんど全ての症例に細胞診を施行する訳ではない．また，この基準は剖検発見によるラテント癌の大半が5mm以下であることも加味されている．
・切除例の10mm以下は浸潤型およびリンパ節転移例のみ，被胞型乳頭癌はなかった
・できる限り全摘を避けている（低侵襲）

9. 今後の展望

福島では多くの医療従事者がスクリーニングに参加しているが，その診断基準の遵守と精度管理の継続が求められる．また18歳以上で親元を離れ，県外や，県内の他地方での生活のため，どこにいても健診の継続ができる検査の利便性の確保と，手術症例，経過観察症例などの情報の円滑な収集と厳正な管理が重要となる．その中で，事故当時0〜5歳の超低年齢層が非被曝症例の甲状腺癌発症年齢に達する時期が近づいており，今までの発見された甲状腺癌以上に増加する傾向が出てこないか厳重に観察する必要がある．検査や治療を担当するものは決められた基準を厳粛に遵守し，しっかりと対応することが重要と思われる．

◆文　献◆

1）Ishikawa T：Radiation Doses and Associated Risk From the Fukushima Nuclear Accident：A Review of Recent Publications. Asia Pacific Journal of Public Health 2017；29（2S）：18S-28S.

2）Suzuki S：Childhood and Adolescent Thyroid Cancer in Fukushima after the Fukushima Daiichi Nuclear Power Plant Accident：5 Years On. Clinical Oncology 2016；28：263-271.

3）Suzuki S：The feature of childhood and adolescent thyroid cancer after Fukushima nuclear power plant accident. Yamashita S and Thomas G.（Ed.）Thyroid cancer and nuclear accidents-long term after effects of Chernobyl and Fukushima. Elsevier 2017；155-163

4）Mitsutake N, Fukushima T, Matsuse M, et al：BRAFV600E mutation is highly prevalent in thyroid carcinomas in the young population in Fukushima：a different oncogenic profile from Chernobyl. Scientific Reports 2015；5：16976.

◆ 一般目標

東日本大震災に伴う東京電力福島第一原発事故による放射線の健康被害が問題となり，福島県で開始された県民健康調査で超音波検査による甲状腺にたいする大規模調査が開始され現在も続いている．専門医として，この調査の意義や進捗状況などを理解しておくこと．

◆ 到達目標

1）県民健康調査「甲状腺検査」（以下甲状腺検査）の目的と開始された経緯について説明できる．
2）甲状腺検査の一次検査基準，二次検査精査基準について説明できる．
3）甲状腺検査の進捗状況と発見甲状腺癌の特徴につき説明できる．
4）チェルノブイリ事故との差異について説明できる．
5）現時点での放射線影響の有無につき説明できる．

索引

和文

あ

アーチファクト	68
亜急性甲状腺炎	74, 102, 142, 144, 147, 149, 188, 189, 191, 198, 236
亜急性甲状腺炎様症候群	145, 151
アキレス腱反射	155
悪性眼球突出症	141
悪性腫瘍	239
悪性リンパ腫	67, 106
アセトアミノフェン	284
亜全摘	125
亜全摘術	129
アダリムマブ	254
アナジー	27
アポトーシス	182
アミオダロン	40, 197, 252, 319
アミオダロン誘発性甲状腺中毒症	252
アミロイド	105
アミロイドーシス	145, 149, 151
アルカリフォスファターゼ	57
安全管理	339

い

イオパン酸	253
異型腺腫	103
異好抗体	319
遺残物	190
意識障害	281
萎縮性甲状腺炎	235
異所性胸腺	240
イソジンガーグル	169
一過性 CH	224
一過性甲状腺中毒症	183
遺伝医療	323
遺伝カウンセリング	108, 323
遺伝学的検査	108
遺伝学的検査に関するガイドライン	326
遺伝子組み換え型 TSH	123
遺伝子診断	107
遺伝的検査	323

イポデート

イポデート	253
医療チーム	340
インスリン	277
インターネット	323
インターフェロン	254
咽頭透視	188
インフォームド・コンセント	335, 339

うえお

右心不全	272
易感染性	187, 190
エストロゲン	255
エストロゲン誘導体	255
エタノール注入（療）法	132, 204
エラストグラフィ	69, 203
オプトアウト	335

か

外眼筋手術	263
外部被ばく	31
外来アブレーション	123
外来迅速検体検査加算	58
外来性甲状腺中毒症	142
下咽頭梨状窩瘻	129, 187, 190, 235
化学焼灼療法	130, 189
過機能性甲状腺結節	129
過機能性腺腫	122
過機能性多結節性甲状腺腫	122
核内細胞質封入体	104
過誤再生	127
過剰ヨウ素投与	40
下垂体腫瘍	163
家族性異常アルブミン性高サイロキシン血症	61, 319
家族歴	48
褐色細胞腫	306
活性型ホルモン	15
カテコラミン	277
仮面甲状腺機能亢進症	198
可溶性インターロイキン 2 受容体抗体	219

カラードプラ

カラードプラ	203
カラードプラ超音波	198
カラードプラ法	71
ガリウムシンチグラフィ	219
カルシウム塩	255
カルシウム剤	130
カルチコール	130
カルバマゼピン	255
加齢	264
眼窩 MRI	260
眼窩減圧術	263
肝機能異常	142
肝機能検査	141
眼球突出	140, 260
眼瞼後退	260
肝障害	281
環状切除	128
感染症	282
乾燥水酸化アルミニウムゲル	255

き

既往歴	48
気管皮膚瘻	128
機能獲得	108
機能獲得型変異	107
機能性結節	72, 205
機能性結節性甲状腺腫	236
機能性甲状腺結節	112, 158
機能喪失	108
機能喪失型変異	107
急性化膿性甲状腺炎	74, 129, 151, 187, 188, 189, 235
強心薬	275
胸腺	76
虚血性心疾患	274
巨細胞	103
近位筋優位の四肢麻痺	141

く

クライエント	325
グラディエントエコー法	79
グルココルチコイド	11, 189

索 引

グルココルチコイド受容体	21
クレアチニン	57
クレアチンキナーゼ	57
クレアチンホスホキナーゼ	183

け

形質細胞	343
頸神経ワナ	127
頸神経ワナ・反回神経吻合	130
頸部外側区域郭清	127
頸部腫大	218
頸部中央区域郭清	126
頸部部分郭清	127
外科的治療	204
血圧低下	272
血縁者	324, 325
血管炎	142
血管拡張薬	275
欠失	108
血漿交換	285
血清 TSH	215
血中 IgG4	141
血中 TSH	299
原発性副甲状腺機能亢進症	307

こ

抗 IGF-1 受容体抗体	259
抗 Tg 抗体（TgAb）	66, 183
抗 TPO 抗体（TPOAb）	66
抗 TSH 抗体	59, 63
抗 TSH 受容体抗体	146, 155, 256
抗 TSH 受容体ヒトモノクローナル抗体（M22）	63
抗炎症薬	147
抗原提示細胞	26
抗甲状腺自己抗体	247
抗甲状腺ペルオキシダーゼ（TPO）抗体	181
抗甲状腺ホルモン抗体	59
抗甲状腺マイクロゾーム（甲状腺ペルオキシダーゼ）抗体	183, 184
抗甲状腺薬	112, 231
抗サイログロブリン（Tg）抗体	181, 184
好酸性細胞型濾胞腺腫	104
甲状腺悪性リンパ腫	218
甲状腺インターベンション	132
甲状腺癌	44, 351, 353, 355
一の TNM 分類	210

一の病気（ステージ）分類	210
甲状腺眼症	120, 258
甲状腺機能亢進症	144, 242
甲状腺機能阻害抗体	139
甲状腺機能低下症	44, 219, 244, 249, 286, 296
甲状腺クリーゼ	141, 273
甲状腺形成異常	224
甲状腺結節・腫瘍への感染	187
甲状腺結節の感染	189
甲状腺酸化酵素 2	7
甲状腺刺激ホルモン	10, 171
甲状腺刺激ホルモン放出ホルモン	171
甲状腺自己抗体	156
甲状腺自己免疫	245
甲状腺腫	140, 155
甲状腺手術に伴う合併症	212
甲状腺シンチグラフィ	146
甲状腺髄様癌	107, 306, 323, 326
甲状腺全摘術	129
甲状腺中毒症	43, 144, 149, 154, 195, 248
甲状腺中毒症状	142
甲状腺超音波検査	68, 146, 150, 184
甲状腺低形成	67
甲状腺摘除術	142
甲状腺特異抗原	28
甲状腺内血流	141
甲状腺乳頭癌	68, 70
甲状腺の触診	49
甲状腺分化癌	347
甲状腺ペルオキシダーゼ	7
甲状腺放射性ヨウ素の摂取率検査	37
甲状腺ホルモン結合蛋白	56
甲状腺ホルモン合成障害	224
甲状腺ホルモン受容体	11
甲状腺ホルモン不応症	53, 58, 147, 323, 324, 326
甲状腺ホルモン輸送蛋白	61
甲状腺ヨウ素摂取率	151, 154
甲状腺ヨウ素摂取率検査	145
甲状腺リンパ腫	129, 211
甲状腺濾胞	5
好中球減少	142
後天性 CH	172
喉頭摘除	128
高拍出性心不全	271
広汎浸潤型濾胞癌	128

抗不整脈剤	275
後方エコー増強	71
高齢者	268
骨粗鬆症	141, 302
骨代謝	293
ゴナドトロピン放出ホルモン誘導体	254
コメットエコー	238
コメットサイン	71
コレスチラミン	255
コレステロール	57, 183
コロイド	3
コロイド嚢胞	238
昆布	36

さ

再開創止血術	130
催奇形性	241
鰓後体	190
サイトカイン	344
サイロイドテスト	66
サイロキシン	5
サイロキシン結合グロブリン	59
サイログロブリン（Tg）	5, 7, 66, 123, 198
サイログロブリン抗体	249
左心不全	272

し

砂粒小体	104
残存甲状腺破壊療法	123
三徴候	139
散発性髄様癌	128
散発性無痛性甲状腺炎	195
自家移植	130
自己寛容	26
自己剽窃	336
自己免疫	26
自己免疫性甲状腺機能亢進症	54
自己免疫性内分泌腺症候群	311
視床下部―下垂体―甲状腺系	10
視神経症	261
次世代シークエンサー	324
次世代シークエンシング	111
七條氏分類	48
室傍核	330
脂肪制限食	130
縦隔甲状腺腫	129
縦隔内伸展甲状腺腫	205

357

索　引

重症心不全	281
集簇超音波治療	133
絨毛性疾患	58
縮合	8
手術合併症とその対応	206
術後出血	130, 206
出産後一過性甲状腺機能低下症	247
出産後甲状腺炎	195, 247
出産後甲状腺機能異常	66
出産後甲状腺機能異常症	247
出産後自己免疫性甲状腺症候群	247
出生前診断	325
術式	205
術中神経モニタリング	130
授乳	244
守秘義務	325
主要組織適合性抗原	26
準全摘	125
昇圧剤	285
消化管症状	281
上喉頭神経外枝	130
上喉頭神経外枝麻痺	206
上縦隔郭清	127
常染色体優位遺伝	165
常染色体優性（顕性）遺伝	107
常染色体劣性（潜性）遺伝	107
小児・若年者甲状腺癌	353, 354
小児甲状腺癌	354
小児の甲状腺超音波スクリーニング	352
ジョードチロシン	7
除細動	275
徐脈	271, 273
自律性機能性甲状腺結節	156, 158
自律性中毒性甲状腺腺腫	12
人為性甲状腺中毒症	166
心悸亢進	140
神経再建	130
神経鞘腫	76
神経端々吻合	130
新生児 Basedow 病	227, 244
新生児甲状腺機能亢進症	66
新生児甲状腺機能低下症	66
新生児マススクリーニング	171, 223
シンチグラフィ	87
シンチグラム	87
浸透率	110
心不全	271

心房細動	141, 271, 273, 302

す

髄様癌	73, 105, 128, 208, 209, 211, 212, 213, 347
スクラルファード	255
ステロイド治療	344
スニチニブ	254
スポンエコー法	79

せ

生活習慣	48
生活の質（QOL）	180
制御性 T 細胞	27, 344
精神神経症状	302
声帯麻痺	130
成長障害	234
切開生検	125
線維化	343
前駆ホルモン	15
潜在性甲状腺機能異常症	299
潜在性甲状腺機能低下症	245
潜在性甲状腺中毒症	141, 295
潜在性自己免疫性甲状腺炎	247, 249
穿刺吸引細胞診	67, 147
穿刺吸引細胞診検査	203, 215
穿刺吸引療法	204
腺腫様結節	71, 129
腺腫様甲状腺腫（結節）	103, 129, 214, 204
全身スキャン	122
全摘	125
先天性 CH	172
先天性甲状腺機能低下症	7, 107, 179, 223
先天性甲状腺ホルモン合成障害	8

そ

臓器特異的自己免疫疾患	63
挿入	108
阻害型 TSH 受容体抗体	183
続発性骨粗鬆症	293
組織弾性イメージング	68
ソマトスタチン	11
ソマトスタチンアナログ	255
ソラフェニブ	347
ソラフェニブトシル酸塩	254

た

第 4 咽頭嚢	190
体外循環	285
体細胞変異	107
胎児甲状腺機能亢進症	66
退出基準	122
胎生期	190
胎生期の遺残物	187
大腿骨遠位骨端核	226
大濾胞型乳頭癌	70
多核巨細胞	151
多結節性甲状腺腫	214
脱ヨウ素酵素	21, 318
タニサイト	13
多発性内分泌腫瘍症 2 型	128, 208, 323, 324
タリウム（201Tl）シンチグラフィ	203
炭酸リチウム	253

ち

チアマゾール（MMI）	112, 142, 232, 241, 249, 283, 232
チアマゾール奇形症候群	243
チウラジール®	249
チェルノブイリ（原発事故）	351, 353, 354
中枢神経症状	282
中枢性 CH	223
中枢性甲状腺機能低下症	171
中枢性免疫学的自己寛容	27
超音波検査	203
著者資格	336
チラーヂン® S	249
治療病室	122
治療歴	48
チロシンキナーゼ阻害薬	129, 197, 212
チロナミン®	249

て

低 T3 症候群	328
低エコー	219
低エコー領域	343
ディオバン事件	333
低カリウム血症性周期性四肢麻痺	198
低カルシウム血症	130

索 引

低電位	274
低拍出性心不全	272
低分化癌	105, 128, 211
デキサメタゾン	254, 283
テスラ	79
テタニー	130
点突然変異	108

と

同意能力	340
東京電力福島第一原子力発電所	351
動脈硬化症性疾患	301
ドパミン	11, 255
ドパミン作動薬	255
ドミナントネガティブ	110
トリアムシノロン	262
トリヨードサイロニン	5

な

内視鏡（補助）下甲状腺手術	206
内部被ばく	31
内用療法	120
内瘻孔	190
ナトリウム/ヨウ化物シンポーター	5
ナンセンス変異	108

に

乳酸カルシウム	130
乳頭癌	31, 104, 128, 208, 209, 210, 211, 213
乳糜漏	130
尿中総ヨウ素	225
尿中ヨウ素	65
妊娠	241, 244
妊娠性一過性甲状腺機能亢進症	242
認知症様症状	272
認定遺伝カウンセラー（制度）	326
妊孕性	227

ね の

ネガティブフィードバック	21
ネガティブフィードバック機構	10
捏造	336
粘液水腫	168

粘液水腫昏睡	286
粘液水腫心	273
粘膜関連リンパ組織	218
粘膜神経腫	307
囊胞	68, 204
囊胞形成乳頭癌	68
囊胞形成乳頭癌	71

は

ハーモナイゼーション	60
バイオアッセイ	63
胚細胞変異	107
破壊性甲状腺炎	179
破壊性甲状腺中毒症	8, 121, 144, 149, 156, 188, 249
端々吻合	127
橋本脳症	289
橋本病	48, 73, 103, 129, 181, 218, 233, 313
橋本病の急性増悪	145, 149, 156
発症前診断	326
発熱	281
ハプロ不全	110
パルス療法	261
反回神経	127
反回神経麻痺	130, 161, 206
播種性血管内凝固症候群	282
バンデタニブ	347

ひ

微細多発高エコー	70
非自己免疫性甲状腺機能亢進症	12, 165
微少浸潤型濾胞	128
微少浸潤型濾胞癌	129
微小乳頭癌	212
非ステロイド系抗炎症薬	152
非代償性多臓器不全	281
ビタミン D 剤	130
ヒドロコルチゾン	171, 283
人を対象とする医学系研究に関する倫理指針	333
被曝線量	354
被包型乳頭癌	70
被膜浸潤	105
びまん性硬化型乳頭癌	70, 104
びまん性甲状腺腫大	141
びまん性大細胞型 B 細胞リンパ腫	218

剽窃	338
頻脈	271, 273

ふ

フェニトイン	255
フェノバルビタール	255
副甲状腺機能低下症	130, 161, 206, 313
副腎皮質ステロイド薬	152
不整脈	271
不適切 TSH 分泌症候群	147, 156
プロピルチオウラシル	112, 142, 241, 249, 255, 283
プロプラノール	255
分子標的薬	212, 254, 349
文書同意	335

へ ほ

ヘパリン	319
ヘルシンキ宣言	334
変異 RET タンパクのトランスフォーミング活性	306
ペンドリン	7
ペンドレッド症候群	9
保因者診断	326
放射性ヨウ素摂取率	40
放射性ヨウ素治療抵抗性	347
放射性ヨウ素内用療法	161, 217
放射線外照射療法単独療法	220
放射線照射	178
放射線治療	262
放射線被曝	351, 353
胞状奇胎	166
補完的甲状腺全摘	128
補助診断法	205
保存的頸部郭清術	127
発端者	326
ボツリヌス A 型毒素	262

ま み

マイクロゾームテスト	66
末梢性免疫学的自己寛容	27
窓状切除	128
慢性甲状腺炎	129, 181, 195, 241
ミスセンス変異	108
未分化癌	73, 106, 208, 209, 211, 212, 213, 347
脈管侵襲	105

索 引

む め も

無顆粒球症	142
無顆粒球症	233
無機ヨウ素	112, 283
無痛性甲状腺炎	54, 73, 142, 144, 154, 183, 195
メルカゾール®	249
免疫応答調節機構	27
免疫学的寛解	129
免疫チェックポイント阻害薬	175
モノカルボン酸トランスポーター 8	8
モノヨードチロシン	7
モルラ型乳頭癌	70
有機化	7

ゆ よ

融合遺伝子	108
有効半減期	121
遊離神経移植	127, 130
ヨウ化カリウム	142, 243, 251, 117
葉峡切除	125
葉切除	125
ヨウ素	5, 36, 251

ヨウ素（123I，131I）シンチグラフィ	203
ヨウ素含有放射線検査造影剤	253
ヨウ素欠乏	51
ヨウ素制限	120
ヨウ素摂取率	146
ヨウ素摂取量	36
ヨウ素のエスケープ現象	142
ヨウ素の有機化	53
ヨウ素有機化障害	182
ヨウ素を投与	143
ヨード過剰	225
ヨードサイロニン脱ヨウ素酵素	56, 328
予後	206

ら り

ラジオ波焼灼療法	132
ランジオロール	284
卵巣甲状腺腫	166
リオチロニン	321
リガンド	21
リスク	31
リツキシマブ	220
利尿薬	275

リバース T3	328
リファンピシン	255
硫酸鉄	255
良性結節	239
臨床遺伝専門医	325, 326
臨床現場	340
リンパ球浸潤	181, 184
リンパ漏	130
倫理委員会	323

れ ろ

レーザー治療	133
レセプターアッセイ	63
レチノイド X 受容体	22
レチノイド X 受容体選択的リガンド	175
レプチン	330
レボチロキシン（Na）	171, 185, 244, 249, 321
レンバチニブ	347
濾胞型乳頭癌	70
濾胞癌	68, 71, 104, 128, 129, 201, 208, 209, 211, 212, 213
濾胞性腫瘍	128, 129
濾胞腺腫	68, 71, 103, 129, 201

欧文

A

Addison 病	312
adenomatous goiter	214
ADHD	317
AFTN	72
AIRE	26, 27
AIT II 型	252
ALP	57
amiodarone induced hypothyroidism： AIT	252
Anergy	27
Ann Arbor 分類	220
APC	110
APS1 型	311
as low as resonably achievable	121
ATA ガイドライン	310
autoimmune regulator	26
autonomously functioning thyroid nodules：AFTN	158

B

Basedow 眼症	129, 140, 142
Basedow 病	48, 54, 65, 73, 102, 112, 129, 139, 154, 231, 241, 249, 258, 274, 295
Basedow 病合併妊娠	66
Basedow 病の妊娠	142
BNP	274
Burch-Wartofsky スコア	282

C

cassava	214
CD40	28
CH	171
chronic thyroiditis	181
CK	57, 183
clinical activity score（CAS）	260
Creeping	74
creeping thyroiditis	150

CT / CTLA-4

CT	79
CTLA-4	28
Cytotoxic T cell antigen-4（CTLA4）遺伝子	182
C 細胞	190

D

Dalrymple 徴候	141
de novo 肝炎	220
de novo 変異	107
deiodinase（D）	21
DIC	282
diffuse large B-cell lymphoma	218
diiodotyrosine	7
DLBCL	218
Down 症候群	233
dual oxidase	2, 7
DUOX2	8

360

索　引

E　F

escape 現象	251
euthyroid sick 症候群	328
exophthalmos	140
factitious thyrotoxicosis	156
familiar dysalbuminemic hyperthyrox-inemia：FDH	61
FDG	95
FDG-PET	219
FDG-PET 検査	203
FOXP3	29
FRCL3	28
FT4 濃度測定	215

G

Genome-wide association study（GWAS）	29
gestational transient thyrotoxicosis	242
GITR	29
GLUT	277
GNAS 遺伝子	159
GnRH アゴニスト	197
GnRH 誘導体	254
goiter	140
Graves 病	139
Gsα タンパク	159

H

HAMA	63
HAMA（human anti-mouse antibody）	59
Hashimoto's disease	181
HESX1	172
HIFU	133
High-intensity focused ultrasound	133
HLA	182
hot nodule	160

I

IFN-γ	29
IGF-1 受容体	139
IgG4	343
Ignorance	27
IGSF1	172
IL-13	29
IL-1β	29
IL-4	29
ILP	133
immune dysregulation, polyendocri-nopathy, enteropathy, X-linked syndrome	311
Interstitial laser photocoagulation	133
IPEX	311

L

LDH	219
LEPR	172
LHX3	172
LHX4	172
low T3 syndrome	328
lowT3 症候群	59
lymphoepithelial lesion	106

M

M22-TRAb	196, 198
MafA	277
malignant exophthalmos	141
MALT	218
Maribelli-Quimby	121
Marine-Lenhart 症候群	159
Mccune-Albright 症候群	159, 228
MCT8 異常症	317
MDCT	79
MEN2	323, 324
MEN2A	305
MEN2B	305
Merseburg	139
Merseburg 三徴候	141
MHC	26
MIP 画像	95
MMI	112, 241
MMI 点滴投与	143
MMSE］スコア	266
Moebius 徴候	140
monoiodotyrosine	7
MPR	79
MRI	79
mucosa-associated lymphoid tissue	218
multimodular goiter	214
myxedema	168

N　O

Na＋/I- symporter	141
NIS	8
non-thyroidal illness	175, 328
nonTR-RTH	318
NOSPECS 分類	259
NPY/AGRP	330
NTI	328
organification	7

P

packing	106
PEI	132
PEIT	204
Pemberton's sign	159
percutaneous ethanol injection theraphy：PEIT	161
PET	95
PET/CT	95
PET 偶発腫	95
Plummer 病	158
POU1F1	172
pretibial myxedema	141
PROP1	172
propyl-thiouracil：PTU	142
PTEN	110
PTU	112, 241, 249
PVN	330

Q　R

QOL	260
QT 延長	273
radio-frequency ablation therapy	132
RAIU	198
RCHOP 療法	220
Regulatory T cell	27
RET/PTC1	108
RET 遺伝学的検査	211
RET 遺伝子	107
RET 遺伝子変異	128
Riedel 甲状腺炎	344
RIU	40
RTHα	316
RTHβ	316
RXR	22

S

Sanderson polster	103
SBP2 異常症	317
Schwan 鞘腫	76

shear wave imaging	69
sIL-2R	219
silent（painless）thyroiditis	195
SITSH	316
SLC26A4/PD	8
sodium-iodide symporter（NIS）	5
solitary toxic nodule：STN	158
spongiform（honeycomb）pattern	71
strain imaging	69
Subclinical thyrotoxicosis	141
SUV	95

T

T helper type	1, 182
tachycardia	140
tanycyte	331
TBII	63
TBL1X	172
Tg	8, 28, 198
TGF-β	29
Tg 異常症	67
Tg 遺伝子異常症	8
Tg 抗体	183
Th1	182
Th1 細胞	27
Th2 細胞	27, 344
Th17 細胞	27
thiamazole：MMI	142
thyroglobulin（Tg）	5
thyroid follicle	5
thyroid hormone binding protein：TBP	61
thyroid stimulating blocking antibodies：TSBAb	139, 183
thyroidal radioiodin uptake：TRIU	141
thyroid-stimulating hormone：TSH	171

thyrotropin（TSH）受容体抗体	258
thyrotropin-releasing hormone：TRH	171
thyroxine binding globulin：TBG	61
thyroxine：T$_4$	5, 249
toxic multinodular goiter：TMNG	158
TPO	8, 28
TPO 抗体	183, 249
TR	21
TRAb	63, 249
TRAb 第 3 世代法	196
transthyretin：TTR	61
Treg 細胞	27
TRH	12
TRH 試験	164
TRH ニューロン	330
TRH 負荷試験	174
triiodothyronine：T$_3$	5, 249
TRα	316, 324
TRβ	21, 316, 324
TRβ1	316
TRβ2	316
TSAb	63, 64, 139
TSBAb	65, 228
TSH	171
TSH receptor antibody：TRAb	139
TSH-binding inhibitor immunoglobulins	63
TSHoma	318
TSHR	28
TSH-R	110
TSH 産生下垂体腫瘍	58, 142
TSH 産生腫瘍	54, 112, 147, 163, 318
TSH 受容体	139
TSH 受容体（*TSHR*）遺伝子	159
TSH 受容体遺伝子異常	12
TSH 受容体機能獲得型変異	165
TSH 受容体抗体	139, 249

TSH 不応症	58
TSH 放出ホルモン	10
TSH 抑制療法	204, 212
Turner 症候群	233
T 細胞受容体	26

V W Z

von Graefe 徴候	140
VR	79
WBS	122
Wolff-Chaikoff	8
Wolff-Chaikoff 効果	251
ZFAT	29

数字・ギリシャ文字

123I 摂取率	141
131I	120
131I 甲状腺内用療法	142
131I 大量療法	212
131I 内用によるアブレーション療法	212
1 型脱ヨウ素酵素	10
2 型脱ヨウ素酵素	10
2 ステップ法	319
3,5,3',5'-L テトラヨードサイロニン	5
5' 脱ヨウ素反応	253, 254
99mTc 摂取率	198
α-MSH/CART	330
α 鎖	10
α-サブユニット	164
β 鎖	10
β 遮断薬	147
β 遮断薬	275
β 遮断薬	283
β 遮断薬投与	143

- **JCOPY** 〈出版者著作権管理機構 委託出版物〉
  本書の無断複写は著作権法上での例外を除き禁じられています.
  複写される場合は, そのつど事前に, 出版者著作権管理機構
  （電話 03-5244-5088, FAX03-5244-5089, e-mail：info@jcopy.or.jp)
  の許諾を得てください.
- 本書を無断で複製（複写・スキャン・デジタルデータ化を含みます）する行為は, 著作権法上での限られた例外（「私的使用のための複製」など）を除き禁じられています. 大学・病院・企業などにおいて内部的に業務上使用する目的で上記行為を行うことも, 私的使用には該当せず違法です. また, 私的使用のためであっても, 代行業者等の第三者に依頼して上記行為を行うことは違法です.
- 本書の図表等を転載される場合は, ㈱診断と治療社にお問い合わせ下さい.

甲状腺専門医ガイドブック　改訂第2版　ISBN978-4-7878-2388-5

2018 年 12 月 7 日　改訂第 2 版第 1 刷発行
2020 年 5 月 15 日　改訂第 2 版第 2 刷発行
2022 年 7 月 14 日　改訂第 2 版第 3 刷発行

2017 年 7 月 20 日　初版第 2 刷発行
2016 年 8 月 31 日　初版第 1 刷発行

編　　集	日本甲状腺学会
発 行 者	藤実彰一
発 行 所	株式会社　診断と治療社
	〒 100-0014　東京都千代田区永田町 2-14-2　山王グランドビル 4 階
	TEL：03-3580-2750（編集）　03-3580-2770（営業）
	FAX：03-3580-2776
	E-mail：hen@shindan.co.jp（編集）
	eigyobu@shindan.co.jp（営業）
	URL：http://www.shindan.co.jp/
表紙デザイン	株式会社ジェイアイプラス
印刷・製本	三報社印刷株式会社

©日本甲状腺学会, 2018. Printed in Japan.　　　　　　［検印省略］
乱丁・落丁の場合はお取り替えいたします.